护理学理论与实践指南

罗 萍 康宗娜 唐 林 许文秀 张俊利 李 迪 主编

云南科技出版社

·昆明·

图书在版编目（CIP）数据

护理学理论与实践指南 / 罗萍等主编. -- 昆明：
云南科技出版社, 2024. 10. -- ISBN 978-7-5587-5957
-4

Ⅰ. R47-62

中国版本图书馆 CIP 数据核字 2024E9V440 号

护理学理论与实践指南

HULIXUE LILUN YU SHIJIAN ZHINAN

罗　萍　康宗娜　唐　林　许文秀　张俊利　李　迪　主编

出 版 人：温　翔
责任编辑：刘浩君
封面设计：刊　易
责任校对：秦永红
责任印制：蒋丽芬

书　　号：ISBN　978-7-5587-5957-4
印　　刷：云南金伦云印实业股份有限公司
开　　本：889 mm x 1194mm　　1/32
印　　张：26.75
字　　数：600 千字
版　　次：2025 年 3 月第 1 版
印　　次：2025 年 3 月第 1 次印刷
定　　价：59.00 元

出版发行：云南科技出版社
地　　址：昆明市环城西路 609 号
电　　话：0871-64101969

护理学理论与实践指南

编委会

主 编：

  罗 萍 江西省萍乡市人民医院

  康宗娜 山东省聊城市冠县人民医院

  唐 林 南京市中医院

  许文秀 潍坊市人民医院

  张俊利 山东省聊城市冠县人民医院

  李 迪 宁夏回族自治区第五人民医院石炭井医院

  胡美香 青岛市市立医院

副主编：

  黄嘉熙 广东省人民医院

  卓于丹 深圳市罗湖区中医院

  余 麟 四川大学华西医院

  林云蛟 广州医科大学附属中医医院

  刘 飞 天津医科大学第二医院

  张 波 广州复大肿瘤医院

  彭彩霞 重庆万州区第一人民医院

  孙丽丽 上海中医药大学附属龙华医院

参 编：

  刘 扬 哈尔滨医科大学附属第二医院

  施 颖 哈尔滨医科大学附属第二医院心内科护理

  陈 捷 广州市第一人民医院

前　言

在浩瀚的医学领域中，护理学作为一门独立而重要的学科，自其诞生之日起便承载着促进人类健康、预防疾病、减轻病痛、恢复功能及促进康复的重要使命。随着医学模式的转变和社会对健康需求的日益增长，护理学的理论与实践也在不断地丰富与发展，逐渐形成了集科学性、人文性、技术性于一体的综合学科体系。《护理学理论与实践指南》的编撰，正是基于这样的时代背景与行业需求，旨在为广大护理工作者、学生及研究人员提供一本全面、系统、实用的护理学理论与实践参考书籍。

追溯护理学的历史，可以远溯至古代文明时期，那时虽未有明确的"护理"概念，但照顾伤病、促进康复的活动已广泛存在。现代护理学的兴起，则始于19世纪中叶南丁格尔女士的卓越贡献，她以无私奉献的精神和科学的护理方法，极大地推动了护理事业的专业化发展。自此以后，护理学经历了从简单的生活照顾到以患者为中心的整体护理，再到如今强调循证实践、关注患者心理和社会因素及促进健康的全人护理模式的转变。

当前，护理学已成为医学领域不可或缺的一部分，其理论与实践涵盖了基础护理、专科护理、心理护理、康复护理、护理管理、护理科研等多个方面。随着医疗技术的进步、人口老龄化问题的加剧以及慢性病管理的需求增加，护理学的角色与重要性愈发凸显。护士不仅是医疗团队中的重要成员，更是患者康复过程中不可或缺的伙伴和支持者。

鉴于护理学理论与实践的快速发展与广泛需求，《护理学理论与实践指南》的编写旨在填补当前市场上缺乏全面、系统、更新及时的护理学书籍的空白。本书不仅梳理了护理学的基础理论、核心技能及最新进展，还结合临床实践中的热点问题与难点问题，提供了详细的护理程序、评估工具、干预措施及循证依据，力求为护理工作者提供一套科学、实用、可操作的护理实践指南。

具体而言，本书的意义在于：

（1）促进知识更新。通过汇集国内外最新的护理研究成果与实践经验，帮助读者及时了解护理学的最新动态，促进知识的更新与迭代。

（2）提升护理能力。通过详细阐述护理程序、技能操作及决策制定过程，提升护理人员的临床判断能力和实践能力，确保患者得到安全、有效、人性化的护理服务。

（3）推动学科发展。通过介绍护理科研与循证实践的方法与路径，鼓励护理人员积极参与科研活动，推动护理学科的持续发展与进步。

（4）加强跨学科合作。强调跨学科团队协作的重要性，促进护理学与医学、心理学、社会学等其他学科的交流与融合，共同为患者提供全方位、多层次的健康服务。

本书共分为十五章及附录部分，内容涵盖护理学基础理论、外科护理、儿科护理、内科护理、老年病与慢性病管理、急危重症护理、心理护理与精神科护理、护理科研与循证实践等多个方面。每一章节均遵循"理论阐述—实践应用—案例分析—循证依据"的逻辑结构，力求做到理论与实践相结合，深入浅出地阐述护理学的核心知识与技能。

在基础理论部分，本书详细介绍了护理学的概念、范畴、伦理与法律法规、护理程序与决策制定等基本内容，为读者建立扎实的理论基础。在专科护理实践部分，则针对心脏外科、神经外科、骨科等特定领域的护理需求，提供了详细的术后护理、重症监护及康复护理技术。本书还特别关注了儿科护理、老年病与慢性病管理、急危重症护理等社会热点与难点问题，通过介绍最新的护理理念与干预措施，为相关领域的护理工作提供有力支持。

护理学作为一门不断发展的学科，其未来充满无限可能。随着医疗技术的不断进步和社会对健康需求的日益多样化，护理工作者将面临更多挑战与机遇。因此，我们期待本书能够成为广大护理工作者手中的一把钥匙，开启他们探索护理学奥秘、提升护理服务质量、促进患者健康的大门。我们也希望本书能够激发更多护理人员对护理事业的热爱与追求，共同推动护理学科向着更加专业化、科学化、人性化的方向迈进。

我们要感谢所有为本书编写付出辛勤努力的作者、编辑及审稿专家。正是有了你们的智慧与汗水，才使这本《护理学理论与实践指南》得以问世。我们相信，在全体护理同人的共同努力下，护理学的明天一定会更加美好！

目　　录

第一章　护理学基础理论

第一节　护理学概念与范畴

护理学，作为一门应用科学，其核心在于通过专业知识和技能，为个体、家庭、社区及特定人群提供健康促进、疾病预防、疾病治疗、康复护理及临终关怀等全方位、全周期的健康服务。随着医学模式的转变和社会对健康需求的日益增长，护理学的概念与范畴也在不断拓展与深化，逐渐形成了具有鲜明时代特征和实践价值的学科体系。护理学作为一门综合性应用科学，其概念与范畴随着医学模式的转变和社会需求的变化而不断拓展与深化。未来，护理学将继续秉持以人为本的理念，致力于提高护理服务质量、促进人类健康事业的发展。

一、护理学的概念

护理学是一门集科学性、实践性与人文性于一体的综合性应用科学。它以其独特的魅力与价值，为人类健康事业贡献着不可或缺的力量。在未来的发展中，我们有理由相信，护理学将继续焕发出更加璀璨的光芒，为人类的全面健康与福祉作出更大的贡献。

（一）定义解析

护理学，简而言之，是研究促进、维护、恢复人类身心健康的护理理论、知识、技能及其发展规律的综合性应用科学。这一定义不仅强调了护理学的科学性，还突出了其实践性和人文性。护理学不仅关注个体的生理健康，还重视其心理、社会、文化等多方面的需求，致力于实现人的全面健康与福祉。

护理学，作为一门深邃而广泛的学科，其内涵远超过简单的医疗辅助或日常照料，它是现代医学体系中不可或缺的一部分，承载着促进人类健康、预防疾病、减轻痛苦、恢复功能及促进康复的重要使命。这一定义，通过"促进""维护""恢复"三个关键词，精炼地概括了护理学的核心目标与价值追求，其综合性、应用性及人文关怀的特性，更体现了护理学在现代社会中的独特地位与深远影响。

1. 科学性的基石

护理学的科学性，在于它建立在坚实的医学理论基础之上，并随着医学科技的进步而不断发展。它融合了生物学、心理学、社会学、人类学、伦理学等多学科知识，形成了自己独特的理论体系。通过科学研究方法，如实验研究、临床试验、流行病学调查等，护理学不断探索新的护理理念、技术和方法，以循证医学为依据，确保护理实践的科学性和有效性。这种科学性不仅提升了护理工作的专业水平，也为患者提供了更加安全、高效、个性化的护理服务。

2. 实践性的灵魂

护理学的实践性，是其生命力的源泉。护理工作直接面对患者，需要护理人员在临床实践中运用所学知识和技能，解决患者的实际问题。无论是日常的病情观察、生命体征监测，还是复杂的护理操作、健康教育指导，都要求护理人员具备扎实的实践能力和敏锐的判断力。护理实践还强调团队合作与沟通协调，护理人员需与医生、药师、康复师等多学科团队紧密合作，共同为患者制定并实施最佳的治疗护理方案。这种实践性的特征，使护理学成为一门"做中学、学中做"的学科，不断推动护理实践的创新与发展。

3. 人文性的光辉

护理学的人文性，是其最温暖人心的特质。它强调以人为本，关注患者的身心感受和社会文化背景，尊重患者的权利与尊严，提供人性化的护理服务。在护理过程中，护理人员不仅是技术的执行者，更是患者心灵的慰藉者。他们通过倾听、安慰、鼓励等方式，帮助患者缓解焦虑、恐惧等负面情绪，增强战胜疾病的信心。护理学还注重对患者家属的教育与支持，促进家庭和社会的和谐与稳定。这种人文关怀的精神，不仅提升了护理工作的质量，也彰显了护理学的社会价值与人文魅力。

4. 面向未来的展望

随着全球健康观念的转变和医疗技术的进步，护理学正面临着前所未有的发展机遇与挑战。未来，护理学将更加注重跨学科合作与融合，推动护理教育、科研与实践的协同发展；将更加注重护理技术的创新与智能化应用，提高护理服务的效率与安全性；将更加注重护理人才的培养与队伍建设，打造一支高素质、专业化的护理队伍；将更加注重护理服务的国际化与标准化建设，推动全球护理事业的共同进步与发展。

（二）学科特性

1. 科学性：探索护理现象的深度与广度

护理学的科学性，是其作为现代医疗体系重要组成部分的基石。它不仅仅是对传统护理经验的简单总结，而是建立在严谨的科学理论基础之上，通过不断地研究与实践，逐步形成了自己独特的知识体系。这一体系融合了生物学、医学、心理学、社会学乃至人类学、伦理学等多学科的理论精华，为理解人体生理机能、疾病发生发展规律以及护理现象的本质提供了多维度的视角。护理学运用科学研究方法，如实验设计、统计分析、系统评价等，对护理实践中的问题进行深入剖析，探索护理现象背后的科学原理。这些研究不仅揭示了护理操作的有效性及其机制，还推动了护理技术的创新与优化。护理学的科学性还体现在其循证护理的实践上，即基于当前最佳的科学证据，结合患者的实际情况和护理人员的专业技能，为患者制定个性化的护理方案，以确保护理服务的科学性和有效性。

2. 实践性：护理行动的艺术与科学

护理学的实践性是其最鲜明的特征之一。它不仅仅停留在理论层面，而是深入到护理工作的每一个环节，通过护理操作、护理评估、护理诊断、护理计划、护理实施及护理评价等过程，为患者提供全面、连续、个性化的护理服务。在这一过程中，护理人员需要运用所学知识和技能，对患者进行细致入微的观察与评估，准确判断患者的健康状况及护理需求，并据此制定切实可行的护理计划。

护理实践不仅要求护理人员具备扎实的专业技能，还需要他们具备高度的责任心和敏锐的洞察力。在护理过程中，护理人员需要时刻关注患者的病情变化，及时调整护理方案，确保患者得到及时、有效的治疗与护理。护理实践也是护理人员不断成长与进步的舞台，通过不断地实践与学习，他们能够更加熟练地掌握护理技能，提高护理水平，为患者提供更加优质的护理服务。

3. 人文性：关怀与尊重的桥梁

护理学的人文性是其区别于其他医学学科的重要标志。它强调以人为本，将患者视为一个具有独特情感、心理和社会需求的个体，而非简单的疾病载体。在护理过程中，护理人员需要尊重患者的权利、尊严和价值，关注他们的情感变化和心理需求，提供人性化的护理服务。

人文关怀不仅体现在护理人员对患者的温柔以待和细心照料上，更体现在他们对患者心灵的抚慰与鼓励上。护理人员通过倾听患者的诉说、理解他们的感受、给予他们支持与鼓励，帮助患者缓解焦虑、恐惧等负面情绪，增强战胜疾病的信心。护理人员还要注重与患者的沟通与交流，了解他们的生活习惯、文化背景和社会关系等信息，以便为患者提供更加贴心、个性化的护理服务。

4.综合性：多学科知识的交融与碰撞

护理学的综合性是其知识体系的另一大特点。它涉及生物学、医学、心理学、社会学等多学科知识的交叉融合，要求护理人员具备全面的知识结构和综合的能力素质。这种综合性不仅体现在护理理论的学习上，更体现在护理实践的应用中。

在护理实践中，护理人员需要运用多学科知识对患者进行全面评估与诊断，制定综合性的护理计划。这些计划往往涉及药物治疗、康复训练、心理疏导、营养支持等多个方面，需要护理人员具备跨学科的知识储备和协作能力。护理学的综合性还要求护理人员具备敏锐的观察力和判断力，能够在复杂多变的护理环境中迅速作出正确的决策与行动。这种综合性的特点使护理学成为一门既具有深厚理论底蕴又充满实践挑战的学科。

（三）历史发展

护理学的发展历程，是一部人类文明与医学进步交相辉映的壮丽史诗。自远古时期简单的伤病照料萌芽，至中世纪宗教与民间对病患的朴素关怀，护理学逐步从生活的边缘走向前台。南丁格尔女士的出现，如同一颗璀璨的星辰，照亮了护理学专业化发展的道路。她不仅创建了系统的护理教育体系，将护理从经验性实践提升为科学化的学科，更以无私的爱心和卓越的领导力，在全球范围内弘扬了"提灯女神"的奉献精神，深刻影响了护理职业的伦理标准与职业形象，为后世护理工作者树立了不朽的榜样。

随着20世纪医学模式的深刻变革，从传统的生物医学模式向生物—心理—社会医学模式的转变，护理学也迎来了前所未有的发展机遇。护理学的理论与实践不断融合创新，从单纯的疾病护理拓展至促进健康、预防疾病、恢复健康及减轻痛苦的全方位照护。整体护理模式的提出与实践，更是强调了以患者为中心，关注其身心各方面的需求，实现了护理服务的人性化、个性化与全面化。同时，护理学的教育层次不断提升，科研能力显著增强，国际交流与合作日益频繁，共同推动着护理学作为一门独立学科体系的成熟与完善，为人类的健康事业贡献着不可或缺的力量。

二、护理学的范畴

护理学的范畴广泛而复杂，涵盖了基础护理、专科护理、心理护理、康复护理、护理管理、护理科研等多个方面。以下是对这些范畴的详细阐述。

（一）基础护理

基础护理，作为护理学的坚固基石，是每一位护理人员职业生涯的起点与核心。它不仅关乎患者生命体征的精准监测——如体温、脉搏、呼吸、血压的定时记录与分析，这些细微的数据变化往往是病情转归的先兆，为医生制定治疗方案提供了重要依据。基础护理也深深植根于患者的日常生活之中，涵盖了饮食指导、个人卫生维护、体位变换与舒适护理等多个方面，旨在保障患者的基本生活需求得到满足，促进身心的整体康复。

在基本医疗操作层面，基础护理要求护理人员熟练掌握如静脉输液、注射给药、伤口换药等基本技能，这些看似简单的操作，实则对无菌观念、手卫生、患者舒适度等有着极高的要求，直接关系到治疗效果与患者安全。通过不断练习与精进，护理人员能够确保每一项操作都准确无误，减少并发症的发生，提升护理质量。基础护理还强调对患者心理状态的关注与干预，通过耐心地倾听、适时地安慰与鼓励，帮助患者建立战胜疾病的信心，减轻焦虑与恐惧，促进心理康复。这种以人为本的护理理念，是基础护理不可或缺的一部分，也是专科护理和高级护理得以顺利开展的前提和基础。基础护理以其全面性、基础性和重要性，在护理实践中占据着举足轻重的地位。它不仅关乎患者的生理健康，更关乎其心理、社会层面的全面恢复，是提升护理质量、保障患者安全不可或缺的一环。

（二）专科护理

专科护理，作为护理学领域中的一朵璀璨之花，其重要性随着医学科技的飞速发展和疾病谱的不断变化而日益凸显。这一领域专注于为特定疾病或特殊人群提供高度专业化、精细化的护理服务，旨在通过精准施策，促进患者更快、更好地恢复健康。

在心脏外科术后护理中，护理人员需精通心脏解剖、生理及病理知识，能够准确识别并应对术后可能出现的心律失常、心功能不全等复杂情况。他们通过严密的血流动力学监测、精细的管道护理及个性化的康复指导，为患者的心脏康复之路保驾护航。神经外科重症监护则是另一片充满挑战与机遇的天地。这里的护理人员不仅要具备扎实的神经解剖、神经生理基础，还需熟练掌握颅内压监测、脑脊液引流等高风险操作技术。面对意识障碍、肢体瘫痪等严重症状的患者，他们通过细致入微地观察、及时地病情评估与干预，为患者争取宝贵的治疗时机，助力其神经功能恢复。

骨科康复护理则侧重于促进患者骨骼肌肉系统的功能恢复。护理人员会根据患者的骨折类型、手术方案及康复进展，制定个性化的康复计划，包括体位摆放、关节活动度训练、肌力强化练习等。通过科学地康复护理，帮助患者减轻疼痛、预防并发症、恢复关节活动度和日常生活能力，提高其生活质量。专科护理的发展，不仅要求护理人员具备深厚的专业知识和丰富的临床经验，还强调其持续学习、勇于创新的精神。随着医学技术的不断进步和患者需求的日益多样化，专科护理将继续向着更加专业化、精细化、人性化的方向迈进。

（三）心理护理

心理护理，作为护理学中的一门艺术与科学，其核心价值在于深入患者内心世界，以温暖与专业的力量，为他们的心灵撑起一片晴空。在这一过程中，心理评估是首要环节，通过专业的心理量表、访谈技巧等手段，护理人员能够精准把握患者的心理状态，识别焦虑、抑郁、恐惧等负面情绪及其根源。随后，心理干预成为关键步骤。基于评估结果，护理人员会制定个性化的心理干预方案，可能包括认知行为疗法、放松训练、正念冥想等多种策略。这些干预措施旨在帮助患者调整不良思维模式，学会有效的情绪管理方法，从而减轻心理压力，提升心理韧性。心理疏导则贯穿于整个心理护理过程，它强调护理人员的倾听与陪伴。通过耐心地倾听，护理人员让患者感受到被尊重与理解；通过适时的安慰与鼓励，他们为患者注入希望与力量，帮助患者建立积极面对疾病的心态，增强战胜困难的信心。在慢性病管理、癌症治疗及临终关怀等特殊领域，心理护理的重要性更是不言而喻。面对长期的病痛折磨、治疗带来的副作用及生命终点的逼近，患者往往承受着巨大的心理压力。此时，心理护理如同一盏明灯，照亮患者的心灵之路，引导他们以更加平和、坚强的心态面对生活的挑战，从而提高生活质量，享受更加有尊严、有意义的生命旅程。

（四）康复护理

康复护理是以恢复患者功能、提高生活质量为目标的护理服务。它贯穿于疾病治疗的全过程，包括急性期康复、恢复期康复和社区康复等阶段。康复护理要求护理人员具备全面的康复知识和技能，能够指导患者进行康复训练，促进其身体功能的恢复和提高。康复护理在神经系统疾病、骨科疾病、心血管疾病等领域具有广泛的应用价值。

（五）护理管理

护理管理，作为护理学科中的战略核心，其深远意义在于通过高效、有序的管理体系，不断优化护理流程，提升护理质量，进而促进患者满意度的全面提升。在这一过程中，护理管理者扮演着至关重要的角色，他们不仅是护理团队的"领航者"，更是护理质量的"守护神"。护理人力资源管理是护理管理的基石，它要求管理者具备敏锐的洞察力，能够合理配置护理人力资源，确保每位护理人员都能在最适合的岗位上发挥最大效能。这包括招聘与选拔优秀人才、进行持续的职业培训与发展、建立公平合理的激励机制等，以激发护理团队的活力与创造力。

护理质量管理则是护理管理的生命线，它强调以患者为中心，通过制定严格的护理质量标准、实施有效的质量控制措施、开展定期的护理质量评价等，确保护理服务始终保持在较高水平。这不仅能够减少护理差错与不良事件的发生，还能提升患者的信任度与满意度。护理安全管理同样不容忽视，它是保障患者安全的重要屏障。护理管理者需建立健全的护理安全管理制度，加强护理人员的安全意识教育，完善护理风险预警与应对机制，确保在紧急情况下能够迅速、准确地做出反应，保障患者的生命安全。

（六）护理科研

护理科研，作为护理学科发展的引擎，其重要性不言而喻。它不仅是深化护理知识、拓展护理视野的重要途径，更是推动护理实践创新、提升护理服务质量的关键力量。护理科研以其严谨的科学态度和方法论，深入剖析护理现象背后的复杂机制，揭示护理活动的本质规律，为护理实践提供了坚实的理论支撑和实证依据。

在护理理论研究方面，科研人员致力于构建和完善护理理论体系，探索护理概念、范畴、原理等基础理论问题，为护理实践提供方向性指导。这些研究成果不仅丰富了护理学的知识宝库，也为护理教育、护理管理等领域提供了重要的理论支持。护理实践研究则更加注重将理论知识应用于实际护理工作中，通过实证研究、案例分析等方法，评估护理干预的效果，优化护理流程，提升护理服务质量。这些研究成果直接指导着临床护理实践，为患者带来了更加安全、有效、舒适的护理体验。护理技术研究同样重要，它关注护理技术的创新与发展，致力于开发新型护理设备、护理工具及护理方法，以提高护理工作的效率和准确性。这些技术成果的应用，不仅减轻了护理人员的劳动强度，也提高了护理工作的科技含量和现代化水平。

护理人员作为护理科研的主力军，他们通过积极参与科研项目、发表学术论文、推广科研成果等方式，不断推动着护理学科的发展与进步。这种学术氛围的营造和科研能力的提升，为护理学科注入了源源不断的活力与动力。

三、护理学的未来展望

在医疗技术日新月异的今天，护理学的未来图景正徐徐展开，其发展趋势深刻地反映了社会对健康需求的多元化与高层次追求。人性化服务作为未来护理学发展的核心灵魂，将引领一场深刻的护理理念变革。这不仅仅意味着护理服务将更加注重患者的身体康复，更将患者的情感体验、心理调适以及社会融入作为不可或缺的一部分。护理人员将通过更加细致入微地观察与沟通，理解并尊重患者的个体差异，制定出符合每位患者独特需求的护理方案，让患者在接受治疗时感受到温暖与关怀，促进身心的全面康复。

精准化护理则是未来护理学技术革新的重要方向。随着大数据、云计算、人工智能等前沿技术的深度融合，护理服务将迈入一个全新的精准医疗时代。通过收集并分析患者的生理指标、遗传信息、生活习惯等多维度数据，护理人员能够更准确地预测患者的健康状况，制定个性化的护理计划，并在实施过程中进行动态调整，以实现护理效果的最大化。这种基于大数据的精准化护理，将极大地提高护理服务的针对性和有效性，为患者带来更加精准、高效的护理体验。

智能化发展则是未来护理学不可或缺的驱动力。智能护理机器人、远程监护系统、可穿戴医疗设备等智能化产品的广泛应用，将极大地拓展护理服务的边界和深度。这些智能设备不仅能够协助护理人员完成繁重的体力劳动，减轻其工作负担，还能通过实时监测患者的生命体征，及时发现潜在的健康风险，为患者的安全保驾护航。智能化的发展还将推动护理教育的创新，利用虚拟现实、增强现实等技术手段，为护理人员提供更加直观、生动的学习体验，提高其专业素养和技能水平。

第二节　护理伦理与法律法规

护理伦理与法律法规是护理人员在从事护理工作中必须遵循的重要准则。护理伦理为护理实践提供了道德框架，而法律法规则为护理行为设立了法律边界。两者相辅相成，共同维护患者的权益，提高护理质量，并促进护理事业的健康发展。护理人员应不断加强自身的专业素养和法律意识，确保在工作中遵循护理伦理和法律法规的要求，为患者提供安全、优质的护理服务。社会各界也应加强对护理伦理与法律法规的宣传和教育力度，提高公众对护理工作的认识和支持度，共同推动护理事业的健康发展。

一、护理伦理的基本原则

护理伦理是护理人员在工作中应遵循的道德准则和行为规范。它主要包括尊重患者的自主权、保护患者的隐私权、确保患者的安全等基本原则。

（一）尊重患者的自主权

尊重患者的自主权，作为护理伦理的基石，贯穿于护理实践的每一个环节，体现了对患者人格尊严的深切尊重与高度维护。在医疗护理领域，这一原则不仅是一种法律要求，更是护理职业精神的深刻体现。它要求护理人员在每一次与患者交流、每一次护理决策及实施过程中，都应将患者的意愿和利益置于首位，确保患者的自主决定权得到充分尊重与保障。

具体而言，尊重患者的自主权意味着护理人员需以开放、诚实的态度，向患者提供全面、准确、易于理解的医疗信息，包括病情诊断、治疗方案、护理过程、潜在风险及预后预测等。通过耐心细致地讲解与讨论，帮助患者及其家属建立对疾病及治疗的正确认知，从而能够基于充分的信息作出符合自身价值观的决策。尊重患者的自主权还体现在对患者知情同意权的保障上。在进行任何护理操作、使用特殊药物或实施新疗法前，护理人员必须确保患者或其合法代表已充分了解相关情况，并在自愿、无强迫、无诱导的情况下，以明确的方式表达同意。这一过程不仅是对患者自主权的尊重，也是减少医疗纠纷、保障医疗安全的重要措施。

尊重患者的自主权是护理伦理不可或缺的一部分，它要求护理人员以患者为中心，秉持高度的责任感与同理心，努力营造一个安全、信任、尊重的护理环境，让患者在接受治疗与护理的过程中，感受到被尊重、被理解、被关怀的温暖与力量。

（二）保护患者的隐私权

保护患者的隐私权，是护理人员在职业生涯中必须坚守的一项神圣职责，它直接关系到患者的尊严、安全与信任。在当今信息化社会，患者的个人信息已成为敏感且易受侵犯的领域，因此，护理人员更应时刻保持高度的警惕与责任感。

在处理患者的个人信息时，护理人员需遵循严格的隐私保护规定，将患者的隐私视为不可侵犯的权益。这要求从医疗记录的建立、存储、查阅到销毁的每一个环节，都必须严格遵守相关法律法规及医院内部管理制度，确保信息的安全与保密。在病历资料的整理与归档过程中，护理人员需采取必要的加密、锁定等措施，防止信息被未经授权的人员访问或篡改。在与患者的日常交流中，护理人员也应注意保护患者的隐私。这包括在询问病史、进行体格检查或讨论治疗方案时，选择适当的场合与方式，避免在公共场合或不当的时间段内涉及患者的隐私话题。对于患者不愿透露或敏感的信息，护理人员应予以尊重，不强行追问或传播。护理人员应树立正确的职业道德观念，将保护患者隐私视为自己的职责所在，而不是一种外在的约束或负担。他们应时刻提醒自己，任何泄露患者隐私的行为都可能给患者带来不可挽回的伤害，甚至引发法律纠纷。因此，在日常工作中，护理人员应始终保持高度的自律与谨慎，用实际行动践行对患者隐私权的尊重与保护。

（三）确保患者的安全

确保患者的安全，作为护理工作的核心使命，是每一位护理人员不可推卸的责任。这一任务不仅要求护理人员具备扎实的专业知识和技能，更需要他们时刻保持高度的警觉性和责任心，以确保每一项护理操作都能精准无误地执行，从而保障患者的身体和心理安全。在日常工作中，护理人员应严格遵守护理操作规范，这是保障患者安全的基础。他们需熟悉并掌握各项护理技能的操作流程和注意事项，确保在操作过程中能够准确、迅速地完成任务，避免因操作不当而给患者带来伤害。护理人员还需密切关注患者的病情变化，及时发现并报告任何异常情况，以便医生能够及时调整治疗方案，确保患者的治疗效果和安全。在发生医疗事故或纠纷时，护理人员应依法进行处理，这是维护患者权益和医院形象的重要环节。

他们需保持冷静、客观的态度，积极与患者及其家属进行沟通，了解事件的具体情况，并依法承担相应的责任。护理人员还需及时上报医疗事故或纠纷，配合医院相关部门进行调查和处理，以便查明原因、吸取教训、完善制度，避免类似事件再次发生。

护理人员还应积极参与患者安全文化的建设，通过不断学习、交流和实践，提高自身的专业素养和安全意识。他们应主动关注护理领域的新技术、新方法和新理念，积极将其应用于临床实践中，以提高护理服务的质量和安全性。护理人员还应加强与患者及其家属的沟通与合作，共同营造一个安全、和谐、信任的护理环境。

二、护理人员的法律责任

护理人员在工作中不仅要遵循护理伦理，还要承担相应的法律责任。根据相关法律法规，护理人员应确保提供的护理服务符合专业标准，保障患者的安全和健康。

（一）专业责任

专业责任是护理人员职业生涯中不可或缺的重要组成部分，它要求每一位护理人员都必须具备深厚的专业素养和严谨的职业态度。护理人员需通过系统的学习和实践，掌握扎实的专业知识，包括但不限于人体解剖学、生理学、病理学、药理学以及各类疾病的护理要点等。这些知识是护理人员判断病情、制定护理计划、实施护理措施的基础，也是确保护理服务科学、合理、有效的前提。护理人员还需不断磨练实践技能，如静脉穿刺、伤口护理、急救技术等，确保在关键时刻能够迅速、准确地作出反应，为患者提供及时有效的救治。这种技能的熟练度不仅关乎患者的生命安全，也体现了护理人员对专业的尊重和追求。护理工作的复杂性和高风险性也意味着护理人员必须承担相应的法律责任。一旦因护理人员的过失或不当行为导致患者受到伤害，不仅会给患者及其家庭带来无法弥补的痛苦，也会使护理人员面临民事赔偿、行政处罚甚至刑事责任的严厉追究。因此，护理人员必须时刻保持高度的责任心和职业道德，严格遵守护理操作规范，确保每一次护理操作都符合专业标准，以最大限度地保障患者的安全。专业责任是护理人员职业生涯中不可推卸的使命。它要求护理人员不仅要具备扎实的专业知识和实践技能，还要时刻保持对法律的敬畏之心，以高度的责任心和职业道德为患者的健康与安全保驾护航。

（二）法律义务

护理人员作为医疗团队中不可或缺的一员，其执业行为直接关乎患者的生命健康与安全，因此，严格遵守相关法律法规是护理人员不可动摇的职业底线。我国针对护理行业制定了一系列法律法规，如《医疗事故处理条例》《护士条例》等，这些法律法规为护理人员的执业行为提供了明确的指导和规范。护理人员需确保自己已经具备合法的执业资格。这要求他们必须通过国家统一的护士资格考试，获得相应的执业证书，并在有效期内注册，方能从事护理工作。这一规定确保了护理人员具备必要的专业知识和技能，能够胜任临床护理工作。护理人员应明确自己的执业范围。不同的护理岗位和领域有着不同的执业要求，护理人员需根据自己的专业背景和技能水平，选择适合自己的执业领域，并在该领域内严格遵守相关操作规程和指南，确保护理服务的专业性和安全性。护理人员在工作中还应严格遵守《医疗事故处理条例》等法律法规中关于护理行为的规定。这包括在护理过程中保持高度的责任心和职业道德，认真履行护理职责；在进行护理操作时严格遵守操作规程和无菌原则，防止交叉感染和医源性损伤；在患者发生病情变化时及时报告医生并采取有效措施进行救治；在发生医疗事故或纠纷时依法进行处理并积极配合调查等。护理人员应始终将法律法规作为自己执业行为的准则和红线，不断提升自己的法律意识和职业素养，确保自己的行为合法合规，为患者提供安全、有效、优质的护理服务。

三、相关法律法规的具体应用

护理伦理与法律法规在护理实践中有着广泛的应用。以下将从护理安全、患者权益保护及护理质量管理等方面进行详细阐述。

（一）护理安全

护理人员作为医疗安全的重要守护者，必须深入理解和严格遵守《医疗事故处理条例》等相关法规，将患者的安全放在首位，视为至高无上的责任。在护理实践中，护理人员需将法律法规的精神内化于心、外化于行，确保每一项护理措施都符合科学、合理、安全的原则。操作规程和护理规范是护理工作的行为准则，它们为护理人员提供了明确的操作指导和标准流程。护理人员应熟练掌握这些流程和规范，并在实际工作中严格执行，确保每一项护理操作都精准无误。这不仅有助于减少护理差错和事故的发生，还能提升护理服务的整体质量和效率。加强对患者的监测和观察是护理工作中不可或缺的一环。护理人员需时刻保持高度的警觉性和敏锐性，密切关注患者的病情变化、生命体征以及心理状态等方面的变化。通过细致地监测和观察，护理人员能够及时发现并处理潜在的护理风险，为患者提供更加安全、有效的护理服务。在面对护理风险时，护理人员应保持冷静、沉着的态度，迅速评估风险等级并采取相应的应对措施。他们还需加强与医生、药师等其他医疗团队成员的沟通与协作，共同制定科学合理的治疗方案和护理计划，确保患者得到全面、连续的医疗服务。护理人员应严格遵守《医疗事故处理条例》等相关法规，以患者安全为中心，不断提升自己的专业素养和综合能力，为患者提供更加优质、安全的护理服务。

（二）患者权益保护

护理人员在执行护理任务时，必须将尊重患者的各项权益视为工作的基本准则，这不仅是职业道德的要求，也是法律法规的明确规定。关于患者的知情同意权，护理人员在为患者实施任何护理操作前，都有责任和义务向患者及其家属全面、准确、清晰地介绍该操作的目的、方法、可能的风险及并发症，确保患者在充分理解并权衡利弊后，能够自主、自愿地作出决定，并签署知情同意书。这一过程不仅体现了对患者自主权的尊重，也是减少医疗纠纷、保障医疗安全的重要环节。在隐私权保护方面，护理人员应严格遵守《中华人民共和国民法典》等相关法律法规，将患者的隐私视为不可侵犯的权益。在护理过程中，无论是收集、处理还是传递患者的个人信息，都必须遵循合法、正当、必要的原则，确保患者的隐私得到妥善保护。护理人员还需注意在病房管理、医疗记录保存等方面加强隐私保护措施，防止患者信息泄露或被不当利用。当患者的权益受到侵害时，护理人员应积极履行自己的职责，协助患者维护其合法权益。这包括及时向上级报告情况、协助患者收集证据、提供法律咨询等。护理人员也应认识到自己可能因过失或不当行为而需承担相应的法律责任，因此，在日常工作中应始终保持高度的责任心和职业道德，确保自己的行为合法合规，为患者的健康与安全保驾护航。

（三）护理质量管理

护理人员作为护理服务的直接提供者，其参与护理质量管理是确保护理服务质量和安全的关键环节。在日常工作中，护理人员应积极投身于护理质量管理的各项活动中，通过不断学习和实践，提升自己的专业素养和护理技能水平，从而为患者提供更加优质、高效的护理服务。参与护理质量管理，首先，要求护理人员具备高度的责任心和使命感，将提升护理服务质量视为己任。在护理实践中，护理人员应严格按照相关标准和规范进行操作，确保每一项护理措施都科学、合理、有效。他们还应定期评估自己所提供的护理服务质量，通过患者满意度调查、护理记录审查等方式，及时发现存在的问题和不足，并制定相应的改进措施。当发现护理质量问题或潜在风险时，护理人员应保持高度的警觉性和敏锐性，立即向上级报告并积极参与问题的解决过程。他们应协助相关部门分析问题的原因和性质，提出切实可行的改进方案，并跟踪改进措施的实施效果，确保问题得到根本解决。加强对护理人员的培训和考核也是提升护理服务质量的重要手段。医院和护理部门应定期组织护理人员参加专业培训和学习交流活动，帮助他们掌握最新的护理知识和技能，提升专业素养和综合能力。还应建立完善的考核机制，对护理人员的工作表现进行客观、公正的评价，激励他们不断提高自己的工作水平和服务质量。

四、护理伦理与法律法规的重要性

护理伦理与法律法规在保障患者权益、提高护理质量和促进护理事业发展方面发挥着重要作用。

（一）保障患者权益：构建信任与尊重的基石

在医疗护理领域，患者的权益是核心议题之一，而护理伦理与法律法规正是这一权益得以实现的坚实后盾。它们不仅界定了护理人员在服务过程中应遵循的行为准则，还明确了患者所享有的各项权利，如知情同意权、隐私权、自主权等。通过明确这些权利与义务，护理伦理与法律法规为患者提供了一把"保护伞"，确保他们在接受护理服务时不会因信息不对称或专业不对等而遭受侵害。具体而言，护理人员在执行护理任务时，需充分尊重患者的意愿和选择，确保其在充分了解治疗风险与效益的基础上作出决策。护理人员还需严格保护患者的隐私信息，避免未经授权的泄露，以维护患者的尊严和安全感。这种基于尊重与信任的互动模式，有助于构建和谐的医患关系，增强患者对医疗护理系统的信任感，进而提升患者的整体满意度和治疗效果。

（二）提高护理质量：专业与法治的双重驱动

护理伦理与法律法规对护理人员的专业素质和护理行为提出了严格而明确的要求，这不仅是保障患者权益的需要，也是提升护理质量的内在动力。通过加强护理人员的职业道德教育和法律法规培训，可以促使他们树立正确的职业观念，增强法律意识和责任意识，从而在护理实践中更加严谨、细致、负责。具体来说，护理伦理要求护理人员具备高度的同情心、责任心和爱心，以患者为中心，关注患者的身心需求，提供个性化、人性化的护理服务。而法律法规则通过具体条款和规定，明确了护理人员在操作中的行为规范、责任范围，以及违法违规的后果，从而起到了约束和警示作用。这种双重驱动机制有助于提升护理人员的专业素养和护理技能水平，确保他们在工作中能够遵循科学、合理、规范的护理流程和方法，为患者提供更安全、更优质的护理服务。

（三）促进护理事业发展：规范化与法治化的必由之路

护理伦理与法律法规不仅是保障患者权益和提高护理质量的手段，更是推动护理事业持续健康发展的关键要素。随着医疗技术的不断进步和人口老龄化的加剧，护理事业面临着前所未有的挑战和机遇。而规范化、法治化的发展路径正是应对这些挑战、抓住机遇的必由之路。通过不断完善护理伦理规范和加强法律法规建设，可以推动护理事业向更加规范、科学、高效的方向发展。一方面，这有助于提升护理行业的整体形象和声誉，增强社会对护理职业的认同感和尊重度；另一方面，这也有助于吸引更多优秀人才加入护理队伍，为护理事业注入新的活力和动力。规范化、法治化的发展还能够促进护理学科的不断创新和发展，推动护理技术与服务的持续改进和优化，从而更好地满足人民群众日益增长的健康需求。护理伦理与法律法规在保障患者权益、提高护理质量和促进护理事业发展方面发挥着不可替代的作用。未来，我们应当继续加强护理伦理与法律法规的建设和完善工作，为构建更加和谐、安全、高效的医疗护理环境贡献力量。

第三节　护理程序与决策制定

护理程序（nursing process）作为一种有计划、系统且科学的护理方法，旨在确认和解决服务对象对现存或潜在健康问题的反应。这一过程不仅涉及多学科知识的综合运用，还强调动态调整、决策制定及效果反馈，是护理实践中的核心环节。通过系统的方法和科学的决策制定可以确保护理服务的针对性和有效性，提高护理质量和患者满意度。未来随着医疗技术的不断发展和护理理念的不断更新，护理程序与决策制定也将不断得到优化和完善，以更好地满足患者的健康需求。

一、护理程序概述

护理程序，作为现代护理学的核心框架，深刻体现了以人为本、科学施护的理念。它不仅是一种工作流程，更是一种思维方式，引导护理人员在复杂多变的护理环境中，以系统化的视角审视问题，制定并执行个性化的护理方案。在护理程序的实施过程中，评估是起点，也是关键。护理人员需全面收集护理对象的生理、心理、社会及文化等多方面的信息，进行综合分析，以准确识别其健康问题及其影响因素。这一过程要求护理人员具备敏锐的观察力和良好的沟通能力，确保信息的全面性和准确性。随后，基于评估结果，护理人员需进行护理诊断，即明确护理对象现存或潜在的健康问题及其性质。这一过程要求护理人员具备扎实的专业知识和判断力，以便为制定护理计划提供科学依据。制定护理计划时，护理人员需根据护理诊断，结合护理对象的实际情况和护理目标，设计出一系列具有针对性、可操作性的护理措施。计划应体现个性化、整体性和动态性的原则，以满足护理对象在不同阶段的健康需求。实施阶段，护理人员需按照护理计划，运用专业知识和技能，为护理对象提供具体的护理服务。在此过程中，护理人员需保持高度的责任心和同情心，确保护理措施的有效执行。评价是护理程序的闭环，也是持续改进的起点。护理人员需对护理效果进行客观、全面的评估，以判断护理措施是否达到预期目标。根据评价结果，及时调整护理计划，以更好地满足护理对象的健康需求。这一过程体现了护理程序的循环性和动态性，不断推动护理服务的优化和提升。

二、护理程序的五个步骤

（一）评估

评估是护理程序的开始，也是最为关键的步骤。它要求护理人员有计划、有目的、有系统地收集患者的资料，以评估其健康状态。评估的内容广泛，包括患者的生理、心理、社会、文化等多个方面。评估的方法多样，包括阅读病历、与患者交谈、观察患者表现、进行体格检查等。通过这些方法，护理人员可以全面了解患者的健康状况，为后续的护理诊断和计划制定提供依据。

具体来说，评估应涵盖以下几个方面：

1. 一般情况

在一般情况的评估中，除基本的年龄、职业、单位与职务信息外，了解患者的民族和宗教信仰对于提高尊重其文化背景和习俗的护理服务至关重要。文化敏感性的护理能够增强患者的信任感和舒适度。文化程度的高低也会影响患者对疾病知识的理解和接受程度，因此，护理人员需采用适宜的语言和方式进行沟通。住址信息则有助于评估患者是否具备家庭支持系统及社区资源利用的便利性。了解家庭成员的结构和关系，有助于识别潜在的社会支持网络或潜在的家庭冲突，从而采取相应措施。

2. 精神情感状况

精神情感状况的评估是护理中不可忽视的一环。患者对疾病的认知程度、态度，以及由此产生的情绪反应（如焦虑、恐惧、抑郁等）直接影响其治疗依从性和康复进程。评估患者的人格类型有助于预测其在面对压力时的反应模式，从而采取个性化的心理干预措施。对患者的感知和辨认能力进行评估，可以确保安全护理的实施，如预防跌倒、误服药物等风险。

3. 生理状况

生理状况的评估要求护理人员具备扎实的医学基础知识，能够准确评估患者各系统的功能状态，包括生命体征的稳定性、疼痛及不适感的具体表现等。这些信息为制定针对性的治疗方案和护理措施提供了重要依据。

4. 环境状况

环境状况的评估强调了环境因素对患者康复的影响。家庭环境的整洁度、通风条件、噪音水平等直接关系到患者的休息质量。社会环境中的人际关系、经济压力等因素也可能对患者的心理状态产生影响。医院内的交叉感染风险也是评估的重点之一，通过严格的消毒隔离措施，可以有效降低院内感染的发生率，保障患者的安全。

（二）诊断

护理诊断作为护理程序中的关键环节，其准确性和全面性直接关系到护理计划的制定与执行效果。在评估阶段收集到的丰富资料，如同散落的拼图碎片，需要护理人员运用专业的知识和技能进行细致的分析与整理，以拼凑出患者完整的健康画像。护理诊断的确定，不仅仅是对患者当前健康状况的简单描述，更是对其健康问题或护理问题本质的深刻洞察。它要求护理人员能够准确识别出患者健康状况与预期目标之间的偏差，这种偏差可能是生理上的、心理上的，也可能是社会功能上的。通过护理诊断，护理人员能够清晰地认识到患者需要解决的核心问题，为后续制定个性化的护理计划奠定坚实基础。为了确保护理诊断的准确性和一致性，遵循标准化的护理诊断分类法显得尤为重要。NANDA 等国际护理组织所制定的护理诊断分类法，为护理人员提供了科学、规范的语言体系和分类框架。这些分类法不仅涵盖了广泛的健康问题和护理领域，还注重护理诊断的特异性、可测量性和可干预性，从而确保护理诊断的实用性和有效性。在实际操作中，护理人员需要熟练掌握这些分类法的应用技巧，结合患者的具体情况，灵活运用，以确保护理诊断的准确性和针对性。护理人员还应注重与患者及其家属的沟通，了解其需求和期望，以更好地满足患者的整体护理需求。通过这一过程，护理诊断不仅成为护理计划的起点，也成为连接护理理论与实践的桥梁，推动护理服务质量的持续提升。

（三）计划

计划阶段是护理程序中至关重要的一环，它直接指导着后续护理工作的实施与评估。在制订护理计划时，护理人员需以护理诊断为出发点，深入剖析患者的具体状况与需求，确保所制定的计划既具有针对性，又具备可行性。明确护理目标是计划制定的核心。这些目标应具体、可衡量、可达成，并与患者的护理需求紧密相关。通过设定清晰的目标，护理人员能够明确护理工作的方向，也为后续的护理效果评价提供了依据。预期结果的设定是评估护理计划有效性的重要手段。护理人员需根据护理目标，预测并描述通过护理措施实施后，患者可能达到的健康状态或行为改变。这些预期结果不仅有助于激励护理人员积极投入工作，也为患者及其家属提供了明确的期待和信心。在制订计划时，所需资源的合理配置同样不容忽视。这包括人力资源、物力资源及时间资源等。护理人员需根据护理活动的具体需求，评估并申请必要的资源支持，以确保护理计划的顺利实施。护理计划的制定还需注重细节与可操作性。护理活动的具体步骤、实施方法、所需材料以及责任人员等均需明确列出，以便护理人员能够清晰地了解各自的任务与职责。计划还需具备一定的灵活性，以应对护理过程中可能出现的各种变化与挑战。

护理人员需保持敏锐的洞察力与判断力，根据实际情况及时调整和修改计划，以确保护理工作的连续性和有效性。

（四）实施

实施阶段是护理计划的执行过程。在这一阶段，护理人员需要按照计划中的步骤和要求，对患者进行各项护理措施。实施过程中需要注意以下几点。

1. 确保安全

在进行任何护理措施时，都要确保患者的安全，避免发生意外事件。确保病人的安全是至高无上的原则。这要求护理人员不仅需具备高度的责任心与敏锐的风险意识，还需熟悉并掌握各种安全防范措施，如正确使用约束带以防止坠床，定期检查病房环境以排除安全隐患，以及确保医疗设备的正常运作与清洁消毒，从而全方位地构建一个安全的治疗与康复环境。

2. 遵循规范

严格按照护理规范和操作流程进行护理操作，确保护理质量。遵循护理规范与操作流程，是保障护理质量的关键。每一位护理人员都应深刻理解并严格执行既定的护理标准，这不仅是对专业知识的尊重，更是对患者生命健康的负责。通过定期培训与考核，不断提升护理团队的专业素养与操作技能，确保每一项护理措施都能精准到位，减少人为失误，提高治疗效果。

3. 关注患者反应

密切观察患者的反应和病情变化，及时调整护理措施。关注患者的反应与病情变化，是护理工作的灵魂所在。护理人员需具备敏锐的观察力和良好的沟通能力，能够及时发现患者身体上的不适或情绪上的波动，并据此调整护理策略。这种个性化、动态化的护理方式，有助于更好地满足患者的实际需求，促进其早日康复。

4. 记录护理过程

详细记录护理过程中的各项操作和患者的反应情况，以便后续评估和总结。详细记录护理过程也是不可或缺的一环。这包括患者的生命体征、治疗反应、护理措施的执行情况及效果评估等，为后续的病情分析与治疗方案的调整提供宝贵依据。这些记录也是医疗质量控制的重要组成部分，有助于护理团队总结经验教训，持续提升服务质量。

（五）评价

评价阶段作为护理程序的压轴环节，其重要性不言而喻。它不仅是对前期护理工作的一次全面审视，更是对护理效果进行科学验证与反馈的关键步骤。在这一阶段，护理人员需秉持客观、细致的态度，深入剖析护理措施的实际成效，以判断其是否成功助力患者健康状况的改善，以及是否达成了既定的护理目标。评价内容的广泛性要求护理人员从多个维度出发，综合考量。患者的健康状况变化是评价的核心指标，包括生理指标的改善、症状的缓解、功能恢复的程度等，这些都是衡量护理效果最直接、最显著的标志。护理目标的实现程度也是评价的重点，它反映了护理措施与护理计划之间的契合度，以及护理团队对患者需求的准确把握能力。护理措施的有效性评估同样不可或缺，它帮助护理人员识别哪些措施是行之有效的，哪些可能需要调整或优化，为后续护理服务的持续改进提供了重要依据。在评价方法上，护理人员应灵活运用多种手段，以确保评价的全面性和准确性。观察患者表现是最直观的评价方式之一，通过细致入微的观察，护理人员可以捕捉到患者细微的变化，为评价提供第一手资料。与患者交谈则能深入了解患者的主观感受与需求，为评价增添人文关怀的色彩。查阅护理记录也是不可或缺的一环，它帮助护理人员回顾护理过程，梳理护理措施的实施情况，为评价提供坚实的数据支撑。通过这些方法的综合运用，护理人员能够形成对护理效果全面而深入的认识，为后续的护理服务指明方向，推动护理质量的持续提升。

三、护理程序与决策制定的关系

护理程序与决策制定紧密相连，相互促进。护理程序的每一步都涉及决策制定，而决策制定的结果又直接影响护理程序的实施效果。具体来说，护理程序与决策制定的关系体现在以下几个方面。

在护理实践中，从初始的评估到最终的评价，每一个阶段都充满了复杂而细致的决策制定过程。这些决策不仅关乎患者的直接健康福祉，也反映了护理人员专业素养与人文关怀的高度融合。以下是对各阶段决策制定的深入扩写，旨在揭示其背后的逻辑、挑战与意义。

（一）评估阶段的决策制定：构建精准护理的基石

评估阶段，作为护理程序的起点，其重要性不言而喻。在这一阶段，护理人员需像侦探一样，细致入微地搜集患者的各类资料，以构建一幅全面而准确的健康画像。这一过程中的决策制定，首要在于明确评估的目的与范围，即确定哪些方面的信息对于了解患者的健康状况至关重要。

1. 资料收集的选择性

护理人员需根据患者的具体情况、疾病特点及护理需求，有选择性地收集资料。这包括但不限于患者的主观感受（如疼痛程度、情绪状态）、客观体征（如生命体征、实验室检查结果）、社会支持情况（如家庭关系、经济状况）等。决策的关键在于权衡信息的全面性与收集成本，确保收集到的资料既能够全面反映患者的健康状况，又不会给患者带来不必要的负担。

2. 资料收集的方法

选择合适的收集方法同样重要。护理人员可能通过直接观察、与患者交谈、查阅病历记录、进行体格检查或利用专业评估工具等多种方式获取资料。每种方法都有其优缺点，护理人员需根据评估目标、患者特点及可用资源等因素，灵活选择或组合使用这些方法。

3. 资料分析的策略

收集到资料后，护理人员需运用专业知识与批判性思维，对资料进行分析与解读。这包括识别患者存在的主要问题、评估问题的严重程度、分析问题的成因及可能的发展趋势等。决策的制定在于如何准确提炼信息、识别关键要素，并据此形成对患者健康状况的初步判断。

（二）诊断阶段的决策制定：精准定位护理需求

基于评估阶段的结果，护理人员进入诊断阶段，旨在明确患者存在的具体健康问题或护理问题。这一阶段的决策制定，直接关系到护理计划的针对性和有效性。

1. 护理诊断的选择与分类

护理诊断是对患者健康问题的高度概括与精炼，是制定护理措施的依据。护理人员需从众多可能的护理诊断中，选择最符合患者实际情况的若干项进行确认。还需根据护理诊断的性质、紧急程度及相互关联等因素，对其进行合理的分类与排序。

2. 确定护理诊断的优先级

在资源有限的情况下，确定护理诊断的优先级显得尤为重要。护理人员需综合考虑患者的生理需求、心理需求、社会需求等多方面因素，以及医院政策、护理资源等外部条件，合理确定各护理诊断的优先级顺序。这一决策的制定，不仅考验护理人员的专业素养，也要求其具备良好的沟通协调能力与资源调配能力。

（三）计划阶段的决策制定：绘制护理行动的蓝图

计划阶段是将护理诊断转化为具体护理措施的关键环节。在这一阶段，护理人员需制定详细的护理计划，明确护理目标、护理措施及其实施时间等要素。

1. 护理措施的选择

针对每个护理诊断，护理人员需选择相应的护理措施进行干预。这些措施可能包括药物治疗、物理治疗、心理支持、健康教育等多种形式。决策的关键在于确保所选措施的科学性、有效性与安全性，考虑患者的接受度与依从性。

2. 护理目标的设定

护理目标是护理措施实施后预期达到的结果。设定护理目标时，护理人员需遵循 SMART 原则（具体、可测量、可达成、相关性、时限性），确保目标既具有挑战性又切实可行。还需关注目标的可评价性，以便后续对护理效果进行客观评估。

3. 护理时间的安排

合理安排护理时间也是计划阶段的重要决策之一。护理人员需根据患者的实际情况、护理措施的复杂程度及护理资源的分配情况，制定切实可行的护理时间表。这有助于确保护理措施的有序进行，提高护理效率与质量。

（四）实施阶段的决策制定：灵活应对挑战与变化

实施阶段是护理计划付诸实践的关键阶段。在这一阶段，护理人员需按照计划中的步骤和要求对患者进行各项护理措施。实际操作中往往充满变数，因此，灵活应对挑战与变化成为此阶段决策制定的核心。

1. 根据患者实际情况调整护理措施

在实施过程中，护理人员需密切关注患者的反应与病情变化，及时发现并处理异常情况。根据患者的实际需求与反馈，护理人员可能需要对原计划中的护理措施进行调整或优化。这种调整可能是对护理措施种类、剂量、频率等方面的微调，也可能是对整体护理方案的重大变革。

2. 处理护理过程中出现的意外情况

护理过程中难免会遇到各种意外情况，如患者突发病情变化、护理设备故障、药物不良反应等。面对这些突发状况，护理人员需迅速作出判断与决策，采取有效措施予以应对。这要求护理人员具备高度的应急反应能力与丰富的临床经验。

（五）评价阶段的决策制定：持续优化护理质量的引擎

评价阶段是对护理效果进行检验与反馈的重要环节。通过评价，护理人员可以全面了解护理措施的实施效果，为后续的护理服务提供改进方向。

1. 评价指标的选择

选择合适的评价指标是评价阶段的首要任务。这些指标应能够客观、准确地反映护理效果，包括但不限于患者的生理指标改善情况、症状缓解程度、功能恢复状况、生活质量提升等。还需关注患者的主观感受与满意度等软性指标。

2. 判断护理措施的有效性

在收集到评价数据后，护理人员需运用统计学方法与专业知识对数据进行分析与解读。通过对比护理前后的差异、分析护理措施与护理效果之间的关联性等方式，判断护理措施的有效性。这一决策的制定要求护理人员具备扎实的统计学基础与严谨的科研态度。

3. 根据评价结果调整护理措施

基于评价结果，护理人员需对现有的护理措施进行反思与总结，识别存在的问题与不足，并提出针对性的改进措施。这些措施可能包括对护理措施本身的优化、对护理计划的调整或对整个护理流程的再造等。通过持续改进与优化，护理人员可以不断提升护理质量与服务水平，为患者提供更加优质、高效的护理服务。

四、护理程序与决策制定的优化策略

为了优化护理程序与决策制定的过程，提高护理服务的质量和效果，可以采取以下策略。

（一）加强培训和教育

在快速变化的医疗环境中，护理人员的专业成长与持续学习是确保护理质量与服务水平不断提升的关键。加强培训和教育，旨在全面提升护理人员的专业素养、知识结构和决策能力，使其能够更好地应对复杂多变的临床情境。

1. 培训内容的多元化与深度化

培训内容应紧密围绕护理实践的核心需求，既要涵盖基础理论知识，如人体解剖学、生理学、病理学等，又要深入讲解护理程序的理论框架、护理诊断的最新分类标准及护理计划的制定策略。还应加强护理伦理学、沟通技巧、心理支持等方面的培训，以提升护理人员的综合素质。在具体实施上，可采用线上与线下相结合的方式，利用网络平台提供灵活的学习时间和丰富的教育资源，如在线课程、模拟案例、专家讲座等。定期组织线下研讨会、工作坊和实操训练，让护理人员能够在实践中学习、在交流中成长。

2. 注重实践能力的培养

理论学习是基础，但实践能力的提升同样重要。培训过程中应强调"做中学"的理念，通过模拟护理场景、角色扮演、案例分析等方式，让护理人员亲身体验护理决策的全过程，从中学习如何收集资料、分析病情、制订计划、实施措施及评估效果。鼓励护理人员参与临床实习和科研项目，将所学知识应用于实际工作中，不断积累经验、提升能力。

3. 建立持续学习机制

护理领域的知识和技术日新月异，护理人员必须保持持续学习的态度才能跟上时代的步伐。因此，建立持续学习机制至关重要。这包括制订个人学习计划、鼓励参加学术会议和研讨会、设立学习奖励制度等。医院或护理机构应定期组织内部培训和考核，确保每位护理人员都能及时掌握最新的护理理念和技术。

（二）完善护理信息系统

护理信息系统的建立与完善是提升护理服务质量的重要手段之一。通过信息化手段实现病人资料的电子化管理和共享，不仅可以提高护理工作的效率，还能为护理决策提供强有力的数据支持。

1. 实现资料的电子化与标准化

护理信息系统应支持患者资料的电子化录入、存储和查询功能。通过标准化的数据格式和接口设计，确保不同系统之间的数据能够无缝对接和共享。这不仅可以减少纸质病历的使用和存储成本，还能提高资料的安全性和可追溯性。

2. 强化数据分析与挖掘能力

护理信息系统应具备强大的数据分析与挖掘功能，能够对收集到的患者资料进行深度分析和挖掘。通过数据挖掘技术可以发现潜在的护理问题和趋势，为护理决策提供科学依据。系统还应支持数据可视化展示功能，让护理人员能够直观地了解患者的健康状况和护理效果。

3. 实现护理过程的实时监控与反馈

护理信息系统应能够实时监控护理过程的各个环节，包括护理措施的执行情况、患者的反应和病情变化等。通过实时监控可以及时发现潜在的风险和问题，并采取相应的措施进行干预。系统还应支持护理效果的即时反馈功能，让护理人员能够及时了解护理措施的有效性并作出相应的调整。

（三）强化团队合作和沟通

护理工作的复杂性要求护理人员之间必须保持紧密的合作与沟通。通过强化团队合作与沟通可以促进信息共享和资源整合，提高护理服务的整体效能。

1. 建立明确的团队分工与协作机制

在护理团队中应明确各成员的职责和分工，确保每个环节都有人负责且相互衔接紧密。建立有效的协作机制让团队成员之间能够相互支持、密切配合共同完成护理任务。例如，可以设立护理小组或工作坊等形式让团队成员定期交流经验、分享信息。

2. 加强与其他医疗团队的沟通与协作

护理工作并非孤立存在的，而是与医疗团队的其他成员紧密相连。因此，护理人员应加强与医生、药师、康复师等其他医疗团队成员的沟通与协作，共同制定和执行治疗计划。通过定期召开病例讨论会、多学科协作会议等形式，加强信息交流与合作，确保患者得到全面而有效的治疗与护理。

3. 关注患者及其家属的需求与反馈

患者及其家属是护理服务的直接受益者，他们的需求和反馈对于改进护理服务具有重要意义。因此，护理人员应加强与患者及其家属的沟通与联系，及时了解他们的需求和意见，并将其纳入护理决策的过程中。通过建立良好的护患关系，可以增强患者的信任感和满意度，提高护理服务的整体质量。

（四）持续改进和创新

护理程序与决策制定是一个不断发展和完善的过程。护理人员应始终保持开放的心态，不断总结经验教训，发现问题和不足之处，积极探索新的方法和思路来加以改进和创新。

1. 建立持续改进机制

医院或护理机构应建立持续改进机制，定期组织护理质量评估与反馈活动，对护理服务进行全面检查和评估。通过评估可以发现存在的问题和不足之处，并制定相应的改进措施。鼓励护理人员积极参与质量改进活动，提出自己的意见和建议，为护理服务的持续改进贡献力量。

2. 鼓励创新思维与实践

创新是推动护理服务持续发展的重要动力。医院或护理机构应鼓励护理人员积极探索新的护理理念和技术方法，如循证护理、精准护理、远程护理等。通过创新实践可以不断提高护理服务的水平和质量，为患者提供更加优质、高效的护理服务。加强与其他医疗机构和科研机构的合作与交流，共同推动护理学科的发展与进步。

3. 关注护理领域的最新动态

护理领域的知识和技术不断更新换代，护理人员应密切关注国际、国内的最新动态和发展趋势。通过参加学术会议、阅读专业期刊、关注行业网站等方式了解最新的护理理念和技术方法，并将其应用于实际工作中。通过不断学习与实践，可以保持护理服务的先进性和竞争力，为患者提供更加专业、贴心的护理服务。

第二章　外科护理基础

第一节　外科患者术前评估与准备

外科手术作为治疗多种疾病的重要手段，其成功不仅依赖于手术技术的精湛，更离不开术前对患者全面而细致的评估与准备。术前评估与准备是外科手术流程中至关重要的第一步，它直接关系到手术的安全性、有效性和患者的术后恢复。通过全面而细致的术前评估和充分的术前准备，可以降低手术风险、提高手术成功率，并促进患者的术后恢复。因此，医护人员应高度重视术前评估与准备工作，确保每一个手术患者都能得到最佳的医疗服务。未来，随着医疗技术的不断进步和医疗理念的不断更新，术前评估与准备工作也将不断得到优化和完善，以更好地满足患者的健康需求。

一、术前评估的重要性

术前评估，作为外科手术流程中不可或缺的一环，其重要性远远超出了简单的信息收集与风险评估范畴。它不仅是手术成功的基石，更是保障患者生命安全、优化医疗资源利用、促进医患信任与沟通的关键步骤。术前评估在外科手术中扮演着举足轻重的角色。它不仅关乎手术的安全与成功，更体现了医学的人文关怀和资源管理的智慧。因此，每一位外科医生都应高度重视术前评估工作，不断提升自己的评估能力和技术水平，为患者提供更加安全、有效、个性化的医疗服务。以下从多个维度深入阐述术前评估的重要性。

（一）保障手术安全，降低风险

手术本身伴随着一定的风险，包括出血、感染、麻醉意外、器官损伤等。术前评估通过详细询问病史、体格检查、实验室检查、影像学检查等多种手段，全面评估患者的生理机能、心理状态及潜在疾病。这一过程有助于医生识别并量化手术风险，如心脏功能异常可能增加麻醉风险，肝肾功能不全可能影响药物代谢等。基于这些评估结果，医生可以调整手术方案、选择更安全的麻醉方式或推迟手术至患者状况改善，从而最大限度地降低手术风险，确保手术安全进行。

（二）制定个性化手术与麻醉方案

每个患者的身体状况、疾病类型及严重程度各不相同，因此，手术与麻醉方案也应因人而异。术前评估为医生提供了制定个性化方案的重要依据。例如，对于老年患者或合并有多种慢性疾病的患者，医生可能会选择创伤小、恢复快的微创手术方式，并调整麻醉药物的种类和剂量，以减少患者身体的负担。术前评估还能帮助医生预测术后可能出现的并发症，并提前制定应对措施，确保患者顺利度过围手术期。

（三）优化术前准备，提升手术效果

充分的术前准备是提高手术成功率、减少并发症的重要前提。术前评估过程中，医生会针对患者的具体情况，制定详细的术前准备计划，包括饮食调整、停用或调整某些药物、进行必要的治疗以改善手术条件等。这些措施有助于优化患者的身体状态，提高手术耐受性，从而提升手术效果。术前评估还能帮助医生与患者及家属进行充分的沟通，解释手术的必要性和风险，增强患者的依从性，为手术的顺利进行奠定良好的基础。

（四）促进医患信任与沟通

术前评估是一个医患双方深入交流的过程。医生通过耐心询问、细致检查，向患者展示其专业性和责任心；患者则通过这一过程更加了解自己的病情和手术风险，从而更加信任医生，积极配合治疗。这种基于信任的医患关系有助于缓解患者的焦虑和恐惧情绪，提高治疗满意度和依从性。术前评估也为患者提供了向医生提问和表达关切的机会，促进了医患之间的有效沟通。

（五）促进医疗资源的合理配置

随着医疗技术的不断进步和人口老龄化的加剧，医疗资源的紧张问题日益凸显。术前评估通过对患者进行全面的分析和判断，有助于筛选出真正需要手术治疗的患者，避免不必要的手术和医疗资源浪费。通过评估患者的手术风险和预后情况，医生可以更加合理地安排手术时间和医疗资源，确保每位患者都能得到及时、有效的治疗。

二、术前评估的内容

（一）病史采集

详细的病史采集是术前评估的基础。医生应询问患者的现病史、既往史、家族史、药物过敏史等，特别要注意与手术相关的疾病史和并发症情况。还需了解患者的生活习惯、饮食习惯、药物使用情况等，以便评估其对手术的耐受性和可能影响手术效果的因素。

（二）体格检查

体格检查是术前评估的重要环节。医生应对患者进行全面的体格检查，包括生命体征（体温、脉搏、呼吸、血压）、心肺功能、腹部检查、神经系统检查等。特别要关注手术部位及其周围区域的状况，如皮肤完整性、血管神经分布、肌肉力量等。通过体格检查，医生可以初步判断患者的身体状况是否适合手术。

（三）辅助检查

辅助检查是术前评估的重要手段。根据患者的病情和手术需要，医生可能会安排一系列辅助检查，如血常规、尿常规、肝肾功能、电解质、凝血功能、心电图、胸片、B 超、CT、MRI 等。这些检查有助于进一步了解患者的身体状况，评估手术风险，为手术方案的制定提供依据。

（四）心理评估

心理评估在术前评估中同样不可忽视。手术作为一种应激事件，往往会对患者产生一定的心理压力和焦虑情绪。因此，医生应关注患者的心理状态，通过沟通交流、心理疏导等方式缓解患者的紧张情绪，增强其手术信心。必要时，可请心理医生进行专业评估和治疗。

三、术前评估的方法

问诊与体检相结合、辅助检查和辅助诊断，以及多学科协作的模式共同构成了术前评估的完整体系。它们相互依存、相互促进，共同为手术的成功和患者的康复保驾护航。在未来的医疗实践中，我们应继续深化对术前评估的认识和研究，不断优化和完善评估流程和方法，以更好地服务于患者和社会。

（一）问诊与体检相结合

问诊，作为医患沟通的第一步，不仅是收集患者主观症状、既往病史、家族遗传史等信息的重要手段，更是理解患者心理状态、生活习惯及社会支持系统的关键途径。医生通过耐心细致地询问，能够初步勾勒出患者的健康轮廓，为后续的体格检查提供方向。而体格检查，则是医生运用专业知识和技术，直接观察、触摸患者身体各部位，评估其生理机能和病理改变的过程。两者相辅相成，问诊为体检提供了问题导向，体检则对问诊内容进行了客观验证和补充，共同构建了一个全面、立体的患者健康画像。

在这一过程中，医生需特别注意患者的细微表现，如疼痛的性质、部位、持续时间，以及体征上的异常变化，这些都可能是潜在疾病的线索。还应关注患者的心理状态，因为焦虑、恐惧等负面情绪可能影响手术效果和术后恢复。因此，通过有效地问诊与体检，医生能够更准确地把握患者的整体状况，为制定个性化的手术方案奠定坚实基础。

（二）辅助检查辅助诊断

随着医疗技术的飞速发展，辅助检查已成为术前评估不可或缺的一部分。这些检查包括但不限于血液检查、尿液分析、心电图、超声、CT、MRI 等，它们能够深入人体内部，揭示肉眼难以发现的病变，为医生提供更加客观、精准的诊断依据。

在选择辅助检查项目时，医生需根据患者的具体情况和手术需求进行个性化定制。例如，对于心脏手术患者，心电图和心脏超声检查是必不可少的；而对于涉及神经系统的手术，MRI 或 CT 检查则能提供关键信息。医生还需关注检查结果的相互印证和综合分析，避免单一检查结果的片面性。通过辅助检查的辅助诊断，医生能够更全面地了解患者的身体状况，预测手术风险，制定更加科学合理的手术方案。

（三）多学科协作

对于复杂或高风险的手术，单一科室的力量往往难以胜任。此时，多学科协作显得尤为重要。通过邀请相关科室的专家共同参与术前评估过程，可以集思广益，从不同角度审视患者的病情和手术需求，从而制定出更加全面、周密的手术方案。

多学科协作不仅能够提高术前评估的准确性和全面性，还能在风险评估和应对措施的制定上发挥重要作用。不同科室的专家可以根据各自的专业知识和经验，提出针对性的意见和建议，共同为患者筑起一道坚实的安全防线。多学科协作还能促进科室间的交流与合作，提升整体医疗水平和服务质量。

四、术前准备的具体措施

（一）术前宣教

术前宣教，作为手术准备阶段的一项关键性活动，其重要性不言而喻。这一过程不仅仅是信息的单向传递，更是医患之间建立信任、深化理解的重要途径。医生应以耐心、细致的态度，用通俗易懂的语言，向患者及其家属全面阐述手术的必要性、预期效果、可能存在的风险及术后的恢复过程。通过详尽的解释，帮助患者消除对手术的恐惧和不确定性，增强他们面对手术的信心和勇气。

在术前宣教中，医生应特别注重患者的情感需求和心理状态。面对手术这一重大事件，患者往往会产生焦虑、紧张甚至恐惧等负面情绪。医生应主动倾听患者的疑虑和担忧，耐心解答每一个问题，用专业知识和经验给予患者安慰和支持。医生还可以通过分享成功案例、介绍手术团队的资质和经验等方式，增强患者的信任感和安全感。术前宣教还应包括对患者生活方式的指导。医生应根据患者的具体情况，提出合理的饮食建议、运动指导和作息安排，帮助患者在术前调整到最佳的身体状态。例如，对于即将接受胃肠道手术的患者，医生会特别强调术前饮食的调整，避免摄入难以消化的食物，以减少手术风险。医生还会鼓励患者进行适量的运动，如散步、瑜伽等，以提高身体的耐受力和恢复能力。

（二）术前禁食禁水

术前禁食禁水是一项看似简单却至关重要的安全措施。它的主要目的是防止手术过程中因患者意识不清或呕吐等原因导致的误吸和窒息。一旦发生误吸，不仅会增加手术的风险和难度，还可能危及患者的生命安全。

成人择期手术通常在术前12h开始禁食、4h开始禁水。这一时间节点是根据人体消化系统的生理特点来确定的。在禁食禁水期间，患者应严格遵守医嘱，不得私自进食或饮水。对于特殊患者群体，如婴幼儿、老年人、糖尿病患者等，医生会根据他们的具体情况进行个性化的调整。例如，婴幼儿由于其生长发育的特点，对营养的需求更为迫切，因此术前禁食禁水的时间会相应缩短。值得注意的是，术前禁食禁水并不意味着患者可以完全放弃饮食和水分摄入。在禁食禁水期间，患者可以通过静脉输液等方式补充必要的营养和水分。医生还会根据患者的具体情况开具适当的药物处方，以缓解因禁食禁水可能带来的不适感和并发症风险。

（三）术前备皮与清洁

术前备皮是指去除手术区域的毛发和污垢的过程。这一步骤看似简单，却对手术的成功与否有着至关重要的影响。备皮的主要目的是减少手术感染的风险，确保手术区域的清洁和干燥。

备皮的方法和工具应根据手术部位和手术方式的不同进行选择。对于一些需要曝露较大面积皮肤的手术，如胸腹部手术、四肢手术等，医生通常会使用剃刀或电动剃须刀等工具进行备皮。在备皮过程中，医生应特别注意避免对皮肤造成损伤或刺激，以免引起感染或影响手术效果。除备皮外，患者还应在术前进行手术区域的清洁工作。这包括洗澡、更换衣物等步骤。洗澡时应使用温和的沐浴露和清水彻底清洁手术区域及其周围的皮肤；更换衣物时应选择干净、宽松、透气的衣物，以减少对皮肤的摩擦和刺激。

（四）术前用药

术前用药是预防手术并发症和减轻术后疼痛的重要措施之一。医生会根据患者的病情和手术需要开具相应的术前用药处方并指导患者按时按量服用。

抗生素是术前常用的药物之一。它们的主要作用是预防感染的发生。在手术前给予患者适量的抗生素，可以降低手术部位感染的风险，提高手术的成功率。然而值得注意的是，抗生素的使用应遵循一定的原则和规范，避免滥用或误用导致耐药性的产生。除抗生素外，镇静剂和镇痛剂也是术前常用的药物。镇静剂可以缓解患者的焦虑情绪，使其保持平静和放松的状态，有利于手术的顺利进行。镇痛剂则可以减轻术后疼痛，提高患者的舒适度。然而，这些药物的使用也需谨慎，避免过量或不当使用，导致不良反应的发生。

（五）术前导尿与灌肠

对于需要较长时间手术或手术部位接近膀胱和肠道的患者，术前可能需要进行导尿和灌肠操作。这两个步骤虽然看似烦琐，却对手术的顺利进行和患者的安全有着至关重要的影响。

导尿是排空膀胱内尿液的过程。在手术前给予患者导尿，可以避免手术过程中因膀胱充盈而增加手术难度和风险。导尿还可以减少术后尿潴留的发生，提高患者的舒适度。然而导尿操作应由专业医护人员进行，以确保操作的安全和有效。

灌肠则是清除肠道内粪便和气体的过程。对于手术部位接近肠道的患者，灌肠可以减少手术过程中的污染和并发症风险。灌肠操作同样应由专业医护人员进行，以确保操作的安全和有效。在灌肠过程中，患者应保持放松状态配合医护人员的操作，以减轻不适感和疼痛感。

（六）术前心理准备

术前心理准备对于患者的手术恢复和术后康复同样重要。面对手术这一重大事件，患者往往会产生各种负面情绪和心理压力。这些负面情绪不仅会影响患者的手术效果，还会对术后康复产生不利影响。因此，医生应关注患者的心理状态变化，通过沟通交流、心理疏导等方式缓解患者的紧张情绪和恐惧心理。医生可以与患者建立亲密的医患关系，倾听患者内心的声音，了解他们的需求和担忧。医生还可以向患者介绍手术的相关知识和注意事项，帮助他们树立正确的手术观念和态度。此外，家属的陪伴和支持也是患者术前心理准备的重要组成部分。家属应给予患者足够的关爱和支持，帮助他们树立信心，积极面对手术。家属还可以与医生保持密切联系，了解患者的病情和手术进展，以便及时给予患者必要的帮助和支持。

第二节　手术室环境与安全管理

手术室作为医院内进行外科手术治疗的核心区域，其环境与安全管理直接关系到手术的成功率、患者的康复进程，以及医疗质量与安全。一个高效、安全、无菌的手术环境是保障手术顺利进行和患者生命安全的基础。通过加强手术室环境控制、无菌技术管理、人员培训与行为规范、设备维护与更新、感染预防与控制以及应急处理与救援等方面的工作，可以有效提高手术室的安全性和手术成功率。未来，随着医疗技术的不断进步和医疗理念的不断发展，手术室环境与安全管理将面临更多新的挑战和机遇。因此，我们需要不断探索和创新完善手术室环境与安全管理体系，为患者提供更加安全、高效、优质的医疗服务。我们还需要加强与国际先进医疗机构的交流与合作，借鉴其成功经验和技术手段，不断提升我国手术室环境与安全管理水平。

一、手术室环境控制

在手术室这一高度专业化的医疗空间中，温度和湿度的调控远非简单的数值设定，而是关乎手术安全、患者预后及医护人员工作效率的精细艺术。手术室环境的恒温恒湿控制，是基于对人体生理需求、微生物生存条件以及手术设备性能的深刻理解之上的综合考量。

（一）温度的微妙平衡

手术室温度设定在 22 ～ 25℃之间，这一区间是经过科学研究和实践验证的最优范围。对于手术人员而言，适中的温度能够减少因过热而引发的出汗，从而避免因汗水滴落污染手术区域或影响手术视野的清晰度。适宜的温度还能帮助医护人员保持稳定的心理状态和高效的操作能力，减少因不适引起的失误。对于患者而言，稳定的室温有助于维持其体温平衡，特别是在全身麻醉状态下，患者的体温调节能力减弱，容易受环境温度影响。过低的温度可能导致患者体温下降，引发寒战、心律不齐等不良反应；而过高的温度则可能加重患者的热应激反应，不利于术后恢复。手术器械和材料的稳定性也受温度影响。某些精密仪器和高分子材料在极端温度下可能会发生性能变化，如精度下降、老化加速等，从而影响手术效果和安全性。因此，维持手术室温度在适宜范围内，是保障手术顺利进行的重要前提。

（二）湿度的精准调控

相对湿度控制在 40% ～ 60% 之间，同样体现了对手术室环境精细管理的追求。适宜的湿度有助于减少空气中的尘埃颗粒，因为过低的湿度会使空气中的尘埃更加悬浮，增加手术感染的风险；而过高的湿度则可能促进细菌和霉菌的生长，同样不利于手术安全。在适宜的湿度环境下，手术人员的皮肤也能得到更好的保护，减少因干燥引起的瘙痒、脱皮等不适感。适宜的湿度还有助于维持手术器械和材料的良好状态，防止因湿度过高导致的锈蚀或性能下降。

为了实现温度和湿度的精准调控，现代手术室普遍采用先进的温湿度控制系统，通过智能传感器实时监测并自动调节室内环境参数。这些系统不仅具有高度的精确性和稳定性，还能根据手术类型和患者需求进行个性化设置，为手术提供最佳的环境条件。

（三）空气净化与通风：打造无菌手术空间

手术室作为无菌操作的关键场所，其空气净化与通风系统的性能至关重要。高效的空气净化系统能够有效去除空气中的尘埃、细菌、病毒等有害物质，为手术创造一个清洁、无菌的环境。这些系统通常采用多级过滤技术，包括初效过滤、中效过滤和高效过滤（HEPA），能够捕获并去除直径小到 $0.3\mu m$ 的颗粒物，确保空气质量的纯净度。除空气净化外，良好的通风状态也是保持手术室空气清新的重要手段。通过合理的气流组织设计，手术室内的空气能够形成有效的循环流动，减少空气污染物的滞留和积累。定期清洁和维护空气净化设备也是必不可少的环节，以确保其持续、高效地运行。在特殊情况下，如进行感染性手术时，手术室还需要采取更加严格的空气管理措施，如使用负压手术室、增加空气换气次数等，以防止病原微生物的扩散和传播。

（四）噪声控制：营造宁静的手术氛围

手术室内的噪声控制同样不容忽视。噪声不仅会影响手术人员的心理状态和工作效率，还可能对手术过程造成干扰。因此，在手术室设计和设备选型时，应充分考虑噪声控制的需求。手术室内应选用低噪音型的医疗设备，如静音麻醉机、低噪声手术灯等。这些设备在设计和制造过程中注重噪声的降低和控制，能够在满足使用需求的同时保持较低的噪声水平。手术室内的人员应养成良好的工作习惯，尽量减少不必要的交谈和走动。在手术过程中，医护人员应保持专注和冷静，避免因情绪波动或紧张而产生的额外噪声。手术室还可以采取一些物理措施来降低噪声，如使用隔音材料装修墙面和天花板、安装隔音门窗等。这些措施能够有效隔绝外界噪声的干扰，为手术创造一个更加宁静的环境。

二、无菌技术管理

无菌原则是手术室工作的基本准则，也是医疗质量和安全的核心保障。它贯穿于手术室工作的每一个环节，从个人防护到手术流程，从器械灭菌到环境消毒，都离不开无菌原则的指导与约束。因此，加强无菌原则的宣传教育，提高手术团队的无菌意识与操作技能是保障手术室安全、提升医疗质量的重要举措之一。未来，随着医疗技术的不断发展和医疗管理水平的不断提升，我们有理由相信，无菌原则将在手术室工作中发挥更加重要的作用，为患者的生命健康保驾护航。

（一）无菌原则：从理念到实践的跨越

1. 理念起源与发展

无菌原则的历史可以追溯到19世纪中叶，当时法国微生物学家路易斯·巴斯德通过一系列实验揭示了微生物在疾病传播中的作用，为无菌手术奠定了基础。随后，英国外科医生约瑟夫·李斯特将这一理论应用于临床，提出了手术前消毒、手术中使用抗菌剂及术后清洁伤口等措施，极大地降低了手术感染率，开启了现代无菌手术的新纪元。

2. 理念的核心价值

无菌原则的核心在于通过一系列科学有效的措施，最大限度地减少手术环境中微生物的数量，防止手术部位受到外来微生物的污染，从而降低术后感染的风险。这不仅是保障手术成功、促进患者康复的关键，也是提升医疗质量、维护患者安全的基本要求。

（二）个人防护的严谨性：构筑第一道防线

1. 个人卫生的高标准

手术人员进入手术室前，需经历严格的个人卫生准备流程，这不仅是对手术患者的尊重，更是对自我及同事安全的负责。更换手术室专用的清洁衣物、鞋帽，可以有效阻隔外界尘埃、微生物的侵入；佩戴符合标准的口罩、手术帽和无菌手套，则能在手术过程中形成一道坚实的防护屏障，防止飞沫、血液、体液等潜在污染源的直接接触。

2. 细节决定成败

除基本的防护装备外，手术人员还需注意个人形象的整洁与规范。指甲应修剪整齐，不得有污垢残留；不得佩戴任何首饰，以免在手术过程中成为细菌藏匿的温床；头发应完全包裹在手术帽内，避免脱落的毛发成为手术区域的污染源。这些看似微不足道的细节，实则关乎手术的安全与成败。

（三）手术器械与物品的严格灭菌：确保无菌状态的基石

1. 物理灭菌法的优势与挑战

物理灭菌法以其高效、彻底的特点成为手术室灭菌的首选方法。高温蒸汽灭菌器，如脉动真空压力蒸汽灭菌器，能够在高温、高压的环境下迅速杀死各种微生物及其芽孢，确保手术器械的无菌状态。然而，这种方法对器械的材质要求较高，部分不耐高温的器械需采用其他方法进行灭菌处理。

2. 化学灭菌法的补充作用

对于不耐高温的物品，化学灭菌法成为重要的补充手段。环氧乙烷气体灭菌和低温过氧化氢蒸汽灭菌等方法，能够在不损害物品性能的前提下达到高效灭菌的效果。然而，这些方法也存在着操作复杂、耗时较长等缺点，需要手术室人员根据具体情况灵活选择。

（四）手术过程中的无菌操作：细节之处见真章

1. 无菌巾单的使用与管理

手术过程中，无菌巾单的使用至关重要。它不仅能够覆盖非手术区域，减少手术区域的曝露面积，还能有效阻挡外界微生物的侵入。手术室人员应熟练掌握无菌巾单的铺设与更换技巧，确保手术区域的持续无菌状态。

2. 无菌传递区的设立与操作规范

无菌传递区是手术器械传递的重要通道，其设立与操作规范直接关系到手术区域的无菌状态。手术人员应严格遵守无菌传递区的使用规定，确保器械在传递过程中不跨越无菌区，避免造成污染。

3. 手术人员的无菌意识与行为规范

手术过程中，手术人员需始终保持高度的无菌意识，严格遵守无菌操作规范。不得随意触摸非无菌物品，不得将污染物品带入手术区域；一旦发现污染情况，应立即采取措施进行清理和消毒，确保手术过程的连续性和安全性。

（五）灭菌与消毒工作的系统化：构建全方位的安全网

1. 灭菌与消毒管理制度的建立与完善

手术室应建立完善的灭菌与消毒管理制度，明确各环节的责任人和操作流程。从灭菌设备的定期维护与校验到消毒液的规范配制与使用，从手术室连台手术物体表面、地面、墙壁的定期清洁消毒到微生物学监测的定期开展，都应纳入管理制度的范畴之内。

2.灭菌设备的维护与校验

灭菌设备是手术室灭菌工作的核心装备，其性能的稳定可靠直接关系到灭菌效果的好坏。手术室应定期对灭菌设备进行维护与校验工作，确保其始终处于良好的工作状态。还应建立设备档案记录设备的使用情况、维护记录及校验结果等信息，以便追溯与管理。

3.消毒液的管理与使用

消毒液是手术室消毒工作的重要物资之一。手术室应按照规定的浓度和时间进行消毒液的配制与使用工作，确保消毒效果达标。还应建立消毒液管理制度，明确消毒液的储存、领用、配制与使用等环节的规范要求，以防止因管理不当而导致的消毒失败或安全事故的发生。

（六）团队协作与培训：凝聚力量共筑安全防线

1.团队协作的重要性

手术室是一个高度协作的工作环境，需要手术团队内部各成员之间的紧密配合与相互支持，才能确保手术的顺利进行与患者的安全康复。因此，加强团队协作意识，培养团队成员之间的沟通与协作能力，是提高手术室工作效率与保障患者安全的重要途径之一。

2.无菌操作培训与考核

医院应定期组织无菌操作培训与考核，以提升手术团队的无菌操作技能与管理水平。培训内容应包括无菌原则的理论知识、个人防护用品的正确使用与穿戴技巧、手术器械与物品的灭菌与消毒方法，以及手术过程中的无菌操作规范等方面。通过培训与考核工作可以使手术团队成员更加深入地理解无菌原则的重要性，并熟练掌握无菌操作技能，从而为患者提供更加安全、高效的医疗服务。

三、人员培训与行为规范

专业培训是手术室人员成长的必经之路。通过全面而严格的专业培训，手术室人员能够不断提升自己的专业素养和操作技能，为手术过程的安全和顺利进行提供有力保障。这种培训还有助于培养手术室人员良好的职业道德和团队协作精神，提高医疗服务的整体水平和质量。

（一）专业培训：手术室安全的基石与技能的精进

在医疗领域，手术室作为治疗与抢救的前沿阵地，其人员的专业素养和技能水平直接关系到患者的生命安全与手术效果。因此，对手术室人员进行全面而严格的专业培训，不仅是医疗质量管理的必然要求，也是提升医疗服务水平、保障患者权益的重要举措。

（二）手术操作流程的熟练掌握

手术操作流程的培训是手术室专业培训的核心内容之一。它涵盖了从术前准备到术后处理的每一个环节，包括手术器械的识别与使用、手术部位的定位与消毒、手术切口的选择与缝合等。通过模拟手术和实际操作练习，手术室人员能够熟练掌握手术流程，提高手术效率，减少因操作不当而导致的并发症和意外情况。这种培训还有助于手术室人员形成规范的操作习惯，为每一次手术的成功奠定坚实基础。

（三）无菌技术的深入学习与实践

无菌技术是手术室工作中不可或缺的一部分。它要求手术室人员具备高度的无菌意识，能够正确穿戴手术衣帽、口罩、手套等防护用品，严格执行无菌操作规范，确保手术区域的无菌状态。专业培训中，无菌技术的学习与实践占据了重要地位。通过理论讲解、示范演示和实际操作练习，手术室人员能够深入理解无菌技术的原理和意义，掌握正确的无菌操作方法，提高手术过程中的无菌保障水平。

（四）感染预防与控制的全面认识

手术室是医院感染的高发区域之一。因此，感染预防与控制等知识的培训对于手术室人员来说至关重要。这类培训旨在使手术室人员全面了解感染发生的途径、原因和危害，掌握预防和控制感染的有效措施。通过培训，手术室人员能够正确识别手术过程中的感染风险点，采取相应的预防措施，如合理使用抗生素、加强手术区域的清洁和消毒、规范手术器械和物品的灭菌处理等，从而有效降低手术感染的发生率。

（五）急救技能的熟练掌握与应对能力的提升

手术室作为急救的重要场所之一，其人员必须具备熟练的急救技能和应对突发事件的能力。在专业培训中，急救技能的训练是必不可少的环节。通过模拟急救场景和实际操作练习，手术室人员能够熟练掌握心肺复苏、止血、包扎、转运等急救技能，提高应对突发事件的能力。这种培训还有助于手术室人员形成冷静、果断的应急处理态度，确保在紧急情况下能够迅速、准确地作出判断和决策。

（六）行为规范与职业道德的强化

除专业技能的培训外，手术室人员还应接受行为规范和职业道德方面的教育。这类培训旨在培养手术室人员良好的职业道德和团队协作精神，提高他们的职业素养和服务意识。通过培训，手术室人员能够明确自己的职责和使命，树立以患者为中心的服务理念，严格遵守各项规章制度和行为规范，如按时到岗、穿戴整洁、操作规范、沟通顺畅等。他们还能够学会如何与同事和患者进行有效沟通，建立良好的医患关系，为患者提供优质的医疗服务。

四、设备维护与更新

在现代医疗体系中，手术室作为救治患者的核心区域，其设备状态与性能直接关系到手术的成功率、患者的安全及术后恢复质量。因此，定期检查与维护、技术更新与升级不仅是手术室管理的基石，更是推动医疗技术进步、提升医疗服务质量的重要途径。定期检查与维护、技术更新与升级是手术室管理中不可或缺的两个重要环节。它们相互关联、相互促进，共同为手术室构建一个安全、高效、先进的工作环境，为患者的健康保驾护航。以下是对这两方面内容的深入阐述与扩展。

（一）定期检查与维护：构建安全的手术环境

1. 精细化检查流程

手术室设备的定期检查需遵循一套科学、系统的流程。应建立详细的设备档案，记录每台设备的购置日期、规格型号、使用频率、维修记录等信息，为后续的检查与维护提供数据支持。制定周期性的检查计划，根据设备类型、使用强度及厂家建议，设定合理的检查周期，如每日开机自检、每周功能性测试、每月深度检查及年度全面评估等。检查内容需全面覆盖设备的性能指标、精度校准、电气安全、机械结构稳定性等方面，利用专业检测工具和方法，确保检查结果的准确性和可靠性。

2. 预防性维护策略

预防性维护是减少设备故障、延长设备寿命的关键。这包括但不限于日常的清洁消毒工作，以消除污垢、血液等可能污染设备的物质，防止交叉感染；定期对设备进行润滑，减少机械磨损，提高运行效率；检查并紧固所有连接部件，防止松动导致的意外停机或故障。还需关注设备的运行环境，如温度、湿度、电源稳定性等，确保设备在最佳状态下运行。

3. 应急响应机制

建立高效的设备故障应急响应机制至关重要。一旦发现设备故障或潜在问题，应立即启动应急预案，迅速隔离故障设备，评估其对手术的影响程度，并立即联系专业维修人员进行处理。应准备备用设备或替代方案，确保手术能够顺利进行，不延误患者的治疗时机。

（二）技术更新与升级：引领医疗技术前沿

1. 紧跟科技发展趋势

医疗技术的飞速发展，为手术室带来了前所未有的变革。医院应密切关注国内外医疗设备的最新动态，包括微创手术器械、智能导航系统、机器人辅助手术平台等前沿技术。通过参加学术会议、研讨会、展会等方式，了解行业趋势，与国内外顶尖医疗机构交流学习，为医院的技术更新与升级提供方向指引。

2. 引进先进设备与技术

在充分评估医院实际需求、技术可行性和经济效益的基础上，积极引进先进的手术设备和技术手段。这些新技术往往能显著提高手术精度、减少创伤、缩短恢复时间，为患者带来更好的治疗效果和生活质量。新设备的引入也能激发医护人员的创新活力，推动医院整体医疗水平的提升。

3. 现有设备升级与改造

除引进新设备外，对现有设备的升级与改造同样重要。通过软件升级、硬件改造等方式，提升设备的性能与功能，使其更好地适应医疗技术发展的需要。例如，为传统手术器械添加传感器、实现远程操控等智能化改造；或是对老旧设备进行性能优化、能耗降低等改造，提高设备的使用效率和环保性能。

4. 人才培养与团队建设

技术更新与升级离不开高素质的医疗团队支持。医院应加大对医护人员的培训力度，提升他们对新设备、新技术的掌握能力和应用能力。通过举办培训班、工作坊、在线课程等多种形式的学习活动，让医护人员了解新技术的原理、操作方法、适应证及禁忌证等关键信息。加强团队协作与沟通，形成跨学科、跨领域的合作机制，共同推动手术室技术的创新与发展。

六、应急处理与救援

在医疗体系中，手术室作为救治患者的核心区域，其安全性与应急响应能力直接关系到患者的生命安全与医疗质量。因此，构建一套全面、高效、可操作的手术室应急预案体系，并辅以持续的应急演练与培训，以及充足的救援设备准备，是医院管理不可或缺的重要环节。手术室应急预案的制定、应急演练与培训，以及救援设备准备是医院提升应急响应能力、保障患者安全的重要措施。通过不断完善和优化这些环节，医院可以更加从容地应对各种紧急情况，为患者提供更加安全、高效的医疗服务。

（一）应急预案制定的深化

1. 风险评估与识别

应急预案的制定首先需要全面的风险评估，识别手术室可能面临的各类紧急情况，包括但不限于火灾、停电、设备故障（如麻醉机、监护仪故障）、患者突发状况（如过敏反应、心跳骤停）、自然灾害（如地震、洪水）等。通过专业团队的分析，明确各类风险发生的概率、影响范围及潜在后果。

2. 细化应对措施

针对识别出的风险，制定具体、可操作的应对措施。例如，针对火灾，应明确逃生路线、初期灭火步骤及与外部消防部门的联动机制；对于停电，需建立备用电源系统启动流程，确保手术照明、监护设备等关键设施不间断供电；对于设备故障，应有快速替换或应急替代方案，设立故障报告与后续处理机制。

3. 明确责任分工

预案中应清晰界定各级管理人员、医护人员、技术人员及后勤支持人员的职责与任务，确保在紧急情况下能够迅速响应、各司其职、协同作战。

4. 通信联络与信息发布

建立高效的通信联络系统，包括内部紧急呼叫系统、与外部救援机构的通信渠道及患者家属的沟通机制。制定信息发布流程，确保在紧急情况下能够准确、及时地向相关人员传递信息，避免谣言传播和恐慌情绪。

（二）应急演练与培训的强化

1. 实战模拟

定期组织应急演练，模拟手术室可能遇到的各种紧急情况，如火灾逃生、心肺复苏、设备故障应急处理等。通过实战模拟，检验预案的可行性和有效性，发现存在的问题和不足，并及时进行修正和完善。

2. 跨部门协作

鼓励手术室与其他科室（如急诊科、ICU、麻醉科等）及医院管理层之间的跨部门协作演练，提高整体应急反应速度和协作能力。

3. 培训与考核

加强手术室人员的应急处理技能培训，包括急救知识、设备操作、团队协作等。实施定期考核与评估，确保每位员工都能熟练掌握应急处理技能，并在实际工作中灵活运用。

（三）救援设备准备的完善

1. 物资储备

根据手术室的实际需求，合理配备急救箱、呼吸机、除颤仪、心肺复苏仪等必要的救援设备和药品。确保物资储备充足、种类齐全、质量可靠。

2. 定期检查与维护

建立救援设备的定期检查与维护保养制度，确保设备处于良好状态，随时可用。对于发现的问题和隐患，应及时处理并记录备案。

3. 使用培训与演练

加强手术室人员对救援设备的使用培训和演练工作，提高操作技能和应对能力。通过模拟操作、案例分析等方式，加深员工对设备性能、使用方法及注意事项的理解和掌握。

五、感染预防与控制

手卫生、患者管理和环境清洁与消毒是手术室感染防控的三个关键环节。只有将这三项措施有机结合起来，才能为手术患者提供一个安全、无菌的手术环境，保障患者的生命安全和健康权益。

（一）手卫生：守护医疗安全的第一道防线

手卫生，作为医院感染控制中最基础也是最重要的一环，其重要性不言而喻。在手术室这一高度无菌要求的环境中，手卫生更是被赋予了极高的关注度。手术室人员，从外科医生到护士、麻醉师，乃至清洁人员，都须严格遵循手卫生规范，将这一简单却高效的防护措施融入日常工作的每一个细节之中。手术室人员应充分认识到手作为病原体传播主要媒介的风险，因此，在接触患者前后、进行无菌操作前、接触患者体液或分泌物后、摘戴手套后等关键时刻，必须毫不犹豫地执行手卫生。这不仅是对患者负责，也是对自己及同事的保护。在进行手卫生时，流动水和肥皂的组合是经典且有效的选择。通过充分揉搓双手，特别是指尖、指缝和手腕等易藏污纳垢的部位，能有效去除手上的污垢和暂居菌。而在水源不便或需要快速手消毒的场合，含酒精的手部消毒剂则成为理想的替代品。它能够迅速杀灭或抑制手上的微生物，为手术操作提供即时的保护。为了提高手卫生的依从性和效果，医院应加强对手术室人员的培训和教育，使其掌握正确的手卫生知识和技巧。通过设立手卫生监测点和定期抽查等方式，对手术室手卫生执行情况进行监督和管理，确保这一措施得到有效落实。

（二）患者管理：精细化防控，降低感染风险

手术患者作为医院感染的高危人群，其管理工作尤为重要。医院应建立完善的术前评估体系，详细询问患者的健康状况和感染史等信息，以便及时发现并处理潜在的感染风险。对于存在感染风险的患者，如免疫力低下、携带耐药菌等，应采取相应的预防措施，如安排单间隔离治疗、限制探视人员、加强医护人员个人防护等，以减少交叉感染的发生。医院还应加强对患者家属和探视人员的管理。通过设立专门的探视区域、限制探视时间和人数、要求探视人员佩戴口罩和手套等措施，减少他们与手术患者的直接接触，从而降低交叉感染的风险。医院还应加强对患者家属的健康教育和心理疏导工作，提高他们对医院感染防控的认识和配合度。

（三）环境清洁与消毒：营造无菌手术室

手术室环境的清洁与消毒是保障手术安全的重要环节。手术室应保持整洁、干燥、无异味等状态，以减少病原微生物的滋生和传播。为此，医院应制定严格的手术室清洁与消毒制度，并配备专业的清洁人员和消毒设备。定期对手术室内

连台手术物体表面、地面、墙壁等进行清洁和消毒处理是必不可少的。在清洁过程中，应使用合适的清洁剂和消毒剂，并遵循正确的操作程序和方法。对于手术过程中产生的医疗废物，应按照相关规定进行分类收集和处理，以防止病原微生物的扩散和环境的污染。医院还应加强对手术室空气质量的监测和管理。通过安装空气净化设备、定期开窗通风等措施，保持手术室空气的清新和洁净。在手术过程中，应尽量减少人员流动和物品移动，以降低空气中的尘埃和微生物含量。

第三节　外科常见并发症的护理

外科手术是治疗多种疾病的重要手段，但术后患者往往面临一系列并发症的风险。这些并发症不仅影响患者的康复进程，还可能对患者的生命安全构成威胁。因此，外科常见并发症的护理是外科护理工作的重中之重。

一、感染的护理

感染是外科手术后最常见的并发症之一，可发生在手术切口、胸腔、腹腔、泌尿道等多个部位。抗感染治疗是针对已确诊感染患者的必要措施。在明确病原体类型和药敏试验结果后，应选用敏感的抗生素进行治疗。在治疗过程中，应注意观察患者的病情变化及药物反应情况，及时调整治疗方案以提高治疗效果并减少不良反应的发生。应加强患者及家属的健康教育工作，提高他们对感染防控的认识和配合度。通过综合施策、全方位护理，可以最大限度地促进患者康复并减少术后并发症的发生。

（一）预防措施：构建手术安全的无菌屏障

在医疗领域，手术室的预防措施是确保患者手术安全与减少术后感染风险的重中之重。其中，严格无菌操作、合理使用抗生素及加强伤口观察是三项不可或缺的关键环节。

严格无菌操作是手术室工作的基石。从手术室的布局设计到每一位医护人员的操作细节，都必须严格遵守无菌原则。手术室应采用层流净化系统，确保空气洁净度达标；手术器械、敷料等物品需经过严格的灭菌处理，并在使用过程中保持无菌状态；医护人员进入手术室前需穿戴整洁的手术衣、帽、口罩及手套，并严格执行手卫生规范，以减少手部细菌污染的风险。在手术过程中，应尽量减少不必要的触摸和移动，避免造成手术部位的污染。合理使用抗生素也是预防术后感染的重要措施之一。抗生素的预防性使用应基于手术类型、患者基础状况及感染风险等因素综合考虑。对于高风险手术，如消化道手术、骨科手术等，可预防性使用抗生素以降低感染率。抗生素的滥用可能导致耐药菌的产生和菌群失调等问题，因此必须严格掌握使用指征，遵循合理用药原则。在使用抗生素时，应根据药敏试验结果选用敏感药物，以提高治疗效果并减少不良反应。加强伤口观察是及时发现并处理术后感染的关键。医护人员应定期观察手术伤口，注意有无红肿、渗液、疼痛等感染征象。一旦发现异常，应立即进行伤口分泌物培养及药敏试验，以明确病原体类型并指导后续治疗。对于存在感染风险的患者，如糖尿病患者、营养不良者等，应给予特别关注并采取相应措施降低感染风险。

（二）护理措施：促进伤口愈合的全方位支持

在手术后的护理阶段，伤口护理、营养支持及抗感染治疗是促进患者康复、减少并发症发生的重要环节。伤口护理是术后护理的核心内容之一。保持伤口清洁干燥是预防伤口感染的关键。医护人员应定期为患者更换敷料，注意无菌操作原则，避免交叉感染。对于渗出液较多的伤口，应及时进行伤口引流以减少局部压力并促进愈合。应密切观察伤口情况，如有异常应及时处理。营养支持是增强患者体质、提高机体免疫力的有效手段。术后患者由于手术创伤和禁食等原因，往往处于营养不良状态。因此，应根据患者的具体情况制定合理的饮食计划，鼓励患者进食高蛋白、高热量、富含维生素的食物。对于不能进食或进食量不足的患者，可通过静脉营养支持等方式补充营养物质。通过营养支持，可以促进伤口愈合、提高机体抵抗力并减少并发症的发生。

二、出血的护理

术后出血是外科手术的严重并发症之一，可导致血容量减少、休克甚至死亡。

（一）预防措施：确保手术安全与减少术后并发症

在医疗实践中，手术的成功不仅依赖于精湛的手术技巧，还离不开周密的预防措施，以确保患者在围手术期内的安全。彻底止血与监测生命体征作为预防术后出血及并发症的重要措施，其重要性不言而喻。彻底止血是手术过程中的一项基本而关键的任务。手术中，任何未被妥善控制的出血点都可能成为术后出血的隐患。因此，手术医生在操作过程中必须保持高度的专注与细致，仔细寻找并准确结扎所有出血点。这要求医生具备丰富的解剖知识和熟练的手术技巧，能够迅速而准确地判断出血来源，并采取相应的止血措施。手术团队中的护士和麻醉师也应密切配合，共同监测手术进程中的出血情况，确保手术区域的清晰与干燥。术后密切监测患者的生命体征是预防并发症的另一重要环节。生命体征的变化往往能够反映患者体内环境的微妙变动，为医生提供宝贵的诊断线索。在术后恢复期，医护人员应定时对患者的血压、心率、呼吸频率及体温等生命体征进行监测，特别是要关注血压和心率的变化。血压的急剧下降可能预示着出血或休克的发生，而心率的增快则可能与疼痛、焦虑或心功能不全等因素有关。通过及时的监测与评估，医护人员可以迅速发现潜在的问题，并采取相应的处理措施，从而避免病情恶化。

（二）护理措施：促进患者术后恢复与降低出血风险

在手术后的护理阶段，针对出血风险的护理措施显得尤为重要。这些措施旨在通过细致的观察与及时的干预，促进患者伤口的愈合与身体的恢复。

观察引流液是评估患者术后出血情况的重要手段之一。对于留置引流管的患者，医护人员应密切关注引流液的颜色、性质和量。引流液的颜色可反映出血液的新鲜程度与是否存在感染；性质则有助于判断出血是否为持续性或间歇性；而量的变化则直接反映了出血的严重程度。一旦发现引流液中出现大量鲜血或血凝块，应立即报告医生，并采取相应的止血措施。对于出血较多的患者，及时补充血容量是维持循环稳定的关键。出血不仅会导致血容量减少，还可能引发休克等严重后果。因此，在发现患者出血较多时，医护人员应迅速建立静脉通道，给予输血或输液治疗，以补充丢失的血容量，维持血压在正常范围内。还应密切监测患者的尿量、中心静脉压等指标，以评估循环状态的变化。对于明确出血部位的患者，可采取局部压迫、止血药物或再次手术等方法进行止血。局部压迫是一种简单而有效的止血方法，适用于小范围的出血。止血药物则可通过抑制凝血酶原的激活或促进血小板的聚集等方式发挥止血作用。在某些情况下，如出血部位较深或出血量较大时，可能需要再次手术进行止血。在决定采取何种止血方法时，医生应综合考虑患者的具体情况、出血原因及手术风险等因素，以确保治疗的安全与有效。

三、疼痛的护理

疼痛是外科手术后常见的症状之一，影响患者的休息和康复。疼痛评估与护理措施的实施是疼痛管理的核心内容。通过精准评估、个性化方案制定及多维度干预措施的实施，我们可以有效缓解患者的疼痛感受，提高他们的生活质量，为他们的康复之路铺平道路。在医疗护理的广阔领域中，疼痛管理不仅是技术层面的挑战，更是人文关怀的深刻体现。作为患者最为直观和频繁感受的不适症状，疼痛的有效评估与管理直接关系到患者的整体治疗体验、康复速度及生活质量。因此，构建一个科学、全面且个性化的疼痛评估体系，成为现代医疗护理不可或缺的重要组成部分。

（一）疼痛评估的多维度视角

1. 主观评估与客观测量的融合

除广为人知的视觉模拟评分法（VAS）外，疼痛评估还应融入更多元化的评估工具，如数字评分法（NRS）、面部表情量表（FPS-R）等，以适应不同年龄、文化背景及认知能力的患者需求。这些工具虽各有侧重，但共同之处在于强调患者的主观感受，确保评估结果的真实性和有效性。结合客观的生理指标监测，如心率、血压、呼吸频率及皮肤温度等，可以为疼痛评估提供更加全面的数据支持，有助于医护人员更准确地判断疼痛的性质、程度及潜在影响。

2. 动态评估与持续监测的结合

疼痛是一个动态变化的过程，其强度和性质可能因多种因素而波动。因此，疼痛评估不应仅仅局限于某个时间点的单次测量，而应成为一个持续、动态的过程。通过设定合理的评估频率，如术后初期的高频评估与稳定期后的低频随访，可以及时发现疼痛的变化趋势，为疼痛管理方案的调整提供及时依据。随着远程医疗技术的发展，利用可穿戴设备或移动应用程序进行远程疼痛监测已成为可能，这不仅提高了评估的便捷性，还增强了患者参与疼痛管理的主动性和积极性。

3. 疼痛评估的文化敏感性

在跨文化医疗实践中，疼痛评估还需考虑文化因素的影响。不同文化背景下，人们对疼痛的认知、表达及应对方式可能存在显著差异。因此，医护人员在进行疼痛评估时，应尊重患者的文化背景，采用易于理解和接受的评估方式，避免因文化差异而导致的评估偏差。通过跨文化培训和教育，提升医护人员的文化敏感性，以更好地满足不同患者的疼痛管理需求。

（二）个性化关怀的实践路径

1. 基于评估结果的个性化方案制定

疼痛评估的最终目的是制定个性化的疼痛管理方案。根据患者的疼痛程度、类型、病因及伴随症状等因素，医护人员应综合运用药物治疗、非药物治疗及心理支持等多种手段，制定针对性的疼痛管理计划。例如，对于轻度疼痛患者，可采用物理疗法或非甾体抗炎药进行缓解；对于中重度疼痛，则需考虑使用阿片类药物或联合其他治疗方法；针对患者的心理状态和情绪变化，提供个性化的心理支持和干预措施。

2. 强化患者教育与参与

疼痛管理不仅仅是医护人员的职责，更是患者自我管理和康复的重要组成部分。因此，加强患者教育，提升其对疼痛的认知和管理能力至关重要。通过向患者讲解疼痛的产生机制、评估方法、治疗原则及注意事项等内容，可以帮助患者更好地理解疼痛管理的意义和价值；鼓励患者积极参与疼痛评估和治疗过程，如主动报告疼痛变化、配合医护人员的指导进行康复锻炼等，可以显著提高疼痛管理的效果和质量。

3. 建立多学科协作的疼痛管理团队

疼痛管理是一个复杂而系统的工程，需要多学科团队的共同参与和协作。一个理想的疼痛管理团队应包括疼痛专科医生、麻醉师、护士、物理治疗师、心理咨询师等多个专业人员。他们各自发挥专业优势，共同为患者提供全面的疼痛评估、诊断、治疗及康复服务。通过定期召开病例讨论会、制定个性化治疗方案、监测治疗效果及调整治疗计划等方式，可以确保疼痛管理的连续性和有效性，提高患者的整体治疗体验和康复效果。

（三）药物治疗的精准化与安全性

1. 精准用药与个体化剂量调整

药物治疗作为疼痛管理的基石，其关键在于精准用药与个体化剂量调整。医护人员应根据患者的疼痛程度、病因、年龄、肝肾功能及药物代谢情况等因素，选择合适的镇痛药物和剂量；密切监测患者的用药反应和疼痛变化情况，及时调整用药方案以确保疗效最大化且副作用最小化。例如，对于老年患者或肝肾功能不全的患者，应谨慎选择药物种类和剂量，以避免药物蓄积和毒性反应；对于慢性疼痛患者，则需考虑长期用药的安全性和有效性问题。

2.多模式镇痛与联合用药策略

为了提高疼痛管理的效果和安全性，多模式镇痛与联合用药策略逐渐被广泛应用于临床实践中。多模式镇痛是指通过不同机制的药物或治疗方法联合使用，以达到更好的镇痛效果；而联合用药则是指将不同作用机制的镇痛药物联合使用，以减少单一药物的用量和副作用。例如，将非甾体抗炎药与阿片类药物联合使用可以增强镇痛效果并减少阿片类药物的用量；将物理疗法与药物治疗相结合则可以提高整体治疗效果并加速康复进程。

（四）非药物治疗的创新与融合

1.物理疗法的多样化与个性化

物理疗法作为非药物治疗的重要手段之一，在疼痛管理中发挥着不可替代的作用。随着医疗技术的不断进步和创新发展，物理疗法的种类和形式也日益丰富多样。除传统的冷敷、热敷、按摩、针灸等方法外，还涌现出了如冲击波疗法、超声波疗法、电疗等新型物理疗法。这些疗法各具特色且适用范围广泛，可以根据患者的具体情况和疼痛类型进行个性化选择和组合使用，以达到最佳的治疗效果。

2.非药物疗法的互补与融合

非药物疗法之间并非孤立存在，而是可以相互补充和融合的。例如，音乐疗法与放松训练相结合可以形成一套完整的心理干预方案，帮助患者缓解焦虑情绪并减轻疼痛感受；而物理疗法与运动康复相结合则可以促进患者肌肉功能的恢复和疼痛症状的缓解。通过综合运用多种非药物疗法，并注重它们之间的互补与融合，可以显著提高疼痛管理的效果和患者的满意度。

（五）心理支持的深化与拓展

1.心理干预的全程化与精细化

心理支持在疼痛管理中具有不可忽视的作用。为了确保心理干预的全程化和精细化，医护人员应在患者入院之初就进行心理评估，并根据评估结果制定个性化的心理干预计划。在疼痛管理的各个阶段中，医护人员应持续关注患者的心理状态和情绪变化，及时给予必要的心理支持和干预措施，以帮助患者建立正确的疼痛认知，减轻心理负担并增强战胜疼痛的信心。

2. 家庭与社会的支持网络构建

疼痛管理不仅是医院内部的工作，还需要家庭和社会的共同参与和支持。医护人员应积极与患者的家属沟通，并指导他们如何在家中为患者提供有效的支持和照顾；加强与社区组织的合作，共同构建完善的疼痛管理支持网络，为患者提供全方位的关怀和帮助。通过家庭与社会的支持网络构建，可以形成合力，共同促进患者的康复进程和提高其生活质量。

（六）创新护理模式的探索与实践

1. "互联网 +" 疼痛管理模式的兴起

随着互联网技术的快速发展和应用普及，"互联网 +" 疼痛管理模式逐渐成为现实可能。通过利用互联网平台和移动应用程序，患者可以随时随地进行疼痛评估和监测并获取专业的疼痛管理指导和建议；而医护人员则可以远程监控患者的疼痛情况并及时调整治疗方案，以实现更加便捷和高效的疼痛管理服务。这种创新护理模式不仅提高了患者的自我管理能力，还减轻了医护人员的工作负担，并促进了医疗资源的优化配置。

2. 疼痛管理团队的持续学习与发展

疼痛管理是一个不断发展的领域，需要医护人员不断学习和更新知识，以适应新的临床需求和挑战。因此，疼痛管理团队应建立持续学习和发展的机制，定期组织培训和交流活动，以分享最新的研究成果和临床经验，并探讨新的疼痛管理策略和方法。通过不断学习和实践，可以提高团队成员的专业素养和综合能力，从而更好地为患者提供高质量的疼痛管理服务。

四、肺不张与肺部感染的护理

肺不张和肺部感染作为胸腹部手术后的常见并发症，不仅增加了患者的痛苦，还可能严重影响其术后恢复进程及长期生活质量。因此，采取积极的预防措施和细致的护理措施，对于降低这些并发症的发生率、促进患者康复具有重要意义。

（一）预防措施

1. 鼓励深呼吸与咳嗽

术后早期，患者往往因疼痛、麻醉药物残留或手术创伤导致的呼吸肌功能下降而减少呼吸深度与频率，这增加了肺不张的风险。因此，医护人员应耐心向患者解释深呼吸和有效咳嗽的重要性，并通过示范、指导等方式鼓励患者尽早开始练习。深呼吸可以扩大胸廓容积，增加肺泡通气量；而有效咳嗽则能促使肺部分泌物松动并排出体外，从而预防肺不张的发生。

2. 雾化吸入

对于痰液黏稠、不易咳出的患者，雾化吸入疗法是一种有效的辅助手段。通过雾化吸入装置，将药物（如化痰药、支气管扩张剂等）与生理盐水混合后雾化成微小颗粒，随呼吸进入呼吸道深部。这些药物能够直接作用于病变部位，稀释痰液、降低痰液黏稠度，扩张支气管，增加痰液排出的顺畅度。雾化吸入不仅减轻了患者的咳嗽负担，还有助于减少肺部感染的风险。

（二）护理措施

1. 胸部物理治疗

胸部物理治疗是胸腹部手术后促进肺部分泌物排出的重要措施之一。其中，拍背和震颤排痰是两种常用的方法。拍背时，医护人员需根据患者的具体情况选择合适的体位，用手掌轻轻拍打患者背部，通过震动促进痰液松动。震颤排痰则利用机械装置产生的震动波作用于患者胸部，使痰液更容易被咳出。这些物理治疗方法能够显著提高患者的排痰效率，减少肺部分泌物的潴留，从而降低肺不张和肺部感染的风险。

2. 氧疗

对于因肺不张或肺部感染导致缺氧的患者，氧疗是改善肺功能、纠正低氧血症的重要手段。通过鼻导管、面罩或呼吸机等方式给予患者适量的氧气吸入，可以迅速提高血液中的氧含量，满足组织细胞的代谢需求。氧疗不仅可以缓解患者的呼吸困难症状，还有助于减轻心脏负担、促进组织修复和恢复正常的生理功能。在给予氧疗时，医护人员需密切监测患者的血氧饱和度等指标，及时调整氧流量和吸氧方式，确保氧疗的安全和有效。

3. 抗感染治疗

对于已经发生肺部感染的患者，及时、有效地抗感染治疗是控制病情发展的关键。应通过病原学检查（如痰培养、血培养等）明确感染的病原体类型；然后，根据药敏试验结果选用敏感的抗生素进行治疗。在治疗过程中，医护人员需密切观察患者的病情变化及药物反应情况，及时调整治疗方案以提高治疗效果并减少不良反应的发生。还应注意加强患者的营养支持、保持呼吸道通畅等护理措施，以促进患者早日康复。

五、深静脉血栓形成的护理

深静脉血栓形成（deep venous thrombosis, DVT）作为外科手术后常见的并发症，其发生机制复杂，涉及血液高凝状态、静脉血流缓慢及血管内膜损伤三大要素。DVT 不仅给患者带来显著的痛苦，还可能因血栓脱落导致肺栓塞等危及生命的并发症，因此，采取有效的预防措施和及时的护理措施至关重要。深静脉血栓形成的预防与护理是一个综合性的过程，需要医护人员、患者及其家属的共同努力。通过早期活动、机械预防等预防措施的实施，以及密切观察症状、及时给予抗凝治疗等护理措施的执行，可以有效降低 DVT 的发生率并改善患者的预后。

（一）预防措施

1. 早期活动

术后早期活动是促进下肢血液循环、预防 DVT 的关键措施之一。手术后，患者常因疼痛、麻醉影响或手术部位限制而减少活动，这会导致下肢静脉血流减慢，增加血栓形成的风险。因此，医护人员应鼓励并指导患者在身体条件允许的情况下尽早开始活动，如床上翻身、屈伸腿部、抬高下肢等。对于能够下床的患者，应鼓励其进行适量的步行锻炼，以促进下肢静脉回流，减少血液淤滞。

2. 机械预防

机械预防措施通过物理方式改善下肢静脉血流状态，从而降低 DVT 的发生率。常用的机械预防方法包括：

（1）间歇性充气加压装置（IPC）

该装置通过周期性地对下肢进行充气加压，模拟行走时肌肉的收缩与舒张，促进下肢静脉血液回流，减少血液在下肢静脉的滞留时间。IPC 使用方便，副作用小，是预防 DVT 的有效手段之一。

（2）弹力袜

弹力袜通过施加外部压力，促进下肢静脉血液向心脏方向流动，减少血液在下肢的淤积。选择合适的弹力袜型号和正确的穿戴方法对于发挥其预防作用至关重要。

（二）护理措施

1. 观察症状

密切观察患者下肢的症状是及时发现 DVT 的关键。护理人员应定期检查患者下肢的皮肤颜色、温度、肿胀程度及有无疼痛、压痛等体征。DVT 早期可能表现为下肢轻度肿胀、疼痛或不适感，随着病情进展，可出现明显的肿胀、皮肤温度升高、颜色发红甚至青紫等。一旦发现这些症状，应立即报告医生，以便进行进一步的检查和治疗。

2. 抗凝治疗

对于已经确诊的 DVT 患者，抗凝治疗是防止血栓进一步扩展、减少肺栓塞等严重并发症发生的重要措施。抗凝药物能够抑制凝血因子的活性，延长凝血时间，从而阻止血栓的形成和发展。常用的抗凝药物包括肝素、低分子肝素、华法林等。在治疗过程中，护理人员应严格按照医嘱给予药物，并密切观察患者的凝血功能指标（如 PT、APTT 等）及有无出血倾向等不良反应。还应注意患者的饮食和生活习惯调整，如避免进食过多含维生素 K 的食物（如菠菜、西兰花等），以免影响抗凝效果。对于高危患者或病情较重的 DVT 患者，还可考虑采用溶栓治疗或介入治疗等更为积极的治疗手段。溶栓治疗通过输注溶栓药物使已形成的血栓溶解；介入治疗则利用导管技术将溶栓药物直接送达血栓部位进行溶栓治疗，或采用机械方法（如血栓抽吸、球囊扩张等）清除血栓。这些治疗方法的选择应根据患者的具体情况和医生的建议进行。

六、切口裂开的护理

切口裂开作为外科手术后的一种严重并发症，虽然其发生率相对较低，但一旦发生，不仅会延长患者的住院时间，增加医疗成本，还可能引发感染、出血等进一步的问题，严重影响患者的康复进程和生活质量。因此，采取有效措施进行预防和护理显得尤为重要。

（一）预防措施

1. 合理缝合

手术过程中的缝合技术是预防切口裂开的关键环节。外科医生需根据手术部位、组织类型及患者具体情况，选择合适的缝合材料（如丝线、可吸收线等）和缝合方式（如间断缝合、连续缝合、皮内缝合等）。在缝合时，应确保每一层组织都得到妥善对合，避免留下死腔或空隙，以减少感染风险。缝合张力应适中，既要保证切口闭合紧密，又要避免过度牵拉导致组织缺血坏死，进而影响切口愈合。对于某些高风险区域（如腹部、胸部等），可考虑使用减张缝合技术，以减轻切口张力，降低裂开风险。

2. 加强营养

营养状况是影响切口愈合的重要因素之一。营养不良会导致蛋白质合成减少，细胞再生能力下降，从而延缓切口愈合过程。因此，术后应重视患者的营养支持，根据患者的营养状况和手术类型，制定个性化的饮食计划。鼓励患者摄入富含蛋白质、维生素和矿物质的食物，如瘦肉、鱼类、蛋类、新鲜蔬菜和水果等。对于营养状况较差的患者，可考虑给予肠内或肠外营养支持，以满足机体对营养的需求，促进切口愈合。

（二）护理措施

1. 局部固定

对于存在切口裂开风险的患者，如高龄、营养不良、合并慢性疾病或手术切口较大者，术后应采取有效的局部固定措施。常用的固定方法包括使用腹带、胸带等辅助装置，通过适度的压力作用，将切口周围的组织紧密贴合在一起，减少因呼吸、咳嗽、翻身等活动引起的切口张力变化，从而降低裂开风险。在固定过程中，应注意观察患者的舒适度和固定效果，及时调整固定带的松紧度，避免过紧导致局部压迫或血液循环障碍，或过松失去固定作用。

2. 重新缝合

对于已经发生切口裂开的患者，应及时采取补救措施，以防止病情恶化。应对裂开的切口进行彻底的清创处理，去除坏死组织和异物，保持创面清洁干燥。然后，根据裂口的大小、深度和位置，选择合适的时机和方式进行重新缝合。重新缝合时，应特别注意无菌操作，避免感染的发生。应适当延长拆线时间，给予切口足够的愈合时间。在重新缝合后，仍需加强局部固定和营养支持等护理措施，以促进切口的二次愈合。对于切口裂开患者，还应密切关注其生命体征和病情变化，及时发现并处理可能出现的并发症，如感染、出血等。给予患者充分的心理支持和安慰，减轻其焦虑和恐惧情绪，增强战胜疾病的信心。通过综合治疗和精心护理，大多数切口裂开患者能够顺利康复，重新回归正常生活。

七、尿潴留与尿失禁的护理

尿潴留和尿失禁作为外科手术后常见的泌尿系统并发症，不仅给患者带来身体上的不适，还可能影响其心理状态及术后康复进程。因此，采取科学合理的预防措施和护理措施对于降低这些并发症的发生率、促进患者康复具有重要意义。通过术前评估、术后指导、留置导尿管及膀胱功能训练等综合措施的实施，可以有效降低这些并发症的发生率，促进患者康复。医务人员还应关注患者的心理需求，提供全面的心理支持和护理服务，帮助患者顺利度过术后恢复期。

（一）预防措施

1. 术前评估

术前评估是预防尿潴留和尿失禁的第一道防线。在手术前，医务人员应对患者的排尿功能进行全面评估，包括但不限于询问病史、体格检查及必要的辅助检查（如尿常规、尿流率测定、残余尿量测定等）。通过评估，可以了解患者是否存在前列腺增生、尿道狭窄、膀胱功能障碍等可能导致尿潴留和尿失禁的风险因素。针对评估结果，制定个性化的手术方案及术后管理计划，以减少并发症的发生。

2. 术后指导

术后指导是预防尿潴留和尿失禁的关键环节。医务人员应向患者及家属详细解释术后排尿的注意事项，强调正确排尿的重要性。鼓励患者尽早进行排尿尝试，避免长时间憋尿，以免加重膀胱负担，影响膀胱功能的恢复。指导患者避免过度用力排尿，以免损伤膀胱逼尿肌或尿道括约肌，导致尿失禁的发生。还应提醒患者注意个人卫生，保持会阴部清洁干燥，预防感染。

（二）护理措施

1. 留置导尿管

对于已经出现尿潴留的患者，及时留置导尿管进行引流是缓解症状、保护膀胱功能的重要措施。留置导尿管时应注意无菌操作，避免感染。应定期观察并记录引流液的量、颜色及性状，及时发现并处理异常情况。在留置导尿管期间，还应鼓励患者进行膀胱功能锻炼，如定时夹闭导尿管，模拟正常排尿过程，以促进膀胱功能的恢复。当患者病情稳定，膀胱功能恢复良好时，应及时拔除导尿管，避免长期留置导致的并发症。

2. 膀胱功能训练

对于尿失禁的患者，进行膀胱功能训练是提高排尿控制能力、促进康复的重要手段。膀胱功能训练包括定时排尿训练、盆底肌肉锻炼（如 Kegel 运动）等。定时排尿训练要求患者按照固定的时间间隔进行排尿，以逐渐建立规律的排尿习惯。盆底肌肉锻炼则通过收缩和放松盆底肌肉群，增强尿道括约肌的收缩力，从而提高排尿控制能力。在进行膀胱功能训练时，医务人员应给予患者充分的指导和鼓励，帮助患者掌握正确的训练方法，并根据患者的实际情况调整训练计划。还应关注患者的心理状态，及时给予心理疏导和支持，减轻患者的焦虑和恐惧情绪，提高治疗效果。

八、消化道并发症的护理

消化道并发症作为外科手术后不可忽视的健康挑战，其发生不仅影响患者的术后恢复速度，还可能对整体治疗效果产生负面影响。因此，采取科学有效的预防措施和护理措施，对于减轻患者痛苦、促进早日康复至关重要。通过科学合理的饮食指导、促进胃肠蠕动，以及及时有效的药物治疗和灌肠通便等措施，可以显著降低消化道并发症的发生率，提高患者的术后生活质量。加强患者的健康教育，提高其自我护理能力，也是预防消化道并发症的重要途径。

（一）预防措施

1. 饮食指导

术后饮食管理是预防消化道并发症的首要环节。医务人员应根据患者的手术类型、身体状况及恢复进展，制定个性化的饮食计划。一般而言，术后初期应遵循"清流质—流质—半流质—软食—普食"的渐进原则，确保食物易于消化且营养丰富。强调避免辛辣、油腻、生冷等刺激性食物的摄入，这些食物可能刺激胃肠道黏膜，加重胃肠负担，诱发恶心、呕吐、腹泻等症状。鼓励患者适量饮水，保持肠道湿润，有助于预防便秘。

2. 促进胃肠蠕动

胃肠蠕动功能的恢复对于预防消化道并发症同样重要。术后早期，虽然患者可能因疼痛或体力不支而不愿活动，但医务人员应鼓励并指导患者进行适当的床上活动，如翻身、屈伸肢体等，以促进血液循环和胃肠蠕动。随着病情的好转，应逐步过渡到下床活动，如散步、简单体操等，这些活动不仅能增强患者体质，还能有效促进胃肠蠕动，预防腹胀、便秘等并发症的发生。

（二）护理措施

1. 药物治疗

针对恶心、呕吐等消化道症状明显的患者，应及时给予止吐药物治疗。常用的止吐药物包括5-HT3受体拮抗剂（如昂丹司琼）、多巴胺受体拮抗剂（如胃复安）等，这些药物能有效缓解恶心、呕吐症状，提高患者舒适度。在用药过程中，应密切观察患者的反应，及时调整药物剂量和种类，避免药物不良反应的发生。

2. 灌肠与通便

对于便秘的患者，可采取灌肠或通便药物的方式促进排便。灌肠是通过向肠道内注入一定量的液体，利用液体对肠道的刺激作用促进排便。灌肠前需做好患者的心理疏导工作，消除其紧张情绪；灌肠过程中应严格遵循无菌操作原则，避免感染；灌肠后应密切观察患者的排便情况，及时调整灌肠方案。通便药物则通过软化粪便、增加肠道内水分等方式促进排便，使用时应注意药物的剂量和频次，避免过度使用导致腹泻等不良反应。

3. 调整饮食

对于腹泻的患者，除给予止泻药物治疗外，还应注重饮食结构的调整。应避免摄入高纤维、油腻、生冷等刺激性食物，以免加重肠道负担，诱发或加重腹泻症状。建议选择清淡、易消化、富含营养的食物，如米粥、面条、蒸蛋等，这些食物既能满足患者的营养需求，又不会对肠道造成过大刺激。注意保持饮食卫生，避免食物污染导致的肠道感染。

第三章 专科外科护理实践

第一节 心脏外科术后护理

心脏外科手术作为治疗多种心血管疾病的重要手段，其术后护理是确保患者顺利康复、减少并发症发生、提高生活质量的关键环节。心脏外科术后护理涉及多个方面，包括生命体征监测、疼痛管理、呼吸道护理、循环系统管理、液体平衡与电解质监测、伤口与引流管护理、营养支持、心理护理及出院指导等。通过加强生命体征监测、疼痛管理、呼吸道护理、循环系统管理、液体平衡与电解质监测、伤口与引流管护理、营养支持、心理护理及出院指导等方面的护理工作，可以显著提高患者的康复效果和生活质量，并降低并发症的发生风险。

一、生命体征监测

心脏外科手术后，患者的生命体征监测是首要任务。这包括心率、心律、血压、呼吸频率、体温及血氧饱和度的持续监测。通过这些指标的动态观察，可以及时发现并处理潜在的并发症，如心律失常、低血压、呼吸功能不全等。

（一）心率与心律监测

术后心率与心律的精准监测是确保患者心血管系统稳定、预防并发症发生的关键环节。心率，即心脏每 min 跳动的次数，是反映心脏功能状态的重要指标之一；而心律，则是指心脏跳动的规律性，任何偏离正常节律的跳动都称为心律失常。在外科手术后的恢复期间，由于麻醉药物的残留效应、手术创伤引起的应激反应、电解质紊乱，以及潜在的心脏基础疾病等多种因素，患者的心率和心律均可能发生变化，因此，持续而细致的心电监护显得尤为重要。

1. 心电监护仪的应用

现代医疗技术中，心电监护仪已成为术后监护的标配设备。它能够实时记录患者的心电图波形，自动分析心率、心律及是否存在各种心律失常情况，如房性期前收缩、室性期前收缩、心房颤动、心室颤动等。通过连续的波形显示和警报系统，医护人员能够及时发现患者心率、心律的异常变化，为临床决策提供重要依据。

2. 心律失常的处理

药物治疗：对于轻度的心律失常，如偶发的期前收缩，通常无须特殊处理，观察即可。但若心律失常频发或伴有明显症状，如心悸、胸闷等，则需根据具体类型给予相应的药物治疗。例如，对于快速型心律失常，可使用 β 受体阻滞剂、钙通道拮抗剂等药物减慢心率；而对于缓慢型心律失常，则可考虑使用阿托品、异丙肾上腺素等药物提高心率。电复律与除颤：对于严重的心律失常，如心室颤动或持续性室性心动过速，药物治疗往往效果不佳，此时需迅速采取电复律或除颤措施。电复律通过给予患者一定强度的电流冲击，使心脏瞬间除极并重新恢复窦性心律；而除颤则专指对心室颤动的治疗，通过高能量的电流冲击使心肌细胞除极，从而终止心室颤动，恢复心脏的正常电活动。

3. 病因治疗

除直接的对症治疗外，寻找并纠正导致心律失常的根本原因同样重要。例如，纠正电解质紊乱（如低钾血症）、改善心肌供血、调整心脏药物剂量等，都有助于减少心律失常的发生。

（二）血压监测

血压作为评估心血管系统功能的重要指标，其稳定性直接关系到患者的心脏灌注和全身血液循环状况。术后，由于麻醉药物的影响逐渐消退、手术创伤引起的应激反应以及体液平衡的变化等因素，患者的血压可能会出现波动。因此，定期测量血压并根据医嘱调整血管活性药物的剂量，是维持血压在适宜范围内的关键。

1. 血压监测的重要性

血压过高可能导致心脏负担加重、脑血管意外等严重后果；而血压过低则会影响重要脏器的血液灌注，导致组织缺氧、器官功能受损。因此，术后血压的监测和调控对于保障患者安全、促进康复具有重要意义。

2. 血管活性药物的应用

在血压调控过程中，血管活性药物扮演着重要角色。这些药物通过作用于血管平滑肌上的受体或离子通道，调节血管的收缩或舒张功能，从而影响血压。例如，去甲肾上腺素、多巴胺等药物可用于升高血压，适用于血压偏低、循环不稳定的患者；而硝酸甘油、硝普钠等药物则具有扩张血管、降低血压的作用，适用于高血压急症或心力衰竭等需要快速降压的情况。

（三）呼吸频率与血氧饱和度监测

呼吸功能是维持生命活动的基本条件之一，而血氧饱和度则是评估肺部氧合能力的重要指标。术后，由于麻醉药物的残留作用、手术创伤引起的疼痛，以及潜在的呼吸系统并发症等因素，患者的呼吸频率和血氧饱和度可能会发生变化。因此，密切监测这两项指标对于及时发现并处理呼吸功能不全具有重要意义。

1. 呼吸频率的监测

呼吸频率是指每 min 呼吸的次数，正常成年人一般为 12 ~ 20 次 /min。术后，若患者出现呼吸频率增快或减慢的情况，应警惕是否存在呼吸困难、呼吸衰竭等可能。此时，需结合患者的临床表现、血气分析结果等综合判断，及时给予氧疗或机械通气支持。

2. 血氧饱和度的监测

血氧饱和度是指血液中氧合血红蛋白占全部血红蛋白的百分比，是反映机体氧合能力的重要指标。术后，应常规使用脉搏血氧饱和度仪监测患者的血氧饱和度。若发现血氧饱和度下降，应及时查明原因并采取措施提高氧合能力。例如，调整吸氧浓度、更换合适的吸氧装置、清除呼吸道分泌物等。

（四）体温监测

体温是反映人体新陈代谢和免疫功能的重要指标之一。术后，由于手术创伤、麻醉药物作用及环境温度的变化等多种因素，患者的体温可能会出现波动。体温过高或过低都会对患者的康复产生不利影响，因此，定期测量体温并采取适当的保暖或降温措施以维持体温在正常范围内是术后护理的重要内容之一。

1. 体温监测的意义

术后体温的波动不仅影响患者的舒适度，还可能对伤口愈合、感染风险及整体康复进程产生影响。体温过高可能加重心脏负担、增加组织耗氧量并促进细菌繁殖；而体温过低则可能导致寒战、心律失常甚至多器官功能障碍综合征等严重后果。因此，及时发现并处理体温异常对于保障患者安全、促进康复具有重要意义。

2. 保暖与降温措施

对于体温偏低的患者，可采取保暖措施如加盖棉被、使用电热毯或暖风机等以提高环境温度；鼓励患者饮用温水以增加体内产热。而对于体温过高的患者，则需根据具体情况采取降温措施如物理降温（如冰袋冷敷、温水擦浴）或药物降温（如使用解热镇痛药）等以降低体温并缓解患者的不适症状。

二、疼痛管理

心脏外科手术作为一类高度复杂且创伤性较大的医疗操作，术后疼痛管理无疑是促进患者快速康复、减少并发症发生的关键环节。有效的疼痛管理不仅能够直接减轻患者的身体痛苦，还能提升其心理舒适度，促进整体康复进程。以下是对疼痛评估、药物治疗及非药物治疗三个方面内容的详细阐述。心脏外科手术后的疼痛管理是一个综合性的过程，需要医护人员根据患者的具体情况和疼痛程度制定个性化的治疗方案。通过综合运用疼痛评估、药物治疗和非药物治疗等多种手段，可以最大限度地减轻患者的疼痛感受，促进其快速康复。

（一）疼痛评估

疼痛评估是疼痛管理的首要步骤，它要求医护人员采用科学、客观的方法对患者的疼痛程度进行量化，以便为后续的治疗方案提供依据。常用的疼痛评估量表包括视觉模拟评分法（VAS）、数字分级评分法（NRS）及面部表情疼痛量表（FPS-R）等。这些量表各有特点，但都能在一定程度上反映患者的疼痛感受。定期（如每 4h 或根据患者需求）进行疼痛评估，可以及时发现疼痛的变化趋势，为治疗方案的调整提供及时、准确的依据。

1. 视觉模拟评分法（VAS）

通过一条长 10cm 的直线，一端代表"无痛"，另一端代表"剧痛"，让患者根据自己的疼痛感受在直线上标记位置，医生根据标记位置对应的数值来评估疼痛程度。

2. 数字分级评分法（NRS）

让患者从 0 ~ 10 中选择一个数字来描述自己的疼痛程度，0 代表无痛，10 代表难以忍受的剧痛。这种方法简单易懂，便于患者自我评估。

3. 面部表情疼痛量表（FPS-R）

适用于儿童或无法用言语准确表达疼痛感受的患者。通过展示一系列代表不同疼痛程度的面部表情图片,让患者选择与自己疼痛感受最匹配的图片进行评分。

(二)药物治疗

药物治疗是心脏外科手术后疼痛管理的主要手段之一。根据疼痛评估结果,医生会选择合适的镇痛药物,以控制疼痛并减少患者的痛苦,在使用镇痛药物时,医护人员需密切关注患者的反应,定期评估疼痛缓解情况,并注意观察药物可能引起的副作用。应根据患者的具体情况和疼痛程度,灵活调整药物种类和剂量,以达到最佳的治疗效果。

1. 非甾体抗炎药(NSAID)

如布洛芬、塞来昔布等,主要通过抑制体内炎症介质的合成来发挥镇痛作用。这类药物适用于轻至中度疼痛,且副作用相对较小,但需注意对胃肠道黏膜的潜在损害。

2. 阿片类药物

如吗啡、芬太尼等,是强效镇痛药,适用于中至重度疼痛。阿片类药物通过作用于中枢神经系统中的阿片受体来发挥镇痛作用,但长期使用存在成瘾性风险,且可能引起呼吸抑制等严重副作用,因此需严格控制剂量和用药时间。

(三)非药物治疗

除药物治疗外,非药物治疗也是心脏外科手术后疼痛管理的重要组成部分。这些方法不仅能够辅助药物治疗缓解疼痛,还能提升患者的整体舒适度。

1. 物理疗法

包括冷敷、热敷和按摩等。冷敷可以通过降低局部组织温度来减轻炎症反应和肿胀,从而缓解疼痛;热敷能促进血液循环和肌肉放松;按摩则能缓解肌肉紧张和痉挛,促进局部血液循环。这些物理疗法应根据患者的具体情况和疼痛部位选择合适的方式进行。

2. 音乐疗法

通过播放患者喜爱的音乐来转移注意力、放松心情,从而减轻疼痛感受。音乐疗法具有无副作用、易于实施等优点,是疼痛管理中一种非常受欢迎的非药物疗法。

3. 放松训练

如深呼吸、渐进性肌肉松弛等,可以帮助患者缓解紧张情绪、放松身心,从而减轻疼痛感受。这些训练方法需要患者在医护人员的指导下进行，并坚持练习以获得最佳效果。

三、呼吸道护理

心脏外科手术作为一类高度专业化的医疗操作，其术后护理的复杂性不言而喻。其中，呼吸道护理因其直接关系到患者的呼吸功能恢复与术后康复进程，显得尤为重要。手术创伤导致的炎症反应、麻醉药物残留引起的呼吸抑制，以及患者自身条件限制等多种因素，常使患者术后出现呼吸道分泌物增多、排痰困难等问题。心脏外科手术后的呼吸道护理是一项复杂而细致的工作。通过鼓励深呼吸与咳嗽、雾化吸入疗法及吸痰护理等多种手段的综合运用，可以有效地促进患者呼吸道通畅、预防并发症的发生、加速康复进程。在护理过程中，医护人员应始终保持高度的责任心和敏锐的观察力，及时发现并处理各种异常情况，确保患者安全度过术后恢复期。

（一）心脏外科手术后呼吸道护理的重要性

心脏外科手术往往伴随着较大的创伤和应激反应，这些都会影响到患者的呼吸系统。手术过程中，由于全身麻醉的应用，患者的呼吸功能受到抑制，肺部扩张受限，加之术后疼痛、活动受限等因素，使患者自主排痰能力下降，容易导致呼吸道分泌物积聚，进而引发肺部感染、肺不张等严重并发症。因此，术后呼吸道护理的核心目标在于促进患者呼吸道通畅，预防并发症的发生，加速康复进程。

（二）鼓励深呼吸与咳嗽

1. 深呼吸的作用与指导

深呼吸是增强肺部通气功能、促进肺泡扩张的有效手段。术后，医护人员应耐心指导患者进行深呼吸练习，以腹式呼吸为主，即吸气时腹部隆起，呼气时腹部下降。这种呼吸方式能够最大限度地利用肺活量，有助于将肺部深处的分泌物排出。深呼吸还能促进血液循环，加快新陈代谢，有助于身体恢复。

2. 有效咳嗽的技巧与重要性

有效咳嗽是清除呼吸道分泌物、预防肺部感染的关键步骤。医护人员应教会患者如何进行有效咳嗽：深呼吸数次，然后屏气片刻，突然用力咳嗽，将痰液咳出。对于力量不足或咳嗽无力的患者，可采用辅助手法，如轻拍背部、按压上腹部等，以帮助痰液排出。有效咳嗽不仅能直接清除呼吸道分泌物，还能促进肺部的血液循环和气体交换，加速肺功能恢复。

（三）雾化吸入疗法

雾化吸入疗法是利用雾化器将药物和水分雾化成微小颗粒，通过患者呼吸进入呼吸道，直接作用于病变部位的一种治疗方法。对于心脏外科手术后痰液黏稠不易咳出的患者，雾化吸入疗法具有显著疗效。

1. 药物选择与配比

雾化吸入的药物种类繁多，常用的有祛痰药（如氨溴索）、支气管扩张剂（如沙丁胺醇）和抗生素等。药物的选择应根据患者的具体情况和病情需要来确定。在配比时，应注意药物的浓度和雾化液的量，确保既能达到治疗效果，又不会对患者造成不必要的刺激或负担。

2. 雾化过程与注意事项

在进行雾化吸入时，患者应取坐位或半卧位，使呼吸道保持通畅。雾化器应放置在患者口部附近，但避免直接接触皮肤以防烫伤。雾化过程中，患者应保持平静呼吸，尽量深呼吸并屏气片刻后再呼气，以便药物更好地沉积在呼吸道黏膜上。医护人员应密切观察患者的反应和病情变化，如有不适应及时调整治疗方案。

（四）吸痰护理

对于无法自行排痰的患者，吸痰护理是必不可少的治疗手段。吸痰操作具有一定的风险性，需严格遵守无菌操作原则和操作规程。

1. 吸痰前的准备

在进行吸痰前，应充分了解患者的病情和呼吸道情况，选择合适的吸痰管和吸痰负压。应准备好必要的物品和设备，如吸痰器、无菌吸痰管、手套、消毒液等。在操作过程中，医护人员应穿戴整洁的工作服和手套，确保操作环境清洁无菌。

2. 吸痰操作与技巧

吸痰时应遵循"先浅后深"的原则，即先吸口腔、咽喉部的分泌物，再逐渐深入至气道。在插入吸痰管时，动作应轻柔而迅速，避免刺激患者引起剧烈咳嗽或气道痉挛。吸痰过程中，应密切观察患者的反应和生命体征变化，如心率、血压、血氧饱和度等。一旦发现异常情况，应立即停止吸痰并采取相应的处理措施。

3. 吸痰后的护理

吸痰结束后，应及时清理患者口腔和鼻腔的分泌物，保持呼吸道通畅。应对患者进行适当的心理安抚和体位调整，以减轻其不适感和紧张情绪。还应对吸痰管、吸痰器等物品进行彻底的清洗和消毒处理，以防止交叉感染的发生。

四、循环系统管理

心脏外科手术作为医学领域的一项高难度技术，旨在修复或替换受损的心脏结构，以恢复或改善心脏功能。这类手术往往伴随着显著的生理干扰，尤其对患者的循环系统产生深远影响。循环系统作为维持生命活动的基本系统之一，其稳定性直接关系到患者的术后恢复与生命安全。因此，加强心脏外科手术后循环系统的管理，是确保患者顺利度过术后恢复期、预防并发症、促进康复的关键所在。通过心功能监测、血管活性药物应用及液体平衡管理的综合施策，医护人员能够有效地维护患者循环系统的稳定与平衡，预防并发症的发生，促进患者的康复进程。在这个过程中，医护人员需保持高度的责任心和敏锐的观察力，确保各项治疗措施的精准实施与及时调整。

（一）心脏外科手术后循环系统的挑战

心脏外科手术涉及心脏本身或其周围血管的操作，这些操作不仅直接损伤了心脏组织，还可能影响心脏的传导系统、瓣膜功能及心肌的收缩与舒张能力。手术过程中使用的麻醉药物、体外循环技术、血液制品的输注等因素，也会对患者的循环系统造成不同程度的干扰。术后，患者可能面临心功能不全、心律失常、低血压或高血压、心力衰竭等严重并发症的风险。因此，循环系统管理的首要任务是全面评估患者的循环状态，及时发现并处理潜在问题。

（二）心功能监测：精准把控，防患未然

心功能监测是心脏外科手术后循环系统管理的基石。通过综合运用多种监测手段，如心电图（ECG）、超声心动图（Echo）、血流动力学监测（如 Swan-Ganz 导管、PICCO 等），医护人员能够实时、动态地了解患者的心率、心律、心肌收缩力、心室容积、瓣膜功能以血流动力学参数等关键信息。通过持续、精准的心功能监测，医护人员能够及时发现并处理心力衰竭、心律失常等严重并发症，避免病情恶化，保障患者生命安全。

1. 心电图（ECG）

作为常规监测手段，ECG 能够反映心脏的电生理活动，帮助识别心律失常、心肌缺血等异常情况。

2. 超声心动图（Echo）

通过无创方式评估心脏的结构和功能，包括心室大小、室壁厚度、瓣膜运动、血流速度等，对于诊断心力衰竭、心包积液等具有重要意义。

3. 血流动力学监测

对于病情危重的患者，尤其是需要精确调控循环状态的患者，血流动力学监测能够提供更为详尽的血流动力学参数，如中心静脉压（CVP）、肺动脉楔压（PAWP）、心输出量（CO）等，为临床治疗决策提供有力支持。

（三）血管活性药物应用：精细调控，稳定循环

心脏外科手术后，患者常因心功能不全、外周阻力改变等原因出现血压波动。为了维持血压稳定、改善心脏灌注和全身血液循环，合理使用血管活性药物显得尤为重要。血管活性药物主要分为正性肌力药物、血管扩张剂和血管收缩剂三大类。在血管活性药物的应用过程中，医护人员需密切监测患者的血压、心率、尿量等生命体征变化，及时调整药物剂量和种类，确保循环系统的稳定与平衡。

1. 正性肌力药物

如多巴胺、多巴酚丁胺等，能够增强心肌收缩力，提高心输出量，适用于心功能不全的患者。使用时需根据患者的具体情况调整剂量，避免过量导致心律失常等副作用。

2. 血管扩张剂

如硝普钠、硝酸甘油等，能够降低外周阻力，减轻心脏后负荷，改善心肌供血。但需注意监测血压变化，防止血压过低引起重要器官灌注不足。

3. 血管收缩剂

如去甲肾上腺素、肾上腺素等，主要用于治疗低血压或休克状态。其使用应严格遵循医嘱，避免过量导致心肌耗氧量增加、心律失常等不良反应。

（四）液体平衡管理：精准控制，避免并发症

液体平衡管理是心脏外科手术后循环系统管理的另一重要方面。液体过多或过少均可能对患者的循环系统造成不利影响。液体过多可能加重心脏负担，导致心力衰竭、肺水肿等严重并发症；而液体过少则可能引起低血容量性休克，威胁患者生命。

为了实现精准的液体平衡管理，医护人员需根据患者的具体情况制定个性化的液体管理方案。这包括术前评估患者的体液状态、术中精确计算液体出入量、术后动态监测患者的体重、尿量、中心静脉压等参数，并根据监测结果及时调整补液方案。在补液过程中，应优先选用等渗晶体液或胶体液，以维持血浆渗透压和胶体渗透压的稳定。应避免过快或过慢的补液速度，以防止发生急性肺水肿或低血容量性休克。对于心功能不全的患者，应严格控制液体入量，并采用利尿剂等手段促进液体排出。医护人员还需关注患者的电解质平衡和酸碱平衡状态，及时调整补液方案中的电解质成分和酸碱调节剂的使用量，以维持内环境的稳定。

五、液体平衡与电解质监测

心脏外科手术后患者的液体平衡与电解质监测是一项复杂而精细的工作。通过采用先进的监测技术、制定科学的评估标准、实施动态的治疗策略及针对特殊情况的灵活应对，可以有效保障患者的内环境稳定，促进患者顺利康复。

（一）液体平衡监测：精准评估，动态调整 —— 深度解析与策略优化

心脏外科手术作为现代医学领域的高难度技术之一，其术后管理尤为复杂且关键。液体平衡作为维系患者生命体征稳定的核心要素，其精准监测与动态调整是确保患者顺利康复的重中之重。以下，我们将从监测方法、评估标准及治疗策略三方面进行深入探讨。监测方法的全面升级在传统记录患者液体出入量的基础上，现代医疗技术引入了更为先进的监测手段。例如，采用持续心排出量监测（CO monitoring）结合中心静脉压（CVP）监测，能够实时反映心脏泵血功能及体循环血液充盈状态，为液体管理提供更为精准的数据支持。无创血流动力学监测技术的发展，如超声心动图、生物电阻抗分析等，减少了患者痛苦，提高了监测的便捷性和安全性。

1. 评估标准的科学制定

液体平衡的评估不再局限于简单的出入量对比，而是综合考虑患者的生理状态、手术类型、麻醉方式及术前基础疾病等多种因素。例如，对于心脏瓣膜置换术后患者，需特别注意因心脏功能恢复过程中可能出现的容量负荷变化，适时调整补液策略。引入液体平衡指数（fluid balance index, FBI）作为评估工具，通过计算单位时间内液体净入量与体重的比值，量化评估液体平衡状态，为临床治疗

提供更为直观的参考。

2. 治疗策略的动态调整

在治疗策略上，强调个体化与动态化的原则。对于液体过多的患者，除减少输液量、使用利尿剂外，还应根据患者的具体病情调整呼吸机参数，如适当提高呼气末正压（PEEP），以减少肺水肿的发生。密切监测患者的血压、心率及尿量等生命体征，确保在减少液体负荷的同时不引发低血容量性休克等不良反应。对于液体过少的患者，则需迅速评估其血容量状态，及时补充晶体液或胶体液，必要时采用中心静脉压指导下的容量复苏，确保重要脏器的有效灌注。随着循证医学的发展，液体管理的目标已从单纯追求"零平衡"转变为"目标导向的液体治疗"（goal-directed therapy, GDFT）。通过设定合理的血流动力学目标，如维持平均动脉压（MAP）、中心静脉血氧饱和度（ScvO$_2$）等在一定范围内，指导液体治疗方案的制定与实施，以提高治疗效果，减少并发症的发生。

（二）电解质监测：细致入微，精准治疗——深度剖析与策略创新

电解质平衡作为机体内环境稳定的重要组成部分，其监测与治疗在心脏外科术后管理中同样占据举足轻重的地位。以下，我们将从监测重点、治疗原则及特殊情况的应对三方面进行阐述。

1. 监测重点的明确

心脏外科手术后，患者因手术创伤、失血、输液及药物使用等多种因素，易发生电解质紊乱。因此，监测重点应放在血钾、血钠、血氯及血钙等关键电解质的动态变化上。特别是血钾水平，因其对心脏电生理活动具有直接影响，需进行更为密切的监测。关注酸碱平衡指标，如动脉血气分析中的pH、碳酸氢根离子浓度等，以全面评估患者的内环境状态。

2. 治疗原则的坚守

在治疗原则上，强调早期识别、及时干预和个体化治疗。一旦发现电解质紊乱，应立即查找原因，如失血过多、输液不当、药物副作用等，并据此制定相应的治疗方案。对于高钾血症患者，除停止含钾药物及食物摄入外，还可考虑采用血液透析等紧急治疗措施；对于低钾血症患者，则需根据缺钾程度及患者耐受情况，制定合理的补钾计划，确保补钾过程安全有效。注意维持水、电解质平衡的整体性，避免顾此失彼。

3. 特殊情况的应对策略

在心脏外科术后，患者可能遇到一些特殊情况，如肾功能不全导致的电解质排泄障碍、长期禁食引起的营养不良性电解质紊乱等。针对这些特殊情况，需制定更为细致的治疗策略。如对于肾功能不全患者，需根据肾功能损害程度调整用药剂量和种类，必要时采用血液净化技术辅助治疗；对于营养不良性电解质紊乱患者，则需加强营养支持治疗，补充必要的电解质和维生素等营养素。

六、伤口与引流管护理

心脏外科手术作为医学领域中的一项高精尖技术，不仅要求手术过程的精细与准确，术后的护理管理同样至关重要。手术后的患者，尤其是心脏外科手术的患者，由于手术创伤大、恢复时间长，常常需要留置多种引流管以有效引流胸腔、心包等关键部位的积液或积血，防止这些液体对周围组织造成压迫或感染，也促进了创面的愈合和恢复。手术切口的妥善护理也是术后护理中不可或缺的一环。

（一）伤口护理：细致入微，预防感染

手术切口是心脏外科手术后患者身体最直接、最显著的创伤部位，其愈合情况直接关系到患者的整体恢复进度。因此，伤口护理成为术后护理工作的重中之重。

保持伤口的清洁干燥是预防感染的基石。医护人员需定期为患者进行伤口消毒，使用无菌敷料覆盖伤口，并嘱咐患者及家属避免伤口接触水或其他污染物。应密切观察伤口周围皮肤的颜色、温度及有无红肿、渗液等感染征象。一旦发现感染迹象，应立即进行细菌培养及药敏试验，选用敏感抗生素进行治疗，并加强伤口的清洁与换药频率，必要时进行切开引流等处理措施。除预防感染外，促进伤口愈合也是伤口护理的重要目标。医护人员要根据患者的具体情况，如年龄、营养状况、基础疾病等，制定个性化的营养支持方案，以提高患者的免疫力和伤口愈合能力。还要指导患者进行适当的活动锻炼，以促进血液循环和组织修复。

（二）引流管护理：精准管理，确保安全

心脏外科手术后，患者体内留置的引流管种类繁多，包括胸腔引流管、心包引流管、纵隔引流管等。这些引流管对于及时排出体内积液、积血，减轻组织压迫，防止感染具有重要意义。因此，引流管的护理同样需要医护人员的高度关注

和精细管理。

保持引流管的通畅无阻是引流管护理的首要任务。医护人员需定期挤压引流管，以排除管腔内的堵塞物，确保引流液能够顺畅流出。还需密切观察引流液的颜色、性质和量，以便及时发现并处理异常情况。例如，引流液颜色突然变红且量增多可能提示有活动性出血；引流液浑浊或有异味则可能提示存在感染等。引流管的固定和防止脱落也是引流管护理的重要环节。医护人员需使用合适的固定装置将引流管妥善固定于患者身上，避免其因活动或翻身而意外脱落。还需加强对患者及家属的宣教工作，提高其对引流管重要性的认识，并教会其如何正确保护引流管。对于引流液异常增多的患者，医护人员需及时查明原因并处理。可能的原因包括手术部位出血、感染、心功能不全等。针对不同的原因，医护人员会采取相应的治疗措施，如加强止血、抗感染治疗、调整心功能支持方案等，以确保患者的安全。

七、营养支持

心脏外科手术作为一项复杂且创伤性较大的治疗过程，患者在术后往往面临着多方面的挑战，其中之一便是营养摄入不足的问题。手术创伤、术后禁食、药物副作用及身体应激反应等因素共同作用，导致患者体内能量消耗增加，而营养摄入却难以满足需求，进而影响伤口愈合、免疫功能恢复及整体康复进程。因此，加强心脏外科手术后患者的营养支持，是提升治疗效果、促进患者早日康复的关键环节。

（一）饮食指导：个性化定制，科学膳食

心脏外科手术后的饮食指导应基于患者的具体病情、手术类型、恢复阶段及医嘱来制定个性化的饮食计划。医护人员需全面了解患者的营养状况、饮食习惯及过敏史，以便制定出既符合患者口味又满足营养需求的饮食方案。在饮食计划的制定中，应注重食物的多样性，确保蛋白质、糖类、脂肪、维生素、矿物质及膳食纤维等营养素的均衡摄入。对于心脏手术后的患者，适量增加优质蛋白质的摄入尤为重要，如瘦肉、鱼类、豆制品等，有助于促进伤口愈合和组织修复。应鼓励患者多食用新鲜蔬菜和水果，以补充丰富的维生素和矿物质，增强免疫力，促进康复。对于术后初期无法进食或进食受限的患者，如存在吞咽困难、胃肠功能未完全恢复等情况，需及时给予肠内或肠外营养支持。肠内营养支持通过鼻饲

管或胃造瘘管等方式，将营养液直接输送至肠道，以满足患者的营养需求。而肠外营养支持则通过静脉输注的方式，为患者提供必要的营养物质。这两种方式的选择需根据患者的具体情况和医嘱来确定。

（二）营养监测：动态评估，及时调整

为了确保心脏外科手术后患者的营养支持方案能够有效实施并达到预期效果，定期的营养监测显得尤为重要。通过监测患者的营养指标如血红蛋白、白蛋白、前白蛋白、转铁蛋白等生化指标，可以客观评估患者的营养状况及营养支持效果。血红蛋白和白蛋白是反映机体营养状态的重要指标。血红蛋白水平下降可能提示贫血或营养不良；而白蛋白水平的降低则往往与蛋白质摄入不足或消耗增加有关。对于营养状况不佳的患者，医护人员需及时分析原因并调整营养支持方案。例如，通过增加蛋白质的摄入量、调整营养液的配比或输注频率、使用营养补充剂等措施，以改善患者的营养状况。还应关注患者的体重变化、皮下脂肪厚度等体征指标，以及患者的主观感受如食欲、疲劳程度等，综合评估患者的营养状况及康复进展。通过动态监测和及时调整营养支持方案，可以确保患者获得足够的营养支持，促进伤口愈合、免疫功能恢复及整体康复进程。

八、心理护理

在心脏外科手术这一重大医疗事件后，患者不仅身体上承受着巨大的创伤，心理上同样会经历一系列复杂而深刻的变化。这些心理反应，如焦虑、恐惧、抑郁、无助感乃至情绪波动等，若不加以重视和妥善处理，可能会严重影响患者的康复进程及生活质量。因此，心脏外科手术后患者的心理评估、心理疏导及家属支持显得尤为重要。

（一）心理评估：精准识别，科学干预

心理评估是了解患者心理状态、识别潜在心理问题的重要手段。通过采用标准化的心理评估量表，如焦虑自评量表（SAS）、抑郁自评量表（SDS）等，可以定期、系统地评估患者在手术前后的心理状态变化。这些量表通常包含一系列与情绪、认知、行为相关的问题，患者根据自己的实际情况进行回答，从而得出量化的评分结果。心理评估不仅有助于医护人员及时发现患者的心理问题，还能为制定个性化的心理干预计划提供科学依据。对于评估结果显示存在明显焦虑、

抑郁等心理问题的患者，医护人员应高度重视，及时启动心理干预机制，避免问题进一步恶化。

（二）心理疏导：温暖陪伴，专业引领

心理疏导是心脏外科手术后患者心理护理的核心环节。医护人员需与患者建立起良好的沟通关系，以真诚、耐心、理解的态度倾听患者的感受和需求。在沟通过程中，医护人员应运用同理心技巧，设身处地地感受患者的痛苦与不安，给予积极的心理支持和疏导。心理疏导的内容可以包括向患者解释手术过程、术后恢复期的注意事项及可能出现的心理反应，帮助患者建立正确的认知框架；通过鼓励、肯定等积极的语言，增强患者的自信心和应对能力；引导患者采用放松训练、深呼吸、冥想等自我调节方法，缓解紧张情绪，促进身心放松。对于心理问题较为严重的患者，医护人员还应及时邀请心理咨询师或心理医生进行专业的心理干预和治疗。心理咨询师或心理医生可以通过认知行为疗法、心理动力学疗法等专业方法，帮助患者深入探索内心冲突、调整不合理信念、重建积极心态，最终实现心理康复。

（三）家属支持：爱的力量，共筑康复之路

家属是患者最亲近的依靠和支持者，在心脏外科手术后的康复过程中扮演着不可或缺的角色。医护人员应鼓励家属积极参与患者的护理过程，与家属建立良好的合作关系，共同为患者营造一个温馨、和谐、充满爱的康复环境。

家属的支持不仅体现在日常生活的照顾和陪伴上，更重要的是给予患者情感上的支持和关爱。家属可以通过倾听患者的倾诉、表达关心和理解、鼓励患者积极面对困难等方式，帮助患者缓解心理压力，增强康复信心。医护人员还应向家属详细介绍患者的病情和护理要点，包括术后可能出现的并发症、如何观察病情变化、如何进行家庭护理等。这有助于减轻家属的焦虑情绪，提高其对患者护理的参与度和有效性。医护人员还应定期组织家属交流会或讲座，邀请专家讲解心脏外科手术的相关知识、康复技巧及心理调适方法，为家属提供科学的指导和帮助。通过家属间的交流分享，可以增进彼此的理解和支持，形成共同面对困难的强大力量。

九、出院指导

心脏外科手术后患者康复出院时，需给予详细的出院指导，以确保患者能够顺利过渡到家庭护理阶段，并预防并发症的发生。

（一）用药指导：精准详尽，确保安全有效

心脏外科手术后的患者，往往需要长期或短期服用一系列药物以促进康复、预防并发症并控制基础疾病。因此，用药指导是患者出院前不可或缺的重要环节。医护人员应向患者及家属详细解释出院后的用药方案，包括药物的名称、剂量、用药频率及时间等，确保患者能够准确无误地执行医嘱。在用药指导过程中，医护人员还需特别强调按时按量服药的重要性。任何擅自停药、减药或增加剂量的行为都可能对患者的康复产生不利影响。医护人员应提前告知患者可能出现的药物副作用及相应的应对措施，以便患者在遇到问题时能够迅速识别并采取有效措施。例如，某些抗凝药物可能导致出血倾向，患者需学会观察自身有无牙龈出血、皮肤瘀斑等情况，并及时向医生反馈。医护人员还应提醒患者注意药物之间的相互作用。心脏手术后患者可能服用多种药物，这些药物之间可能存在相互作用，影响药效或增加副作用风险。因此，患者在服药期间应避免自行添加任何保健品或药物，以免产生不必要的风险。

（二）生活指导：科学调整，促进健康恢复

心脏外科手术后的患者，其生活方式的调整对于康复至关重要。医护人员应指导患者保持良好的生活习惯和饮食习惯，如戒烟限酒、适量运动等。吸烟和过量饮酒都会对心脏造成损害，增加并发症的发生风险，因此，患者应坚决戒烟并限制酒精摄入。适量运动则有助于增强心肺功能、促进血液循环并提高身体免疫力。医护人员应根据患者的具体情况制定个性化的运动计划，如散步、慢跑、太极拳等低强度运动，并告知患者避免过度劳累和剧烈运动以免加重心脏负担。医护人员还应提醒患者注意情绪管理。情绪波动过大可能诱发心律失常等心脏问题，因此患者应学会保持心态平和、避免情绪激动。患者应保持良好的睡眠质量，避免熬夜和过度劳累，以确保身体得到充分休息。

（三）随访与复诊：及时沟通，确保康复进程

随访与复诊是心脏外科手术后患者管理的重要环节。医护人员应告知患者出

院后的随访时间和复诊安排，以便及时了解患者的康复情况和调整治疗方案。随访可以通过电话、短信或邮件等方式进行，而复诊则需要患者亲自到医院接受医生的检查和评估。

在随访过程中，医护人员会询问患者的身体状况、用药情况及是否存在不适或异常情况。对于患者提出的问题和疑虑医护人员会给予耐心解答和指导。医护人员还会根据患者的具体情况调整用药方案或提出进一步的康复建议。复诊则是对患者进行全面检查和评估的重要环节。通过复诊医生可以了解患者的康复进展、评估治疗效果并调整治疗方案以确保患者得到最佳的治疗效果。因此，患者应按时复诊并遵守医生的指导和建议。此外医护人员还应提醒患者，如有不适或异常情况应及时就医。并告知医生手术史和用药史等信息，这些信息对于医生作出正确的诊断和治疗决策至关重要。因此，患者应保持与医生的良好沟通，并积极配合医生的治疗计划以促进康复进程。

第二节　神经外科重症监护

神经外科重症监护室（neuro intensive care Unit, NICU）作为医院内最为特殊和复杂的医疗环境之一，承担着救治颅脑损伤、脑血管疾病、颅内肿瘤术后等危急重症患者的重任。这里，每一秒都关乎生死，每一次决策都需精准无误。

一、NICU 的特殊性

在神经外科重症监护室（NICU）这一高度专业化的医疗环境中，每一刻都充满了挑战与希望。这里收治的患者，其病情的复杂多变，不仅考验着医护人员的专业技能，更要求他们具备敏锐的洞察力、果断的决策力以及不懈的人文关怀。以下是对 NICU 工作特点的深入扩写。

（一）病情复杂多变：挑战与机遇并存

神经外科重症患者的病情如同迷雾中的航船，时而风平浪静，时而波涛汹涌。意识障碍作为常见症状之一，可能由脑出血、脑肿瘤、颅脑外伤等多种原因引起，其程度从轻微的意识模糊到深度的昏迷不等，给诊断和治疗带来巨大困难。颅内压增高则是另一大威胁，它不仅可能压迫脑组织，影响血液循环，还可能引发脑疝等致命并发症。因此，NICU 医生必须时刻保持警惕，密切关注患者的生命体征变化，如心率、血压、呼吸频率及体温等，这些细微的波动都可能预示着病情的恶化或好转。面对这种复杂多变的病情，NICU 医生需要具备深厚的专业知识、丰富的临床经验及高度的责任心。他们不仅要熟练掌握各种急救技能，如心肺复苏、气管插管等，还要能够迅速分析监测数据，准确判断病情，制定并实施个性化的治疗方案。医生们还需具备强大的心理承受能力，以应对高强度的工作压力和突如其来的情感冲击。

（二）监测手段多样化：科技助力精准医疗

随着医疗技术的飞速发展，NICU 内的监测手段也日益多样化、精细化。颅内压监测仪能够实时反映患者颅内压力的变化，为控制脑水肿、预防脑疝提供重要依据；脑电监测仪则能捕捉大脑的电活动信号，帮助医生评估患者的意识状态、癫痫发作情况及脑功能恢复情况；神经电生理监测仪则进一步拓展了监测范围，包括运动诱发电位、感觉诱发电位等，为神经损伤的诊断和预后评估提供了有力支持。这些先进的监测设备不仅提高了诊断的准确性和及时性，还促进了治疗方案的优化和调整。医生们可以根据监测数据的变化，及时调整药物剂量、手术方案或康复计划，以实现精准医疗的目标。这些监测数据也为临床研究和教学提供了宝贵的资料，推动了神经外科领域的发展。

（三）治疗手段综合性：多学科协作共筑生命防线

神经外科重症患者的治疗从来不是单打独斗的过程，而是需要多学科团队紧密协作、共同努力的。神经外科医生负责处理原发性的颅脑疾病，如脑肿瘤切除、脑出血清除等；神经内科医生则关注神经系统的功能恢复和并发症的防治；重症医学科医生则负责维护患者的生命体征稳定，预防和治疗各种并发症；康复医学科医生则通过物理治疗、作业治疗等手段促进患者的功能恢复和重返社会。

二、常见疾病管理

在神经外科重症监护室（NICU）这一特殊而关键的医疗环境中，面对着一系列复杂且紧迫的神经系统疾病挑战，医护人员以高度的专业素养和不懈的努力，为患者争取着每一线生机。以下是对颅脑损伤、脑血管疾病及颅内肿瘤术后管理三个方面的深入扩写。

（一）颅脑损伤：生命的脆弱与坚韧

颅脑损伤，作为 NICU 最常见的紧急情况之一，其种类繁多，从轻微的脑震荡到严重的脑挫裂伤、硬膜外血肿、硬膜下血肿等，每一种都可能对患者造成不可逆的损害。治疗这类疾病，首要任务是降低颅内压，通过药物、手术或脑室引流等方式，缓解脑组织的压迫，保护大脑功能不受进一步损害。控制出血同样至关重要，无论是外伤导致的血管破裂还是颅内血肿的扩大，都需迅速而准确地止血，防止病情恶化。预防感染是颅脑损伤治疗不可忽视的一环，由于颅脑屏障的破坏，患者易发生颅内感染，这不仅会延长住院时间，还可能增加致残率和死亡率。因此，严格的无菌操作、合理的抗生素使用，以及及时的伤口护理都显得尤为重要。营养支持在颅脑损伤患者的康复过程中同样占据重要地位。合理的营养摄入有助于维持机体免疫力，促进伤口愈合和神经功能恢复。对于无法自主进食的患者，需通过鼻饲管或静脉营养的方式，确保患者获得足够的能量和营养素。康复治疗则是颅脑损伤患者重返社会的重要桥梁。通过物理疗法、职业疗法、语言疗法等手段，帮助患者恢复肢体功能、认知能力和社交技能，提高生活质量。

（二）脑血管疾病：时间就是大脑

脑血管疾病，如脑出血和脑梗死，以其高发病率、高致残率和高死亡率著称。对于这类疾病，早期诊断和及时治疗是挽救患者生命、减少后遗症的关键。脑出血患者需根据出血部位、出血量及患者临床表现综合评估治疗方案。小量出血且症状稳定者可选择保守治疗，而大量出血或伴有严重意识障碍者则需紧急手术干预，清除血肿，减轻脑压迫。脑梗死患者则需争分夺秒地恢复脑血流，减少脑组织缺血缺氧时间。溶栓治疗、介入治疗及抗血小板治疗等方法的应用，为脑梗死患者带来了新的希望。控制血压、血糖、血脂等危险因素，预防复发也至关重要。

（三）颅内肿瘤术后：精细管理与持续关怀

颅内肿瘤术后患者的管理同样复杂而精细。术后需密切关注患者的生命体征、意识状态及神经功能恢复情况，及时发现并处理可能出现的并发症，如颅内出血、感染、脑水肿等。颅内出血是术后最严重的并发症之一，需通过 CT 或 MRI 等影像学检查及时确诊，并视情况采取保守治疗或再次手术清除血肿。感染防控也是术后管理的重点之一。由于手术破坏了颅脑屏障，患者易发生颅内感染。因此，需加强手术部位的清洁与消毒，合理使用抗生素，预防感染发生。脑水肿是颅内肿瘤术后常见的病理生理过程，可通过脱水治疗、激素治疗及高压氧治疗等方法减轻脑水肿程度，促进神经功能恢复。术后康复训练也是颅内肿瘤患者术后恢复的重要环节。通过针对性的康复训练，帮助患者恢复肢体功能、认知能力和生活自理能力，提高生活质量。

三、监测技术

（一）颅内压监测：守护大脑安全的哨兵

在神经外科重症监护室（NICU）的紧张氛围中，颅内压监测如同一位不知疲倦的哨兵，时刻警惕着患者颅内环境的微妙变化。这项技术通过精密的传感器，将颅内压力这一难以直接观察的生命体征数据实时传输至监护仪上，为临床医生提供了宝贵的"内部情报"。颅内压，作为衡量颅内环境稳定与否的重要指标，其异常升高往往预示着危险的临近。对于颅脑损伤、脑出血等急重症患者而言，颅内压的急剧上升可能迅速压迫脑组织，导致脑血流减少、脑缺氧甚至脑疝等灾难性后果。因此，颅内压监测的及时性与准确性显得尤为关键。通过连续、动态的监测，医生能够第一时间发现颅内压增高的迹象，并迅速采取脱水、降颅压等紧急治疗措施，从而有效预防严重并发症的发生，为患者争取宝贵的治疗时间。颅内压监测还为医生制定个性化的治疗方案提供了重要依据。不同患者的颅内压变化具有不同的特点和规律，通过监测数据的分析，医生可以更加精准地评估患者的病情严重程度，判断治疗效果，并据此调整治疗方案。这种基于数据的决策方式，不仅提高了治疗的针对性和有效性，也减少了盲目治疗可能带来的风险。

（二）脑电监测：探索意识与认知的窗口

脑电监测，作为 NICU 中的另一项重要技术，为我们打开了一扇窥视大脑奥秘的窗口。通过记录和分析大脑皮层的电活动，脑电监测能够反映患者的意识状态、脑功能损伤程度及预后情况，为临床诊断和治疗提供了重要的参考信息。在癫痫持续状态的监测与治疗中，脑电监测更是发挥了不可替代的作用。癫痫作为一种由大脑神经元异常放电引起的疾病，其发作时的脑电活动具有独特的波形特征。通过脑电监测，医生可以及时发现并确诊癫痫持续状态，进而采取紧急治疗措施，如给予抗癫痫药物或进行电惊厥治疗等，以迅速控制病情并减少对患者大脑的损伤。脑电监测还能为医生提供关于脑功能恢复的重要信息。在脑损伤或脑病的治疗过程中，通过观察脑电波的变化情况，医生可以评估患者脑功能的恢复情况，判断治疗是否有效，并为制定个性化的康复计划提供依据。这种基于脑电活动的评估方式，不仅更加客观准确，也更能反映患者真实的脑功能状态。

（三）神经电生理监测：评估与康复的桥梁

神经电生理监测，作为评估患者神经功能恢复的重要手段之一，在 NICU 中同样占据着重要地位。它通过检测神经系统的电信号变化来评估神经功能状态及恢复情况，为制定治疗方案、评估治疗效果及预测预后提供了重要依据。诱发电位和神经传导速度检测是神经电生理监测中的两个重要项目。诱发电位检测通过给予患者特定的刺激并观察其产生的电信号变化来评估神经通路的完整性及功能状态；而神经传导速度检测则通过测量神经冲动在神经纤维上传导的速度来评估神经功能的恢复情况。这些检测项目不仅能够为医生提供关于神经损伤程度及恢复情况的量化指标，还能为制定个性化的康复计划提供依据。在脊髓损伤、周围神经损伤等患者的评估与治疗中，神经电生理监测更是发挥了重要作用。通过连续、动态的监测，医生可以及时了解患者神经功能的变化情况，并根据监测结果调整治疗方案以促进神经功能恢复。神经电生理监测还能为医生提供关于神经再生及修复的重要线索，为进一步优化治疗方案提供依据。

四、治疗策略

（一）药物治疗：精准施治，守护生命之光

在神经外科重症监护室（NICU）内，药物治疗作为基石般的治疗手段，其重要性不言而喻。面对复杂多变的病情，药物治疗以其独特的灵活性和针对性，在稳定病情、缓解症状、促进康复等方面发挥着不可替代的作用。脱水剂如甘露醇，是降低颅内压、缓解脑水肿的常用药物。它通过提高血浆渗透压，促使脑组织中的水分向血管内转移，从而达到减轻脑水肿、降低颅内压的目的。其使用需严格遵循个体化原则，根据患者的颅内压监测数据和肾功能情况调整剂量，以避免过度脱水导致的不良反应。降压药如尼莫地平，则主要用于控制高血压急症，预防脑血管痉挛。在 NICU 中，高血压是诱发颅内出血、加重脑损伤的重要因素之一。尼莫地平等降压药物能够迅速平稳地降低血压，保护脑血管免受进一步损伤。但同样，其使用也需根据患者的血压监测结果和全身状况进行精细调整，确保既达

到降压效果又避免发生低血压的风险。

抗生素的应用则是预防和治疗感染的关键。NICU 患者由于病情严重、免疫力低下，极易发生各种感染。合理使用抗生素，可以有效控制感染源，减少并发症的发生。但抗生素的滥用和不当使用也会导致耐药菌的产生和菌群失调等问题。因此，在 NICU 中，抗生素的使用必须严格遵循感染控制原则，根据病原学检查结果和药敏试验结果选用敏感药物。营养神经药物的应用也是 NICU 治疗的重要组成部分。这些药物如神经生长因子、脑苷肌肽等，能够促进神经细胞的修复和再生，改善神经功能。在 NICU 中，它们常被用于辅助治疗颅脑损伤、脑出血等神经系统疾病，促进患者神经功能的恢复。

（二）手术治疗：精准干预，重建生命桥梁

对于部分神经外科重症患者而言，手术治疗是挽救生命、改善预后的关键。手术的目的在于清除血肿、降低颅内压、恢复脑血流等，为神经功能的恢复创造有利条件。手术前，医生需要对患者的病情进行全面评估，包括颅脑 CT、MRI 等影像学检查，以明确病变部位、性质和范围。还需要评估患者的全身状况，制定个性化的手术方案。手术过程中，医生需要精准操作，确保手术的安全性和有效性。手术后，患者需要接受密切的监护和护理，包括生命体征监测、伤口护理、引流管管理等，以预防并发症的发生。手术的成功与否不仅取决于医生的技术水平，还离不开手术前后的充分准备和术后护理。因此，在 NICU 中，手术治疗是一个系统工程，需要多学科团队的紧密合作和共同努力。

（三）物理治疗与康复治疗：重塑希望，点亮未来

物理治疗与康复治疗在 NICU 中也占有举足轻重的地位。它们通过针灸、按摩、理疗等手段促进患者神经功能恢复；通过康复训练提高患者生活自理能力和社会适应能力。这些治疗措施不仅有助于改善患者预后和生活质量，还为他们重新融入社会、回归正常生活提供了可能。在 NICU 中，物理治疗师和康复治疗师会根据患者的具体情况制定个性化的康复计划。他们运用专业的知识和技能，通过手法治疗、运动疗法、作业疗法等多种方式，帮助患者恢复肌肉力量、改善关节活动度、提高平衡协调能力等。他们还会指导患者进行日常生活技能训练和社会适应能力训练，以帮助他们更好地适应社会生活。

五、护理要点

护士们需要根据患者的具体情况制定合理的营养支持方案。这包括评估患者的营养状况、计算能量和营养素的需求量、选择合适的营养支持途径（如口服、鼻饲、肠外营养等），以及制定个性化的饮食计划等。在营养支持过程中还需加强监测与调整工作，如定期监测患者的体重、白蛋白水平等营养指标，以及观察患者有无恶心、呕吐等不良反应发生；并根据监测结果及时调整营养支持方案，以确保患者获得足够的营养支持，并促进康复进程。

（一）生命体征监测：守护生命的微妙平衡

在神经外科重症监护室（NICU）这片充满挑战与希望的土地上，护士们如同守护生命的卫士，时刻紧盯着患者生命体征的微妙变化。心率、呼吸、血压、体温……这些看似简单的数字背后，却隐藏着患者生命状态的全部信息。心率，作为心脏跳动的频率，直接反映了心脏的泵血能力和患者的循环状态。在 NICU 中，护士们通过持续的心电监护，能够实时捕捉到心率的每一次细微波动。一旦发现心率异常增快或减慢，都可能是心脏功能受损或电解质紊乱的信号，需立即报告医生并采取相应措施，以维护患者的心脏功能稳定。呼吸，作为生命的基本过程，其频率、深度和节律的变化都直接关系到患者的血氧供应和酸碱平衡。对于 NICU 内的患者而言，由于颅脑损伤、脑出血等原因导致的呼吸中枢受损，常常会出现呼吸困难、呼吸节律紊乱等情况。因此，护士们需要密切关注患者的呼吸状况，定期评估呼吸功能，并采取吸痰、给氧、调整呼吸机参数等措施，确保患者呼吸道通畅，维持正常的呼吸功能。血压，作为血液对血管壁产生的侧压力，是衡量循环系统功能的重要指标。在 NICU 中，高血压可能加重脑水肿、诱发脑出血；低血压则可能导致脑灌注不足、加重脑损伤。因此，护士们需要定时测量血压，并根据患者的病情和医嘱调整降压药物的使用，以维持血压在适宜的范围内。体温，作为人体内部环境的重要参数之一，其变化对神经系统功能有着深远的影响。NICU 内的患者由于中枢神经系统受损或感染等原因，常常会出现发热或低体温的情况。护士们需要密切监测体温变化，并根据具体情况采取物理降温或升温措施，以维护患者的体温稳定。

（二）呼吸道管理：畅通生命之路

在 NICU 中，呼吸道管理是一项至关重要的护理工作。对于意识障碍或昏迷的患者而言，由于咳嗽反射减弱或消失，呼吸道分泌物容易积聚并导致窒息或吸入性肺炎等严重并发症。因此，保持呼吸道通畅是确保患者生命安全的关键。护士们需要定期为患者翻身拍背，促进痰液排出；对于痰液黏稠不易咳出的患者，则需使用吸痰器进行吸痰操作。在吸痰过程中，护士们需要严格遵守无菌操作原则，避免交叉感染；还需注意手法轻柔、避免损伤患者呼吸道黏膜。对于需要机械通气的患者而言，呼吸机管理更是至关重要。护士们需要熟练掌握呼吸机的操作方法和参数设置原则，根据患者的病情和医嘱调整呼吸机参数；还需定期监测患者的血气分析结果和呼吸机参数设置情况，确保患者得到适宜的通气支持。

（三）皮肤与伤口护理：守护脆弱的防线

NICU 内的患者由于长期卧床、营养不良、免疫功能低下等原因，容易出现压疮、皮肤感染等并发症。因此，皮肤与伤口护理也是 NICU 内护理工作的重要组成部分。

护士们需要定期为患者翻身并检查皮肤受压情况，特别是对于那些骨突部位和皮肤薄弱的区域，更要加强关注。一旦发现皮肤红肿、破损等情况应立即采取措施进行处理，如使用气垫床、减压贴等辅助工具减轻局部压力；对于已经形成的压疮则需进行清创换药等处理以促进愈合。对于手术伤口而言，护士们需要严格按照无菌操作原则进行护理。这包括定期消毒伤口、更换敷料、观察伤口愈合情况等。在护理过程中还需注意保持伤口干燥清洁、避免污染和感染的发生。

（四）营养支持：为康复之路铺就基石

NICU 内的患者由于病情复杂多变、进食受限等原因往往存在营养不良的情况。而营养不良不仅会影响患者的免疫功能、增加感染风险；还会影响组织修复和康复进程。因此，为患者提供合理的营养支持是 NICU 内护理工作的重要内容之一。

六、人文关怀

关注患者的情感需求并给予适当的关怀与陪伴是医护人员的重要职责之一。在 NICU 内，患者往往处于孤独和无助的状态中。医护人员需要通过温暖的微笑、亲切地问候和细心地照顾来传递关爱和温暖。他们可以陪伴患者聊天、读书、听音乐等，以缓解患者的孤独感和焦虑情绪。医护人员还可以鼓励患者家属参与患者的日常护理和康复工作，通过家庭的力量给予患者更多的关爱和支持。这种全方位的关怀与陪伴不仅有助于患者的身体康复，更能促进他们心理的健康成长。

（一）心理支持：点亮心灵的灯塔

在神经外科重症监护室（NICU）这片充满挑战与未知的环境中，患者及家属的心理状态往往经历了从震惊、恐惧到焦虑、无助的复杂变化。他们面对的不仅是生命的威胁，更是对未来的不确定和对治疗过程的迷茫。因此，医护人员提供的心理支持，就像是在黑暗中点亮的一盏明灯，为患者及家属照亮了前行的道路。心理支持不仅是简单的安慰和鼓励，更是一种深入人心的理解和共情。医护人员需要耐心倾听患者及家属的诉说，理解他们的痛苦与挣扎，感受他们的恐惧与不安。通过温柔的话语、坚定的眼神和温暖的拥抱，传递给他们希望和力量，帮助他们建立战胜疾病的信心。在NICU内，医护人员还会根据患者的具体情况，制定个性化的心理干预计划。对于焦虑情绪严重的患者，可以通过深呼吸、冥想等放松训练来缓解紧张情绪；对于抑郁情绪明显的患者，则可以提供心理疏导、认知行为疗法等专业的心理治疗服务。医护人员还会鼓励患者家属积极参与患者的心理支持工作，通过家庭的力量给予患者更多的关爱和支持。

（二）沟通与交流：搭建信任的桥梁

在NICU内，沟通与交流是医护人员与患者及家属之间建立信任关系的重要桥梁。良好的沟通与交流不仅有助于缓解患者及家属的焦虑情绪，还能提高治疗效果和患者满意度。医护人员需要主动与患者及家属进行沟通，了解他们的病情、治疗需求和心理状态。在沟通过程中，医护人员需要保持耐心和细心，用通俗易懂的语言解答他们的疑问和担忧。医护人员还需要尊重患者的隐私权和知情权，保护患者的合法权益。在涉及患者的治疗方案、病情进展等重要信息时，医护人员需要及时与患者及家属进行沟通，确保他们充分了解并同意治疗方案。除面对面的沟通外，医护人员还可以通过电话、短信、微信等多种方式与患者及家属保持联系。这种多渠道的沟通方式不仅方便患者及家属随时了解病情和治疗进展，还能增强他们与医护人员之间的信任感和依赖感。

（三）尊重与关怀：温暖人心的力量

在NICU内，每一位患者都是值得尊重和关怀的个体。他们或许无法自理生活起居，但他们依然拥有尊严和人格。医护人员需要以高度的责任心和爱心对待每一位患者，尊重他们的尊严和人格，关注他们的情感需求并给予适当的关怀与陪伴。尊重患者的尊严和人格意味着医护人员需要在治疗过程中保持对患者的尊重和理解。他们需要在言语和行为上体现出对患者的尊重和关爱，避免使用侮辱性或歧视性的语言和行为。医护人员还需要尊重患者的意愿和选择权，在治疗方案的选择和决策过程中，充分考虑患者的意见和感受。

第三节　骨科康复护理技术

骨科康复护理是医疗护理领域中的一个重要分支，它专注于帮助因骨折、关节置换、脊柱疾病、运动损伤等骨科问题而受损的患者恢复功能、减轻疼痛、提高生活质量。随着医学模式的转变和康复医学的快速发展，骨科康复护理技术日益受到重视，其涵盖了从急性期管理到慢性期康复的全方位护理策略。

一、骨科康复护理的基本原则

（一）早期介入：奠定康复基石

在骨科疾病的治疗与康复旅程中，早期介入犹如播种于初春的种子，对后续的成长与恢复起着决定性的作用。当骨科疾病如骨折、关节脱位、脊柱损伤等不幸发生时，患者不仅面临着身体上的剧痛，还可能因长期卧床或活动受限而引发一系列并发症，如深静脉血栓、关节僵硬、肌肉萎缩等。因此，尽早开始康复护理，如同为康复之路铺设了坚实的基石。早期介入的康复护理策略多样且细致。疼痛管理是不可或缺的一环。医护人员需根据患者的疼痛程度，采用药物镇痛、物理疗法（如冷敷、热敷、电疗）及心理支持等多种手段，有效缓解患者的疼痛感，为其后续的功能锻炼创造有利条件。体位摆放同样重要。正确的体位不仅能减轻患者的疼痛，还能预防压疮、关节挛缩等并发症的发生。医护人员需根据患者的具体病情，指导其采取合适的体位，并定期协助其翻身，确保身体各部位得到均衡的支撑。关节活动度练习也是早期介入的重要内容之一。在确保安全的前提下，医护人员会指导患者进行轻柔的关节屈伸、旋转等动作，以维持关节的活动度，预防关节僵硬。这些练习不仅有助于促进局部血液循环，还能为后续的康复训练打下良好的基础。

（二）个体化护理：量身定制的康复方案

在骨科康复护理中，每一位患者都是独一无二的。他们的病情严重程度、身体状况、心理状态及康复需求各不相同。因此，个体化护理成为不可或缺的原则。这意味着，医护人员需要深入了解患者的具体情况，包括年龄、性别、职业、生活习惯、疾病史等，以便为其量身定制一套科学合理的康复方案。个体化护理的实施过程充满了人文关怀和精准医疗的理念。医护人员会根据患者的疼痛程度、关节活动度、肌力水平等评估结果，制定个性化的康复目标和计划。这些计划可能包括特定的功能锻炼、理疗方案、营养指导及心理支持等多个方面。医护人员还会根据患者的康复进展和反馈，及时调整和优化康复方案，确保护理措施的针对性和有效性。

（三）全面康复：身心并重，重塑生活

骨科康复护理的目标远不止于肢体功能的恢复。它更是一个全方位、多层次的康复过程，旨在帮助患者实现身体、心理、社会的全面康复。在这个过程中，医护人员不仅要关注患者的肢体功能恢复，还要关注其心理状态的变化和社会适应能力的提升。心理康复是全面康复的重要组成部分。骨科疾病往往给患者带来沉重的心理负担，如焦虑、抑郁、恐惧等。医护人员需要通过心理疏导、认知行为疗法等方式，帮助患者调整心态，树立战胜疾病的信心。他们还会鼓励患者参与社交活动，增强社会支持网络，促进其心理康复。社会康复也是不容忽视的一环。骨科疾病可能导致患者暂时或永久性地丧失部分生活自理能力，给其日常生活带来诸多不便。医护人员需要为患者提供必要的生活技能训练和辅助器具使用指导，帮助其重新融入社会，恢复正常的生活和工作。

（四）循序渐进：稳中求进，迈向康复

在骨科康复护理的过程中，循序渐进的原则是确保康复效果和安全性的关键。这意味着医护人员需要根据患者的康复进展和身体状况，逐步调整护理方案，避免过度训练或急于求成导致的损伤加重或复发。循序渐进的康复过程需要医护人员具备高度的专业素养和耐心。他们需要密切观察患者的反应和变化，及时调整训练强度和难度，确保每一次训练都能在安全有效的范围内进行。他们还需要与患者建立良好的沟通机制，鼓励其积极参与康复训练，并在遇到困难和挫折时给予必要的支持和鼓励。

二、常见骨科疾病的康复护理

在深入探讨骨折、关节置换及脊柱疾病的康复护理时，我们不得不进一步细化每个阶段的护理策略、注意事项及患者心理支持的重要性，以确保患者能够全面、有效地恢复健康。

（一）骨折的康复护理

固定与制动阶段：骨折发生后，首要任务是确保骨折断端的稳定，通过石膏、夹板、外固定架或手术内固定等方式进行固定。此阶段，患者需严格遵循医嘱，保持患肢的正确体位，避免自行调整或过早活动，以防骨折移位。护理人员应定期检查固定装置是否松动或压迫皮肤，及时调整并观察患肢末梢血液循环情况，预防压疮和神经血管损伤。鼓励患者进行未受伤肢体的活动，促进血液循环，预防深静脉血栓的形成。

1. 疼痛与肿胀管理

疼痛是骨折后常见的症状，影响患者的休息和康复进程。通过药物（如非甾体抗炎药）、物理疗法（如冷敷、热敷交替使用）、心理疏导及放松技巧等综合手段进行疼痛管理。肿胀则可通过抬高患肢、加压包扎、轻柔按摩及适当的运动来减轻。保持饮食均衡，多摄入富含蛋白质、维生素和矿物质的食物，有助于促进组织修复和减轻炎症反应。

2. 关节活动度与肌力训练

拆除固定装置后，康复的重点转向恢复关节活动度和增强肌力。根据骨折部位和愈合情况，制定个性化的康复计划，包括主动和被动关节活动练习、等长肌肉收缩练习等。这些练习应在专业康复师指导下进行，逐步增加强度和范围，避免过度训练导致二次损伤。利用辅助器具（如拐杖、轮椅）进行部分负重练习，为完全负重行走做准备。

（二）关节置换的康复护理

1. 预防感染

关节置换术后，预防感染是首要任务。医护人员需严格执行无菌操作，保持手术切口清洁干燥，定期更换敷料，监测体温和白细胞计数等感染指标。患者也应注意个人卫生，避免交叉感染。

2.疼痛与肿胀控制

术后疼痛可通过药物镇痛、冰敷、心理支持等方式缓解。肿胀则通过抬高患肢、早期进行股四头肌等长收缩练习和踝关节泵运动促进血液回流，减轻肿胀。功能恢复：随着病情的稳定，康复重点转向恢复关节活动度和功能。从简单的关节屈伸练习开始，逐渐增加难度和强度，如站立平衡训练、步态训练等。康复过程中，注重患者的心理支持，鼓励其积极参与康复过程，树立信心，克服恐惧和焦虑情绪。

（三）脊柱疾病的康复护理

1.个性化护理方案

脊柱疾病的康复护理需根据具体病情制定个性化方案。对于腰椎间盘突出症患者，通过牵引、推拿、理疗等方法缓解神经根受压症状，加强腰背肌锻炼，增强脊柱稳定性。对于脊柱骨折患者，则需严格限制脊柱活动，避免骨折移位或神经损伤。在稳定期，通过佩戴支具、进行核心肌群训练等方式促进骨折愈合和功能恢复。

2.心理与社会支持

脊柱疾病常伴随长期疼痛、活动受限等问题，严重影响患者的生活质量。因此，在康复过程中，注重患者的心理支持和情绪疏导尤为重要。医护人员应耐心倾听患者的诉求和担忧，提供积极的心理干预，帮助患者建立正确的康复观念，增强战胜疾病的信心。鼓励患者参与社交活动，获得家庭和社会的支持，促进身心全面康复。

三、康复评估

康复评估，作为骨科康复护理的基石，其重要性不言而喻。它不仅是衡量患者康复成效的标尺，更是指导康复路径调整与优化的关键。在整个康复周期中，从初期的基线评估到中期的进展追踪，再到后期的效果总结，康复评估如同一盏明灯，照亮了患者康复的每一步。

（一）评估的多元性与全面性

康复评估的多元性体现在其采用的多种方法上。量表评估以其简便易行、量化直观的特点，广泛应用于骨科康复领域。例如，疼痛评分如视觉模拟评分法

（VAS）和数字分级评分法（NRS），能够直观反映患者疼痛程度的变化，为疼痛管理提供直接依据。功能评分则更加全面地评估患者的日常生活能力、工作能力及特定功能受限情况，如 Barthel 指数、Fugl-Meyer 评估量表等，帮助康复团队了解患者整体功能恢复情况。观察评估则侧重于患者实际表现的直接观察与分析。步态分析通过观察患者的行走模式、步态周期、步长、步频等参数，评估下肢功能恢复情况及潜在问题，如步态不稳、疼痛步态等。关节活动度检查则通过量角器等工具，精确测量关节在各个方向上的活动范围，判断关节僵硬、挛缩等情况，为关节松动术、关节活动度训练等提供指导。仪器评估作为现代康复医学的重要组成部分，利用高科技手段实现了评估的精准化与客观化。肌力测试仪通过等长肌力测试或等速肌力测试，量化评估患者肌肉力量的大小及变化情况，为肌力训练方案的制定和调整提供依据。步态分析仪则通过捕捉患者行走时的足底压力分布、步态参数等数据，进行更深入的分析，揭示步态异常的根源，为制定个性化的步态训练计划提供支持。

（二）评估结果的应用与反馈

康复评估的结果不仅是患者康复进展的直接反映，更是康复计划调整与护理措施优化的重要依据。康复团队需根据评估结果，及时识别患者康复过程中存在的问题，如疼痛控制不佳、关节活动度受限、肌力恢复缓慢等，并针对性地调整康复方案。例如，对于疼痛评分持续较高的患者，需加强疼痛管理，调整药物剂量或增加物理治疗方法；对于关节活动度受限的患者，则需加强关节松动术和关节活动度训练。评估结果也是患者与康复团队之间沟通的重要桥梁。通过向患者详细解释评估结果，可以帮助患者更好地了解自己的康复状况，树立康复信心，提高康复依从性。定期的评估与反馈机制还能够促进康复团队内部的沟通与协作，确保康复计划的连续性和一致性。

（三）评估的持续性与动态性

康复评估并非一次性的任务，而是贯穿于整个康复过程的始终。随着患者康复进展的不断推进，评估的内容、方法及重点也会发生相应的变化。因此，康复团队需保持评估的持续性与动态性，定期对患者进行全面的评估与反馈，确保康复计划的时效性和针对性。

四、康复护理技术应用

（一）物理治疗的深度解析

在骨科康复护理的广阔领域里，物理治疗作为一门集科学性与艺术性于一体的治疗手段，其重要性不言而喻。它不仅关注于患者身体机能的恢复，更致力于通过一系列非侵入性的物理方法，促进患者身心的全面康复。热疗、冷疗、电疗、光疗等物理治疗方法，各自以其独特的科学原理与临床应用，为骨科康复护理提供了强有力的支持。

（一）热疗：温暖中的治愈力量

热疗，作为物理治疗中最古老且应用最广泛的方法之一，其核心在于通过提升局部组织温度，激发机体自身的修复机制。在骨科康复中，热疗的应用尤为广泛，它不仅能够有效缓解疼痛和肿胀，还能促进血液循环，加速组织修复过程。

1. 热敷的艺术

热敷，作为热疗中最简单直接的方式，通过温热的湿毛巾、热水袋或热敷包等媒介，将热量传递至患处。这种温热效应能够迅速使局部血管扩张，血流量增加，从而改善局部营养供应和氧气输送。热敷还能促进淋巴循环，帮助身体排除多余的液体和废物，减轻肿胀。对于慢性疼痛、肌肉紧张或僵硬的患者而言，热敷无疑是一种既舒适又有效的缓解方式。

2. 红外线的奥秘

红外线照射，作为现代热疗技术的代表，其优势在于能够深入组织内部，产生更为广泛而持久的温热效应。红外线不仅能使皮肤温度升高，还能穿透皮肤层，直接作用于肌肉、血管和神经等深层组织。这种深层加热能够加速细胞代谢，促进细胞再生和修复；红外线还能激发体内酶的活性，增强免疫细胞的功能，从而加速炎症的消退。红外线的光化学效应还能促进维生素 D 的合成，有助于骨骼健康。

3. 蜡疗的独特魅力

蜡疗，作为一种结合了热疗与机械压迫疗法的综合治疗方法，其独特之处在于使用熔化的石蜡作为治疗媒介。石蜡具有良好的热保持性和可塑性，能够紧密贴合于身体表面，为关节和肌肉提供持续的温热刺激。这种温热刺激不仅有助于缓解肌肉痉挛和疼痛，还能促进组织软化，增加关节活动度。蜡疗的压迫作用还能减少组织液的渗出，进一步促进肿胀的消退。

（二）冷疗：冷静应对的康复策略

与热疗相反，冷疗通过降低局部组织温度，实现其独特的康复效果。在骨科康复中，冷疗主要用于急性损伤或炎症初期的处理，通过收缩血管、减少血液渗出和肿胀、抑制神经传导等机制，达到止痛和减轻炎症的目的。

1. 冰敷的智慧

冰敷是冷疗中最常见且易于操作的方式。通过将冰块或冰袋包裹在毛巾等软质材料中，敷于患处，利用低温效应使局部血管收缩，血流量减少，从而减轻肿胀和疼痛。冰敷时，应注意控制时间和温度，避免过长时间的冰敷导致局部组织受损或冻伤。一般来说，每次冰敷时间不宜超过 20min，且需间隔一段时间后再进行下一次冰敷。

2. 加压包扎的辅助作用

在冷疗过程中，结合加压包扎能够进一步增强其效果。加压包扎能够进一步减少组织液的渗出和肿胀，促进淋巴回流和血液循环的恢复。对于急性扭伤、拉伤或骨折等损伤患者而言，及时采用冰敷结合加压包扎的处理方式，能够显著减轻疼痛和肿胀程度，为后续治疗创造有利条件。

（三）电疗：电流中的康复奇迹

电疗作为现代物理治疗的重要组成部分，利用电流或电磁场作用于人体组织，通过神经肌肉刺激、镇痛、促进血液循环等多种机制促进康复进程。在骨科康复中，电疗的应用日益广泛且效果显著。

1. TENS 的镇痛艺术

经皮神经电刺激（TENS）是一种通过低频电流刺激感觉神经末梢以阻断疼痛信号传导的镇痛方法。TENS 能够模拟自然镇痛机制中的"闸门控制"现象，即当低强度的电刺激作用于感觉神经末梢时，会激活一种抑制性神经递质（如内啡肽）的释放从而阻断疼痛信号的传导。这种非侵入性的镇痛方式对于慢性疼痛患者而言尤为适用且安全有效。

2. EMS 的力量重塑

肌肉电刺激（EMS）则是一种直接作用于肌肉组织的电疗方法。通过电极将低强度电流引入肌肉组织，引起肌肉收缩从而增强肌肉力量和耐力。在骨科康复中 EMS 尤其适用于因长期制动或神经损伤导致的肌肉萎缩患者。通过定期的 EMS 治疗能够激活并锻炼受损肌肉群促进肌肉组织的再生和修复，以提高患者的日常生活自理能力。

3. 超声波疗法的深层治疗

超声波疗法利用高频声波振动产生的温热效应和机械效应作用于人体组织，促进组织修复和炎症消散。超声波能够穿透皮肤层深入肌肉、韧带和关节等深层组织产生微细的振动和按摩作用，从而改善局部血液循环促进细胞代谢和废物排出。此外，超声波还能引起组织内微小气泡的破裂产生冲击波效应，进一步促进组织修复和再生。在骨科康复中超声波疗法广泛应用于软组织损伤、关节炎等疾病的治疗中。

（四）光疗：光明中的康复希望

光疗作为一种利用特定波长的光线对人体组织进行照射，以促进细胞代谢和再生的治疗方法，在骨科康复中同样具有重要意义。不同的光疗方法具有不同的治疗效果和适应证范围。

1. 激光疗法的精准治疗

激光疗法以其高能量密度和精确性在骨科康复中显示出独特优势。低强度激光（如冷激光）能够穿透皮肤层直接作用于深层组织，促进细胞再生和修复，减少疼痛和瘢痕形成。在骨折愈合、软组织损伤和慢性疼痛的治疗中，激光疗法均取得了显著疗效。此外，激光疗法还具有无创、无痛、无副作用等优点适用于各年龄段的患者。

2. 紫外线疗法的免疫增强

紫外线疗法则通过增强皮肤免疫功能和促进维生素 D 合成来改善骨骼健康和皮肤状况。适量的紫外线照射能够刺激皮肤细胞产生更多的维生素 D_3，进而在肝脏和肾脏中转化为具有生物活性的维生素 D，促进钙的吸收和利用，有助于骨骼的生长和修复。此外，紫外线还能激活皮肤中的免疫细胞，增强机体的免疫功能，从而对抗感染和炎症等病理过程。然而需要注意的是，紫外线照射应控制在安全范围内，以避免过度曝露导致皮肤损伤或癌变等风险。

3. 红光疗法的温柔修复

红光疗法以其深穿透性和低热量输出在骨科康复中广受欢迎。红光能够穿透皮肤层，深入肌肉和关节等深层组织，产生光化学反应促进细胞再生和修复。红光还能扩张血管增加血流量，从而改善局部营养供应和氧气输送，有助于加速组织修复和炎症消散。在软组织损伤、关节炎和慢性疼痛等疾病的治疗中，红光疗法均取得了良好的治疗效果且患者反馈良好。

五、运动疗法的全面阐述

在骨科康复护理的广阔领域中，运动疗法如同一座坚实的桥梁，连接着患者从病痛中恢复、重获生活自理能力乃至重返社会的每一步。它不仅是一种治疗手段，更是一种促进身心全面康复的艺术，通过科学规划与个性化实施，引领患者走向健康与希望的彼岸。运动疗法作为骨科康复护理的核心内容，在促进患者身心全面康复方面发挥着不可替代的作用。通过科学合理的运动练习，患者不仅能够恢复身体功能，还能提升心理健康水平，实现社会层面的融入与回归。因此，我们应高度重视运动疗法在骨科康复护理中的应用与推广，为患者提供更加全面、有效的康复服务。

（一）运动疗法的基础理论

1. 康复生物学基础

运动疗法基于人体生物学原理，通过物理性刺激，促进组织修复与功能重建。骨骼系统通过应力刺激促进骨痂形成与骨密度增加；肌肉组织在负荷下增强肌纤维数量与直径，提高收缩力；关节囊、韧带等结缔组织则在适度拉伸中增强弹性与韧性。运动还能促进血液循环，加速代谢废物排出，为组织修复提供充足的营养与氧气。

2. 神经康复学原理

运动疗法与神经系统的可塑性密切相关。通过反复练习，大脑皮层运动区能够形成新的神经连接，即神经可塑性。这种可塑性使受损的神经功能得以部分或完全恢复，尤其是在康复早期介入时效果更佳。运动疗法还能提高神经传导速度，增强肌肉间的协调性与反应速度。

（二）运动疗法的具体实践

1. 等长肌肉收缩练习：静中蕴动的力量

等长肌肉收缩练习，作为一种低强度、高安全性的训练方法，在骨科康复早期尤为适用。它不仅适用于骨折固定期间的患者，帮助预防肌肉萎缩与关节僵硬，还可在关节置换术后等需要限制活动范围的情境中发挥重要作用。练习时，患者需保持肌肉处于某一特定长度下，通过意念控制肌肉进行最大力量的收缩与放松，每组重复数次，每日多次进行。这种练习不仅增强了肌肉力量，还促进了肌肉内部的血液循环与代谢，为后续的康复训练奠定了坚实基础。

2. 等长肌肉放松练习：张弛有度的智慧

与等长肌肉收缩练习相辅相成的是等长肌肉放松练习。它强调的是在紧张与放松之间找到平衡，通过反复练习教会患者如何正确感知并控制肌肉状态。在练习过程中，患者需先通过等长肌肉收缩使肌肉达到一定程度的紧张状态，然后迅速而彻底地放松肌肉。这种练习不仅有助于缓解因疼痛、炎症等原因引起的肌肉痉挛与紧张，还能提高患者的自我感知能力与情绪管理能力，增强康复过程中的心理韧性。

3. 关节屈伸练习：灵活性的重塑

关节屈伸练习是恢复关节活动度、重建关节功能的关键环节。在固定装置拆除或骨折愈合到一定程度后，患者需在专业指导下逐步进行关节屈伸练习。练习时应遵循"小范围开始、逐渐增加难度"的原则，确保动作正确、规范。通过持续、渐进的练习，患者可以逐步扩大关节活动范围、增强关节周围肌肉的力量与稳定性、提高关节的灵活性与协调性。关节屈伸练习还能促进关节内滑液的分泌与分布，减少关节磨损与炎症反应。

4. 步行训练：迈向自由的步伐

步行训练是骨科康复护理中的"终极考验"，也是患者重返社会、恢复日常生活自理能力的重要标志。步行训练不仅要求患者具备足够的下肢力量与关节活动度，还需要良好的身体协调性、平衡能力及心理适应能力。在训练过程中，患者需从简单的站立平衡练习开始，逐步过渡到扶拐行走、独立行走乃至上下楼梯等复杂动作。训练时应根据患者的具体情况制定个性化的训练计划，包括训练强度、时间、步速等参数的调整与优化。还需注意监测患者的步态变化、评估训练效果，并及时调整训练方案以确保训练的安全性与有效性。

（三）运动疗法的综合效应

1. 生理层面的改善

运动疗法在骨科康复中能够显著改善患者的生理功能。通过增强肌肉力量与耐力、改善关节活动度与灵活性、提高身体协调性与平衡能力等方面的训练，患者可以逐步恢复甚至超越受伤前的运动能力。运动还能促进血液循环、加速新陈代谢、增强免疫力等生理机能，从而全面提升患者的身体健康水平。

2.心理层面的促进

运动疗法在心理层面同样具有积极作用。通过参与康复训练，患者能够感受到自身能力的逐步提升与恢复过程的积极进展，从而增强自信心与自我效能感。运动还能促进内啡肽等激素的分泌，缓解焦虑、抑郁等负面情绪，提高患者的心理健康水平。此外，运动还能为患者提供社交机会，促进人际关系的建立与维护，进一步丰富患者的精神生活。

3.社会层面的融入

最终，运动疗法助力患者实现社会层面的融入与回归。随着身体功能的逐步恢复，患者能够重新参与家庭活动、社会劳动及休闲娱乐等多样化的社会活动。这不仅有助于患者重拾生活乐趣与自我价值感，还能促进其与家人、朋友及社区成员之间的交流与互动，形成更加和谐、健康的社会关系网络。

（四）作业疗法的实际应用

作业疗法通过模拟日常生活和职业性活动的训练，帮助患者恢复独立生活和工作能力。这种疗法不仅关注患者的身体功能恢复，还注重其心理和社会适应能力的提升。

1.日常生活活动（ADL）训练

ADL训练包括穿衣、进食、洗漱、如厕等日常自理活动的训练。通过反复练习这些基本生活技能，患者可以逐渐提高自我照顾能力，减轻对家人的依赖。在训练过程中，康复师应根据患者的实际情况调整训练难度和强度，确保训练的安全性和有效性。

2.职业性活动（IADL）训练

IADL训练则更加侧重于工作能力和社交技能的恢复。对于因骨科疾病而失去工作或社交能力的患者来说，IADL训练显得尤为重要。通过模拟工作环境中的任务和挑战，患者可以逐渐恢复工作信心和技能水平。这种训练还有助于提高患者的社交能力和适应能力，促进其更好地融入社会。

（五）心理支持的不可或缺性

骨科疾病往往伴随着严重的心理压力和焦虑情绪。因此，在康复护理过程中应高度重视患者的心理支持工作。通过心理疏导、认知行为疗法等方法，帮助患者建立积极的康复态度和提高应对困难的能力。

1. 心理疏导

心理疏导是心理支持的重要组成部分。康复师应与患者建立良好的沟通关系，倾听其内心感受和需求，提供情感支持和安慰。通过解释病情、介绍康复知识和成功案例等方式，帮助患者树立康复信心，减轻心理负担。

2. 认知行为疗法

认知行为疗法是一种有效的心理治疗方法。它通过改变患者的错误认知和行为模式，帮助其建立积极的应对机制。在骨科康复护理中，认知行为疗法可以帮助患者调整对疾病的认知态度，减少负面情绪的干扰；教授其有效的应对策略和技巧，提高应对困难和挫折的能力。这种疗法不仅有助于患者的心理健康恢复，还能促进其更好地配合康复治疗计划，提高康复效果。

五、心理支持与家庭康复指导

（一）心理支持的深度与广度

在骨科康复护理的广阔领域中，心理支持如同一股温暖而坚定的力量，贯穿患者康复的始终。它不仅关乎患者的情绪稳定与心理健康，更是促进身体康复不可或缺的一环。

1. 个性化关怀与倾听

每位患者的心理反应都是独一无二的，医护人员需具备高度的同理心，耐心倾听患者的诉说，理解其内心的恐惧、焦虑与不安。通过个性化地关怀，让患者感受到被尊重与理解，从而建立起信任的基础。这种信任关系为患者敞开心扉、表达真实感受提供了安全的港湾。

2. 情绪管理与应对策略

医护人员应教授患者及家属情绪管理的技巧，如深呼吸、冥想、正念练习等，帮助他们在面对疼痛、挫折或压力时，能够保持冷静与乐观。提供实用的应对策略，如时间管理、任务分解等，使患者能够更好地应对康复过程中的各种挑战。

3. 专业心理干预

对于存在严重心理问题的患者，如抑郁、焦虑或创伤后应激障碍等，医护人员应及时识别并建议其接受专业的心理治疗。这包括心理咨询、认知行为疗法、心理教育等，旨在帮助患者调整不良认知，改善情绪状态，增强心理韧性。

4. 家属的支持与参与

家属的支持对于患者的康复至关重要。医护人员应鼓励家属积极参与康复过程，了解患者的心理状态，给予情感上的支持与鼓励。通过组织家属交流会、提供心理健康教育资源等方式，增强家属的心理健康意识与护理能力，共同为患者营造一个温馨、和谐的康复环境。

（二）家庭康复指导的细致与全面

家庭作为患者康复的重要延伸场所，其康复环境与护理质量直接影响患者的康复效果。因此，在患者出院前，医护人员应提供详尽而全面的家庭康复指导。

1. 个性化康复计划的制定

根据患者的具体病情、康复进展及家庭环境等因素，制定个性化的康复计划。该计划应明确康复目标、具体措施、时间安排及预期效果等，确保患者在家中能够有序、高效地进行康复训练。

2. 护理技巧的传授

医护人员应向患者及家属传授必要的护理技巧，如伤口护理、关节活动度训练、肌肉力量训练等。通过现场演示、视频教学等方式，确保患者及家属能够掌握正确的操作方法，避免因不当护理导致的并发症或二次损伤。

3. 药物使用的注意事项

详细告知患者及家属药物的名称、用途、剂量、用法及可能的副作用等信息。强调按时服药的重要性，并教会患者及家属如何识别药物不良反应并及时就医。

4. 紧急情况的应对措施

针对可能出现的紧急情况，如跌倒、骨折部位再次受伤、疼痛加剧等，医护人员应提供明确的应对措施与联系方式。确保患者及家属在紧急情况下能够迅速采取正确的行动，减少损害并及时获得专业救助。

第四章 儿科护理概论

第一节 儿科生长发育特点与护理

儿科护理作为医疗护理领域的一个重要分支，专注于儿童这一特殊群体的健康照护。儿童期是生长发育最为迅速和关键的阶段，其生长发育特点与成人存在显著差异，因此，儿科护理需要充分了解并掌握这些特点，以提供更加精准、有效的护理服务。

一、儿科生长发育的基本特点

（一）连续性与阶段性的深度探索

儿童的生长发育，这一自然界最为奇妙的现象之一，其连续性与阶段性交织的特质，为我们揭示了生命成长的奥秘。连续性，顾名思义，指的是这一过程从婴儿呱呱坠地直至青春期末尾，乃至成年，都是不间断地向前推进的，仿佛一条绵延不绝的河流，滋养着生命的每一寸土地。在这个过程中，儿童的身体机能、心理认知、社会情感等各方面都在不断地成熟与完善，每一个细微的变化都是向着更加复杂、更加高级的状态迈进。

阶段性，是这条连续河流中的礁石与浅滩，它们标志着生长发育过程中的重要转折点。婴儿期，作为人生的起点，其生长发育速度之快令人惊叹，无论是体重的增加、身高的增长，还是大脑的发育、感官的成熟，都达到了生命中的第一个高峰。这一阶段的快速发展，为后续的学习、探索奠定了基础。随后，儿童进入幼儿期、学龄前期、学龄期，每个阶段都有其独特的生长速度和发育特征。比如，学龄前期是儿童语言能力、想象力、创造力迅速发展的时期；学龄期则更加注重认知能力的提升，逻辑思维、抽象思维开始萌芽。最终，青春期的到来，如同火山爆发般，再次掀起生长发育的狂澜，身体形态、生理机能、心理情感都经历着前所未有的变化，标志着儿童向成年人的过渡。这种连续性与阶段性的结合，使儿童的生长发育过程既具有稳定性,又充满变数。它提醒我们,在关注儿童成长时,既要把握整体趋势,又要敏锐捕捉阶段性变化,给予适时、适当的支持与引导。

（二）不平衡性的多维度解析

儿童的生长发育之所以被称为一场不平衡的赛跑,是因为不同系统、不同器官之间的发育速度并不一致,它们各自遵循着独特的时间表。神经系统作为生命活动的调控中心,其发育自然走在前列。从婴儿期开始,大脑就以前所未有的速度发育,神经元之间的连接迅速增加,为儿童的感知、记忆、思维等高级功能提供了强大的物质基础。相比之下,生殖系统的发育则显得相对迟缓,直至青春期才迎来爆发式增长。在体格生长方面,"头尾律"和"近侧发展律"更是生动地描绘了这种不平衡性。婴儿出生时,头部相对较大,占整个身体比例较高,随着时间的推移,头部增长速度逐渐放缓,而四肢和身体其他部位则开始加速生长,直至达到成人比例。"近侧发展律"也告诉我们,上肢比下肢更早发育成熟,这种从中心向四周扩展的生长模式,使儿童在成长过程中逐渐获得更大的活动范围和更强的运动能力。这种不平衡性的存在,不仅体现了生命发育的复杂性和多样性,也为我们提供了重要的教育启示。在促进儿童全面发展的过程中,我们需要充分认识到各系统、各器官发育的差异性,采取针对性的措施,确保每个方面都能得到均衡的发展。

（三）个体差异性的深刻内涵

儿童生长发育的个体差异性,如同一幅幅丰富多彩的画卷,展现了生命多样性的无限魅力。这种差异性源于遗传、环境、营养、教育等多种因素的交织作用,使得每个儿童都成为独一无二的个体。遗传因素是儿童生长发育差异性的基础。父母的遗传特征通过基因传递给子女,决定了其生长发育的潜力和趋势。遗传因素并非决定一切,环境因素同样起着至关重要的作用。家庭环境、社会经济状况、文化背景、教育水平等都会影响儿童的生长发育。比如,营养状况良好的儿童往往生长发育更加健康;而接受良好教育的儿童,则在认知能力、社交技能等方面表现出更高的水平。个体差异性还体现在心理、性格、兴趣爱好等多个方面。有的儿童性格内向、安静,喜欢独自阅读、思考;而有的儿童则外向、活泼,热衷于户外运动、社交活动。这些差异性的存在,使每个儿童都有自己独特的成长路径和发展方向。

二、影响儿科生长发育的因素

（一）遗传因素的深度剖析

遗传因素，作为生命传承的基石，深刻影响着儿童生长发育的每一个细微环节。它如同一幅精密的蓝图，绘制了儿童未来成长的可能轨迹。父母的身高、体型、种族等遗传特征，通过基因这一神奇的信息载体，悄无声息地传递给下一代，为他们的生长发育奠定了基础。身高作为生长发育最直观的指标之一，其遗传度高达 70% ~ 80%。这意味着，父母的身高在很大程度上决定了子女的身高潜力。当然，这并不意味着身高完全由遗传决定，环境因素同样起着不可忽视的作用，但遗传无疑是其中最为重要的因素之一。体型特征如体型胖瘦、骨架大小等也受遗传影响显著。种族因素同样对儿童的生长发育产生深远影响。不同种族之间，由于长期的自然选择和进化，形成了各自独特的生理特征和生长发育规律。例如，某些种族可能天生具有较高的骨密度，使得他们在骨骼发育方面更具优势；而另一些种族则可能拥有更强的肌肉力量或耐力，这同样与遗传密切相关。值得注意的是，遗传因素并非孤立存在，它与环境因素相互作用，共同塑造着儿童的生长发育轨迹。一个拥有优秀遗传潜质的儿童，如果长期处于营养不良或恶劣的环境中，其生长发育也可能受到严重限制。反之，一个遗传条件一般的儿童，在良好的营养和环境支持下，也有可能实现超越预期的生长发育。

（二）营养因素的全面解读

营养，作为儿童生长发育的物质基础，其重要性不言而喻。它如同生命的燃料，为儿童的体格生长、智力发育及免疫功能等各个方面提供源源不断的能量和养分。

从体格生长的角度来看，蛋白质、糖类、脂肪等宏量营养素是人体组织器官的基本物质。充足的蛋白质摄入有助于肌肉和骨骼的发育；糖类则是人体获取能量的主要来源；而适量的脂肪则对维持细胞膜结构、促进脂溶性维生素吸收等方面发挥着重要作用。钙、铁、锌等微量元素及维生素 A、维生素 D、维生素 C 等也是儿童生长发育不可或缺的营养素。它们参与骨骼形成、血液生成、免疫调节等多个生理过程，对儿童的健康成长至关重要。营养摄入并非越多越好。营养过剩同样会带来一系列健康问题。例如，长期高热量、高脂肪的饮食可能导致儿童肥胖，进而增加患糖尿病、高血压等慢性疾病的风险。过度补充营养还可能对儿童的肝肾功能造成负担，影响其正常生理功能。因此，在保障儿童充足营养摄入时还需注意合理搭配、均衡膳食。家长应根据儿童的年龄、性别、生长发育阶段及活动量等因素，科学制定饮食计划，确保儿童获得全面、均衡的营养支持。

（三）环境因素的广泛影响

环境因素作为儿童生长发育的外部条件，其影响范围广泛而深远。它不仅包括家庭环境、社会环境等人文因素，还涉及自然环境等自然因素。家庭环境是儿童成长的第一课堂。和谐、温馨的家庭氛围有助于培养儿童积极向上的性格品质；而父母的教育方式、生活习惯等也会对儿童的生长发育产生重要影响。例如，父母良好的饮食习惯和生活习惯可以为儿童树立榜样；而过度溺爱或忽视则可能导致儿童形成不良的行为习惯和心理问题。社会环境同样对儿童生长发育产生着不可忽视的影响。学校、社区等是儿童重要的社交场所，它们为儿童提供了学习、交流、娱乐等多种机会。良好的社会环境有助于培养儿童的社交能力、团队合作精神和责任感；而不良的社会环境则可能给儿童带来心理创伤和安全隐患。自然环境作为人类生存的基础条件，其质量直接影响着儿童的生长发育。清新的空气、干净的水源、优美的环境有助于促进儿童的身体健康；而污染、噪声等不利因素则可能对儿童的生长发育产生负面影响。例如，空气污染可能导致儿童呼吸系统疾病频发；而噪声污染则可能影响儿童的睡眠质量和学习效率。

（四）疾病因素的复杂挑战

疾病作为儿童生长发育的"拦路虎"，其影响不容忽视。无论是急性疾病还是慢性疾病，都可能对儿童的生长发育造成不同程度的损害。急性疾病如感冒、发烧等虽然病程短暂，但也可能导致儿童暂时性的生长发育停滞或减缓。这是因为急性疾病会消耗儿童体内的能量和养分，使其处于应激状态，从而影响正常的生长发育过程。急性疾病还可能引发一系列并发症和后遗症，进一步加重对儿童生长发育的影响。慢性疾病则更为棘手。它们病程长、治疗难度大且易反复发作，长期影响儿童的生长发育水平。例如，慢性疾病可能导致儿童营养吸收不良、免疫力下降等问题；而长期的药物治疗则可能对儿童的肝肾功能造成损害。慢性疾病还可能给儿童带来沉重的心理负担和社会压力，影响其心理健康和社交能力的发展。

三、儿科护理原则

（一）以儿童为中心：构建全方位关怀的护理模式

在儿科护理的广阔领域中，"以儿童为中心"的理念不仅是护理工作的基石，更是推动儿童健康成长的强大动力。这一理念要求护理人员在每一个护理环节中都应将儿童的利益置于首位，深入理解和尊重儿童的独特性，确保他们的生理、心理和社会需求得到全面而细致的关注。尊重儿童的意愿和感受是"以儿童为中心"护理模式的核心。儿童虽小，却拥有独立的感受和思考能力。在护理过程中，护理人员应学会倾听儿童的声音，尊重他们的选择和决定（在合理的范围内）。例如，在给药或进行某些治疗时，可以通过解释、示范或游戏等方式，让儿童了解治疗的目的和过程，减少他们的恐惧和抵触情绪。护理人员还应关注儿童的情绪变化，及时给予安慰和鼓励，帮助他们建立积极的心理防御机制。采用适合儿童年龄和认知水平的沟通方式是确保有效沟通的关键。儿童的认知能力随着年龄的增长而不断发展，因此，护理人员应根据儿童的年龄和发育阶段，采用合适的语言、表情和肢体语言与他们交流。对于年龄较小的婴儿，可以通过抚摸、拥抱等肢体语言来表达关爱和安慰；对于稍大的幼儿，则可以通过讲故事、唱歌等方式来转移他们的注意力，减轻治疗带来的不适感。护理人员还应注重与儿童建立信任关系，通过耐心的陪伴和关怀，让儿童感受到温暖和安全。

（二）预防为主：构建儿童健康的坚固防线

儿科护理中的预防工作，是保障儿童健康的重要一环。通过健康教育、疫苗接种等措施，可以有效降低儿童患病风险，为他们的健康成长筑起一道坚固的防线。健康教育是预防工作的基础。护理人员应针对不同年龄段的儿童及其家庭成员，开展形式多样的健康教育活动。这些活动可以包括疾病预防知识的传授、健康饮食和生活习惯的指导、心理健康的辅导等。通过这些活动，可以帮助儿童及其家庭树立正确的健康观念，提高自我保健能力，从而减少疾病的发生。疫苗接种是预防传染病的有效手段。护理人员应严格按照国家免疫规划的要求，为儿童提供及时、安全的疫苗接种服务。在接种过程中，护理人员应向家长详细解释疫苗的种类、作用、接种程序和注意事项等，消除家长的疑虑和担忧。护理人员还应密切观察儿童的接种反应，及时处理可能出现的异常情况，确保疫苗接种的安全性和有效性。加强对儿童生长发育的监测和评估也是预防工作的重要内容。护理人员应定期为儿童进行身高、体重、头围等生长指标的测量，并根据测量结果评估儿童的生长发育状况。对于生长发育偏离正常轨迹的儿童，护理人员应及时与家长沟通，制定个性化的干预措施，帮助他们恢复正常的生长发育轨迹。

（三）综合性护理：打造全方位、个性化的护理方案

儿科护理的综合性特点要求护理人员在护理过程中要综合考虑儿童的身体状况、心理状态和社会环境等多个方面。这种综合性的护理模式有助于为儿童提供更加全面、个性化的护理服务。在身体状况方面，护理人员应密切关注儿童的生命体征变化，如体温、脉搏、呼吸等。对于患有疾病的儿童，护理人员应根据医嘱给予相应的治疗和护理措施，如给药、换药、观察病情变化等。护理人员还应关注儿童的营养状况，指导家长合理安排儿童的饮食，确保他们获得充足的营养支持。在心理状态方面，护理人员应关注儿童的情绪变化和心理需求。对于因疾病或治疗而产生恐惧、焦虑等负面情绪的儿童，护理人员应通过心理疏导、安慰陪伴等方式帮助他们缓解情绪压力。护理人员还应关注儿童的心理健康发展，为他们提供必要的心理支持和辅导。

在社会环境方面，护理人员应关注儿童所处的家庭和社会环境对其健康成长的影响。通过与家长的沟通合作，护理人员可以了解儿童的家庭背景、生活习惯、教育环境等信息，为制定个性化的护理计划提供参考。护理人员还可以通过家庭访视、家长教育等方式提高家庭护理能力，促进家庭成员之间的沟通和协作，为儿童营造一个温馨、和谐的家庭环境。

（四）家庭与学校参与：构建家校共育的良性互动机制

家庭是儿童成长的重要环境之一，也是儿科护理工作中不可或缺的一部分。鼓励家庭成员的参与和支持不仅可以提高家庭护理能力，还可以促进儿童的健康发展。家庭访视是加强家庭与医院联系的重要途径。通过定期的家庭访视，护理人员可以了解儿童在家的生活状况、病情变化和护理需求等信息，为制定个性化的护理计划提供依据。护理人员还可以向家长传授护理知识和技能，提高他们的家庭护理能力。这种面对面的交流和指导有助于建立更加紧密的家长与医护人员之间的合作关系。家长教育是提升家庭护理水平的关键。护理人员可以通过开展家长教育讲座、发放宣传资料等方式向家长传授儿童健康知识、护理技巧等实用信息。这些教育活动可以帮助家长树立正确的育儿观念和方法，提高他们的育儿

能力和信心。家长之间也可以相互交流经验和心得，共同为儿童的健康成长贡献力量。

建立学校与医院之间共育的良性互动机制是实现儿童全面发展的重要保障。学校和医院应建立紧密的合作关系，共同关注儿童的健康成长。学校可以邀请医院的儿科专家为师生开展健康教育讲座和义诊活动；医院则可以定期向学校反馈儿童的健康状况和护理需求等信息。家校共育的模式有助于形成合力效应，为儿童的健康成长提供更加全面、有力的支持。

四、常见儿科疾病的护理

（一）呼吸系统疾病：细致入微的关怀与精准护理

呼吸系统疾病在儿科领域占据重要地位，其中呼吸道感染和哮喘尤为常见。针对这类患儿，护理工作需细致入微，以确保患儿能够平稳度过病期，减少并发症的发生。

在保持呼吸道通畅方面，护理人员需定期为患儿翻身拍背，促进痰液排出。对于痰液黏稠不易咳出的患儿，可采用雾化吸入疗法，利用药物直接作用于呼吸道黏膜，稀释痰液，便于咳出。保持室内空气清新，湿度适宜，减少尘埃和刺激性气体的刺激，也是维护呼吸道通畅的重要措施。合理给氧对于呼吸困难的患儿至关重要。护理人员需根据患儿的病情和血氧饱和度监测结果，及时调整氧流量和给氧方式，确保患儿获得足够的氧气供应。在给氧过程中，还需密切观察患儿的反应，防止氧中毒等不良反应的发生。密切观察病情变化是呼吸系统疾病护理中的关键环节。护理人员需定时监测患儿的体温、呼吸、心率等生命体征，以及咳嗽、喘息等症状的变化情况。一旦发现异常，应立即报告医生，并协助医生采取相应的处理措施。药物治疗和护理支持在呼吸系统疾病的治疗中同样不可或缺。护理人员需严格按照医嘱为患儿给药，并注意观察药物的疗效和不良反应。为患儿提供舒适的休息环境，鼓励其多喝水，保持充足的睡眠，以增强机体抵抗力，促进疾病康复。

（二）消化系统疾病：平衡与调整的艺术

消化系统疾病如腹泻、呕吐等，不仅影响患儿的营养吸收，还可能导致水、电解质紊乱等严重后果。因此，在护理过程中，保持患儿的水、电解质平衡和营养摄入至关重要。

对于腹泻患儿，护理人员需密切观察其大便的次数、性状及量，以评估脱水程度。根据脱水情况，及时给予口服补液盐或静脉补液，以纠正水、电解质紊乱。调整患儿的饮食结构，以清淡、易消化、富含营养的食物为主，避免油腻、刺激性食物的摄入，以减轻胃肠道负担。呕吐患儿的护理则需更加注重体位管理。呕吐时，应让患儿保持侧卧位或坐位，以防呕吐物误入呼吸道引起窒息。呕吐后，及时清理口腔和鼻腔内的呕吐物，保持呼吸道通畅。根据医嘱给予止吐药物和补液治疗，以缓解呕吐症状并补充失去的水分和电解质。在药物治疗和饮食调整的基础上，护理人员还需密切关注患儿的病情变化。一旦出现精神萎靡、尿量减少、皮肤弹性降低等脱水加重的表现，应立即报告医生并采取紧急救治措施。

（三）神经系统疾病：耐心与坚持的康复之路

神经系统疾病如脑性瘫痪、癫痫等，对患儿的生长发育和心理健康造成严重影响。在护理过程中，耐心与坚持是帮助患儿走向康复的关键。康复训练是神经系统疾病患儿护理的重要组成部分。护理人员需根据患儿的病情和康复需求，制定个性化的康复训练计划，包括肢体功能训练、语言训练、认知训练等。在训练过程中，注重患儿的参与和兴趣，采用游戏化、趣味化的方式激发其积极性，提高训练效果。心理支持对于神经系统疾病患儿同样重要。护理人员需关注患儿的情绪变化和心理需求，给予他们足够的关爱和鼓励。通过陪伴、交流、心理疏导等方式，帮助患儿建立积极的心态，增强战胜疾病的信心。安全管理在神经系统疾病患儿的护理中也不容忽视。护理人员需加强病房巡视，确保患儿的安全。对于癫痫发作的患儿，需及时给予抗癫痫药物治疗和急救处理，防止发生意外伤害。加强对患儿家属的安全教育，指导他们掌握癫痫发作时的应急处理措施，确保患儿在家的安全。

五、心理社会支持

（一）心理护理：心灵的温柔抚触

在儿科护理的广阔领域里，心理护理如同温暖的阳光，穿透患儿心中的阴霾，为他们带来希望与安慰。儿童在面临疾病时，由于认知能力和自我调节能力的限制，往往更容易产生焦虑、恐惧、孤独等负面情绪。这些情绪不仅会影响患儿的治疗效果，还可能对其心理发展造成长远的影响。因此，心理护理在儿科护理中扮演着至关重要的角色。

心理护理的核心在于关注患儿的心理状态变化，并采取相应的措施进行干预。护理人员应具备高度的同理心，能够敏锐地感知到患儿的情绪波动。当患儿表现出不安、害怕或抵触治疗时，护理人员应耐心倾听他们的心声，用温柔的话语和亲切的态度给予安慰和鼓励。通过讲述治愈的故事、播放轻松的音乐或进行简单的游戏等方式，帮助患儿分散注意力，减轻紧张情绪。加强与家长的沟通与合作也是心理护理的重要环节。家长是患儿最亲近的人，他们的情绪状态和行为方式会直接影响到患儿的心理感受。护理人员应主动与家长建立良好的沟通渠道，了解患儿的家庭背景、性格特点和兴趣爱好等信息，以便更好地理解患儿的心理需求。在护理过程中，护理人员应与家长保持密切联系，共同关注患儿的情绪变化，及时分享护理经验和技巧，形成合力效应，为患儿提供全方位的心理支持。心理护理还应注重培养患儿的积极心态和应对能力。在疾病康复的过程中，患儿可能会遇到各种困难和挑战。护理人员应鼓励患儿保持乐观向上的心态，勇敢面对疾病和治疗的痛苦。通过讲述励志故事、分享成功案例等方式，激发患儿的斗志和信心，让他们相信自己能够战胜疾病，恢复健康。护理人员还应指导患儿学会一些简单的自我调节技巧，如深呼吸、放松训练等，帮助他们更好地应对负面情绪和压力。

（二）社会支持：共筑健康的防护网

社会支持是儿童健康成长不可或缺的力量源泉。在儿科护理中，关注患儿的社会环境和社会关系变化，提供必要的社会资源和信息支持，是帮助患儿及其家庭应对疾病挑战的重要途径。儿科护理应关注患儿的社会环境对其健康的影响。家庭是儿童成长的第一课堂，家庭环境的好坏直接关系到儿童的身心健康。护理人员应通过与家长的交流，了解家庭状况、家庭氛围以及家庭成员之间的关系等信息，评估家庭环境对患儿康复的潜在影响。对于存在问题的家庭，护理人员应提供必要的指导和帮助，如家庭教育、亲子关系改善等，以营造良好的家庭氛围，促进患儿的康复。儿科护理还应关注患儿的社会关系变化。疾病可能会导致患儿在学校、社区等社会环境中受到排斥或歧视，进而加重其心理负担。因此，护理人员应加强与学校、社区等机构的合作与交流，为患儿争取更多的理解和支持。通过组织公益活动、开展健康教育等方式，提高社会对儿科疾病的认知度和包容度，为患儿营造一个温馨、和谐的社会环境。儿科护理还应积极利用社会资源为患儿及其家庭提供帮助。例如，可以联系慈善机构、志愿者组织等社会力量为患儿提供经济援助、心理咨询服务等支持；可以邀请儿科专家、心理咨询师等专业人士为患儿及其家庭提供医疗咨询和心理疏导等服务；还可以利用互联网平台建立患儿交流群、家长互助会等社群组织，为患儿及其家庭搭建一个信息共享、情感交流的平台。通过这些措施的实施，可以进一步增强患儿及其家庭的社会支持感，提高他们的应对能力和生活质量。

第二节　婴幼儿喂养与营养支持

婴幼儿期是人类生命中最为关键的成长阶段之一，其营养状况直接关系到儿童的体格发育、智力发展及终身健康。因此，科学合理的婴幼儿喂养与营养支持显得尤为重要。

一、婴幼儿喂养的基本原则

（一）母乳喂养优先：生命的初乳，爱的传递

母乳，这一自然界赋予婴儿最珍贵的礼物，不仅是婴儿生命初期最重要的食物来源，更是母爱与生命延续的象征。其独特之处在于其无与伦比的营养价值与生物活性成分，这些成分共同作用于婴儿的成长与发育，为他们的健康奠定了坚实的基础。

1. 母乳的营养价值

母乳中富含丰富的营养物质，如乳糖、优质蛋白质、不饱和脂肪酸酸及多种维生素和矿物质，这些成分均对婴儿的生长发育至关重要。乳糖作为母乳中的主要糖类，不仅易于婴儿消化吸收，还能促进肠道内有益菌的生长，维护肠道健康。而母乳中的蛋白质则以乳清蛋白为主，其氨基酸组成与婴儿需求高度匹配，易于吸收利用。母乳中的不饱和脂肪酸酸，如 DHA 和 ARA，对婴儿大脑和视力的发育具有关键作用。

2. 母乳中的免疫因子

除丰富的营养物质外，母乳还含有大量的免疫因子，如免疫球蛋白、乳铁蛋

白、溶菌酶等，这些成分能够有效增强婴儿的免疫力，抵御外界病原体的侵袭。免疫球蛋白能够直接中和病毒和细菌，保护婴儿免受感染；乳铁蛋白则具有广谱抗菌作用，能够破坏细菌的细胞壁，抑制其生长繁殖；溶菌酶则能够溶解细菌的细胞壁，使其失去活性。这些免疫因子共同构成了母乳强大的免疫屏障，为婴儿的健康保驾护航。

3. 母乳喂养的益处

母乳喂养不仅对婴儿有益，对母亲同样具有积极的影响。母乳喂养能够促进母婴之间的情感交流，加深母子之间的情感联系。母乳喂养还能够促进母亲子宫收缩，减少产后出血的风险。母乳喂养还能够降低母亲患乳腺癌和卵巢癌的风险。因此，从多方面考虑，母乳喂养都是婴幼儿喂养的首选方式。

4. 母乳喂养的实践与挑战

尽管母乳喂养具有诸多优势，但在实际操作中仍面临诸多挑战。如部分母亲因工作、身体原因等无法亲自哺乳；部分婴儿因吸吮能力不足、过敏等原因无法直接接受母乳喂养等。针对这些问题，医疗机构和社会各界应加强对母乳喂养的宣传和支持力度，提高母乳喂养的普及率和成功率。对于无法直接进行母乳喂养的婴儿，应提供合适的配方奶作为替代品，以确保其获得充足的营养支持。

（二）适时添加辅食：从单一到多样的营养之旅

随着婴儿的生长发育和营养需求的不断增加，单纯的母乳喂养已无法满足其日益增长的需求。因此，在婴儿达到一定年龄（通常为 6 个月左右）时，应适时添加辅食。辅食的添加不仅是婴儿营养需求的重要补充，更是其逐渐适应多样化食物、培养良好饮食习惯的关键阶段。

1. 辅食添加的时机与原则

辅食的添加时机应根据婴儿的生长发育情况、营养需求及消化吸收能力等因素综合考虑。一般来说，当婴儿能够控制头部和颈部、对食物表现出浓厚兴趣并能够坐稳时，即可考虑添加辅食。辅食的添加应遵循由少到多、由稀到稠、由细到粗、由单一到多样的原则。初期应以单一食物为主，逐渐增加食物的种类和数量；食物质地应从稀薄的流质逐渐过渡到半流质、软糊状等；要注意观察婴儿的反应情况，避免过敏和消化不良等问题的发生。

2. 辅食的选择与准备

在选择辅食时，应注重食物的多样性和营养均衡性。初期可以选择一些易于消化吸收的食物作为辅食的起点，如米糊、果泥、蔬菜泥等。这些食物不仅富含丰富的营养物质，还易于婴儿消化吸收。在准备辅食时，应注意食材的新鲜度和卫生状况，避免使用过期或变质的食材；要注意烹饪方式的选择和食材的处理方法，以确保食物的营养价值和安全性。

3. 辅食添加过程中的注意事项

在辅食添加过程中，应注意观察婴儿的反应情况并及时调整喂养方案。如婴儿出现过敏、消化不良等问题时应及时停止添加该食物并咨询医生意见；要注意控制辅食的量和频率，以避免过度喂养或营养不足等问题的发生。此外，还应加强与家长的沟通和指导力度，帮助家长掌握正确的辅食添加方法和技巧，提高辅食添加的成功率和质量。

（三）均衡膳食：营养全面的成长基石

婴幼儿的膳食应做到营养均衡，包括蛋白质、脂肪、糖类、维生素、矿物质和水等六大营养素的合理搭配。这些营养素在婴幼儿的生长发育过程中各司其职，共同促进婴幼儿的健康成长。

1. 蛋白质的摄入

蛋白质是构成人体组织器官的基本物质，也是婴幼儿生长发育的重要营养素之一。在添加辅食后应注重蛋白质的摄入量，选择富含优质蛋白质的食物，如肉类、蛋类、豆类等作为辅食的重要组成部分。要注意控制蛋白质的摄入量，避免过量摄入导致肾脏负担加重等问题的发生。

2. 脂肪与糖类的平衡

脂肪和糖类是婴幼儿能量的重要来源，也是其生长发育不可或缺的营养素之一。在添加辅食后，应注重脂肪和糖类的平衡摄入，选择富含不饱和脂肪酸酸和复杂糖类的食物作为辅食的重要组成部分。要注意避免过量摄入高热量、高脂肪的食物，以防止肥胖等问题的发生。

3. 维生素与矿物质的补充

维生素和矿物质是婴幼儿生长发育所必需的微量营养素，对于维持婴幼儿正常的生理功能具有重要作用。在添加辅食后，应注重维生素和矿物质的补充，选择富含维生素和矿物质的食物如蔬菜、水果、全谷类等作为辅食的重要组成部分。要注意根据婴幼儿的年龄和营养需求，合理搭配食物以确保其获得全面的营养支持。

（四）注意卫生与安全：守护健康的每一刻

婴幼儿的免疫系统尚未发育完善，容易受到细菌和病毒的侵袭。因此，在喂养过程中应注意卫生与安全以防止疾病的发生和传播。

1. 保持餐具和食物的清洁

在喂养过程中应使用干净的餐具和容器，避免使用破损或污染的餐具和容器。要注意定期清洗和消毒餐具和容器，以防止细菌和病毒的滋生与传播。此外，在准备食物时也要注意食材的清洁和卫生状况，避免使用过期或变质的食材，以防止食物中毒等问题的发生。

2. 避免生冷食物和过期食品的摄入

生冷食物和过期食品中可能含有大量的细菌和病毒，对婴幼儿的健康构成威胁。因此在喂养过程中，应避免给婴幼儿食用生冷食物和过期食品，以防止食物中毒等问题的发生。要注意储存和保鲜食物的方法，避免食物变质和滋生细菌。

3. 加强家庭卫生和个人卫生

家庭卫生和个人卫生是防止疾病传播的重要措施之一。在喂养过程中，家长应注意保持家庭环境的清洁卫生，定期开窗通风换气，保持室内空气新鲜。要注意个人卫生，如勤洗手、勤剪指甲等，以防止细菌和病毒的传播。此外，家长还应注意避免与婴幼儿共用餐具和杯子等个人用品，以防止交叉感染的发生。

二、不同阶段的喂养策略

在幼儿期，家长还应关注孩子的生长发育情况，定期监测其身高、体重等指标，并注意观察其是否有营养不良或营养过剩的迹象。一旦发现问题，应及时咨询医生并采取相应的措施进行干预和调整。通过科学合理的喂养策略和家长的细心呵护，幼儿将能够健康快乐地成长。

（一）新生儿期（0~28天）：生命之初的精细呵护

新生儿期，这短短的28天，是婴儿生命中最为敏感与脆弱的时期。在这个阶段，婴儿的各个系统，尤其是消化系统，尚未完全发育成熟，因此对喂养方式有着极高的要求。母乳喂养作为首选，不仅因为其营养丰富、易于消化吸收，更在于其中蕴含的免疫因子能为新生儿提供天然的保护屏障。母亲在分娩后应尽快开奶，最好在产后1h内开始哺乳，这有助于刺激乳汁分泌，促进母婴之间的情感联系，也有助于新生儿建立吸吮反射。对于初为人母的妈妈来说，可能会面临哺乳技巧的生疏或乳头疼痛等问题，但坚持与耐心是关键。医护人员和专业的母乳喂养指导师应提供必要的支持和指导，帮助母亲顺利过渡到母乳喂养的角色中。对于因特殊原因无法进行母乳喂养的婴儿，选择合适的配方奶至关重要。配方奶应尽可能接近母乳的成分，以满足新生儿的营养需求。在喂养过程中，家长应密切观察婴儿的吸吮和吞咽情况，确保没有呛奶或吞咽困难的现象发生。体重增长和排便情况也是评估喂养效果的重要指标，家长应定期记录并咨询医生，以便及时调整喂养方案。

（二）婴儿期（1～12个月）：从单一到多样的营养探索

进入婴儿期，孩子的生长发育速度惊人，对营养的需求也日益增加。在这个阶段，喂养策略需要根据孩子的年龄和生长发育特点进行精细调整。6个月前，纯母乳喂养仍然是最佳选择，它能为婴儿提供全面而均衡的营养支持，促进其免疫系统的发育和成熟。

随着婴儿逐渐长大，单一的母乳喂养已无法满足其日益增长的营养需求。因此，在6个月左右时，应适时引入辅食。辅食的添加应遵循由少到多、由稀到稠、由细到粗、由单一到多样的原则，逐步让婴儿适应不同的食物质地和口感。家长应关注婴儿的体重增长和生长发育情况，通过定期测量身高、体重等指标来评估喂养效果，并根据需要调整辅食的种类和量。在这个阶段，家长还应注意培养婴儿的饮食习惯。例如，在添加辅食初期，可以让婴儿尝试用手抓握食物，这有助于锻炼其手眼协调能力和自主进食能力。避免给婴儿喂食油腻、辛辣或刺激性强的食物，以免对其娇嫩的胃肠道造成负担。

（三）幼儿期（1～3岁）：迈向独立饮食的过渡期

幼儿期是婴幼儿向儿童过渡的重要阶段，也是培养其良好饮食习惯和自主进食能力的关键时期。在这个阶段，婴幼儿的膳食应逐渐接近成人饮食模式，但仍需保持食物的多样性和营养均衡。家长应根据孩子的年龄和口味偏好来安排膳食，确保其获得足够的蛋白质、脂肪、糖类、维生素和矿物质等营养素。为了培养幼儿的自主进食能力，家长可以准备一些易于抓握和咀嚼的食物，如小块水果、煮熟的蔬菜条等，让孩子自己尝试进食。家长应给予孩子足够的耐心和鼓励，避免强迫其进食或过度干预其进食过程。家长还应以身作则，树立良好的饮食榜样，引导孩子形成健康的饮食习惯。

三、营养素的需求与补充

（一）蛋白质：生命之基，成长之源

蛋白质，作为生命活动的基本物质，在婴幼儿的成长发育中扮演着不可或缺的角色。它不仅是细胞的基本构建块，参与细胞的增殖与分化，还负责组织的修复与更新，确保婴幼儿身体各系统能够正常运作。尤为重要的是，蛋白质对于免疫功能的维持至关重要，能够帮助婴幼儿抵御外界病原体的侵袭，保护其免受疾病的困扰。婴幼儿的蛋白质需求量相较于成人而言更高，这主要得益于他们快速的生长速度和旺盛的新陈代谢。因此，在喂养过程中，确保蛋白质的质量和数量都达到最优状态显得尤为重要。母乳喂养是满足婴幼儿蛋白质需求的首选方式，因为母乳中的蛋白质不仅含量高，而且易于消化吸收，含有多种免疫活性成分，对婴幼儿的健康发育大有裨益。对于无法进行母乳喂养的婴幼儿，则应选择高质量的配方奶，以确保其获得足够的蛋白质支持。

随着婴幼儿的成长，单纯依靠母乳或配方奶已无法满足其日益增长的蛋白质需求。此时，添加辅食成为必要的选择。在添加辅食时，家长应优先考虑富含蛋白质的食物，如肉类、蛋类、豆类及豆制品等。这些食物不仅含有丰富的优质蛋白质，还富含其他必需营养素，有助于婴幼儿的全面发展。家长还应注意辅食的烹饪方式，尽量采用蒸、煮、炖等健康烹饪方法，避免采用高温油炸等不健康方式，以保留食物中的营养成分。

（二）脂肪：能量的宝库，营养的载体

脂肪，作为婴幼儿能量供应的重要来源之一，不仅为婴幼儿提供必要的热量支持，还是脂溶性维生素（如维生素 A、维生素 D、维生素 E、维生素 K）的重要载体。这些维生素在婴幼儿的生长发育中发挥着至关重要的作用，如促进视力发育、维持骨骼健康等。值得注意的是，婴幼儿的脂肪需求量虽然较高，但并非所有类型的脂肪都适合他们。饱和脂肪酸和反式脂肪酸应尽量避免或减少摄入，因为它们可能增加婴幼儿患心血管疾病的风险。

在添加辅食时，家长可以适当添加一些富含不饱和脂肪酸的食物，如植物油（如核桃油、亚麻籽油等）、鱼类（如三文鱼、鲈鱼等富含 ω–3 脂肪酸）及坚果等。这些食物不仅能为婴幼儿提供必要的脂肪支持，还能促进其大脑和视力的发育。但需要注意的是，坚果类食物对于年龄较小的婴幼儿来说可能存在过敏风险，因

此在添加前应进行小量试吃并观察其反应。家长还应关注婴幼儿的脂肪摄入量与总能量摄入量的比例关系。过高的脂肪摄入量可能导致婴幼儿肥胖等问题的发生，而过低的脂肪摄入量则可能影响其正常的生长发育。因此，在添加辅食时，应根据婴幼儿的年龄、体重和生长发育情况来合理控制脂肪的摄入量。

（三）糖类：能量的源泉，成长的助力

糖类是婴幼儿能量的主要来源之一，也是其生长发育所必需的营养素之一。在添加辅食时，适当增加糖类的摄入量有助于满足婴幼儿的能量需求，促进其健康成长。并非所有类型的糖类都适合婴幼儿食用。高糖食物（如糖果、巧克力、甜饮料等）不仅可能导致婴幼儿肥胖、龋齿等问题的发生，还可能影响其对其他营养素的吸收和利用。在选择糖类食物时，家长应优先考虑那些易于消化吸收且含糖量较低的食物，如米粉、面条、粥类等。这些食物不仅能为婴幼儿提供必要的能量支持，还能促进其肠胃功能的发育和成熟。家长还应注意控制糖类的摄入量，避免过多摄入导致能量过剩或肥胖等问题的发生。随着婴幼儿的成长和辅食种类的增加，家长可以逐渐引入一些富含膳食纤维的糖类食物，如蔬菜、水果等。这些食物不仅有助于促进婴幼儿的肠胃蠕动和排便顺畅，还能提高其饱腹感和饮食满足感，有助于预防挑食和偏食等不良饮食习惯的形成。

（四）维生素与矿物质：微量而强大，不可或缺

维生素和矿物质是婴幼儿生长发育所必需的微量营养素之一，虽然它们在体内含量很少，但作用却非常关键。它们参与婴幼儿体内多种生物化学反应过程，对维持其正常生理功能和促进生长发育具有重要作用。由于婴幼儿生长发育迅速且代谢旺盛，对维生素和矿物质的需求量相对较高，而自身合成能力又有限，因此必须通过食物摄入来满足其需求。在添加辅食时，家长应注重食物的多样性以确保婴幼儿获得全面的维生素和矿物质支持。蔬菜、水果、肉类、蛋类、豆类及豆制品等食物都是良好的维生素和矿物质来源。其中，深色蔬菜（如菠菜、油菜、胡萝卜等）富含维生素 A 和维生素 C 等抗氧化物质；水果（如苹果、香蕉、橙子等）则富含维生素 C 和多种矿物质元素；肉类和蛋类则富含铁、锌等微量元素及优质蛋白质；豆类及豆制品则富含钙、磷等矿物质及植物性蛋白质。对于某些容易缺乏的营养素如铁、锌、钙等，家长可适当进行补充以满足婴幼儿的特殊需求。例如，在添加辅食初期可以添加一些富含铁的食物（如猪肝泥、瘦肉泥等）以预防

缺铁性贫血的发生；在添加辅食后期可以添加一些富含钙的食物（如牛奶、酸奶、奶酪等）以促进骨骼发育和牙齿生长。但需要注意的是，补充营养素时应遵循医嘱或专业指导人员的建议进行适量补充，避免过量摄入导致不良反应的发生。

四、辅食添加的原则与方法

（一）辅食添加的时间：科学决策，适时引入

辅食的添加时间，作为婴幼儿喂养过程中的一个重要里程碑，其选择应当基于科学的评估与婴幼儿的个体差异。通常而言，当婴儿达到约 6 个月大时，开始添加辅食是较为普遍的建议。这一时间点并非绝对，因为每个婴儿的成长速度、发育状况及营养需求都有所不同。因此，家长应密切关注婴儿的身体信号，如能够坐稳、对食物表现出兴趣、咀嚼和吞咽能力的发展等，来决定是否开始添加辅食。过早或过晚添加辅食都可能对婴幼儿产生不利影响。过早添加辅食可能会增加婴儿过敏、消化不良或营养不均衡的风险；而过晚则可能导致婴儿错过学习咀嚼和吞咽的关键时期，影响口腔肌肉的发育和后续食物的消化吸收。因此，家长应在专业医生或营养师的建议下，结合婴儿的实际情况，科学合理地安排辅食的添加时间。

（二）辅食添加的顺序：循序渐进，全面均衡

辅食的添加顺序应遵循一定的原则，以确保婴幼儿能够逐步适应各种食物，并获得全面的营养支持。具体来说，这一过程可以概括为"由少到多、由稀到稠、由细到粗、由单一到多样"。家长可以从单一的食物开始添加，如米粉、米糊等易于消化吸收的天糖类食物。这些食物不仅能为婴儿提供必要的能量支持，还能帮助婴儿适应辅食的口感和质地。随着婴儿对辅食的接受度提高，家长可以逐渐尝试添加蔬菜泥、水果泥等富含维生素和矿物质的食物。这些食物不仅有助于丰富婴儿的膳食结构，还能促进其味觉和嗅觉的发展。家长可以逐步引入富含蛋白质的食物，如肉泥、鱼泥等。这些食物对于婴幼儿的生长发育至关重要，能够提供必要的氨基酸和微量元素支持。在添加过程中，家长应注意选择新鲜、安全、无污染的食物来源，并确保其烹饪方式健康合理。辅食的质地也应随着婴幼儿的成长而逐渐变化。从最初的稀糊状食物开始，逐渐过渡到碎末状、软烂的食物，以适应婴幼儿咀嚼和吞咽能力的发展。这一过程不仅有助于锻炼婴幼儿的口腔肌

肉和牙齿发育，还能提高其自主进食的能力和兴趣。

（三）辅食添加的注意事项：细心呵护，健康成长

在添加辅食的过程中，家长应格外注意以下几点，以确保婴幼儿的健康和安全。确保食物的新鲜和安全至关重要。家长应选择新鲜、无污染的食物来源，并在加工和储存过程中注意卫生和清洁。避免使用过期、变质或受污染的食物，以免对婴幼儿造成危害。注意，食物的温度和口感也是不可忽视的。婴幼儿对食物的温度和口感较为敏感，过热或过凉的食物都可能对其造成刺激或不适。因此，在喂食前家长应确保食物温度适中并避免过于刺激的味道和调料。观察婴幼儿的反应也是添加辅食过程中的重要环节。婴幼儿在尝试新食物时可能会出现过敏或消化不良等情况。因此，家长应密切关注其身体状况和反应情况，一旦出现异常应及时停止添加并就医咨询。鼓励婴幼儿自主进食对于培养其良好的饮食习惯和自主进食能力具有重要意义。家长可以为婴幼儿提供适合其年龄和能力的餐具和食物并鼓励其自己尝试进食。这不仅有助于锻炼婴幼儿的手眼协调能力和口腔肌肉发育，还能增强其自信心和独立性，为未来的健康成长打下坚实的基础。

五、喂养中的常见问题及应对策略

（一）厌奶期：理解与应对的温柔艺术

厌奶期，这个在婴幼儿成长道路上悄然降临的阶段，往往让初为人父人母的家长们感到困惑与焦虑。它不仅仅是婴幼儿对食物选择的一次小小"叛逆"，更是其生长发育过程中自我认知与探索的重要一环。在这个阶段，婴幼儿可能突然对曾经爱不释手的母乳或配方奶产生抗拒，食欲明显下降，甚至一见到奶瓶或乳头就扭头避开。面对这一现象，家长首先需要的是理解和接纳。厌奶期是婴幼儿成长过程中的自然现象，不必过分担忧。此时，营造一个安静、舒适的喂养环境显得尤为重要。选择一个没有干扰、光线柔和的房间，让婴幼儿在放松的状态下尝试进食。尝试不同的喂奶姿势和方式，比如采用摇篮式、侧卧式等，找到婴幼儿最舒适的吃奶姿势，或许能激发其食欲。适当增加辅食的摄入量也是应对厌奶期的一个有效方法。随着婴幼儿的成长，其营养需求日益多样化，辅食的添加不仅能够补充其所需的多种营养素，还能在一定程度上满足其对新食物的好奇心和探索欲。当然，在添加辅食时，家长应遵循由少到多、由稀到稠、由细到粗、由

单一到多样的原则，确保婴幼儿的肠胃能够适应新食物的加入。家长应保持耐心和信心。厌奶期只是暂时的，随着婴幼儿的成长和发育，其食欲会逐渐恢复。在此期间，家长应避免过度焦虑或强迫婴幼儿进食，以免给其带来不必要的压力和抵触情绪。相反，应以温柔的态度和坚定的信心陪伴婴幼儿度过这个阶段，相信他们能够顺利克服这一挑战。

（二）辅食过敏：细心观察，科学应对

辅食过敏是婴幼儿添加辅食后家长们需要格外关注的一个问题。婴幼儿的免疫系统尚未发育成熟，对某些食物成分可能产生过敏反应。常见的过敏症状包括皮肤瘙痒、红斑、呼吸急促、呕吐等，严重时甚至可能危及生命。为了降低辅食过敏的风险，家长在添加辅食前应进行过敏风险评估。了解家族过敏史和婴幼儿自身的健康状况，避免选择已知的高过敏风险食物作为辅食首选。在添加辅食时，应遵循逐渐引入新食物的原则，每次只添加一种新食物，并观察婴幼儿是否出现过敏反应。如果出现过敏症状，应立即停止添加该食物，并就医咨询。在选择辅食时，家长应优先考虑低过敏风险的食物，如米粉、蔬菜泥、水果泥等。这些食物不仅营养丰富，而且易于消化吸收，适合作为婴幼儿的辅食首选。家长还应注意食材的新鲜度和烹饪方式，避免使用过期、变质或受污染的食物，以及过度加工或添加过多调料的食物。

（三）便秘与腹泻：守护肠道健康的日常

便秘和腹泻是婴幼儿喂养过程中常见的消化系统问题，它们不仅影响婴幼儿的身体健康，还可能影响其情绪和睡眠质量。便秘通常是由于食物摄入不足、纤维素摄入不足或水分摄入不足等原因引起的；而腹泻则可能是由于感染、消化不良或过敏等原因引起的。为了预防便秘和腹泻的发生，家长应关注婴幼儿的饮食结构，确保其摄入足够的食物和水分。对于便秘的婴幼儿，可以适当增加膳食纤维的摄入量，如添加一些蔬菜泥、水果泥等富含纤维的食物。家长还可以帮助婴幼儿建立规律的排便习惯，促进其肠道蠕动和排便。对于腹泻的婴幼儿，家长应注意保持其充足的水分摄入，以防脱水。还应注意卫生与安全，避免婴幼儿接触不洁食物或玩具，减少感染的风险。如果婴幼儿的腹泻症状持续不减或伴有其他症状，如发热、呕吐等，应及时就医咨询并接受专业治疗。

第三节 儿科常见心理行为问题护理

在儿科医疗护理领域，儿童的心理行为问题日益受到重视。这些问题不仅影响儿童的身心健康，还可能对其未来的成长和发展产生深远影响。因此，了解儿科常见心理行为问题，掌握有效的护理策略，对于促进儿童全面发展具有重要意义。

一、儿科常见心理行为问题概述

儿科常见心理行为问题，作为儿童成长过程中的一大挑战，其复杂性与多样性不容忽视。这些问题往往交织着生理发育的不成熟、心理需求的未满足及社会环境的多重影响。例如，注意缺陷多动障碍（ADHD）患儿常表现出难以控制的注意力不集中、过度活跃及冲动行为，严重干扰了学习效率和社交能力；对立违抗性障碍（ODD）的孩子则倾向于频繁表现出违抗、挑衅和敌意行为，影响家庭和谐与同伴关系。抑郁症和焦虑症在儿童群体中的出现也日益受到关注，它们可能源自遗传因素、生活事件的压力或是家庭氛围的紧张，导致儿童情绪低落、兴趣丧失或过度担忧，进而影响其情绪调节、社交参与及学业成就。学习障碍，则是一系列影响读写、计算或推理能力的难题，让许多孩子在学术道路上步履维艰，自信心受挫。孤独症谱系障碍（ASD）作为一种神经发育性障碍，其核心症状包括社交互动障碍、沟通困难及重复刻板行为，严重限制了患儿的情感表达、社会融入及日常生活技能的发展。这些问题不仅深刻影响着儿童的身心健康，也给家庭带来了沉重的负担，要求家长、教育工作者及医疗专业人士携手合作，采取综合干预措施，以促进儿童的全面康复与健康成长。

二、儿科常见心理行为问题的具体表现

（一）注意缺陷多动障碍（ADHD）

注意缺陷多动障碍（ADHD）是儿童期最为常见的心理行为问题之一，其症状主要包括注意力不集中、活动过度及冲动行为。这些特征不仅在日常生活中显著，还往往延伸至学校、家庭乃至社交场合，对儿童的全面发展造成深远影响。

ADHD 的成因复杂多样，包括遗传、环境、神经生物学等多种因素。治疗 ADHD 通常需要综合方法，包括药物治疗、行为疗法、心理教育等。家长、教师和专业人士的合作至关重要，以帮助 ADHD 儿童学会管理自己的行为，提高生活质量。

1. 注意力不集中的表现

ADHD 儿童在完成任务时，往往难以维持长时间的注意力集中。他们可能频繁地从一项任务转移到另一项，对细节缺乏关注，容易分心。这种注意力分散不仅影响学习效率，还可能导致错误增多，影响学习成绩。他们还可能表现出健忘、丢三落四等行为，进一步加剧了日常生活中的困扰。

2. 活动过度的特征

与同龄儿童相比，ADHD 儿童常表现出过度的身体活动。他们可能无法安静地坐着，手脚不停，甚至在课堂上也无法保持安静，影响课堂秩序。这种活动过度不仅限于肢体动作，还可能体现在言语上，如不断插话、打断他人等。

3. 冲动行为的后果

冲动性是 ADHD 儿童的另一显著特点。他们往往难以控制自己的行为，容易在未经思考的情况下作出决定或行动。这种冲动性可能导致他们频繁地犯错，甚至引发安全问题，如未经允许离开座位、跑动等。冲动行为还可能影响他们的人际关系，因为缺乏耐心和同理心，容易与他人发生冲突。

（二）对立违抗性障碍（ODD）

对立违抗性障碍（ODD）是另一种常见的儿童心理行为问题，主要表现为持续的易怒、敌对、挑衅和违抗行为。这些行为往往导致儿童与权威人物（如父母、老师）之间的冲突加剧，影响家庭和谐及学校秩序。ODD 的成因同样复杂，可能与遗传、家庭环境、教育方式等多种因素有关。治疗 ODD 需要综合考虑儿童的心理需求、家庭环境和社会支持等因素。通过认知行为疗法、家庭治疗等方法，帮助儿童学会控制情绪、改善人际关系，减少挑衅和违抗行为。

1. 易怒与敌对情绪

ODD 儿童在面对挫折或不满时，容易表现出强烈的愤怒和敌对情绪。他们可能迅速变得暴躁，对他人进行言语或身体上的攻击。这种情绪反应不仅频繁且难以控制，给周围的人带来很大的压力。

2. 挑衅与违抗行为

ODD 儿童常常故意挑衅他人，拒绝服从合理的请求或规则。他们可能故意破坏物品、违反纪律、欺骗或说谎等。这些行为不仅破坏了家庭和学校的秩序，还可能影响他们的社交关系，导致孤立无援。

（三）抑郁症

儿童抑郁症是一种严重的心理疾病，其症状表现为情绪低落、兴趣丧失、睡眠障碍、食欲改变等。这些症状不仅影响儿童的心理健康，还可能对其生理健康造成损害。治疗儿童抑郁症需要综合方法，包括药物治疗、心理治疗和社会支持等。家长和教师需要密切关注儿童的情绪变化，及时寻求专业帮助，为儿童提供必要的支持和关爱。

1. 情绪低落与兴趣丧失

抑郁症儿童常常感到悲伤、无助和绝望，对周围的事物失去兴趣。他们可能不再参与曾经喜欢的活动，与朋友的交往也明显减少。这种情绪状态持续存在，严重影响了他们的生活质量。

2. 睡眠障碍与食欲改变

抑郁症儿童还可能出现睡眠障碍和食欲改变等问题。他们可能难以入睡或早醒，导致睡眠不足和疲劳感加重。他们可能对食物失去兴趣或暴饮暴食，导致体重波动和营养不良等问题。

3. 自我价值感下降

抑郁症儿童常常对自己产生负面评价，认为自己无能、无用或不值得被爱。这种自我价值感的下降进一步加剧了他们的抑郁情绪，形成恶性循环。

（四）焦虑症

焦虑症是儿童期常见的情绪障碍之一，表现为过度担心未来的事件或情境，导致紧张不安、恐惧和回避行为等。焦虑症不仅影响儿童的心理健康，还可能对其学习和社交能力造成损害。治疗儿童焦虑症需要针对具体症状进行个体化治疗。药物治疗和心理治疗是常用的治疗方法，还需要结合家庭支持和学校干预等措施，帮助儿童建立积极的应对机制，减轻焦虑情绪。

1. 分离焦虑

分离焦虑是儿童焦虑症的一种常见类型，表现为对与亲人分离的过度担忧和恐惧。患有分离焦虑的儿童可能不愿意离开家庭或熟悉的环境，害怕与亲人分开后会发生不好的事情。

2. 社交焦虑

社交焦虑是另一种常见的儿童焦虑症类型，表现为在社交场合中感到极度不安和紧张。患有社交焦虑的儿童可能害怕与他人交往，担心自己的表现会被他人嘲笑或否定。这种焦虑情绪可能导致他们回避社交活动，影响社交技能的发展。

3. 学校焦虑

学校焦虑是指儿童对学校环境或学习任务的过度担忧和恐惧。患有学校焦虑的儿童可能害怕上学、担心考试或作业等学习任务。这种焦虑情绪可能导致他们逃避学习、成绩下降甚至辍学。

（五）学习障碍

学习障碍是指儿童在获得和应用听、说、读、写、推理或数学能力方面存在明显困难。这些困难可能源于中枢神经系统功能异常，而非智力低下或缺乏教育机会。学习障碍对儿童的学业成就和自信心造成严重影响。治疗学习障碍需要综合考虑儿童的具体情况和需求。通过特殊教育、个别辅导和心理治疗等方法，帮助儿童克服学习困难，提高学业成绩和自信心。家长和教师的支持和配合也至关重要，他们需要为儿童提供积极的学习环境和必要的帮助。

1. 听说障碍

听说障碍是指儿童在理解和表达语言方面存在困难。他们可能难以理解他人的话语或表达自己的想法和感受。这种障碍可能导致他们在社交和学习中遇到困难，影响人际交往和学业成绩。

2. 读写障碍

读写障碍是指儿童在阅读和书写方面存在困难。他们可能难以识别字母、单词或理解句子的意思，也可能在书写时出现拼写错误或字迹潦草等问题。这种障碍严重影响了他们的阅读能力和写作能力，限制了他们的知识获取和表达能力。

3. 数学障碍

数学障碍是指儿童在理解和应用数学概念方面存在困难。他们可能难以理解数字、符号或运算规则，也可能在解决数学问题时出现错误。这种障碍不仅影响了他们的数学成绩，还可能对他们的逻辑思维和问题解决能力造成损害。

（六）孤独症谱系障碍（ASD）

孤独症谱系障碍（ASD）是一种复杂的神经发育性障碍，主要表现为社交互动、沟通和行为方面的持续性缺陷。ASD 儿童在理解他人情绪、表达自己需求和适应社会环境方面存在困难，严重影响了他们的生活质量和发展潜力。治疗 ASD 需要综合方法，包括行为疗法、语言疗法、心理教育等。通过针对性的干预措施，帮助 ASD 儿童改善社交互动、沟通能力和行为特征，提高他们的生活质量和发展潜力。家长和教师的理解和支持也至关重要，他们需要为 ASD 儿童提供包容和接纳的环境，促进他们的全面发展和融入社会。

1. 社交互动障碍

ASD 儿童在社交互动方面存在明显缺陷。他们可能缺乏眼神交流、难以理解他人的非言语信息（如面部表情、肢体动作等）或无法适应社交规则（如轮流交谈、分享玩具等）。这些障碍导致他们在与他人交往时显得孤立无援，难以建立稳定的社交关系。

2. 沟通障碍

ASD 儿童在沟通方面也存在困难。他们可能语言表达迟缓或缺乏表达能力，也可能存在语言重复或刻板行为（如重复说同一句话、模仿他人动作等）。这些沟通障碍不仅影响了他们的交流能力，还可能导致误解和冲突。

3. 行为特征

ASD 儿童还常常表现出一些特殊的行为特征，如重复刻板行为、对特定物品的过度迷恋（如旋转物品、排列物品等）以及对环境变化的敏感和抗拒等。这些行为特征不仅影响了他们的日常生活和学习，还可能给周围的人带来困扰和误解。

三、儿科常见心理行为问题的影响因素

儿科常见心理行为问题的发生受多种因素影响，其中遗传因素在儿童心理行为问题中扮演着重要角色。研究表明，许多心理障碍如注意缺陷多动障碍（ADHD）、抑郁症、焦虑症等在家族中有聚集现象，暗示了遗传对这些问题的影响。基因的传递可能导致儿童易感性增加，使其更容易受到环境压力的影响，进而发展出心理行为问题。除遗传因素外，生物因素也是影响儿童心理行为问题的重要因素之一。神经递质的失衡可能导致情绪不稳定、注意力不集中等问题。例如，多巴胺和去甲肾上腺素等神经递质在调节情绪和注意力方面起着重要作用，它们的异常水平可能导致儿童出现行为问题。环境因素也对儿童心理行为问题的发生起着至关重要的作用。家庭环境是儿童成长过程中最重要的环境之一，家庭的和

谐与支持对儿童的心理健康至关重要。缺乏父母的情感支持、家庭冲突、家庭暴力等不良家庭环境都可能给儿童的心理健康带来负面影响。同样，学校环境也是儿童心理行为问题发生的重要因素，包括教育质量、师生关系、同伴关系等都会对儿童产生影响。除了外部环境因素，个体心理因素也对儿童的心理行为问题发展起着重要作用。儿童的性格特质、自我认知能力、应对方式等个体心理因素都可能影响其面对困难或挫折时的应对方式，进而影响其心理行为发展。

儿科常见心理行为问题的发生是一个复杂的多因素综合作用的结果。遗传因素、生物因素、环境因素和个体心理因素相互交织、相互影响，共同决定了儿童心理行为问题的发展轨迹。因此，针对儿童心理行为问题的干预应该综合考虑这些因素，通过家庭、学校、社区等多方合作，制定个性化的干预计划，促进儿童心理健康的全面发展。

四、儿科常见心理行为问题的护理原则

在探讨儿科常见心理行为问题的护理策略时，我们不仅需要关注具体问题的症状与治疗，更需深入理解并实践一系列以儿童为核心、家庭为基础、综合干预为手段、持续评估为保障的护理原则。以下是对这些原则的深度扩写。

（一）以儿童为中心

以儿童为中心的护理理念，强调在护理过程中将儿童的感受、需求和偏好置于首位。这意味着护理团队需要首先建立与儿童的信任关系，通过耐心倾听、温和沟通，以及使用适合儿童年龄的语言和方式，确保儿童能够理解并参与到护理计划的制定中来。个性化的护理计划是这一理念的具体体现，它要求护理团队深入了解儿童的性格特点、兴趣爱好、家庭背景，以及心理行为问题的具体表现，从而量身定制出一套既符合科学原理又贴近儿童实际需求的护理方案。在具体实施上，可以通过游戏疗法、艺术治疗等儿童喜闻乐见的方式，将治疗过程融入到日常活动中，减少儿童的抵触情绪，提高治疗效果。鼓励儿童表达自己的感受和需求，给予他们足够的自主权和选择权，让他们感受到被尊重和被重视，从而更加积极地配合护理和治疗。

（二）家庭参与

家庭作为儿童成长的第一课堂，其重要性不言而喻。在儿科心理行为问题的

护理过程中，家庭的积极参与和支持是不可或缺的。家庭成员不仅是儿童情感的主要来源，也是护理计划执行的重要伙伴。因此，护理团队应积极邀请并鼓励家庭成员参与到护理过程中来，共同为儿童提供全方位的支持。家庭参与的具体形式可以包括定期的家庭会议、家长教育讲座、亲子互动活动等。通过这些活动，护理团队可以向家庭成员传授相关的护理知识和技能，帮助他们更好地理解儿童的心理行为问题，学会正确的沟通技巧和应对策略。家庭成员也可以分享自己在照顾儿童过程中的经验和困惑，与护理团队共同探讨解决方案，形成合力，为儿童创造一个更加温馨、和谐的家庭环境。

（三）综合干预

针对儿科常见心理行为问题，综合干预措施是确保治疗效果的关键。综合干预强调多种治疗手段的结合使用，以全面、系统地解决儿童的心理行为问题。这些手段包括但不限于心理治疗、药物治疗、教育训练等。心理治疗是综合干预的核心部分，它通过认知行为疗法、家庭治疗、游戏疗法等方法，帮助儿童调整不良的思维模式和行为习惯，增强自我认知和自我调节能力。药物治疗则是在必要时采用的一种辅助手段，通过调节儿童的神经递质水平，缓解其焦虑、抑郁等情绪症状。教育训练则侧重于提高儿童的学习能力和社交技能，帮助他们更好地适应学校和社会环境。

（四）持续关注与评估

护理过程并非一蹴而就，而是需要持续关注和动态调整的过程。因此，在护理过程中，护理团队应定期对儿童的心理行为变化进行评估，以了解治疗效果和存在的问题，并据此调整护理计划。评估内容应全面覆盖儿童的注意力、情绪、行为、社交功能等多个方面，采用多种评估工具和方法，确保评估结果的准确性和客观性。护理团队还应与家长保持密切联系，及时了解儿童在家中的表现和反馈，以便更全面地了解儿童的实际情况。通过持续关注与评估，护理团队可以及时发现并解决护理过程中出现的问题，确保护理计划的针对性和有效性。这种持续的关注和评估也有助于增强家长对护理团队的信任感，促进双方之间的合作与交流，共同为儿童的健康成长保驾护航。

五、儿科常见心理行为问题的护理策略

（一）ADHD（注意缺陷多动障碍）的护理策略

1. 行为疗法

在 ADHD 的护理中，行为疗法是一种非药物干预手段，其核心在于通过正面强化的方式促进儿童自我控制能力的提升。具体实施时，护理团队会与儿童及其家庭共同设定清晰、可实现的目标，这些目标通常与提高注意力、减少冲动行为及改善学业表现相关。例如，可以设定每天按时完成作业、在课堂上保持一定时间的专注等小目标。建立一套奖励机制，当儿童达到目标时给予及时的正面反馈和奖励，如表扬、小礼物或额外的游戏时间，以增强其成就感和动力。

2. 药物治疗

对于部分 ADHD 儿童，药物治疗可能是必要的辅助手段。在医生的严格指导下，使用哌甲酯、托莫西汀等中枢兴奋剂或去甲肾上腺素再摄取抑制剂等药物，可以有效缓解注意力不集中、多动和冲动等症状。药物治疗须慎重，需定期评估疗效和副作用，并根据儿童的反应适时调整剂量或更换药物。

3. 环境调整

环境对于 ADHD 儿童的学习和生活至关重要。为了减少干扰因素，家长和教师可以采取一系列措施，如保持学习空间的整洁有序、减少电视、手机等电子产品的使用、合理安排作息时间等。为儿童提供明确的任务指示和时间管理技巧，如使用计时器或任务清单，也有助于提高他们的专注力和自我管理能力。

（二）ODD（对立违抗性障碍）的护理策略

1. 情绪管理训练

ODD 儿童常常表现出情绪不稳定、易怒和对抗行为。情绪管理训练旨在帮助这些儿童学会识别和管理自己的情绪，以更加建设性的方式表达不满和需求。训练内容可能包括教授情绪识别技巧、深呼吸练习、冥想等放松方法，以及通过角色扮演等互动方式学习如何有效沟通。

2. 家庭治疗

家庭治疗在 ODD 护理中占据重要地位。通过改善家庭氛围，增强家庭成员之间的沟通和理解，可以减少儿童的对立行为。家庭治疗师会引导家庭成员共同讨论问题、制定解决方案，并鼓励家庭成员之间的积极互动和支持。家长也需要

学习如何有效地管理自己的情绪，避免过度反应或惩罚性行为，以免加剧儿童的反抗心理。

3. 社交技能训练

社交技能训练对于 ODD 儿童同样重要。这些儿童往往难以与他人建立积极关系，容易引发冲突。通过教授社交技巧，如轮流发言、倾听他人意见、表达感激和道歉等，可以帮助他们改善人际关系，减少对抗行为。组织小组活动或参加社交技能培训课程也是有效的实践方式。

（三）抑郁症的护理策略

1. 心理支持

对于抑郁症儿童来说，心理支持是至关重要的。护理团队需要提供一个安全、接纳的环境，让儿童感受到被理解和关心。通过倾听、鼓励和支持，帮助儿童表达内心感受，减轻心理负担。家长也需要给予足够的关注和陪伴，让儿童感受到家庭的温暖和支持。

2. 认知行为疗法

认知行为疗法是抑郁症治疗中的常用方法。通过帮助儿童识别并改变消极的思维模式和行为习惯，可以改善他们的情绪状态。护理团队会引导儿童学会识别负面思维、挑战不合理信念，并通过行为实验来验证新的认知观念。还会教授一些应对压力和挑战的技巧，如时间管理、放松训练等。

3. 药物治疗

在必要时，医生可能会建议使用抗抑郁药物来缓解症状。药物治疗需要谨慎进行，并严格遵循医生的指导。家长和护理团队应密切关注儿童的反应和副作用情况，及时调整治疗方案。

（四）焦虑症的护理策略

1. 曝露疗法

曝露疗法是一种有效的焦虑治疗方法。通过逐步让儿童接触和适应引起焦虑的情境或事物，可以帮助他们减轻恐惧和紧张感。在曝露过程中，护理团队会逐步增加刺激的强度和时间，直到儿童能够逐渐适应并克服焦虑。

2. 放松训练

放松训练是缓解焦虑的重要方式之一。护理团队会教导儿童学习深呼吸、肌肉放松等放松技巧，以便在焦虑时能够迅速冷静下来。这些技巧不仅可以在家中练习，也可以在学校或其他场合中使用。

3. 家庭支持

家庭支持对于焦虑症儿童的康复至关重要。家庭成员需要给予儿童足够的关爱和支持，理解他们的感受并鼓励他们积极面对挑战。家庭成员之间也需要保持良好的沟通和合作，共同为儿童创造一个温馨和谐的家庭环境。

（五）学习障碍的护理策略

1. 个性化教学

针对学习障碍儿童，个性化教学是提高学习效果的关键。护理团队和教育专家会根据儿童的学习特点制定个性化的教学计划，包括调整教学内容、方法和进度等。通过采用多感官教学、小组合作学习等多样化的教学方式，可以激发儿童的学习兴趣和提高他们的学习效率。

2. 特殊教育服务

对于需要特殊帮助的学习障碍儿童，特殊教育服务是必不可少的。这些服务可能包括个别辅导、资源教室、康复训练等。通过提供专业的指导和支持，可以帮助儿童克服学习困难，并逐步提高学习能力。

3. 增强自信心

自信心是学习障碍儿童成功的关键因素之一。通过表扬和鼓励增强儿童的自信心和学习动力是至关重要的。家长和教师需要关注儿童的进步和努力，及时给予肯定和鼓励。也可以通过组织一些展示儿童才能和成果的活动来增强他们的自信心和成就感。

（六）ASD（自闭症谱系障碍）的护理策略

1. 结构化教学

结构化教学对于 ASD 儿童来说非常重要。通过为儿童提供结构化的学习环境和活动安排，可以帮助他们更好地适应和融入社会。这包括制定明确的日程表、使用视觉提示、提供固定的活动和休息时间等。这些措施有助于减少 ASD 儿童的焦虑和混乱感，并提高他们的自我管理能力。

2. 社交技能训练

社交技能是 ASD 儿童需要重点训练的能力之一。通过模拟社交场景、角色扮演等互动方式，可以帮助儿童学习如何与他人建立积极关系、分享兴趣和情感等。家长和护理团队也需要在日常生活中为儿童提供社交机会和支持，鼓励他们参与集体活动并尝试与他人建立联系。

3. 行为疗法

针对 ASD 儿童的刻板行为或问题行为进行干预和矫正是行为疗法的重要任务之一。护理团队会采用各种方法和技术来减少这些不良行为，并促进适应性行为的发展。例如，通过正面强化来鼓励儿童表现出积极行为；使用惩罚或消退技术来减少不良行为；以及通过认知行为疗法来帮助儿童理解并改变不良思维模式等。这些干预措施需要根据儿童的具体情况和需求进行个性化定制和调整。

六、预防与干预措施

（一）加强健康教育：构筑心理防线的基石

在探讨如何有效应对儿童心理行为问题时，加强健康教育无疑是首要且关键的一步。这不仅关乎知识的普及，更在于观念的转变与深化。家长和教师是儿童成长道路上最重要的引路人，他们的认知水平和预防意识直接影响到儿童心理行为的健康发展。

（二）家长角色的重塑

对于家长而言，他们应当成为儿童心理健康的第一道防线。通过参与由专业机构组织的心理健康教育讲座、工作坊和在线课程，家长可以学习到关于儿童心理发展的基本知识，了解不同年龄段儿童可能面临的心理挑战及其表现形式。这些知识将帮助他们更加敏锐地察觉儿童的情绪变化和行为异常，从而及时采取干预措施。家长还需树立正确的教育观念，摒弃"棍棒底下出孝子"等传统而有害的教育方式，转而采用鼓励、理解和支持的教育方法。通过积极的亲子互动，建立起基于信任和尊重的亲子关系，为儿童提供一个充满爱与关怀的成长环境。

（三）教师素养的提升

教师在儿童心理健康教育中同样扮演着至关重要的角色。他们不仅是知识的传授者，更是儿童心灵的引路人。因此，提升教师的心理健康教育素养显得尤为重要。学校应定期组织教师参加心理健康教育培训，帮助他们掌握识别和处理儿童心理行为问题的基本技能和策略。在培训过程中，教师应重点学习如何观察儿童的情绪变化和行为表现，如何运用同理心与儿童进行有效沟通，以及如何在发现潜在问题后及时向家长和专业机构反馈。教师还应积极营造包容、支持的学习氛围，鼓励儿童表达自己的感受和需求，培养他们的自信心和抗逆力。

（四）早期筛查与干预：把握关键时机

儿童心理行为问题的早发现、早干预是降低其危害性的关键。因此，建立科学的筛查机制和干预体系显得尤为重要。

1. 筛查机制的建立

学校和社区应携手合作，建立定期的儿童心理行为问题筛查机制。这可以通过问卷调查、行为观察、家长访谈等多种方式进行。筛查内容应涵盖儿童的注意力、情绪、行为、社交等多个方面，以确保全面而准确地评估儿童的心理健康状况。在筛查过程中，应特别关注那些可能处于高风险群体的儿童，如家庭经济困难、家庭关系紧张、学习压力过大的儿童等。对于筛查结果异常的儿童，应及时组织专家进行评估和诊断，明确其心理行为问题的性质和程度。

2. 干预措施的实施

一旦发现儿童存在心理行为问题，应立即启动干预程序。干预措施应根据儿童的具体情况量身定制，包括心理咨询、行为疗法、家庭治疗等多种方式。在干预过程中，应注重个性化、系统性的原则，确保干预措施的有效性和可持续性。学校和家庭应密切配合，形成合力。学校应提供必要的支持和资源，如心理咨询室、专业心理咨询师等；家庭则应积极参与干预过程，与学校和专业机构保持密切沟通，共同为儿童营造一个有利于其心理健康发展的环境。

（五）优化家庭环境：爱的港湾

家庭是儿童成长的摇篮，也是其心理行为问题发生的重要场所。因此，优化家庭环境对于预防和治疗儿童心理行为问题具有重要意义。

1. 营造温馨氛围

家庭应努力营造温馨和谐、积极向上的氛围。家长应关注家庭成员之间的情感交流，通过共同参与家务、游戏、学习等活动，增进彼此之间的了解和信任。家长还应学会倾听儿童的心声，关注他们的感受和需求，给予他们足够的关爱和支持。

2. 增强沟通理解

良好的沟通是家庭成员之间建立信任和理解的桥梁。家长应鼓励儿童表达自己的观点和感受，尊重他们的个性和选择。家长也应主动与儿童分享自己的生活经验和感受，让他们感受到家庭的温暖和关爱。在沟通过程中，家长应尽量避免使用指责、批评等消极语言，而是采用鼓励、赞美等积极方式来表达自己的期望和要求。

3. 树立良好榜样

家长是儿童的第一任老师，他们的言行举止对儿童具有深远的影响。因此，家长应树立良好的榜样作用，通过自己的行为来影响和教育儿童。例如，家长可以积极参与社会公益活动、遵守社会公德、尊重他人等，以培养儿童的社会责任感和道德观念。

（六）加强学校支持：成长的助力

学校是儿童学习和成长的重要场所，也是预防和治疗儿童心理行为问题的重要阵地。因此，加强学校支持对于促进儿童心理健康发展具有重要意义。

1. 提供个性化教育

学校应根据儿童的不同特点和需求提供个性化的教育服务。这包括为学习困难、行为异常等特殊需要的儿童提供专门的辅导和支持；为有特殊兴趣和才能的儿童提供展示和发展的平台；为所有儿童提供多样化的学习资源和活动机会等。通过个性化教育服务，学校可以更好地满足儿童的不同需求，促进他们的全面发展。

2. 建立支持系统

学校应建立完善的支持系统以帮助儿童应对学习和生活中的挑战。这包括建立心理咨询室、配备专业心理咨询师等；组织心理健康教育活动、开展心理健康讲座等；建立家校合作机制、加强家长与学校的沟通与合作等。通过这些措施，学校可以为儿童提供全方位、多层次的支持和保障，帮助他们更好地应对各种挑战和困难。

3. 营造包容氛围

学校应努力营造包容、友善的学习氛围。教师应尊重每个儿童的个性和差异，关注他们的成长和发展；同学之间应相互尊重、相互帮助；学校应鼓励儿童积极参与集体活动和社会实践等。通过营造包容氛围，学校可以培养儿童的自信心和社交能力，促进他们的心理健康发展。

（七）促进社会支持：共创美好未来

儿童心理行为问题的预防和治疗不仅需要家庭、学校的努力和支持，更需要全社会的关注和参与。只有形成全社会的共识和合力，才能为儿童创造一个更加包容、友好的社会环境。

1. 加强社会宣传

政府、媒体和社会组织应加强对儿童心理行为问题的宣传和普及工作。通过举办主题宣传活动、发布科普文章和视频、开展公益广告等多种方式，提高公众对儿童心理行为问题的认识和重视程度。还应加强对心理健康知识的传播和普及工作，提高公众的心理健康素养和自助能力。

2. 完善政策法规

政府应制定和完善相关政策法规以保障儿童的心理健康权益。这包括加强对儿童心理健康服务的投入和管理；规范心理健康服务机构的资质和服务质量；保障特殊需要儿童的受教育权益等。通过完善政策法规体系，可以为儿童提供更加全面、优质的心理健康服务保障。

3. 加强社会合作

社会各界应积极参与儿童心理行为问题的预防和治疗工作。这包括医疗机构、心理咨询机构、社会组织、企业等各方面的合作与配合。通过加强信息共享、资源整合和服务协同等方式，形成全社会的合力共同为儿童的心理健康发展贡献力量。还应加强对特殊需要儿童的关爱和支持工作，为他们提供更加全面、细致的服务和帮助。

第五章　儿科疾病专项护理

第一节　新生儿护理与急救

新生儿，作为生命的最初阶段，其护理与急救工作至关重要，直接关系到婴儿的健康成长与生命安全。

一、新生儿护理的基本原则

（一）保持温暖与适宜环境：构建生命的温室

新生儿，作为初来乍到的生命体，其体温调节系统如同初升的太阳，尚未完全展现其光芒，极易受到外界环境的波动而产生变化。因此，为他们营造一个稳定、舒适的生活环境，是护理工作的首要任务。

1. 环境温度的微妙调控

室内温度维持在 24 ~ 26℃，这一温度区间被科学证明是最适宜新生儿成长的。过高或过低的温度都可能对新生儿产生不良影响，如导致体温过高、出汗过多或体温过低、增加感冒风险。为了保持这一恒定的温度，可以使用恒温空调或取暖设备，并避免将婴儿直接置于风口下，以防直接吹风引起的不适。

2. 湿度的精准控制

除了温度，湿度也是影响新生儿舒适度的重要因素。50% ~ 60% 的湿度范围有助于保持婴儿皮肤的水分平衡，减少干燥或潮湿引起的不适。在干燥季节，可以使用加湿器来增加室内湿度；而在潮湿季节，则需注意通风换气，避免湿度过高导致细菌滋生。

3. 衣物的智慧选择

新生儿的衣物选择应遵循"保暖而不厚重"的原则。根据季节和天气变化，适时为新生儿增减衣物，既要防止过冷导致感冒，又要避免过热引发捂热综合征。衣物材质应选用柔软、透气、吸汗的纯棉面料，以减少对婴儿娇嫩皮肤的刺激。

使用柔软的包被包裹新生儿，不仅能保持体温稳定，还能给予他们安全感。

（二）清洁卫生：守护幼嫩肌肤的防线

新生儿的皮肤如同初绽的花瓣，娇嫩而脆弱，需要特别细致的呵护。保持皮肤的清洁与干燥，是预防感染、促进健康成长的关键。

1. 日常护理的细致入微

每日检查并清洁新生儿的皮肤，特别是褶皱处和容易藏污纳垢的部位，如腋窝、腹股沟等。使用温水和柔软的毛巾轻轻擦拭，避免用力过猛损伤皮肤。注意保持婴儿手部清洁，以防其将手指放入口中引起感染。

2. 尿布的勤换勤洗

尿布疹是新生儿常见的皮肤问题之一，其根源在于尿液和粪便的长时间刺激。因此，定期更换尿布显得尤为重要。一旦发现尿布湿透或污染，应立即更换，并使用温水和柔软的布巾轻轻擦拭婴儿臀部，保持干燥。在选择尿布时，应优先考虑透气性好、吸水性强、材质柔软的产品。

3. 洗澡的艺术

为新生儿洗澡是一项既充满挑战又极具乐趣的任务。洗澡时水温应控制在37～40℃，这一温度接近人体体温，能让婴儿感到舒适。使用专为婴儿设计的无刺激洗护用品，避免使用成人沐浴露或香皂等含有刺激性化学成分的清洁剂。洗澡过程中要注意保护婴儿的眼睛、耳朵和脐带部位，避免水分进入引起感染。脐带未脱落前，应每天用75%的乙醇消毒脐带根部及周围皮肤，并保持干燥以促进愈合。

（三）合理喂养：奠定健康成长的基础

喂养是新生儿护理中最为重要的一环。合理的喂养不仅能满足婴儿生长发育所需的营养，还能促进亲子关系的建立。

1. 母乳喂养的黄金法则

母乳是新生儿最理想的食物来源，其中富含丰富的营养物质和免疫因子，能有效提高婴儿的免疫力。因此，在条件允许的情况下，应坚持母乳喂养。母乳喂养时应按需哺乳，即婴儿饥饿时随时喂养，不设定固定的时间间隔。注意观察婴儿的吞咽情况和排便情况，以判断其是否吃饱及消化情况。

2. 配方奶的补充与选择

若母乳不足或无法母乳喂养时，可选择配方奶作为补充。在选择配方奶时，应优先考虑接近母乳成分的产品，并根据婴儿的年龄段选择合适的配方。喂养时同样应按需哺乳，并根据婴儿的实际情况调整喂养量和频率。注意保持奶瓶和奶嘴的清洁卫生，以防细菌污染引起婴儿腹泻等问题。喂养后的护理：喂养后应将婴儿竖抱并轻拍背部以促进打嗝排气，防止吐奶或溢奶。注意观察婴儿的睡眠和精神状态及大小便情况，以便及时发现并处理可能存在的问题。

（四）观察与记录：捕捉成长的每一个瞬间

新生儿护理中的观察与记录是及时发现并解决问题的关键。通过细致入微的观察和详细的记录，可以全面了解婴儿的生长发育状况及健康状况。

1. 生命体征的监测

密切观察婴儿的生命体征，如体温、呼吸、心率等，是评估其健康状况的重要指标。一旦发现异常应及时就医以免延误病情。注意观察婴儿的精神状态是否良好、皮肤颜色是否红润，以及有无黄疸等异常情况。

2. 大小便的观察

婴儿的大小便情况是反映其消化吸收功能的重要指标之一。正常情况下，婴儿的大便应为黄色或金黄色糊状便且无异味；小便应为淡黄色且量适中。若发现大便次数减少或增多、颜色改变或带有异味，以及小便量减少或颜色异常等情况时应及时就医检查。

3. 护理记录的建立

为了更好地了解婴儿的生长发育状况及健康状况，及时发现并解决问题，应建立婴儿护理记录表详细记录喂养情况（如喂养时间、喂养量、喂养方式等）、睡眠情况（如睡眠时间、睡眠质量等）、排便情况（如排便次数、排便量、排便性状等）及体重增长情况等信息。这些记录不仅有助于家长掌握婴儿的生长发育规律，还能为医生提供有价值的参考信息，以便制定更加科学合理的护理方案。

二、日常护理技巧

（一）抱持与安抚：爱的传递与心灵的慰藉

在新生儿的世界中，正确的抱持不仅是物理上的支撑，更是情感交流的桥梁，它能够迅速建立并加深亲子之间的情感联系。摇篮式抱持，作为一种经典且被广泛推崇的方式，模拟了婴儿在子宫中的环境，让新生儿感受到被包围和保护的温暖。在这种姿势下，婴儿的头部枕在父母的一侧手臂弯里，另一只手则轻轻托住婴儿的小屁股和背部，给予稳定而舒适的支撑。竖式抱持则适用于稍大一些、颈部已能较好支撑头部的婴儿，它让婴儿视野更加开阔，有助于观察周围世界，也有助于缓解婴儿因胀气引起的不适。当新生儿因饥饿、湿尿布或单纯需要安慰而哭闹时，及时的安抚显得尤为重要。轻拍婴儿的背部或臀部，用柔和的声音说话，甚至播放轻柔的摇篮曲，都能有效缓解婴儿的不安情绪。值得注意的是，虽然摇晃婴儿在某些文化中被视为安抚的一种方式，但过度的摇晃却可能给婴儿的脑部带来不可逆转的损伤，因此应坚决避免。正确的做法是以轻柔而稳定的节奏进行安抚，让婴儿感受到安全与平静。

（二）睡眠护理：营造梦开始的地方

新生儿每天的大部分时间都在睡眠中度过，这段时期的睡眠质量直接影响到他们的生长发育和情绪状态。因此，为新生儿营造一个温馨、舒适、安静的睡眠环境至关重要。应确保睡眠环境远离噪声源，如电视、音响等，以减少外界干扰。使用柔和的灯光或遮光窗帘来调节室内光线，避免过强的光线刺激婴儿的眼睛，影响睡眠质量。在婴儿睡眠姿势的选择上，仰卧位被认为是最为安全的方式，因为它能显著降低婴儿因窒息而死亡的风险。尽量避免让婴儿俯卧或侧卧睡觉，尤其是俯卧位，因为婴儿的颈部肌肉尚未发育完全，无法自主翻身，一旦口鼻被被褥等物品遮挡，极易发生窒息。定期检查婴儿的被褥是否过于厚重或松散，以免造成窒息或过热的风险。

（三）脐带护理：细心呵护生命的纽带

脐带，作为新生儿与母体相连的最后一道桥梁，其护理工作同样不容忽视。在脐带脱落前的这段时间里，保持脐带及其周围皮肤的清洁与干燥是预防感染的关键。每天使用75%的乙醇对脐带根部及周围皮肤进行消毒，可以有效杀灭细菌，减少感染的风险。消毒时，应轻轻提起脐带结扎带，露出脐带根部，用棉签蘸取适量乙醇由内向外轻轻擦拭，避免来回涂抹造成交叉感染。在脐带护理过程中，还需密切观察脐带的状况。正常情况下，脐带会逐渐干燥、萎缩并最终脱落，形成一个小伤口。若在这个过程中发现脐带红肿、渗液、有异味或出血等异常情况，应及时就医检查，以免延误病情。注意避免尿布或衣物摩擦脐带区域，以免造成不必要的刺激和损伤。

三、特殊护理需求

（一）早产儿护理：细致入微，护航成长每一步

早产儿，作为生命的早行者，因提前来到这个世界而面临着诸多挑战。他们的身体各系统尚未完全发育成熟，对外界环境的适应能力相对较弱。因此，早产儿的护理工作显得尤为重要且复杂。在遵循新生儿基本护理原则的基础上，早产儿护理还需特别注重以下几个方面。

1. 保暖：营造恒温的避风港

早产儿体温调节中枢发育不完善，体温易受外界环境影响而波动。因此，保暖成为早产儿护理的首要任务。除确保室内温度稳定在适宜范围（通常为24～26℃）外，还需根据早产儿的体重、胎龄及实际体温情况，灵活调整保暖措施。如使用早产儿专用的保暖箱，通过精确的温度控制，为早产儿营造一个温暖而稳定的生长环境。避免频繁地打开保暖箱门，以减少温度波动对早产儿的影响。

2. 预防感染：筑起安全的防护墙

早产儿免疫系统尚未健全，对感染的抵抗力较弱。因此，预防感染成为早产儿护理中的重中之重。医护人员需严格执行无菌操作规程，保持病房环境清洁卫生，定期消毒。加强对早产儿皮肤的护理，保持皮肤清洁干燥，防止破损和感染。对于需要接受侵入性操作的早产儿，如输液、吸痰等，更应严格遵循操作规范，减少感染风险。

3. 加强喂养支持：促进成长的加速器

早产儿因吸吮力弱、吞咽功能不协调等原因，常面临喂养困难。因此，加强喂养支持对于早产儿的成长至关重要。对于吸吮能力较弱的早产儿，可采用鼻饲管喂养或静脉营养支持的方式，确保他们获得足够的营养。随着早产儿的成长和吸吮能力的增强，可逐渐过渡到母乳喂养或配方奶喂养。在喂养过程中，需密切观察早产儿的吞咽情况、排便情况及体重增长情况，及时调整喂养量和频率，以满足其生长发育的需求。

4. 定期进行生长发育评估：调整护理计划的指南针

早产儿的生长发育速度较足月儿慢，且存在较大的个体差异。因此，定期进行生长发育评估对于了解早产儿的生长状况、及时发现并解决问题具有重要意义。评估内容包括但不限于体重、身长、头围等体格发育指标及神经行为发育情况。

通过评估结果，医护人员可以及时调整护理计划，为早产儿提供更加个性化和精准的护理服务。例如，对于生长缓慢的早产儿，可调整喂养方案或增加营养支持；对于存在神经行为发育问题的早产儿，可开展早期干预和康复训练等。

（二）黄疸护理：细心观察，科学应对

新生儿黄疸是新生儿期常见的生理现象之一，多数为生理性黄疸，无须特殊处理即可自行消退。若黄疸持续时间较长或程度较重，则需警惕病理性黄疸的可能。病理性黄疸可能由多种原因引起，如感染、溶血、胆道闭锁等，对新生儿的健康构成威胁。

在黄疸护理中，密切观察婴儿皮肤颜色变化是首要任务。一旦发现黄疸加重或持续不退的现象，应及时就医检查并遵医嘱进行治疗。光疗是治疗病理性黄疸的有效手段之一，通过特定波长的光线照射皮肤，使未结合胆红素转化为水溶性异构体并排出体外。对于光疗效果不佳或病情较重的患儿，还需考虑药物治疗或换血治疗等方案。

四、常见健康问题识别

新生儿健康挑战：呼吸困难、发热与感染、呕吐与腹泻的深入解析与应对策略。

（一）呼吸困难：微小生命的呼吸之困

新生儿呼吸困难是新生儿科常见的紧急状况之一，它往往预示着呼吸系统或全身性疾病的存在。呼吸困难的表现形式多样，包括但不限于呼吸急促（每 min 呼吸次数超过正常范围）、鼻翼扇动（由于呼吸困难，婴儿在吸气时鼻翼会明显扩张）、口唇发绀（由于血液中氧气含量不足，导致口唇、指甲床等部位呈现青紫色）。这些症状的出现，都是新生儿身体在向我们发出求救信号，必须立即采取行动。

应对策略：当发现新生儿出现呼吸困难的症状时，家长应保持冷静，立即将婴儿送往医院。在送往医院的途中，尽量保持婴儿呼吸道通畅，避免衣物或被子遮盖住口鼻。到达医院后，医生会根据婴儿的具体情况进行详细检查，可能包括听诊肺部、测量血氧饱和度、拍摄 X 线片等，以明确呼吸困难的原因。根据诊断结果，医生会制定相应的治疗方案，可能包括吸氧、药物治疗、甚至机械通气等。

（二）发热与感染：新生儿的免疫之战

新生儿由于免疫系统尚未发育完善，对外界病原体的抵抗力较弱，因此容易发生感染。发热是感染最常见的症状之一，但值得注意的是，新生儿体温波动较大，容易受到环境温度等因素的影响。因此，当新生儿出现持续发热或伴有其他症状（如拒奶、哭闹不安、嗜睡、皮肤黄染加重等）时，应高度警惕感染的可能性。

应对策略： 家长应定期监测新生儿的体温，并注意观察其他伴随症状。一旦发现新生儿有发热或疑似感染的表现，应立即就医。医生会根据婴儿的症状、体征及实验室检查结果进行综合判断，明确感染的部位和病原体，并制定相应的治疗方案。治疗可能包括使用抗生素、抗病毒药物等，以控制感染并防止并发症的发生。

（三）呕吐与腹泻：消化系统的微妙平衡

新生儿呕吐和腹泻是常见的消化系统问题，可能由多种原因引起，如喂养不当、消化不良、肠道感染等。轻微的呕吐和腹泻可能只是暂时的，不会对婴儿造成严重影响；但若症状持续加重或伴有其他症状（如发热、脱水、精神萎靡等），则可能预示着更严重的疾病。

应对策略： 对于轻微的呕吐和腹泻，家长可以尝试通过调整喂养方式（如少量多餐、减慢喂奶速度等）、给予适量的水分补充等方法来缓解。保持婴儿臀部清洁干燥，避免尿布疹的发生。若症状持续加重或伴有其他症状，家长应及时就医。医生会根据婴儿的具体情况进行检查和诊断，可能包括血液检查、大便检查等，以明确病因并制定相应的治疗方案。治疗可能包括调整喂养方案、使用止泻药物、补充电解质和水分等，以纠正脱水和电解质紊乱，并促进肠道功能的恢复。

五、急救知识与技能

在新生儿护理的复杂挑战中，掌握基本的急救技能对于保障婴儿生命安全至关重要。以下将详细探讨心肺复苏术（CPR）、窒息急救，以及出血急救的具体操作与注意事项，帮助家长及医护人员更好地应对突发状况。

（一）心肺复苏术（CPR）：生命的守护者

CPR是一种紧急处理措施，旨在恢复因心跳骤停或呼吸停止而失去生命体征的个体的血液循环和氧气供应。对于新生儿而言，CPR的实施尤为关键，因为他们的生命体征更加脆弱，对缺氧的耐受能力较低。

操作步骤：

1. 评估与启动

首先，确认新生儿是否无反应且呼吸停止，可轻轻拍打足底或摇晃身体以评估反应，观察胸廓起伏判断呼吸。一旦确认需要 CPR，立即启动紧急响应系统，如呼叫医疗专业人员。

2. 胸外按压

新生儿 CPR 的胸外按压位置应位于胸骨下半部，即两乳头连线正下方。使用双手环抱婴儿胸部，两拇指重叠或并列于胸骨下半部，以适当的深度（约为胸廓前后径的 1/3）和速率（每 min 至少 100 次）进行按压。注意避免用力过猛导致肋骨骨折。

3. 人工呼吸

在进行胸外按压时若条件允许，应给予人工呼吸。对于新生儿，推荐使用口对口鼻吹气法，即施救者用口完全覆盖婴儿的口和鼻，缓慢而有力地吹气，每次吹气持续 1 ~ 1.5s，确保胸廓隆起。胸外按压与人工呼吸的比例通常为 30 : 2，即进行 30 次胸外按压后给予 2 次人工呼吸。

4. 持续监测与调整

在 CPR 过程中，应持续监测新生儿的生命体征，包括心率、呼吸及皮肤颜色等，并根据反馈调整按压和吹气的力度与频率。

（二）窒息急救：畅通生命通道

新生儿窒息往往由异物阻塞呼吸道引起，迅速而有效地清除异物是挽救生命的关键。

1. 海姆立克急救法（适用于较大异物）

若婴儿能发出声音或咳嗽，鼓励其自行咳出异物；若无法咳出，可采用海姆立克急救法。对于新生儿，由于体型小且骨骼脆弱，不建议直接采用成人版的海姆立克手法。而应迅速将婴儿面朝下放置于施救者前臂上，头部略低于胸部，用手托住婴儿下颌以固定头部，另一手的手掌根部在婴儿两肩胛骨之间用力拍击 5 次，然后检查口腔内是否有异物排出。

2. 背部拍击法

对于小异物或奶液堵塞，可采用背部拍击法。将婴儿置于施救者一侧前臂上，头部略低于胸部，用手掌根部在婴儿两肩胛骨之间用力拍击数次，帮助异物松动。无论采用何种方法，均应在急救时迅速联系医疗救援，确保婴儿得到进一步的专业治疗。

（三）出血急救：止血为先，快速就医

新生儿出血可能由多种原因引起，如脐带残端出血、头皮血肿破裂等。及时止血并就医是处理出血的关键。

1. 止血措施

用干净的纱布或棉球轻轻压迫出血点，保持压力直至出血停止。对于脐带出血，可用干净的纱布包裹脐带根部，并用绷带轻轻固定。对于头皮血肿，若血肿破裂出血，同样需用纱布压迫止血，并注意观察血肿大小及婴儿精神状态。

2. 注意事项

在止血过程中，避免使用未经消毒的物品接触伤口，以防感染。保持婴儿安静，避免过度搬动导致出血加重。止血后，应立即就医，由专业医生评估伤口情况并进行相应处理。

第二节　小儿呼吸系统疾病护理

小儿呼吸系统疾病是儿科领域中的常见病和多发病，涵盖了从上呼吸道感染到严重肺部疾病的广泛范围。这些疾病不仅影响儿童的呼吸功能，还可能对其生长发育和心理状态产生深远影响。因此，科学、细致、全面的护理对于促进患儿康复、预防并发症具有重要意义。

一、小儿呼吸系统疾病概述

小儿呼吸系统的脆弱性不仅体现在其结构与功能的未成熟上，还体现在其对外界刺激的高度敏感性上。鼻腔作为呼吸系统的第一道防线，其内的鼻毛和黏膜分泌的黏液虽能初步过滤和清洁吸入的空气，但小儿的鼻腔相对狭窄，且黏膜柔嫩，血管丰富，因此更易受到冷空气、干燥空气或有害物质的刺激，导致充血、水肿，引发鼻塞、流涕等症状。

咽、喉部作为食物与空气的共同通道，其防御机制同样不完善，加之小儿吞

咽功能尚不健全，易导致食物残渣或异物滞留，进而成为细菌滋生的温床，诱发咽炎、扁桃体炎等上呼吸道感染。异物和病原体随着空气会进一步深入至气管、支气管及肺脏，这些部位的结构更加精细且复杂，对于小儿而言，其清除异物和病原体的能力有限，一旦遭受感染，病情往往发展迅速，可能迅速蔓延至下呼吸道，导致支气管炎、肺炎等严重疾病。季节交替时温差大、空气湿度变化明显，以及空气污染、人口密度大导致的病原体传播加速，都是诱发小儿呼吸系统疾病的重要因素。每个孩子的体质、免疫状态及遗传因素各异，这也使他们对同一环境因素的反应不尽相同，增加了疾病发生的复杂性和不确定性。因此，家长和医护人员需密切关注小儿的呼吸健康，采取有效措施预防疾病发生，并及时干预治疗。

二、常见小儿呼吸系统疾病及临床表现

在儿童的成长发育过程中，呼吸系统作为与外界环境直接接触的门户，其健康状态直接关系到孩子的整体生活质量与成长发育。

（一）上呼吸道感染

1.感冒

感冒，又称普通感冒，是儿童最常见的呼吸道疾病之一，主要由鼻病毒、冠状病毒、流感病毒等病毒引起。其典型症状包括鼻塞、流涕（初期多为清水样，后期可能转为浓稠）、咳嗽（多为干咳或少量痰咳）、发热（体温可升至38℃以上）、头痛及全身不适等。感冒的传染性较强，常通过飞沫或直接接触传播。

2.病理机制

感冒病毒侵入鼻腔黏膜后，迅速复制并引起局部炎症反应，导致黏膜充血、水肿及分泌物增多，进而引发鼻塞、流涕等症状。病毒还可能向下蔓延至咽、喉，引起咽炎或扁桃体炎。

3.诊断

基于典型的临床症状及体征，结合流行病学史（如季节变化、接触史）可初步诊断。实验室检查如血常规（白细胞计数多正常或偏低，淋巴细胞比例可能升高）及病毒学检测可进一步确认。

4.治疗

治疗原则以缓解症状、预防并发症为主。轻症患者多采取家庭护理，如保持室内空气流通、充足休息、适量饮水、清淡饮食等。症状较重者可给予对症治疗

药物，如解热镇痛药、抗组胺药等缓解发热、鼻塞、流涕等症状。抗生素对病毒性感冒无效，应避免滥用。

5. 预防

加强个人卫生，勤洗手；避免接触感冒患者；在流感高发季节接种流感疫苗；增强免疫力，均衡饮食，适量运动。

6. 咽炎、扁桃体炎

这两种疾病常伴随感冒发生，或由单独的细菌（如链球菌）或病毒感染引起。除感冒的常见症状外，咽炎主要表现为咽喉疼痛、咽部充血、红肿，可能伴有吞咽困难；扁桃体炎则可见扁桃体肿大、化脓，严重时影响呼吸和吞咽。

7. 治疗

对于细菌性咽炎、扁桃体炎，需使用抗生素治疗，如青霉素类或头孢类药物。病毒感染则主要采取对症治疗和支持疗法。保持口腔清洁，多饮水，避免刺激性食物。

（二）下呼吸道感染

1. 支气管炎

支气管炎是小儿常见的下呼吸道疾病，分为急性和慢性两种。急性支气管炎多由上呼吸道感染蔓延而来，主要表现为咳嗽、咳痰，可伴有发热、呼吸急促等。慢性支气管炎则多见于有长期吸烟史或反复呼吸道感染史的成人，儿童少见。

2. 病理机制

支气管黏膜受到病原体或理化因素刺激后，发生充血、水肿及分泌物增多，导致支气管管腔狭窄，影响通气功能。

3. 诊断

依据临床表现、体格检查（肺部听诊可闻及干湿啰音）及必要的影像学检查（如 X 线胸片）进行诊断。

4. 治疗

治疗原则为控制感染、止咳祛痰、平喘。根据病原体选用合适的抗生素或抗病毒药物，给予止咳祛痰药及支气管扩张剂缓解症状。

5. 肺炎

肺炎是小儿下呼吸道感染中最严重的类型，可由细菌、病毒、支原体等多种病原体引起。其症状包括高热、咳嗽加剧（可伴有脓痰）、呼吸困难、胸痛、精神萎靡、食欲不振等，严重时可出现心力衰竭、呼吸衰竭等并发症。

6. 治疗

肺炎的治疗需根据病原体种类选择敏感药物进行抗感染治疗，给予吸氧、保持呼吸道通畅、营养支持等综合治疗。对于重症肺炎患儿，还需密切监测生命体征，及时处理并发症。

（三）哮喘

哮喘是一种慢性气道炎症性疾病，其发病机制复杂，涉及遗传、环境、免疫等多种因素。主要症状为反复发作的喘息、气急、胸闷或咳嗽，尤其在夜间或凌晨易发作或加剧。

1. 病理机制

哮喘的气道炎症导致气道高反应性，即气道对各种刺激物的反应增强，易于发生收缩和痉挛，进而引起气道狭窄和通气障碍。

2. 诊断

基于典型的临床症状、体征及肺功能检查（如支气管激发试验、支气管舒张试验）进行诊断。必要时还需进行过敏原检测、胸部 X 线或 CT 检查等。

3. 治疗

哮喘的治疗需长期、规范进行，包括控制性治疗和缓解性治疗。控制性治疗旨在控制气道炎症，减少发作次数和程度，常用药物包括吸入性糖皮质激素、长效 β2 受体激动剂等；缓解性治疗则用于迅速缓解急性症状，如短效 β2 受体激动剂、抗胆碱能药物等。

4. 预防

避免接触过敏原，保持室内空气清新，定期清洁家居环境；增强免疫力，适量运动；定期随访，遵医嘱调整治疗方案。

（四）过敏性鼻炎

过敏性鼻炎是鼻腔黏膜的变态反应性疾病，由过敏原（如花粉、尘螨、动物皮屑等）引起。症状包括鼻痒、喷嚏、流涕（多为清水样）、鼻塞等，常伴有眼痒、流泪等眼部症状。

1. 病理机制

过敏原进入鼻腔后，与鼻黏膜上的特异性 IgE 抗体结合，触发肥大细胞脱颗粒释放组胺等炎性介质，引起鼻黏膜血管扩张、通透性增加及腺体分泌增多等病理变化。

2. 诊断

依据典型的临床症状、体征及过敏原检测结果进行诊断。必要时可进行鼻镜检查，观察鼻黏膜状态。

3. 治疗

治疗原则为避免接触过敏原、抗过敏治疗及对症治疗。抗过敏治疗包括口服抗组胺药、鼻用糖皮质激素等；对症治疗则针对鼻塞、流涕等症状给予相应药物。免疫治疗（如脱敏治疗）也是一种重要的治疗手段。

4. 预防

保持家居环境清洁，定期除螨；外出时佩戴口罩，减少与过敏原接触；增强免疫力，均衡饮食，适量运动。

三、护理评估

在护理小儿呼吸系统疾病患儿的过程中，全面的护理评估是至关重要的第一步，它不仅关乎患儿当前状况的准确把握，更是后续治疗与护理策略制定的基石。评估时，医护人员需细致入微地观察并记录患儿的各项生命体征，如体温的波动能够反映感染的存在与否及严重程度；呼吸频率与深度的变化直接关联到肺部功能状态及是否存在缺氧风险；心率与血压的监测则有助于评估循环系统的代偿能力及是否存在其他并发症的预兆。患儿的症状表现也是评估的重要内容，如咳嗽的性质（干咳或湿咳）、痰液的量与颜色、喘息的频度与强度等，这些信息对于诊断疾病类型、判断病情进展及疗效评估具有重要意义。患儿的精神状态也是不容忽视的评估指标，它能在一定程度上反映疾病对患儿整体健康状况的影响，如精神萎靡可能意味着病情较重或存在其他系统受累。

饮食与睡眠情况的评估同样关键，良好的营养摄入与充足的睡眠是患儿恢复健康的重要保障。医护人员需了解患儿的饮食偏好、摄入量及是否存在呕吐、腹泻等消化道症状；关注患儿的睡眠质量、睡眠时间，以及是否存在夜间憋醒等呼吸障碍表现。过敏史与家族史的询问也是护理评估中不可或缺的一环。过敏史有助于识别潜在的过敏原，从而采取针对性的预防措施；而家族史则能提供遗传背景信息，帮助医护人员更全面地了解患儿的病情特点与风险因素。全面的护理评估是制定个性化护理计划的前提，对于促进小儿呼吸系统疾病患儿的康复具有不可替代的作用。

四、护理措施

在小儿呼吸系统疾病的综合护理中，一般护理、症状护理与心理护理是三大核心支柱，它们相互交织，共同为患儿的康复之路铺设坚实的基石。以下是对这三个方面护理措施的详细扩写，旨在更全面地展现其重要性及实施细节。

（一）一般护理：营造舒适康复环境

1. 保持环境清洁

一个干净、整洁的环境对于呼吸系统疾病患儿至关重要。定期开窗通风，利用自然风的力量带走室内的污浊空气，避免长时间使用空调造成空气不流通。使用空气净化器和加湿器可以帮助进一步净化空气，降低尘埃、花粉、霉菌等过敏原及有害物质的浓度，降低对患儿呼吸道黏膜的刺激，促进其康复。

2. 适宜温湿度

室内温度和湿度的调节对于维护患儿呼吸道黏膜的正常功能具有不可忽视的作用。将室温控制在 22 ~ 24℃，既不会过热导致患儿出汗过多而脱水，也不会过冷引起寒战和加重病情。湿度保持在 50% ~ 60%，可以有效防止呼吸道黏膜干燥，促进痰液稀释和排出，减少因干燥引起的咳嗽和不适感。

3. 体位护理

根据患儿的病情和舒适度选择合适的体位，是缓解其症状、促进康复的重要手段。对于呼吸困难的患儿，采取半卧位或坐位可以减轻肺部和心脏的负担，有利于气体交换和血液循环。对于咳嗽频繁的患儿，适当变换体位可以帮助痰液松动，促进有效咳嗽和排痰。

4. 饮食护理

合理的饮食安排对于患儿的营养补给和病情恢复至关重要。应给予清淡、易消化、营养丰富的食物，如新鲜蔬菜、水果、瘦肉、鱼类等，以补充患儿所需的维生素、矿物质和蛋白质。鼓励患儿多饮水，保持体内水分充足，有助于稀释痰液、促进痰液排出和体内毒素代谢。对于食欲不振的患儿，可采取少量多餐的方式，避免强迫进食引起反感和不适。

（二）症状护理：精准施策，缓解病痛

1. 发热护理

发热是小儿呼吸系统疾病常见的症状之一，适当的发热有助于机体抵抗病原体的入侵，但过高的体温则会对患儿造成损害。因此，密切监测体温变化，及时采取物理降温（如温水擦浴、冰袋降温）或药物降温措施，以保持患儿体温稳定至关重要。在降温过程中，要注意观察患儿的反应和体温变化，避免过度降温导致体温不升或虚脱等不良反应。

2. 咳嗽咳痰护理

咳嗽是机体清除呼吸道分泌物和异物的保护性反射，但剧烈的咳嗽会影响患儿的休息和睡眠，甚至引起呕吐和胸痛等不良反应。因此，指导患儿有效咳嗽，采用深呼吸、屏气、用力咳嗽等技巧，有助于促进痰液排出。对于痰液黏稠不易咳出的患儿，可给予雾化吸入或吸痰治疗，以稀释痰液、软化黏痰、促进痰液排出。保持患儿呼吸道通畅，及时清理鼻腔和口腔分泌物，避免窒息和误吸等危险情况的发生。

3. 呼吸困难护理

呼吸困难是小儿呼吸系统疾病严重程度的重要指标之一，需密切观察患儿的呼吸频率、节律和深度。对于出现呼吸困难的患儿，应立即给予吸氧治疗，以提高血氧饱和度、缓解缺氧症状。对于病情危重的患儿，还需使用呼吸机辅助呼吸，以维持正常的通气和换气功能。在护理过程中，要注意观察患儿的反应和呼吸状况的变化，及时调整治疗方案和护理措施。

4. 哮喘护理

哮喘是一种慢性气道炎症性疾病，需要长期管理和控制。在护理过程中，首先，要避免接触过敏原，如花粉、尘螨、动物皮屑等，以减少哮喘发作的诱因。遵医嘱使用哮喘药物，包括吸入性糖皮质激素、β2受体激动剂等，以控制气道炎症、缓解哮喘症状。教会患儿及家长使用峰流速仪监测肺功能，及时发现病情变化并采取相应的处理措施。保持室内清洁、定期通风、避免吸烟等也是预防哮喘发作的重要措施。

（三）心理护理：情感关怀，助力康复

1. 情感支持

患儿在患病期间往往会出现焦虑、恐惧等负面情绪，这些情绪不仅会影响患儿的治疗效果，还会对其心理健康造成不良影响。因此，给予患儿及家长情感上的支持和鼓励至关重要。医护人员应耐心倾听患儿及家长的诉说和担忧，给予积极的回应和安慰；鼓励患儿表达自己的情感和需求，增强其战胜疾病的信心和勇气。

2. 沟通交流

与患儿建立良好的沟通关系是促进其康复的重要因素之一。医护人员应主动与患儿交流互动，了解其兴趣爱好和性格特点；根据患儿的年龄和认知水平选择合适的交流方式和内容；通过游戏、讲故事等方式与患儿建立信任和友谊关系；在交流过程中注意语言温和、态度亲切、尊重患儿的个性和隐私；以增进患儿对医护人员的信任感和依赖感。

3. 健康教育

向患儿及家长普及疾病相关知识是提高其自我护理能力和遵医行为的重要途径之一。医护人员应根据患儿的具体情况和家长的文化程度，选择合适的健康教育方式和内容。通过讲解疾病的发生发展、临床表现、治疗方法及预防措施等方面的知识，使患儿及家长对疾病有正确的认识和了解；指导患儿及家长掌握正确的护理方法和技能，如有效咳嗽、雾化吸入、吸痰操作等，以提高其自我护理能力和遵医行为，促进患儿的康复和预防疾病的复发。

五、家庭护理指导

在小儿呼吸系统疾病的护理过程中，环境管理、饮食调养、日常生活护理，以及定期随访与复查构成了"四位一体"的综合护理体系。这一体系不仅关注患儿当前的生理状况，还着眼于其长远的健康恢复与疾病预防，体现了护理工作的全面性和细致性。以下是对这四个方面的深入扩写。

（一）环境管理：营造健康居家环境

家庭作为患儿康复的重要场所，其环境质量直接影响着患儿的病情恢复。因此，环境管理在小儿呼吸系统疾病护理中占据着举足轻重的地位。

1. 保持整洁与通风

家长应定期打扫房间，清除灰尘、污垢和杂物，保持地面的干净和整洁。要注意开窗通风，每天至少2次，每次不少于30min，以确保室内空气的新鲜和流通。在雾霾或空气污染严重时，可使用空气净化器来净化室内空气，减少有害物质的吸入。

2. 避免有害刺激

烟雾、尘埃、花粉等有害物质是诱发和加重呼吸系统疾病的重要因素。因此，家长应严禁在室内吸烟，避免使用有刺激性气味的清洁剂或化妆品，减少患儿接触这些有害物质的机会。还应定期清洁和更换床单、被褥、枕头等用品，以减少尘螨等过敏原的滋生和接触。

3. 创造舒适氛围

家长还应关注室内环境的温度和湿度。一般来说，室内温度应保持在 22～24℃，湿度应控制在 50%～60% 之间。这样的环境既不会让患儿感到过热或过冷，也不会使呼吸道黏膜过于干燥或潮湿，有利于患儿的病情恢复。

（二）饮食调养：均衡营养，助力康复

合理的饮食调养对于小儿呼吸系统疾病的康复至关重要。通过科学搭配食物，可以为患儿提供充足的营养支持，增强机体抵抗力，促进病情恢复。

1. 制定个性化饮食计划

根据患儿的病情和营养需求，家长应与医生或营养师共同制定个性化的饮食计划。该计划应充分考虑患儿的年龄、体重、身高、病情等因素，确保患儿摄入足够的热量、蛋白质、维生素和矿物质等营养素。

2. 鼓励多摄入富含维生素和矿物质的食物

新鲜蔬菜和水果是富含维生素和矿物质的重要来源。家长应鼓励患儿多食用这些食物，如橙子、柚子、猕猴桃等富含维生素 C 的水果，以及菠菜、芹菜、西兰花等富含叶酸的蔬菜。这些食物有助于增强机体免疫力，促进呼吸道黏膜的修复和再生。

3. 避免食用易过敏或刺激性食物

海鲜、辛辣食品等易过敏或刺激性食物可能会加重患儿的病情或引发新的过敏反应。因此，在患儿患病期间，家长应尽量避免给患儿食用这些食物。还应注意观察患儿对某些食物的过敏反应情况，及时调整饮食计划。

（三）日常生活护理：细致入微，关爱备至

日常生活护理是小儿呼吸系统疾病护理中不可或缺的一部分。通过细致入微的日常生活护理，可以为患儿提供全方位的关怀和支持，促进其身心健康发展。

1. 正确穿衣盖被

家长应根据天气变化和患儿的身体状况，为患儿选择合适的衣物和被子。在寒冷季节，要注意保暖但避免过度保暖导致患儿出汗过多而受凉；在炎热季节，则要注意散热但避免受凉感冒。还应定期为患儿更换衣物和被子，以保持其清洁和干燥。

2. 合理安排作息时间

充足的睡眠和休息对于患儿的病情恢复至关重要。家长应合理安排患儿的作息时间，确保患儿每天有足够的睡眠时间和休息时间。在患儿入睡时，要注意保持室内安静和光线柔和以营造良好的睡眠环境。

3. 鼓励体育锻炼和户外活动

适当的体育锻炼和户外活动有助于增强体质和提高免疫力。在患儿病情允许的情况下，家长应鼓励患儿进行适当的体育锻炼，如散步、慢跑等，以及户外活动，如郊游、野餐等。这些活动不仅可以促进患儿的身体健康发展，还可以增强其与家人和社会的联系和互动。

（四）定期随访与复查：动态监测，及时调整

定期随访与复查是小儿呼吸系统疾病护理中的重要环节。通过定期随访和复查可以及时了解患儿的病情变化，并调整治疗方案以确保其得到最佳的治疗效果。

1. 遵医嘱定期随访

家长应严格按照医生的要求带患儿到医院进行定期随访。在随访过程中，医生会对患儿的病情进行全面评估并根据评估结果调整治疗方案。家长也可以向医生咨询有关患儿护理和康复的问题，以获得专业的指导和建议。

2. 学会观察症状变化

除定期随访外，家长还应学会观察患儿的症状变化。一旦发现患儿出现咳嗽加重、呼吸困难、发热等异常情况，应及时就医并告知医生患儿的病情变化情况，以便医生及时调整治疗方案并采取有效的治疗措施。

3. 建立健康档案

为了便于医生对患儿的病情进行动态监测和管理，家长应为患儿建立健康档案。该档案应详细记录患儿的病情变化情况、治疗方案及效果等信息，以便医生在随访和复查时参考和评估。家长也可以通过健康档案了解患儿的康复进展和需要注意的事项，以便更好地配合医生的治疗和护理工作。

六、预防策略

在小儿健康管理的广阔领域中，预防呼吸系统疾病及其早期发现与治疗占据着至关重要的地位。这些措施不仅能够有效降低患儿的感染风险，还能在疾病初期即采取干预措施，从而减轻病情、缩短病程，保障儿童的健康成长。以下是对增强体质、接种疫苗、避免接触病原体，以及早期发现与治疗这四个方面的详细扩写。

（一）增强体质：构建坚实的健康防线

增强体质是预防小儿呼吸系统疾病的基础。一个强健的体魄意味着更高的免疫力和更好的抵抗力，能够在很大程度上抵御病原体的侵袭。

1. 合理的饮食

均衡的饮食是增强体质的基石。家长应确保患儿摄入多样化的食物，包括富含蛋白质的肉类、鱼类、豆制品，富含维生素和矿物质的蔬菜水果，以及适量的糖类和脂肪。特别要注意的是，增加富含抗氧化剂的食物摄入，如蓝莓、胡萝卜等，有助于抵抗自由基的损害，提升免疫系统功能。保持充足的水分摄入也是不可忽视的，有助于维持身体的正常代谢和排毒。

2. 充足的睡眠

睡眠是身体恢复和免疫系统修复的重要时期。儿童正处于生长发育阶段，充足的睡眠对其健康成长至关重要。家长应确保患儿每天获得足够的睡眠时间，并为其营造一个安静、舒适的睡眠环境。良好的睡眠习惯还能帮助调节情绪、增强记忆力和注意力，进一步提升整体健康水平。

3. 适当的体育锻炼

体育锻炼是增强体质的有效途径。适当的运动可以促进血液循环、增强心肺功能、提高身体代谢率，从而增强免疫力。家长应根据患儿的年龄和身体状况选择合适的运动项目，如散步、慢跑、游泳、骑自行车等。在运动过程中要注意安全，避免过度运动造成身体损伤。户外运动还能让患儿接触自然光，促进维生素D 的合成，有助于骨骼健康。

（二）接种疫苗：科学预防的有效手段

疫苗接种是预防小儿呼吸系统疾病的重要措施之一。通过接种相关疫苗，可以刺激机体产生特异性免疫力，从而在病原体入侵时迅速作出反应，将其消灭或控制在较低水平。

1. 流感疫苗

流感是一种由流感病毒引起的急性呼吸道传染病，具有高传染性和易变性。接种流感疫苗是预防流感及其并发症的有效手段。家长应关注当地卫生部门的疫苗接种通知，及时为患儿接种流感疫苗。特别是对于那些患有慢性疾病或免疫力低下的患儿来说，接种流感疫苗更是至关重要。

2. 肺炎球菌疫苗

肺炎球菌是引起肺炎、脑膜炎等多种严重疾病的重要病原体之一。接种肺炎球菌疫苗可以降低患儿感染肺炎球菌的风险。根据年龄和健康状况的不同，患儿可能需要接种不同类型的肺炎球菌疫苗。家长应咨询医生了解具体的接种方案和时间安排。

3. 其他相关疫苗

除上述两种疫苗外，还有一些其他与呼吸系统相关的疫苗也值得关注。如麻疹疫苗、水痘疫苗等也可以降低患儿因呼吸道感染而引发的并发症风险。家长应根据医生的建议为患儿接种相关疫苗，以构建全面的免疫屏障。

（三）避免接触病原体：减少感染风险的关键

在呼吸道疾病高发季节或流行期间，避免接触病原体是降低患儿感染风险的关键。家长应采取一系列措施来减少患儿与病原体的接触机会。

1. 避免前往人群密集场所

在呼吸道疾病高发季节或流行期间，家长应尽量避免带患儿前往人群密集的场所如商场、超市、游乐园等。这些地方空气流通性差、人员复杂、病原体密度高，容易增加患儿感染的风险。

2. 保持良好的个人卫生习惯

家长应教育患儿养成良好的个人卫生习惯，如勤洗手、不随地吐痰、不共用餐具等。特别是手部清洁是减少病原体传播的重要途径之一。家长应监督患儿在饭前便后、外出归来等关键时刻认真洗手，并使用肥皂和流动水彻底清洁双手。

3. 室内环境清洁与通风

保持室内环境清洁和通风也是减少病原体传播的有效措施之一。家长应定期清洁和消毒室内环境，特别是经常接触的物品，如门把手、桌面、玩具等，以减少病原体的滋生和传播。要保持室内通风换气，每天至少开窗通风2次，每次不少于 30min，以保持室内空气的新鲜和流通。

（四）早期发现与治疗：把握最佳干预时机

早期发现与治疗是控制小儿呼吸系统疾病病情发展的关键。家长应密切关注患儿的身体状况和精神状态变化，一旦发现呼吸道感染症状应及时就医并接受规范治疗。

1. 密切观察患儿身体状况

家长应学会观察患儿的身体状况和精神状态变化。常见的呼吸道感染症状包括发热、咳嗽、流涕、鼻塞等。如果患儿出现这些症状特别是伴有高热不退、呼吸困难等严重症状时，应立即就医以免延误病情。

2. 及时就医并接受规范治疗

一旦发现患儿出现呼吸道感染症状，家长应及时带其就医并接受规范治疗。医生会根据患儿的病情和年龄制定个性化的治疗方案，包括药物治疗、物理治疗等。家长应积极配合医生的治疗建议，按时给患儿服药并注意观察其病情变化，及时向医生反馈以便调整治疗方案。

3. 加强家庭护理和康复

在治疗过程中，家庭护理和康复也是不可忽视的重要环节。家长应为患儿提供舒适安静的休息环境保证其充足的睡眠和休息时间。要注意饮食调养为患儿提供营养丰富的食物以支持其身体恢复。此外，还可以根据医生的建议，进行一些适当的家庭康复训练如呼吸操等，以促进患儿肺功能的恢复和提高免疫力。

第三节　儿科血液肿瘤疾病护理

儿科血液肿瘤疾病是一组严重威胁儿童生命健康的复杂疾病，包括白血病、淋巴瘤、再生障碍性贫血、骨髓增生异常综合征等多种类型。这些疾病不仅要求精准的医疗干预，还离不开全面、细致的护理支持。

一、儿科血液肿瘤疾病概述

儿科血液肿瘤疾病，作为儿童健康领域中的一类复杂而严峻的挑战，不仅考验着医学科技的边界，也深深牵动着每一个家庭的心。这类疾病涵盖了从白血病、淋巴瘤到各种贫血、出血性疾病及骨髓增生异常综合征等多个方面，它们以不同的方式侵袭着孩子们脆弱的身体，影响着他们的童年与未来。

儿科血液肿瘤疾病的最大特点之一便是其起病初期的隐匿性。许多患儿在疾病早期可能仅表现出轻微的乏力、发热、贫血或不明原因的出血等症状，这些症状往往被家长或医生误认为是普通感冒或其他常见疾病，从而延误了最佳的诊断时机。一旦疾病进展至中晚期，其恶化速度之快令人咋舌，将迅速影响患儿的免疫系统、造血功能乃至全身各系统，严重威胁患儿的生命安全。这类疾病对儿童的生长发育和生命质量造成的影响是全方位的。长期的治疗过程可能涉及高强度的化疗、放疗、免疫治疗乃至造血干细胞移植等手段，这些治疗不仅会给患儿带来身体上的巨大痛苦，还可能引发一系列副作用，如免疫力下降、感染风险增加、生长发育迟缓、心理问题等。高昂的治疗费用也让许多家庭背负上了沉重的经济负担，进一步加剧了患儿及家庭的心理压力。尽管儿科血液肿瘤疾病的治疗充满了挑战，但医学技术的不断进步正为患儿们带来越来越多的希望。近年来，随着基因测序、靶向治疗、免疫疗法等前沿技术的应用，部分血液肿瘤疾病的治愈率得到了显著提升。尤其是针对某些特定类型的白血病和淋巴瘤，通过精准医疗的手段，医生能够更准确地判断病情、制定个性化治疗方案，从而实现更好的治疗效果。

面对儿科血液肿瘤疾病的复杂性和多样性，多学科团队的紧密合作显得尤为重要。这个团队通常包括儿科血液肿瘤专家、外科医生、放疗专家、病理学家、心理咨询师、营养师，以及社会工作者等多个领域的专业人士。他们共同为患儿制定综合治疗方案，从疾病的诊断、治疗到康复的每一个环节都进行精细的规划与执行。团队还注重与患儿及其家庭的沟通与交流，提供必要的心理支持和社会援助，帮助他们在艰难的治疗过程中保持积极的心态和坚定的信念。在治疗过程中，精心的护理同样不可或缺。护理人员不仅要密切关注患儿的病情变化，及时采取应对措施，还要关注他们的心理需求和生活质量。通过营造温馨舒适的住院环境、提供个性化的护理方案、开展丰富多彩的活动等方式，护理人员努力为患儿创造一个充满爱与关怀的成长空间。他们还积极指导家长学习基本的护理知识和技能，帮助他们更好地参与患儿的照护工作，共同促进患儿的康复与成长。

二、常见儿科血液肿瘤疾病及临床表现

在儿科医学的广阔领域中，血液肿瘤疾病以其复杂性和多样性成为临床医生与科研人员关注的焦点。这些疾病不仅严重威胁着儿童的生命健康，也给家庭和社会造成了巨大的心理与经济负担。以下，我们将对白血病、淋巴瘤、再生障碍性贫血及骨髓增生异常综合征这四种常见的儿科血液肿瘤疾病进行详细的扩写，以期增进公众对它们的了解与认识。

（一）白血病：儿童生命的隐形杀手

白血病，作为儿科最常见的恶性肿瘤之一，其发病率在近年来虽有所下降，但仍居高位。白血病是一种起源于造血干细胞的恶性克隆性疾病，根据细胞类型主要可分为急性淋巴细胞白血病（ALL）和急性髓系白血病（AML）两大类。这两者在发病机制、临床表现及治疗策略上均有所不同。

1. 急性淋巴细胞白血病（ALL）

ALL 是儿童白血病中最常见的类型，约占儿童白血病的 80%。其发病高峰年龄集中在 2 ~ 5 岁，男孩发病率略高于女孩。ALL 的发病机制复杂，涉及遗传、环境及免疫等多因素交互作用。临床上，患儿常表现为持续高热、面色苍白、乏力等贫血症状，以及皮肤黏膜出血、鼻出血、牙龈出血等出血倾向。肝脾淋巴结肿大、骨关节疼痛也是 ALL 的常见体征。随着病情进展，患儿可出现中枢神经系统受累、睾丸浸润等严重并发症。

在治疗上，ALL 遵循"诱导缓解—巩固强化—维持治疗"的原则，采用化疗、靶向治疗及免疫治疗等综合手段。近年来，随着分子生物学技术的进步，基于基因突变的精准治疗逐渐成为 ALL 治疗的新方向。造血干细胞移植也为部分高危或复发患儿提供了治愈的可能。

2. 急性髓系白血病（AML）

AML 在儿童中的发病率相对较低，但病情往往更为凶险。AML 的细胞起源与 ALL 不同，主要来源于骨髓中的髓系前体细胞。临床表现上，AML 患儿同样会出现发热、贫血、出血等症状，但肝脾淋巴结肿大的表现可能不如 ALL 明显。AML 的治疗同样以化疗为主，但具体方案需根据患儿的细胞遗传学特征及分子生物学改变进行个体化调整。对于部分难治性或复发性 AML 患儿，造血干细胞移植也是重要的治疗手段之一。

（二）淋巴瘤：淋巴系统的隐形威胁

淋巴瘤是起源于淋巴组织的恶性肿瘤，虽然在儿童中相对少见，但其危害不容小觑。根据病理类型，淋巴瘤可分为霍奇金淋巴瘤（HL）和非霍奇金淋巴瘤（NHL）两大类。儿童淋巴瘤以 NHL 多见，且多为高度侵袭性类型。

1. 临床表现

淋巴瘤的临床表现极为多样，可累及全身多个器官系统。患儿可出现无痛性淋巴结肿大，常见于颈部、腋下及腹股沟等部位。随着病情进展，淋巴瘤可侵犯结外组织，如胃肠道、肺、骨骼等，引起相应的症状。淋巴瘤还可引起全身症状，如发热、盗汗、体重下降等。部分患儿还可出现神经系统受累、皮肤损害等特殊表现。

2. 治疗策略

淋巴瘤的治疗以化疗为主，部分患儿需联合放疗以提高疗效。对于高度侵袭性 NHL 患儿，还需考虑造血干细胞移植等强化治疗手段。近年来，随着免疫治疗的兴起，如 CAR-T 细胞疗法等新型治疗手段也为淋巴瘤患儿带来了新的希望。

（三）再生障碍性贫血：骨髓的"罢工"危机

再生障碍性贫血（AA）是一种骨髓造血功能衰竭的疾病，儿童发病率相对较低但病情严重。AA 的发病机制复杂，可能与遗传、免疫、药物及环境因素等多种因素有关。

1. 临床表现

AA 患儿的临床表现主要为全血细胞减少引起的贫血、出血和感染等症状。贫血表现为面色苍白、乏力、头晕等；出血症状可轻可重，轻者仅为皮肤黏膜出血点或瘀斑，重者可出现内脏出血甚至颅内出血等严重并发症；感染则常表现为发热、咳嗽、腹泻等感染症状。

2. 治疗原则

AA 的治疗原则为去除病因、改善造血微环境、促进造血及防治并发症。对于重型 AA 患儿，免疫抑制治疗及造血干细胞移植是主要的治疗手段。对于慢性 AA 患儿，还可采用雄激素、环孢素等免疫抑制剂进行治疗以改善造血功能。

（四）骨髓增生异常综合征：造血系统的"混乱"状态

骨髓增生异常综合征（MDS）是一组起源于造血干细胞的异质性髓系克隆性

疾病，其特点为髓系细胞分化及发育异常，表现为无效造血、难治性血细胞减少及造血功能衰竭。MDS 在儿童中较为罕见，但病情复杂且预后不佳。

1. 临床表现

MDS 患儿的临床表现多样，但均表现为不同程度的血细胞减少。贫血、出血和感染是 MDS 患儿最常见的症状。部分患儿还可出现肝脾淋巴结肿大、骨关节疼痛等体征。MDS 的病情进展缓慢但持续恶化，高风险向急性髓系白血病（AML）转化是 MDS 患儿面临的重大威胁。

2. 治疗挑战

MDS 的治疗极具挑战性，目前尚无统一的治愈方案。对于低危 MDS 患儿，主要采用支持治疗及免疫抑制剂治疗以改善造血功能；对于高危 MDS 患儿，则需考虑化疗、去甲基化治疗及造血干细胞移植等强化治疗手段。由于 MDS 的异质性及病情复杂性，治疗效果往往难以预测且易复发。

三、护理评估

在护理儿科血液肿瘤疾病患儿的过程中，护理评估作为首要且至关重要的环节，其深度与全面性直接关系到后续护理措施的针对性和有效性。护理评估不仅仅是对患儿当前生理状态的简单记录，更是一次综合性的健康审查，旨在全面把握患儿的整体状况。

对患儿生命体征的监测是评估的基础，包括体温、脉搏、呼吸、血压等关键指标。这些数据的异常波动往往预示着病情的变化，如发热可能意味着感染或肿瘤热，心率增快可能与贫血或疼痛有关。通过连续监测，可以及时发现并处理潜在的问题。症状表现是评估患儿病情的直接依据。护理人员须细心观察并记录患儿是否存在贫血、出血、肝脾淋巴结肿大、骨关节疼痛等白血病或淋巴瘤的典型症状，以及再生障碍性贫血的贫血、出血和感染症状，或是骨髓增生异常综合征的无效造血表现。这些症状的严重程度和变化趋势对于评估病情进展具有重要意义。患儿的精神状态、营养状况、疼痛程度也是评估的重要内容。精神状态反映了患儿的整体健康状况和疾病对心理的影响；营养状况则直接关系到患儿的恢复能力和治疗耐受性；而疼痛程度则是评估患儿舒适度的重要指标，需要给予及时有效的干预，同时感染风险的评估也不容忽视。由于血液肿瘤疾病患儿免疫力低下，极易发生感染。护理人员需通过评估患儿的感染症状、体征及实验室检查结果，预测感染风险并采取相应的预防措施。心理状态及家庭支持情况的评估同样重要。疾病不仅给患儿带来身体上的痛苦，还可能对其心理造成严重影响。家庭的支持与配合也是患儿康复的关键因素。因此，护理人员需关注患儿的情绪变化，提供必要的心理支持，并了解家庭的支持情况，以便更好地与家属沟通合作，共同促进患儿的康复。

四、护理措施

在儿科血液肿瘤疾病的护理领域，护理工作不仅仅是技术的展现，更是爱心、耐心与专业素养的深度融合。面对这一特殊群体，护理团队需要采取一系列综合性的护理措施，以确保患儿在治疗过程中得到最佳的身心照顾。以下是对环境管理、生命体征监测、用药管理、症状护理、疼痛管理、感染预防及营养支持等关键环节的深入扩写。

（一）环境管理：营造安全、温馨的康复空间

1. 病房环境的优化

病房是患儿接受治疗与休息的主要场所，其环境质量直接影响患儿的情绪状态和康复效果。因此，保持病房的清洁、安静与舒适至关重要。护理人员应每日对病房进行彻底清扫，使用无刺激性、易清洁的消毒剂和清洁用品，以减少细菌滋生。定期开窗通风，保持室内空气流通，降低室内空气污染物的浓度。病房内应摆放适量的绿植或花卉，以增添生机与活力，为患儿营造一个温馨、愉悦的治疗环境。

2. 减少噪声干扰

噪声是病房环境中常见的干扰因素之一，可能加重患儿的心理负担和生理不适。因此，护理人员应尽量减少不必要的噪声干扰，如降低说话音量、关闭不必要的电子设备声音等。对于需要安静休息的患儿，可为其安排单间或设置隔音设施，以创造一个更加宁静的休息环境。

3. 促进家庭参与

家庭是患儿最坚实的后盾。在条件允许的情况下，鼓励家庭成员积极参与患儿的护理工作，如陪伴患儿进行日常活动、参与护理计划的制定与执行等。这不仅可以增强患儿的安全感和归属感，还能促进家庭成员之间的沟通与理解，共同为患儿的康复努力。

（二）生命体征监测：守护患儿安全的"哨兵"

1. 生命体征监测的重要性

生命体征是反映患儿身体状况的重要指标之一。通过密切监测患儿的生命体征变化，护理人员可以及时发现并处理异常情况，为医生提供宝贵的临床信息。这有助于医生更准确地判断患儿的病情发展趋势，制定更加合理的治疗方案。

2. 监测内容的细化

生命体征监测的内容包括但不限于体温、脉搏、呼吸、血压等。对于血液肿瘤患儿而言，由于其病情复杂多变，护理人员需要更加细致地观察这些指标的变化情况。例如，在发热护理中，护理人员需要定期测量患儿的体温并记录数据变化；在贫血护理中，则需要关注患儿的心率变化以评估贫血的严重程度等。

3. 异常情况的处理

一旦发现患儿生命体征出现异常变化，护理人员应立即采取相应措施进行处理。例如，对于高热患儿，应及时采取物理降温或药物降温措施以控制体温；对于心率过快的患儿，则需评估是否存在贫血或心脏疾病等潜在原因，并据此制定相应的治疗计划。

（三）用药管理：精准施治的关键环节

1. 医嘱的严格执行

用药管理是护理工作中的重要环节之一。护理人员应严格遵守医嘱要求，按时按量给药，确保药物使用的准确性和安全性。在给药过程中，护理人员需仔细核对药物名称、剂量、用法等信息，避免发生用药错误或药物不良反应等事件。

2. 药物疗效与不良反应的观察

给药后，护理人员应密切观察患儿的药物疗效和不良反应情况。对于疗效显著的患儿，应及时向医生反馈并继续维持原治疗方案；对于出现不良反应的患儿，则需根据反应类型和严重程度采取相应的处理措施，如停药、调整剂量或改用其他药物等。

3. 患儿与家长的用药教育

除直接的用药管理外，护理人员还需对患儿及其家长进行用药教育。通过讲解药物的作用机制、使用方法和注意事项等内容，帮助患儿和家长更好地理解和配合治疗工作。这有助于提高患儿的用药依从性并减少不良反应的发生。

（四）症状护理：缓解患儿痛苦的温馨关怀

1. 发热护理

发热是血液肿瘤患儿常见的症状之一。护理人员应根据患儿的体温情况采取相应的降温措施。对于低热患儿，可采用物理降温方法如温水擦浴、退热贴等；对于高热患儿，则需及时给予药物降温并密切观察体温变化。护理人员还需注意患儿的保暖工作，以避免受凉加重病情。

2. 贫血护理

贫血是血液肿瘤患儿常见的并发症之一。护理人员应密切关注患儿的贫血症状如面色苍白、乏力等，并定期检查血常规以评估贫血的严重程度。对于贫血严重的患儿，应及时给予输血治疗以纠正贫血状态。在输血过程中，护理人员需严格遵守输血操作规程以确保输血安全，还需注意观察患儿有无输血反应等不良反应的发生并及时处理。

3. 出血护理

出血是血液肿瘤患儿另一个常见的并发症之一。护理人员应评估患儿的出血部位和程度以采取相应的止血措施。对于轻微的出血如鼻出血、牙龈出血等可采用局部压迫等方法止血；对于严重的出血如消化道出血等则需及时通知医生进行处理。在止血过程中，护理人员还需注意保持患儿的皮肤黏膜完整以预防感染的发生。

（五）疼痛管理：减轻患儿痛苦的温暖之手

1. 疼痛评估的精准性

疼痛是血液肿瘤患儿常见的症状之一，对患儿的生活质量产生严重影响。护理人员应准确评估患儿的疼痛程度以便给予相应的镇痛治疗。疼痛评估的方法多种多样，包括主观评估法（如疼痛评分量表）和客观评估法（如生理指标监测）等。护理人员需根据患儿的实际情况，选择合适的评估方法以确保评估结果的准确性。

2. 镇痛治疗的个性化

根据疼痛评估结果护理人员应给予患儿个性化的镇痛治疗。对于轻度疼痛患儿可采用非药物干预措施如放松训练、音乐疗法等缓解疼痛感受；对于中重度疼痛患儿则需给予药物镇痛治疗以控制疼痛程度。在选择镇痛药物时，护理人员需根据患儿的病情和药物特点进行选择，以确保镇痛效果和安全性。

3. 非药物干预的多样性

除药物镇痛治疗外，护理人员还可采用多种非药物干预措施来缓解患儿的疼痛感受。例如，通过心理疏导帮助患儿建立积极的应对态度；通过物理治疗如按摩、热敷等缓解患儿的肌肉紧张和疼痛；通过音乐疗法等艺术治疗手段转移患儿的注意力以减轻疼痛感受等。

（六）感染预防：守护患儿健康的坚固防线

1. 无菌操作原则的严格执行

由于血液肿瘤患儿免疫功能低下易发生感染，因此，护理人员应严格执行无菌操作原则，以减少感染风险的发生。在进行各项护理操作时，护理人员需穿戴整洁的工作服和口罩手套等防护用品，并严格遵守手卫生和环境消毒工作规范，以确保操作的无菌性。

2. 手卫生的重要性

手卫生是预防医院感染的重要措施之一。护理人员需定期清洗双手并使用含酒精的手消毒剂进行手消毒，以减少手部细菌的数量和种类，从而降低感染风险的发生。护理人员还需注意避免手部直接接触患儿的伤口或分泌物等污染源，以减少交叉感染的发生。

3. 预防性抗生素的使用与隔离措施

对于存在感染风险的患儿，护理人员应给予预防性抗生素治疗，以降低感染风险的发生。对于已经发生感染的患儿则需根据感染类型和严重程度，采取相应的隔离措施，以防止感染扩散至其他患儿或医护人员。在隔离过程中，护理人员需密切关注患儿的病情变化，并及时调整治疗方案，以确保患儿的安全和康复。

（七）营养支持：助力患儿康复的坚实后盾

1. 营养评估的个性化

营养支持是血液肿瘤患儿治疗过程中的重要组成部分。护理人员应根据患儿的营养状况和治疗需求，制定个性化的饮食计划，以确保患儿获得足够的营养支持，以促进康复进程。在制定饮食计划前，护理人员需对患儿进行全面的营养评估包括身高、体重、BMI等指标，以及膳食摄入情况等，以了解患儿的营养需求和存在的问题。

2. 饮食计划的合理制定

根据营养评估结果护理人员应为患儿制定合理的饮食计划。对于营养不良的患儿应增加蛋白质、热量等营养素的摄入量，以满足其生长发育和康复需求；对于存在特殊饮食要求的患儿，如糖尿病患儿等则需根据其病情特点制定相应的饮食计划，以确保其饮食安全。护理人员还需注意食物的种类和烹饪方式，以确保食物的营养价值和口感符合患儿的口味和喜好。

3. 营养支持的多样化

除日常饮食外，护理人员还可为患儿提供多样化的营养支持手段。例如，对于无法进食或进食量不足的患儿，可采用肠内营养支持治疗，以补充足够的营养素；对于肠道功能受损的患儿则可考虑采用肠外营养支持治疗，以确保其营养需求得到满足。此外，护理人员还可通过饮食指导、营养教育等方式帮助患儿及其家长了解营养知识，提高其营养意识和自我管理能力，以促进患儿的康复进程。

五、心理护理

心理护理，在儿科血液肿瘤疾病这一漫长而复杂的医疗旅程中，其重要性远远超越了简单的情绪安抚，它是一场心灵深处的温柔战役，旨在构建一座连接希望与现实的桥梁。在这个充满挑战的领域里，每一个细微的心理变化都可能成为影响治疗进程的关键因素，因此，心理护理的实施需要高度的敏感性、深厚的同理心及专业的知识技能。

（一）深化信任基石，构建情感纽带

在儿科血液肿瘤科室，护理人员不仅是医疗技术的执行者，更是患儿及其家庭心灵的守护者。建立基于真诚、信任和尊重的护患关系，是心理护理的首要任务。这要求护理人员不仅要具备扎实的专业技能，更要有一颗温暖的心，能够细心观察、耐心倾听、用心感受患儿及家属的每一丝情绪波动。通过日常的关怀与交流，护理人员逐渐赢得患儿的信任，成为他们愿意倾诉的对象，这种情感上的连接为后续的心理护理打下了坚实的基础。

（二）普及疾病知识，点亮希望之光

面对未知与恐惧，知识的力量显得尤为重要。护理人员应利用专业的心理健康教育知识，以通俗易懂的方式向患儿及其家庭普及血液肿瘤疾病的相关知识，包括疾病的成因、治疗过程、可能遇到的挑战及成功康复的案例。这不仅能帮助他们更好地理解疾病，减少因无知而产生的恐慌，还能让他们看到治愈的希望，

从而激发内在的积极力量，增强战胜疾病的信心。

（三）强化心理干预，制定个性化方案

每个患儿及其家庭都是独一无二的，他们的心理状态、应对方式及需求各不相同。因此，心理护理需要采取个性化的策略，针对患儿及其家庭的具体情况制定合适的干预方案。这包括但不限于认知行为疗法、放松训练、正念冥想等心理技巧的教学与应用，帮助患儿及其家庭学会有效的情绪管理技巧，减轻焦虑、抑郁等负面情绪的影响。对于特别需要关注的患儿，如病情严重、心理反应强烈的个体，护理人员还应联合心理咨询师或心理治疗师进行更为深入的心理干预，确保他们的心理健康得到充分的关注与支持。

（四）促进家庭参与，构建支持网络

家庭是患儿最坚实的后盾，也是心理护理中不可或缺的一环。护理人员应积极鼓励并引导家庭成员参与到患儿的护理与康复过程中来，共同学习疾病管理知识，分享彼此的情感与经验。通过家庭会议、亲子活动等形式，增进家庭成员之间的沟通与理解，形成强大的家庭支持网络。护理人员还可以帮助患儿及其家庭建立与病友、康复者之间的联系，让他们感受到来自同龄人或相似经历者的鼓励与帮助，从而更加坚定地走在康复之路上。

（五）持续关注与跟进，确保心理康复

心理护理并非一蹴而就的过程，它需要护理人员在患儿治疗期间及康复阶段进行持续的关注与跟进。通过定期的心理评估、随访电话、家访等方式，及时了解患儿及其家庭的心理状态变化，调整护理策略，确保心理干预的有效性。护理人员还应关注患儿回归社会后的心理适应问题，提供必要的心理支持与指导，帮助他们顺利融入社会，重拾生活的乐趣与希望。

六、家庭护理指导

在儿科血液肿瘤疾病的长期治疗过程中，家庭不仅是患儿日常生活的主要场所，更是其心理慰藉与康复支持的重要来源。护理人员作为医疗团队与家庭之间的桥梁，承担着向患儿及其家庭提供全面、细致的家庭护理指导服务的重任。这一服务不仅关乎患儿的身体恢复，更触及其心理健康与家庭和谐，是确保治疗效果与生活质量双重提升的关键环节。

（一）病情观察：守护健康的敏锐之眼

病情观察是家庭护理的首要任务。护理人员需耐心细致地向家长传授观察患儿症状变化和生命体征监测的方法。这包括但不限于如何准确测量体温、脉搏、呼吸等生命体征，如何识别发热、贫血、出血等常见症状，以及何时应立即联系医生或送医就诊的紧急指征。通过这些培训，家长能够成为患儿健康的敏锐观察者，及时发现异常情况并作出初步应对，为患儿的及时救治赢得宝贵时间。

（二）用药指导：安全用药的守护者

药物治疗是血液肿瘤疾病治疗的重要组成部分。护理人员应向家长详细解释药物的种类、用法用量、服用时间及可能出现的不良反应。还需强调遵医嘱用药的重要性，避免自行增减剂量或停药。对于可能出现的药物不良反应，护理人员应提供具体的处理方法和应对措施，让家长在遇到问题时能够冷静处理，减轻患儿的痛苦，缓解家长的焦虑情绪。

（三）生活护理：营造温馨舒适的居家环境

生活护理是家庭护理中不可或缺的一环。护理人员需指导家长如何为患儿提供一个安全、舒适的生活环境。这包括保持室内空气清新、温湿度适宜，定期清洁消毒，避免交叉感染；合理安排患儿的作息时间，保证充足的睡眠和休息；以及根据患儿的年龄和病情特点，进行适当的肢体活动和功能锻炼。护理人员还需教授家长如何进行日常护理操作，如更换尿布、口腔护理、皮肤护理等，确保患儿在家的每一天都能得到细致的照顾。

（四）营养指导：助力康复的营养方案

营养支持是患儿康复的重要基石。护理人员应根据患儿的营养状况和治疗需求，为家长提供个性化的饮食建议。这包括指导家长选择高蛋白、高热量、富含维生素和矿物质的食物，以满足患儿生长发育和疾病治疗的需要；合理安排餐次和食量，避免过饥、过饱；以及注意食物的烹饪方式和口味调整，以激发患儿的食欲和进食兴趣。对于存在营养不良或特殊饮食需求的患儿，护理人员还需提供更为专业的营养支持和指导。

（五）心理支持：构建心灵的避风港

面对疾病的挑战，患儿及其家庭往往承受着巨大的心理压力。护理人员应鼓励家长与患儿保持积极的沟通态度，关注彼此的情感需求，共同面对困难。在提供心理支持服务时，护理人员可采用多种方法，如倾听、安慰、鼓励、引导等，帮助家长和患儿缓解焦虑、恐惧、抑郁等负面情绪。护理人员还可向家长介绍心理健康知识和应对技巧，如放松训练、情绪调节、压力管理等，以提升他们的心理韧性和应对能力。

第六章　内科护理基础与常见病护理

第一节　内科患者评估与监测

内科作为医学领域的重要分支，涵盖了广泛的疾病谱，从心血管疾病、呼吸系统疾病、消化系统疾病到内分泌与代谢性疾病、血液系统疾病等，无一不考验着医务人员的专业技能与综合判断能力。内科患者的评估与监测是内科临床工作的基石，它不仅关乎疾病的准确诊断，还直接影响到治疗方案的制定、疗效的评估及患者预后的改善。

一、内科患者评估的原则

在医疗护理领域，评估作为制定个性化治疗计划、监测病情进展及调整干预措施的基础，其重要性不言而喻。上述提到的全面性原则、客观性原则、动态性原则、个体差异性原则及隐私保护原则，构成了医疗评估的核心价值体系，它们相互交织，共同确保评估过程的科学性、有效性和人文关怀。以下是对这五大原则的深入解析与扩写。

（一）全面性原则：构建多维度的健康画像

全面性原则强调在评估过程中，不应局限于单一的生理维度，而应将患者的心理、社会及环境因素纳入考量范畴，以构建一个全方位、多层次的健康画像。生理维度涵盖了患者的生命体征、症状表现、实验室检查结果等，是评估的基础；心理维度则关注患者的心理状态，如焦虑、抑郁、恐惧等情绪变化，这些情绪状态对治疗效果和康复进程有显著影响；社会维度涉及患者的家庭支持、经济状况、职业状况等，它们直接或间接地影响着患者的治疗依从性和生活质量；环境维度则包括居住环境、医疗资源可及性、社会支持网络等，对患者的康复环境和后续照护具有重要影响。通过全面评估，医护人员能够更准确地把握患者的整体状况，识别潜在的风险因素，从而为患者制定更加精准、全面的治疗护理计划。例如，在儿科血液肿瘤疾病的治疗中，除关注患儿的生理指标和病情进展外，还需深入了解其心理状态、家庭支持情况及对治疗的认知与态度，以便及时提供心理干预和家庭支持，增强患儿的治疗信心和康复动力。

（二）客观性原则：基于证据的科学判断

客观性原则要求评估过程应基于客观指标和临床表现，减少主观臆断和偏见的影响。这意味着医护人员需要熟练掌握各种评估工具和方法，如量表评分、影像学检查、实验室检查等，确保评估结果的准确性和可靠性。在解读评估结果时，应依据科学标准和临床指南，避免个人偏见和主观经验的干扰。客观性原则的遵循，不仅有助于提高评估结果的可信度，也为治疗方案的制定和调整提供了坚实的科学依据。在儿科领域，由于患儿往往无法准确表达自己的感受和需求，医护人员更需要依靠客观指标和临床表现来评估其病情和治疗效果，确保治疗的针对性和有效性。

（三）动态性原则：适应变化的灵活策略

动态性原则认识到患者病情和健康状况的动态变化性，要求评估过程应持续进行，并根据评估结果及时调整治疗方案。这意味着医护人员需要保持高度的警觉性和敏锐性，密切关注患者的病情变化，及时捕捉任何可能影响治疗效果的因素。在儿科血液肿瘤疾病的治疗过程中，由于疾病的复杂性和不确定性，患儿的病情可能会随时发生变化。因此，医护人员需要定期进行全面的评估，包括病情评估、治疗反应评估、生活质量评估等，以便及时发现并处理可能出现的问题。根据评估结果调整治疗方案，如调整药物剂量、更换治疗方案或加强支持治疗等，以确保治疗效果的最大化。

（四）个体差异性原则：尊重差异的个性化护理

个体差异性原则强调每个患者都是独一无二的个体，具有不同的生理基础、疾病史和遗传背景。因此，在评估过程中应充分考虑患者的个体差异，制定个性化的护理计划。这要求医护人员深入了解患者的具体情况，包括其病史、家族史、生活习惯、心理状态等，以便为患者提供更加精准、有效的护理服务。在儿科领域，由于患儿年龄小、生理发育未成熟且病情变化快等特点，更需要医护人员关注其个体差异。例如，在制定治疗方案时，应充分考虑患儿的体重、年龄、肝肾功能等因素，以确保药物剂量的准确性和安全性。在护理过程中也应关注患儿的个体需求和心理变化，提供个性化的心理支持和情感关怀。

（五）隐私保护原则：维护尊严的伦理底线

隐私保护原则要求在评估过程中应尊重患者的隐私权和个人信息保护权。医护人员应严格遵守相关法律法规和伦理规范，确保患者的个人信息不被泄露或滥用。这包括在评估过程中采取必要的保密措施、限制无关人员的参与，以及妥善保管评估记录等。在儿科领域，由于患儿年龄较小且缺乏自我保护能力，其隐私权更容易受到侵害。因此，医护人员更应高度重视患儿的隐私保护问题。在评估过程中应尽量避免询问敏感话题或触及患儿不愿提及的隐私事项；在记录评估结果时应使用化名或编号代替患儿的真实姓名；在传递评估信息时应确保信息的安全性和保密性。医护人员还应向患儿及其家长普及隐私保护知识，增强他们的隐私保护意识。

二、内科患者评估的内容

（一）一般状况评估

1. 生命体征监测：生命之舞的节奏

生命体征，作为衡量人体生命活动状态的基本指标，其监测是评估患者健康状况的首要任务。体温的波动反映了机体产热与散热的平衡状态，过高或过低的体温都可能预示着感染、炎症或体温调节中枢的异常。脉搏的强弱与节律则直接关联于心脏的泵血功能及血管的弹性状态，是评估循环系统功能的重要指标。呼吸的频率、深度与节律则揭示了呼吸系统的工作效率和气体交换能力，对于诊断呼吸系统疾病尤为重要。血压作为血液对血管壁产生的侧压力，其稳定与否直接关系到心、脑、肾等重要器官的灌注情况，是评估心血管系统功能的关键参数。

2. 意识状态评估：心灵的窗户

意识状态是大脑皮层功能活动的综合表现，它反映了患者对外界刺激的反应能力及对自身状态的认知程度。清醒程度、定向力（时间、地点、人物定向）和注意力的评估，有助于判断患者是否存在意识障碍，如嗜睡、昏迷等，进而为诊断神经系统疾病或全身性疾病导致的中枢神经系统受累提供依据。语言功能、记忆力和计算力的检查也是意识状态评估的重要组成部分，它们能够进一步细化患者的认知功能状态。

3. 皮肤黏膜观察：健康的晴雨表

皮肤黏膜作为人体最大的器官，其颜色、温度、湿度、弹性及有无皮疹、出血点等变化，往往能直观反映机体的营养状况、血液循环状态及潜在疾病。例如，皮肤苍白可能提示贫血或休克，黄疸则与肝胆疾病密切相关。皮疹的类型、分布及伴随症状对于诊断感染性疾病、过敏性疾病及自身免疫性疾病具有重要意义。而出血点的出现，则可能是血小板减少、凝血功能障碍或血管脆性增加的信号。

4. 体型与营养状态评估：健康的基石

体型与营养状态是评估患者整体健康状况的重要维度。身高、体重的测量可以计算出 BMI（体质指数），从而初步判断患者的体重状态是过轻、正常、超重还是肥胖。体脂比的测定则能更精确地反映体内脂肪的分布情况，对于评估心血管疾病、糖尿病等代谢性疾病的风险具有重要意义。了解患者的饮食习惯、营养摄入情况及是否存在营养不良或营养过剩的情况，有助于制定个性化的营养支持方案，促进患者的康复进程。

（二）专科评估

1. 心血管系统评估：心脏的交响曲

心血管系统的评估是诊断心血管疾病的关键环节。心率与心律的监测能够揭示心脏节律的异常，如心动过速、心动过缓、早搏、心房颤动等。心音的听诊则能反映心脏各瓣膜的开闭情况及心室壁的厚度与弹性。心脏杂音的出现往往提示心脏结构或功能的异常，如瓣膜狭窄、关闭不全或心肌肥厚等。心界大小的测量有助于判断心脏是否扩大，而血管弹性的评估则能反映动脉粥样硬化的程度及血管壁的弹性状态。

2. 呼吸系统评估：呼吸的乐章

呼吸系统的评估主要关注呼吸频率、深度、节律及肺部听诊情况。呼吸频率的增快或减慢可能分别提示缺氧、酸中毒或呼吸衰竭等。呼吸深度的变化可能与肺部病变的性质和程度有关。呼吸节律的异常，如潮式呼吸、间停呼吸等，则可能是中枢神经系统受损的表现。肺部听诊时，应注意有无啰音、哮鸣音等异常呼吸音的出现，它们分别提示了肺部炎症、支气管痉挛等病理状态。

3. 消化系统评估：生命的能量站

消化系统的评估涉及腹部外形、压痛、反跳痛、肌紧张及肝脾肿大等多个方面。腹部外形的改变可能反映了腹腔内积液、肿瘤或脏器肿大的情况。压痛、反跳痛及肌紧张的出现则提示了腹膜刺激征的存在，多见于急性腹膜炎等急腹症。肝脾肿大的检查则有助于诊断肝炎、肝硬化、血液系统疾病等。还应关注患者的食欲、消化功能及大便性状等，以全面评估消化系统的功能状态。

4.神经系统评估：智慧的灯塔

神经系统的评估是评估患者认知功能、运动感觉功能及反射情况的重要手段。意识水平的评估能够反映大脑皮层的兴奋或抑制状态。瞳孔的大小及反应则与光反射、动眼神经的功能及颅内压的变化密切相关。运动感觉功能的检查则能揭示神经传导通路的完整性及肌肉的力量与协调性。反射检查则包括浅反射、深反射及病理反射等，它们对于定位神经系统病变具有重要意义。

（三）心理与社会评估

1.心理状态评估：心灵的港湾

心理状态评估是了解患者情绪状态、焦虑抑郁程度及应对能力的重要途径。通过交谈、观察及心理量表的使用，可以评估患者的心理状态是否稳定，是否存在焦虑、抑郁等负面情绪。这些负面情绪不仅会影响患者的治疗依从性和康复进程，还可能诱发或加重躯体疾病。因此，及时发现并干预患者的心理问题，对于促进其全面康复具有重要意义。

2.社会支持评估：爱的力量

社会支持评估是了解患者家庭关系、经济状况及社会支持网络的重要环节。家庭作为患者最亲密的社会支持系统，其关系的和谐与否直接关系到患者的心理健康和康复效果。经济状况的评估则有助于判断患者是否能够承担治疗费用及后续康复费用，避免因经济压力而导致的治疗中断或放弃。了解患者的社会支持网络，如朋友、同事、社区等，也能为患者提供更多的情感支持和实际帮助，促进其更好地融入社会并恢复正常生活。

三、内科患者评估的方法

在医疗实践中，问诊、体格检查、实验室检查、影像学检查，以及功能检查是构成完整诊断流程不可或缺的五大环节。它们相互补充，共同为医生提供了全面、深入的患者健康信息，是制定精准治疗方案的基础。以下是对这五大环节的详细扩写。

（一）问诊：开启医疗对话的钥匙

问诊，作为医患交流的第一步，其重要性不言而喻。医生通过耐心细致地询问患者，不仅能够获取到关于疾病发生、发展及演变的直接信息，还能洞察患者的心理状态、生活习惯及可能存在的环境因素对疾病的影响。这一过程不仅要求医生具备扎实的医学知识，更需具备良好的沟通技巧和同理心。

1. 病史采集

（1）现病史：详细询问患者当前症状的出现时间、持续时间、加重或缓解因素、伴随症状等，这是判断疾病性质、部位及严重程度的关键。

（2）既往史：了解患者过去的疾病史、手术史、过敏史及药物反应史，有助于识别潜在的并发症或禁忌证。

（3）个人史：包括生活习惯（如吸烟、饮酒、饮食偏好）、职业曝露、旅行史等，这些因素可能与某些疾病的发病密切相关。

（4）家族史：询问家族中是否有类似疾病或遗传性疾病，有助于识别遗传倾向或家族性聚集现象。

2. 症状分析

在获取病史的基础上，医生还需对患者描述的症状进行深入分析。症状往往是疾病的外在表现，但同一症状可能由多种疾病引起，因此，医生需要运用专业知识进行鉴别诊断。例如，胸痛可能是心绞痛、心肌梗死、肺炎、胸膜炎等多种疾病的共同表现，需要结合其他信息进行综合判断。

（二）体格检查：直观感受生命的律动

体格检查是医生运用视、触、叩、听等基本方法，对患者的身体进行全面而系统的检查。这一过程不仅能够帮助医生发现患者体表的异常变化，还能通过触诊、叩诊等手段了解内脏器官的大致情况。

1. 一般状况检查

包括体温、脉搏、呼吸、血压等基本生命体征的测量，以及患者的意识状态、面容表情、体位姿势等观察，这些是评估患者整体健康状态的重要指标。

2. 系统检查

（1）皮肤与淋巴结：观察皮肤颜色、温度、湿度、弹性及有无皮疹、出血点等，触诊淋巴结的大小、质地、活动度，以判断是否存在感染、过敏或肿瘤转移等。

（2）头颈部：检查头部形态、五官功能及颈部血管、甲状腺等，以排除颅脑疾病、五官疾病及甲状腺疾病等。

（3）胸腹部：通过视诊、触诊、叩诊、听诊等方法检查胸廓形态、肺部呼吸音、心脏杂音及腹部脏器情况等，以评估心肺功能及腹腔脏器是否存在病变。

（4）四肢与脊柱：检查四肢的活动度、肌力、肌张力及脊柱的生理曲度、压痛点等，以判断是否存在运动系统疾病。

（三）实验室检查：微观世界的探索

实验室检查通过采集患者的血液、尿液、粪便等样本，运用化学、物理、生物学等方法进行检测，为诊断提供客观、量化的数据支持。

1. 血、尿常规

血常规检查能够反映机体的造血功能、免疫功能及有无感染、贫血等情况；尿常规则能反映肾脏的滤过功能及泌尿系统是否存在感染、结石等病变。

2. 生化指标

包括肝肾功能、血糖、血脂、电解质等项目的检测，能够评估机体的代谢状况及内脏器官的功能状态。

3. 病原学检测

通过细菌培养、病毒检测、寄生虫检查等手段，明确感染性疾病的病原体类型及感染程度，为抗生素治疗提供依据。

（四）影像学检查：透视生命的奥秘

影像学检查利用X线、超声波、电磁波等物理介质，对人体内部结构进行成像，直观地展示内脏器官的形态、结构及功能变化。

1. X线检查

主要用于骨骼系统、呼吸系统、消化系统等的检查，能够发现骨折、肺部病变、消化道穿孔等病变。

2. CT与MRI

CT（计算机断层扫描）和MRI（磁共振成像）具有更高的分辨率和更丰富的信息量，能够更清晰地显示软组织的结构细节和病变特征，对于颅脑、脊柱、血管、肿瘤等疾病的诊断具有重要意义。

3.超声检查

超声检查具有无创、实时、可重复性强等优点，被广泛应用于心脏、血管、腹部脏器、妇产科及浅表器官等的检查。

（五）功能检查：评估生命的活力

功能检查通过特定的仪器或设备，对特定器官或系统的功能状态进行评估，为诊断提供更为直接和准确的依据。

1.心电图

心电图是评估心脏电生理活动的重要工具，能够反映心脏的节律、传导速度及心肌供血情况，对于心律失常、心肌缺血等疾病的诊断具有重要意义。

2.肺功能测试

肺功能测试能够评估肺部的通气功能和换气功能，对于慢性阻塞性肺疾病、支气管哮喘等呼吸系统疾病的诊断及病情评估具有重要作用。

3.胃镜肠镜

胃镜和肠镜是检查消化道疾病的重要手段，能够直观地观察食管、胃、十二指肠及结直肠的黏膜情况，发现溃疡、炎症、肿瘤等病变，并可通过活检进行病理学诊断。

四、内科患者监测的重要性

内科患者监测作为医疗照护中不可或缺的一环，其重要性不言而喻。它不仅是对生命体征如心率、血压、呼吸频率及体温等基本生理参数的简单记录，更是对患者整体健康状况进行全面、动态、连续评估的关键过程。这种综合性的监测体系，能够及时发现患者生理机能的微妙变化，为医生提供宝贵的即时数据，有助于精准判断病情进展，从而迅速调整和优化治疗方案。在内科领域，许多疾病具有隐匿性高、病程长、病情易反复的特点，如心血管疾病、呼吸系统疾病、糖尿病等。通过持续监测，医生能够更早地识别出潜在的风险因素，如心功能不全的早期迹象、呼吸衰竭的预警信号或是血糖控制的波动，进而采取预防性干预措施，有效遏制病情恶化，减少并发症的发生。内科患者监测还强调了对患者心理状态、社会支持系统及生活质量的关注。疾病不仅影响患者的生理健康，也往往伴随着心理压力、情绪波动和社会角色的转变。通过心理评估和社会支持系统的评估，医生可以更加全面地了解患者的需求，提供个性化的心理支持和干预，协调家庭、社区等多方面的资源，共同促进患者的全面康复，提升其生活质量。

五、内科患者监测的具体实施策略

在内科医疗实践中，每位患者的病情都是独一无二的，因此，制定个性化的监测计划是确保精准医疗、提高治疗效果的基石。这一过程要求医疗团队深入了解患者的病史、当前症状、生理指标、心理状态及生活习惯等多方面信息，以便为每位患者量身定制一套全面且有针对性的监测方案。

（一）个性化监测计划的制定原则

1. 全面性与针对性并重

监测计划需覆盖患者健康状况的各个方面，包括但不限于生命体征、生化指标、心理状态、营养状况及生活质量等。根据患者的具体病情和治疗目标，特别关注那些对病情评估和治疗决策具有关键影响的指标。

2. 动态调整

随着治疗的进行和病情的变化，监测计划应具备灵活性，能够根据实际情况进行适时调整。这要求医疗团队保持与患者的密切沟通，定期评估监测效果，及时调整监测指标和频率。

3. 患者参与

鼓励患者及其家属参与监测计划的制定过程，增强患者的自我管理意识和能力。通过教育指导，使患者了解监测的重要性及具体操作方法，促进医患之间的有效合作。

（二）明确监测指标、频率和方式

1. 监测指标

监测指标的选择应基于患者的具体病情和治疗目标。例如，对于心力衰竭患者，需重点关注心功能指标（如心脏射血分数）、体液平衡状态及电解质平衡等；对于糖尿病患者，则需密切监测血糖水平、糖化血红蛋白及微血管并发症相关指标。

2. 监测频率

监测频率的设定需综合考虑病情稳定性、治疗反应速度及患者依从性等因素。对于病情不稳定或治疗初期反应敏感的患者，应增加监测频率，以便及时发现并处理病情变化。随着病情的稳定和治疗的持续进行，可适当减少监测次数，但仍需保持足够的监测密度以维持病情监控的有效性。

3. 监测方式

监测方式的选择应兼顾准确性、便捷性和患者接受度。传统的手工测量和实验室检查仍是不可或缺的基础手段，但随着医疗技术的不断进步，电子病历系统、远程监测技术、可穿戴设备等信息化手段的应用日益广泛。这些新技术不仅提高了监测效率和准确性，还实现了数据的实时共享和分析，为医疗决策提供了有力支持。

（三）实施分级监测

分级监测是根据病情严重程度和监测指标的重要性，对监测任务进行优先级排序的一种管理方法。通过实施分级监测，可以确保重点指标得到密切关注和及时处理，合理分配医疗资源，提高监测效率。

1. 一级监测

针对病情危重或急需干预的指标进行持续、高频的监测。这些指标通常对患者生命安全构成直接威胁，如心脏骤停风险、呼吸衰竭、严重电解质紊乱等。一级监测要求医疗团队保持高度警惕，随时准备采取紧急救治措施。

2. 二级监测

针对病情相对稳定但仍需定期关注的指标进行定期监测。这些指标虽然不直接危及患者生命，但对病情评估和治疗调整具有重要意义。如糖尿病患者的血糖监测、高血压患者的血压监测等。二级监测要求医疗团队定期评估监测结果，并根据需要调整治疗方案。

3. 三级监测

针对病情较轻或已得到有效控制的指标进行低频监测。这些指标主要用于长期跟踪和评估治疗效果及患者生活质量。如慢性疾病患者的定期随访、康复期患者的功能恢复评估等。三级监测要求医疗团队与患者保持长期联系，提供必要的健康指导和支持。

（四）多学科协作

内科疾病的复杂性和多样性要求医疗团队具备跨学科的知识和技能。加强内科与其他科室之间的协作与沟通，形成综合治疗团队，是确保患者得到全面、有效治疗的关键。

1. 建立多学科协作机制

通过定期召开病例讨论会、建立多学科会诊制度等方式，促进内科与其他科室之间的信息共享和交流。这有助于全面了解患者的病情和治疗需求，制定更加科学合理的监测方案和治疗计划。

2. 明确职责分工

在多学科协作中，应明确各科室的职责分工和协作流程。内科医生负责总体病情评估和治疗方案的制定；相关专科医生则根据自身专业特长提供专业意见和技术支持；护理人员则负责监测计划的具体实施和患者日常护理。通过明确职责分工和协作流程，确保监测工作的顺利进行和治疗效果的持续优化。

（五）患者教育与参与

患者是医疗服务的核心对象，也是监测工作的直接参与者。加强对患者的健康教育，提高其对疾病的认识和自我管理能力，是确保监测计划有效实施的关键。

1. 健康教育

通过举办讲座、发放宣传资料、开展在线课程等方式，向患者普及内科疾病的相关知识、治疗方法和预防措施。这有助于患者了解自身病情和治疗目标，增强治疗信心和依从性。

2. 自我管理指导

指导患者掌握基本的监测技能和方法，如血压测量、血糖监测等。教授患者如何记录监测数据、识别异常指标并及时向医生报告。通过自我管理指导，提高患者的自我管理能力，促进病情的稳定和康复。

3. 鼓励患者参与

鼓励患者积极参与监测过程，与医疗团队保持密切沟通。通过定期随访、电话咨询、在线交流等方式，及时了解患者的病情变化和治疗反应。尊重患者的意愿和选择权，在治疗方案制定和监测计划调整过程中充分考虑患者的意见和需求。

（六）信息化技术应用

随着信息技术的飞速发展，电子病历系统、远程监测技术等信息化手段在内科监测中的应用日益广泛。这些新技术不仅提高了监测效率和准确性，还实现了数据的实时共享和分析，为医疗决策提供了有力支持。

1. 电子病历系统

通过电子病历系统记录患者的病史、诊断、治疗方案及监测数据等信息，实现患者信息的数字化管理和共享。这有助于医生快速了解患者情况、制定个性化监测计划并跟踪治疗效果。

2. 远程监测技术

利用可穿戴设备、远程医疗平台等信息化手段实现患者生命体征和生化指标的远程监测。这些设备可以实时传输监测数据至医生端，使医生能够随时掌握患者的病情变化并作出相应处理。远程监测技术还减少了患者往返医院的次数和负担，提高了医疗服务的便捷性和可及性。

3. 数据分析与挖掘

通过大数据分析和挖掘技术对患者的监测数据进行深入分析，发现潜在的健康风险和治疗规律。这有助于医生更加精准地制定治疗方案和监测计划，提高治疗效果和患者生活质量。数据分析结果还可以为临床研究和政策制定提供有力支持。

六、新技术在内科患者监测中的应用

随着科技的飞速发展，可穿戴设备已成为现代医疗领域不可或缺的一部分，特别是在内科患者监测中展现出巨大的潜力和价值。智能手环、智能手表等可穿戴设备以其便携性、实时性和连续性，为内科患者提供了前所未有的健康监测手段，不仅提升了医疗服务的效率和质量，还促进了患者自我管理和健康意识的提升。

（一）可穿戴设备的技术基础与功能扩展

可穿戴设备通过集成多种传感器和数据处理技术，能够实时监测患者的生理指标，包括但不限于心率、血压、血氧饱和度、运动量、睡眠质量等。这些设备通常采用非侵入式监测方式，佩戴舒适，操作简便，适合长期连续使用。随着技术的不断进步，可穿戴设备的功能也在不断扩展，如加入心电图监测功能，能够更准确地捕捉心脏活动的细微变化，为心血管疾病患者提供更加精准的健康监测。

（二）实时监测与早期预警

可穿戴设备最显著的优势在于其实时监测能力。通过持续监测患者的生理指标，设备能够及时发现异常变化并发出预警信号。对于内科患者而言，这种早期预警尤为重要。例如，对于心力衰竭患者，心率和血压的突然变化往往是病情恶化的前兆。通过佩戴智能手环等可穿戴设备，患者可以实时掌握自己的健康状况，并在出现异常情况时及时就医，从而避免病情进一步恶化。医生也可以通过远程平台接收患者的监测数据，进行远程评估和干预，提高治疗的及时性和有效性。

（三）增强患者自我管理与健康意识

可穿戴设备还促进了患者的自我管理和健康意识的提升。通过查看设备上的监测数据，患者可以更加直观地了解自己的身体状况，学会识别健康风险因素并采取相应的措施进行干预。例如，糖尿病患者可以通过监测血糖水平来调整饮食和药物剂量；高血压患者则可以通过监测血压变化来调整生活习惯和药物治疗方案。这种自我管理能力的提升不仅有助于控制病情，还能增强患者的自信心和积极性，促进身心健康。

（四）远程医疗的便捷性与效率提升

远程医疗是可穿戴设备在内科患者监测中的另一大应用亮点。通过互联网和移动通信技术，患者可以在家中通过可穿戴设备将监测数据传输给医生或医疗机构。医生则可以通过远程平台查看患者的监测数据、进行远程咨询和诊断，并根据需要调整治疗方案。这种远程医疗服务模式不仅提高了就医的便捷性和效率，还缓解了医疗资源的紧张状况。对于居住在偏远地区或行动不便的患者而言，远程医疗更是提供了一种全新的就医途径，使他们能够享受到高质量的医疗服务。

（五）人工智能辅助下的疾病预测与治疗优化

随着人工智能技术的不断发展，可穿戴设备在内科患者监测中的应用也迎来了新的机遇。通过利用人工智能技术对患者的监测数据进行深度学习和分析，医生可以更加准确地预测疾病的发生和发展趋势，为患者提供更加个性化的治疗方案。例如，通过分析患者的心率变异性、血压波动等生理指标数据，人工智能可以识别出潜在的心血管疾病风险因子，并提前采取干预措施。人工智能还可以根据患者的监测数据和治疗反应不断优化治疗方案，提高治疗效果和患者生活质量。

（六）生物标志物检测与精准医疗

除实时监测和远程医疗服务外，可穿戴设备还可以与生物标志物检测技术相结合，为内科患者提供更加精准的医疗服务。生物标志物是指在血液、尿液等生物样本中可检测到的与疾病发生、发展及治疗效果密切相关的分子或化合物。通过检测这些生物标志物，医生可以更加准确地评估患者的疾病状态和治疗反应，并制定更加精准的治疗方案。可穿戴设备可以与便携式生物标志物检测设备相结合，实现患者在家中即可进行生物标志物检测的目标。这种便捷的检测方式不仅提高了检测的效率和准确性，还降低了患者的就医成本和负担。

第二节　循环系统疾病护理

循环系统疾病是一类广泛影响人类健康的重要疾病群，包括心脏、血管及其调节系统的一系列异常状态，如冠心病、心肌梗死、心力衰竭、心律失常、高血压、心脏瓣膜病、主动脉疾病及周围血管病等。这些疾病不仅发病率高，而且常常导致严重的并发症，甚至危及生命。因此，对于循环系统疾病的护理显得尤为重要，它贯穿于疾病的预防、诊断、治疗及康复的全过程，是保障患者生命安全和促进康复的关键环节。

一、循环系统疾病基础知识

循环系统疾病，作为影响人类健康的重要疾病谱之一，其复杂性和广泛性不容忽视。心脏，被誉为"生命之泵"，通过其有节律的收缩与舒张，将富含氧气和营养物质的血液源源不断地输送到全身各个角落，滋养着每一个细胞，维持着生命的基本活动。而血管网络，则如同错综复杂的城市管道系统，分为动脉、静脉与毛细血管，确保血液的顺畅流动与物质交换，是生命活动中不可或缺的一环。

（一）病因的多样性

循环系统疾病的发生，往往是多种因素交织作用的结果。遗传因素在其中扮演着重要角色，如家族性高胆固醇血症、先天性心脏病等，这些疾病有明显的遗传倾向，可能通过特定的基因变异传递给后代。生活方式也是不可忽视的诱因，包括长期的高盐、高脂饮食，缺乏运动，吸烟酗酒，过度肥胖等，这些不良习惯会逐步损害心脏与血管的结构与功能，加速动脉粥样硬化的进程，增加心血管疾病的风险。环境因素同样不容忽视，空气污染、工作压力大、精神紧张、噪声污染等，都可能成为循环系统疾病的触发因素或加重因素。这些因素或直接作用于心血管系统，或通过影响个体的内分泌、神经调节等机制，间接促进疾病的发生与发展。

（二）临床表现的多样性

循环系统疾病的临床表现极为丰富，涵盖了从轻微不适到危及生命的各种症状。胸痛，作为最常见也是最引人关注的症状之一，可能预示着心绞痛、心肌梗死等严重疾病的发生。心悸，即患者自觉心脏跳动增强或节律异常，常伴随着焦虑、恐惧等情绪反应，多见于心律失常患者。呼吸困难，则是心力衰竭患者的典型表现，随着病情进展，患者可能连轻微活动都会感到气促。水肿，尤其是下肢水肿，是右心衰竭的重要标志，提示体循环淤血。晕厥，则可能由于心脏排血量突然减少或严重心律失常导致大脑供血不足而引发，是病情危急的信号。循环系统疾病还可能伴随有咳嗽、咳痰（如肺淤血所致）、乏力、头晕、黑蒙等多种非特异性症状，给诊断带来一定挑战。

（三）诊断与治疗的复杂性

鉴于循环系统疾病病因复杂、临床表现多样，其诊断往往需要综合患者的病史、体格检查、实验室检查（如心电图、心脏彩超、血液生化检查等）及影像学检查（如 CT、MRI、血管造影等）等多方面的信息。治疗方面，更是需要根据患者的具体病情制定个性化的方案，包括药物治疗（如降压药、降脂药、抗凝药等）、介入治疗（如冠状动脉支架植入术、射频消融术等）、外科手术治疗（如心脏搭桥手术、心脏瓣膜置换术等）及生活方式干预（如戒烟限酒、合理饮食、适量运动等）等多个方面。

二、护理评估

（一）生命体征监测：守护生命的精密防线

在循环系统疾病患者的护理过程中，生命体征的监测是确保患者安全、评估病情进展及调整治疗方案的基石。它不仅要求护理人员具备高度的责任心和敏锐的观察力，还需要掌握先进的监测技术和设备的使用方法。

1. 心率与心律的精准捕捉

心率，即心脏每 min 跳动的次数，是反映心脏活动频率的重要指标。对于循环系统疾病患者而言，心率的过快或过慢都可能预示着病情的恶化。例如，心动过速可能由心力衰竭、心肌梗死、心律失常等多种原因引起；而心动过缓则可能与窦房结功能障碍、房室传导阻滞等心脏传导系统异常有关。因此，护理人员需定时记录患者的心率，并注意观察其变化规律。心律的监测同样重要，它指的是心脏跳动的节律是否规整。心律不齐，包括早搏、心房颤、心室颤动等，都是循环系统疾病中常见的症状，需要及时发现并处理，以防止病情进一步恶化。

2. 血压的动态追踪

血压，作为评估心脏泵血功能和血管阻力的重要参数，其监测对于循环系统疾病患者尤为重要。护理人员需定期测量患者的血压，并注意观察其变化趋势。高血压是心血管疾病的重要危险因素之一，长期高血压会导致动脉硬化、心脏肥厚等病理改变；而低血压则可能由心力衰竭、失血性休克等原因引起，同样需要引起高度重视。在监测血压时，护理人员还需注意患者的体位、情绪、用药情况等因素对血压的影响，以获取更准确的监测结果。

3. 呼吸频率与血氧饱和度的综合评估

呼吸频率和血氧饱和度的监测对于评估患者的肺功能和气体交换能力具有重要意义。呼吸频率的异常，如呼吸急促或减慢，可能由心力衰竭、肺部疾病等多种原因引起。而血氧饱和度的降低则提示患者可能存在缺氧情况，需及时采取措施改善通气和氧合功能。在监测过程中，护理人员需注意观察患者的呼吸形态、呼吸音等体征变化，并结合血氧饱和度监测结果进行综合评估。

（二）症状评估：细致入微，洞察病情

症状评估是了解患者主观感受、判断病情严重程度及制定护理计划的重要环节。对于循环系统疾病患者而言，其症状往往复杂多样且相互关联，因此需要护理人员进行全面、细致的评估。

1. 胸痛的深度剖析

胸痛是循环系统疾病中最常见的症状之一，其性质、部位、持续时间及伴随症状等信息对于诊断具有重要意义。心绞痛是冠状动脉供血不足引起的胸痛，多表现为阵发性、压榨性胸痛，常放射至左肩、左臂内侧等部位；而心肌梗死则表现为持续性、剧烈的胸痛，常伴有恶心、呕吐、大汗等伴随症状。护理人员需详细询问患者胸痛的发作情况，并结合心电图、心肌酶谱等检查结果进行综合分析。

2. 心悸的细致观察

心悸是患者自觉心脏跳动增强或节律异常的一种主观感受。心律失常是导致心悸的主要原因之一，包括心动过速、心动过缓、早搏、心房颤动等多种类型。护理人员需注意观察患者心悸的发作时间、持续时间及伴随症状等信息，并协助医生进行心电图检查以明确诊断。

3. 呼吸困难的全面评估

呼吸困难是循环系统疾病中常见的症状之一，其发生机制复杂多样。心力衰竭、肺淤血、肺部疾病等多种原因均可导致呼吸困难。护理人员需详细询问患者呼吸困难的发作情况、诱因及伴随症状等信息，并结合患者的病史、体格检查及辅助检查结果进行全面评估。在评估过程中，还需注意区分不同类型的呼吸困难（如劳力性呼吸困难、端坐呼吸、夜间阵发性呼吸困难等），以便制定相应的护理措施。

4. 水肿的细致观察与记录

水肿是心力衰竭患者常见的体征之一，主要表现为下肢、腹部或全身性水肿。护理人员需每日观察并记录患者的水肿情况，包括水肿的部位、程度及变化情况等信息。还需注意评估患者的尿量、体重等指标以判断体液平衡情况。对于水肿严重的患者，需及时采取措施减轻水肿症状并预防并发症的发生。

（三）辅助检查评估：科技助力，精准诊断

辅助检查在循环系统疾病的诊断中发挥着不可替代的作用。心电图、超声心动图、冠状动脉造影、心肌酶谱等辅助检查手段为医生提供了丰富的诊断信息。护理人员需熟悉这些检查的目的、方法及注意事项，并协助医生完成检查过程，准确解读检查结果，为制定护理计划提供依据。

1. 心电图的解读与应用

心电图是诊断心律失常、心肌缺血等循环系统疾病的重要手段之一。护理人员需掌握心电图的基本知识和解读技巧，能够识别常见的心电图异常表现如 ST 段改变、Q 波异常等，并结合患者的临床表现和病史进行综合分析。在心电图监测过程中还需注意观察患者的心率变化及是否出现心律失常等情况，以便及时报告医生并采取相应的护理措施。

2. 超声心动图的辅助诊断

超声心动图是利用超声波技术观察心脏结构、功能及血流动力学的无创检查方法。它能够直观地显示心脏的大小、形态、室壁厚度及运动情况等信息，对于诊断心脏瓣膜病、心肌病、心力衰竭等循环系统疾病具有重要意义。护理人员需协助医生完成超声心动图检查过程并熟悉检查结果的解读方法，以便为制定护理计划提供有价值的参考信息。

3. 冠状动脉造影的深入了解

冠状动脉造影是诊断冠心病最准确的方法之一。它通过向冠状动脉内注入造影剂并利用 X 线透视技术观察冠状动脉的形态、走向及狭窄程度等信息。护理人员需了解冠状动脉造影的适应证、禁忌证及检查过程中的注意事项，并协助医生完成检查前的准备工作及检查后的护理工作，还需关注患者的心理状态及不良反应情况，以便及时进行处理。

4. 心肌酶谱的监测与分析

心肌酶谱是反映心肌损伤程度及预后的重要指标之一。包括肌酸激酶（CK）、肌酸激酶同工酶（CK-MB）、乳酸脱氢酶（LDH）等多种酶类。护理人员需掌握心肌酶谱的正常值范围及影响因素，并能够准确采集患者的血液样本进行心肌酶谱检测。在监测过程中还需注意观察患者的心肌酶谱变化趋势，并结合患者的临床表现和病史进行综合分析，以评估患者的心肌损伤程度及预后情况。

三、护理措施

（一）休息与体位：精准管理，促进康复

在循环系统疾病患者的护理中，休息与体位的合理安排是恢复健康、减轻症状、预防并发症的关键环节。这一环节不仅要求护理人员具备丰富的专业知识和敏锐的观察力，还需要根据患者的具体病情和医嘱进行个性化调整。

1. 心功能不全患者的休息与体位管理

心功能不全，即心力衰竭，是心脏泵血功能减退导致的综合征。对于这类患者，休息是减轻心脏负担、促进心功能恢复的重要手段。护理人员应根据患者的心功能分级（如 NYHA 分级）来制定休息计划。对于心功能Ⅲ-Ⅳ级的患者，应严格限制体力活动，鼓励其进行床上休息或轻微的活动，如散步几 min 后即需休息。在体位上，半卧位或高枕卧位是优选，这种体位有助于减少下肢静脉回流，从而降低心脏前负荷，缓解呼吸困难和水肿等症状。护理人员还需指导患者避免长时间站立或坐位，以免加重心脏负担。

2. 心绞痛患者的活动管理

心绞痛是由于冠状动脉供血不足导致心肌急剧的、暂时性的缺血与缺氧所引

续表

起的临床综合征。对于心绞痛患者，避免剧烈运动和情绪激动是预防心绞痛发作的关键。护理人员应指导患者根据自身情况选择合适的运动方式，如散步、慢跑、太极拳等低强度有氧运动，并控制运动时间和强度，避免过度劳累。保持情绪稳定，避免紧张、焦虑等不良情绪的刺激，也是预防心绞痛发作的重要措施。在心绞痛发作时，应立即停止活动，采取坐位或半卧位休息，并舌下含服硝酸甘油等急救药物。

3. 体位变换的注意事项

对于长期卧床的循环系统疾病患者，体位变换也是护理中不可忽视的一环。定期协助患者翻身、拍背，可以促进痰液排出，预防肺部感染和压疮的发生。注意保持患者肢体的功能位，避免关节僵硬和肌肉萎缩。在体位变换过程中，护理人员应动作轻柔、协调一致，避免给患者带来不必要的痛苦和损伤。

（二）病情观察：细致入微，及时干预

病情观察是循环系统疾病患者护理中的核心任务之一。通过密切观察患者的生命体征、症状及体征的变化，可以及时发现异常情况并采取相应的处理措施，从而保障患者的生命安全。

1. 生命体征的监测

生命体征包括体温、脉搏、呼吸、血压等，是反映患者机体功能状态的重要指标。护理人员应定时测量并记录患者的生命体征数据，注意观察其变化趋势和异常波动。例如，血压急剧下降可能提示患者存在休克风险；心率增快或减慢可能反映心脏节律的紊乱；呼吸频率加快或减慢可能提示肺部疾病或呼吸衰竭等。一旦发现异常情况，应立即报告医生并协助进行紧急处理。

2. 症状及体征的观察

除生命体征外，患者的症状和体征也是病情观察的重要内容。护理人员应详细询问并记录患者的症状变化，如胸痛、心悸、呼吸困难、水肿等，并注意观察其伴随症状的出现和消失情况。还需关注患者的体征变化，如皮肤颜色、温度、湿度，以及颈静脉怒张、肝大等体征的出现和加重情况。这些症状和体征的变化往往能够反映患者的病情变化趋势和严重程度，为医生制定治疗方案提供重要依据。

3. 异常情况的紧急处理

在病情观察过程中，一旦发现异常情况如血压急剧下降、心率增快或减慢、呼吸困难加重等，护理人员应立即报告医生并协助进行紧急处理。例如，对于血压急剧下降的患者，应立即建立静脉通道并遵医嘱给予升压药物治疗；对于心率增快或减慢的患者，应行心电图检查以明确心律失常类型并给予相应治疗；对于呼吸困难加重的患者，应协助其采取坐位或半卧位休息，并给予吸氧等支持治疗。

（三）用药护理：精准用药，确保安全

循环系统疾病患者往往需要长期服用多种药物，以控制病情进展和缓解症状。因此，用药护理是患者护理中的重要环节之一。护理人员应熟悉各类药物的名称、剂量、用法及不良反应，确保患者按时按量服药并注意观察药物疗效和不良反应的发生情况。

1. 药物知识的普及

护理人员应向患者及其家属普及药物知识，包括药物的名称、作用机制、用法用量及可能出现的不良反应等。这有助于患者正确理解和使用药物，提高用药依从性和安全性，还需指导患者注意药物的保存方法和有效期等事项以确保药物质量。

2. 用药计划的制定

根据患者的具体病情和医嘱制定个性化的用药计划是确保患者安全用药的关键。护理人员应根据患者的年龄、体重、肝肾功能等因素调整药物剂量和用药频次，以确保药物在体内的有效浓度和代谢速度。还需注意药物之间的相互作用和配伍禁忌，以避免不良反应的发生。

3. 药物疗效和不良反应的观察

在患者用药过程中，护理人员应密切观察药物疗效和不良反应的发生情况。对于降压药、抗心绞痛药等药物，应定期测量患者的血压和心电图等指标，以评估药物疗效；对于抗心律失常药等药物则需注意观察患者的心电图变化和心律变化，以评估药物对心脏节律的影响。还需关注患者是否出现恶心、呕吐、皮疹等不良反应症状并及时报告医生，以便调整用药方案或采取相应处理措施。

（四）饮食护理：科学膳食，助力康复

合理的饮食对循环系统疾病患者的康复具有重要意义。通过调整饮食结构和

摄入量可以改善患者的营养状况、增强机体抵抗力并促进病情的好转。因此，在患者护理中应注重饮食护理的指导和实施。

1. 低盐饮食

限制钠盐摄入是循环系统疾病患者饮食护理的基本原则之一。高盐饮食会增加心脏负担并加重水肿等症状，因此，患者应尽量减少食盐的摄入量，避免食用腌制食品、咸菜等高盐食物，还需注意调味品中的隐形盐，如酱油、味精等也应适量使用。

2. 低脂饮食

减少脂肪和胆固醇的摄入量对于预防动脉粥样硬化和心血管疾病具有重要意义。因此，患者应尽量选择低脂食物如瘦肉、鱼类、豆制品等，并避免食用肥肉、动物内脏等高脂肪食物。还需注意烹饪方式的选择，如蒸、煮、炖等低脂烹饪方式更有助于保持食物的营养价值和口感。

3. 高蛋白、高维生素饮食

蛋白质是构成人体组织器官的重要成分之一，对于维持机体正常生理功能具有重要意义。因此，患者应适量增加蛋白质的摄入量，如鸡蛋、牛奶、鱼类等富含优质蛋白的食物。还需注意摄入足够的维生素以维持机体正常的代谢和免疫功能，如新鲜蔬菜、水果等富含维生素的食物应适量食用。

4. 控制水分摄入量

对于心功能不全的患者还需控制水分摄入量以免加重心脏负担。护理人员应根据患者的具体情况和医嘱，制定个性化的水分摄入计划，并指导患者合理饮水。还需注意监测患者的体重和尿量等指标，以评估水分平衡情况并及时调整水分摄入计划。

四、特殊护理技术

（一）心电监护：守护生命节律的守护者

在心血管内科或重症监护室中，心电监护是救治病情危重循环系统疾病患者的关键措施之一。它不仅是对患者生命体征的连续监测，更是对心脏电生理活动的实时"窥探"，为医生提供了宝贵的诊断与治疗依据。

1. 心电监护的重要性

循环系统疾病，尤其是急性心肌梗死、心力衰竭、严重心律失常等，往往病情凶险，发展迅速。心电监护能够 24h 不间断地记录患者的心电图波形，及时捕捉到心率、心律的任何细微变化。这些变化可能是病情恶化的先兆，也可能是治疗效果的直接体现，对于指导临床治疗、调整治疗方案具有不可替代的作用。

2. 心电监护的内容

心电监护的内容主要包括心率、心律、ST 段变化、QT 间期等多个方面。心率是反映心脏泵血功能的基本指标，心律则揭示了心脏电活动的节律性。ST 段和 QT 间期的变化则与心肌缺血、电解质紊乱等多种病理状态密切相关。通过综合分析这些指标，医生可以迅速判断患者的心电图是否存在异常，并据此制定或调整治疗方案。

3. 心电监护的注意事项

在心电监护过程中，护理人员需要密切注意以下几点：一是保持电极片与皮肤的良好接触，避免电极脱落或接触不良导致的心电图失真。二是定期更换电极片，防止皮肤过敏或感染。三是注意患者的心电图波形变化，一旦发现异常应立即报告医生并协助处理。四是保持心电监护仪的性能稳定，定期进行维护和校准，确保其准确性和可靠性。

（二）中心静脉压监测：精准调控液体平衡的"指南针"

中心静脉压作为反映右心房或胸腔段腔静脉内压力变化的指标，在评估心功能、血容量及血管张力方面具有独特优势。对于需要严格控制液体入量和监测心功能的患者而言，中心静脉压监测无疑是精准调控液体平衡的"指南针"。

1. 中心静脉压监测的意义

循环系统疾病患者常伴有心功能不全或血容量异常等问题，这些问题往往需要通过调整液体入量和输出量来纠正。如何精准地调控液体平衡却是一个难题。中心静脉压监测通过直接测量右心房或胸腔段腔静脉内的压力变化，为医生提供了关于心功能、血容量及血管张力的直观信息，有助于医生制定更加精准的液体治疗方案。

2. 中心静脉压监测的方法

中心静脉压监测通常需要通过中心静脉置管来实现。护理人员需熟练掌握中心静脉置管的技术要点和注意事项，确保置管过程的安全和顺利。置管成功后，需将压力传感器与中心静脉导管相连，并调整传感器位置使其与右心房水平保持一致。随后即可开始监测中心静脉压的变化情况，并根据需要进行记录和报告。

3. 中心静脉压监测的应用

中心静脉压监测在循环系统疾病患者的治疗中具有广泛应用价值。例如，在心力衰竭患者的治疗中，通过监测中心静脉压可以评估患者的心功能状态和液体负荷情况，从而指导利尿剂的使用和调整；在休克患者的治疗中，则可以通过监测中心静脉压来评估患者的血容量状态和血管张力变化，从而指导补液和血管活性药物的使用。

（三）临时起搏器护理：守护心跳的"守护者"

对于严重心动过缓或房室传导阻滞的患者而言，临时起搏器是他们维持正常心率的"生命线"。护理人员作为临时起搏器的直接管理者和使用者，需掌握其使用方法和注意事项，确保起搏器的正常运行，并密切观察患者的起搏效果及不良反应。

1. 临时起搏器的作用

临时起搏器通过向心脏发送电脉冲来刺激心肌收缩，从而维持患者的心率在正常范围内。它对于严重心动过缓或房室传导阻滞的患者而言具有不可替代的作用。通过植入临时起搏器，可以迅速纠正患者的心率异常状态，改善心脑等重要脏器的血液灌注情况，为患者的后续治疗争取宝贵时间。

2. 临时起搏器的护理要点

在临时起搏器的护理过程中，护理人员需要注意以下几点：一是保持起搏器的性能稳定和正常运行，定期检查电池电量和导线连接情况。二是密切观察患者的起搏效果及不良反应情况，如心率是否稳定、有无起搏失败或心室颤动等异常情况。三是注意患者的体位和活动情况，避免导线脱落或断裂等意外事件的发生。四是加强患者的心理护理和健康教育，指导患者正确认识和对待起搏器治疗，并积极配合医护人员的工作。

3. 临时起搏器的撤除与后续管理

当患者的原发病情得到控制或改善后，临时起搏器通常需要撤除。在撤除过程中，护理人员需熟练掌握操作技巧，并注意患者的生命体征变化情况。撤除后还需对患者进行一段时间的随访观察，以评估其心率恢复情况并指导其后续治疗和生活方式调整。

五、心理护理：心灵的温柔抚慰

在循环系统疾病患者的治疗与康复过程中，心理护理扮演着不可或缺的角色。这类疾病不仅给患者的身体带来巨大负担，更在心理上投下了沉重的阴影。面对病情的不确定性、治疗过程的艰辛及可能的后遗症，患者往往会出现焦虑、恐惧、抑郁等负面情绪，这些情绪状态不仅影响患者的治疗效果，还可能加剧病情恶化。因此，护理人员应成为患者心灵的"守护者"，通过一系列的心理护理措施，为患者提供温暖与力量。

（一）建立信任的护患关系

良好的护患关系是心理护理的基础。护理人员应以真诚、耐心、尊重的态度与患者交流，倾听他们的担忧与需求，让患者感受到被关心与重视。通过日常的护理操作与沟通，逐渐建立起相互信任的关系，为患者营造一个安全、舒适的治疗环境。

（二）情感支持与情绪疏导

面对患者的负面情绪，护理人员应给予充分的情感支持，通过安慰、鼓励的话语，帮助患者缓解紧张与恐惧。运用专业的心理技巧，如认知行为疗法、放松训练等，引导患者正确认识和面对自己的情绪，学会自我调节与疏导。鼓励患者表达内心的感受，释放压力，保持情绪的稳定与平衡。

（三）提供疾病信息与心理教育

信息不对称是导致患者焦虑与恐惧的重要原因之一。护理人员应向患者详细介绍循环系统疾病的相关知识，包括疾病的病因、症状、治疗方法、预后及康复过程等，让患者对自己的病情有清晰的认识。通过心理教育，帮助患者树立正确的疾病观念，增强战胜疾病的信心与勇气。

（四）家庭与社会的支持网络

家庭与社会的支持对患者的心理康复至关重要。护理人员应主动与患者家属沟通，指导他们如何给予患者有效的情感支持与生活照顾。鼓励患者参与社交活动，建立与病友之间的支持网络，分享治疗经验与康复心得，共同面对疾病的挑战。

六、健康教育：知识引领健康之路

健康教育是循环系统疾病护理不可或缺的一环。通过系统的健康教育，可以提高患者及其家属对疾病的认知水平，促进患者自我护理能力的提升，从而加快康复进程，提高生活质量。

（一）疾病知识普及

护理人员应向患者及其家属详细讲解循环系统疾病的相关知识，包括疾病的发病机制、临床表现、诊断方法、治疗方案及预后评估等。通过生动地讲解与实例分析，让患者及其家属对疾病有全面而深入的了解，为后续的治疗与康复打下坚实的基础。

（二）生活方式指导

健康的生活方式是预防循环系统疾病复发与促进康复的关键因素。护理人员应指导患者养成戒烟限酒、合理饮食、适量运动、规律作息等良好的生活习惯。针对患者的具体情况，制定个性化的饮食与运动计划，帮助患者逐步改善体质，增强抵抗力。

（三）用药指导与监测

循环系统疾病患者往往需要长期服用多种药物以控制病情。护理人员应向患者详细讲解药物的名称、作用、用法用量及注意事项等，确保患者正确用药。指导患者学会自我监测病情的方法，如观察心率、血压等生命体征的变化情况，及时发现并报告异常情况。

（四）康复技能培训

康复技能培训是健康教育的重要内容之一。护理人员应根据患者的具体情况，制定个性化的康复计划，并指导患者掌握相关的康复技能。如对于心力衰竭患者，可指导其进行呼吸训练、体位管理等；对于心肌梗死患者，则可指导其进行心脏康复操等。通过系统的康复技能培训，帮助患者逐步恢复生活自理能力，提高生活质量。

（五）心理健康教育

在健康教育过程中，还应注重患者的心理健康教育。通过心理讲座、心理咨询等方式，帮助患者树立正确的疾病观念与心态，增强战胜疾病的信心与勇气。

指导患者学会应对压力与挫折的方法，保持积极乐观的心态面对生活。

第三节　呼吸系统疾病护理

呼吸系统疾病护理是一个复杂而细致的过程，涉及多个方面的综合护理。以下是对呼吸系统疾病护理的全面解析，旨在为患者提供科学、有效的护理指导。

一、呼吸系统疾病概述

呼吸系统疾病作为一类广泛存在的健康问题，其影响范围跨越了从轻微不适到生命威胁的广阔领域。这类疾病不仅种类繁多，包括但不限于上呼吸道感染、肺炎、慢性阻塞性肺疾病（COPD）、支气管哮喘、肺癌等，而且其发病机制和临床表现也极为复杂多变。

在护理呼吸系统疾病患者时，首要任务是准确评估患者的病情严重程度及症状表现。轻症患者可能仅表现为偶发性咳嗽，伴有轻微的胸痛或呼吸不畅，这些症状虽然不致命，但也需要及时关注并采取相应措施，以防病情恶化。护理人员应指导患者保持良好的生活习惯,如戒烟、避免二手烟曝露、保持室内空气清新等，鼓励患者多喝水，以稀释痰液，促进排痰。对于重症患者，护理的复杂性显著增加。呼吸困难、缺氧乃至呼吸衰竭是这类患者常见的危急症状，需要立即采取紧急救治措施。护理人员需熟练掌握氧疗、气道管理、机械通气等高级护理技能，以确保患者呼吸功能的稳定。在给予患者氧气治疗时，需根据患者的血氧饱和度调整氧流量，避免氧中毒的发生。密切观察患者的呼吸频率、深度及节律，以及时发现并处理呼吸衰竭等严重并发症。心理护理在呼吸系统疾病患者的护理中也占据重要地位。由于病情的影响，患者往往容易产生焦虑、恐惧、抑郁等负面情绪，这些情绪不仅会影响患者的治疗配合度，还可能加重病情。因此，护理人员应耐心倾听患者的诉说，理解他们的感受，给予必要的心理支持和安慰。通过心理疏导、情绪调节等方法，帮助患者树立战胜疾病的信心，保持积极乐观的心态。

在康复阶段，护理人员还需指导患者进行科学的康复训练。根据患者的具体情况，制定个性化的康复计划，包括呼吸功能训练、体力恢复训练、营养支持等。通过系统的康复训练，帮助患者逐步恢复肺功能和体力，提高生活质量。

二、护理原则

在护理呼吸系统疾病患者的过程中，全面评估、个性化护理、动态监测以及预防并发症是四大核心策略，它们相互交织，共同构成了一个高效、全面的护理体系，旨在促进患者的快速康复与长期健康。

（一）全面评估：奠定护理基础

全面评估是护理工作的起点，也是制定有效护理计划的关键。对于呼吸系统疾病患者，这一评估过程尤为重要，因为它不仅涵盖了疾病的严重程度、症状表现等病情信息，还需深入探究患者的生理状况、心理状态及社会支持网络等多个维度。在病情评估方面，护理人员需详细了解患者的病史、诊断结果、当前症状及体征，如咳嗽的性质、痰液的量与颜色、呼吸困难的程度等，以准确判断疾病的进展与治疗效果。通过体格检查、实验室检查结果及影像学检查等手段，进一步评估患者的肺功能、心脏功能及全身状况。生理状况的评估则关注患者的营养状况、睡眠质量、活动能力等方面，这些因素直接影响患者的康复进程。心理状态评估则通过专业的心理量表或访谈，了解患者的情绪状态、焦虑抑郁水平及应对机制，以便提供针对性的心理支持。社会支持评估则考察患者的家庭环境、经济状况、社交关系等，这些因素虽不直接关联疾病本身，但对患者的治疗依从性、康复信心及生活质量有着深远的影响。

（二）个性化护理：量身定制护理方案

基于全面评估的结果，护理人员需为患者制定个性化的护理计划。这一计划应充分考虑患者的个体差异，包括年龄、性别、文化背景、宗教信仰、疾病类型及严重程度等，以确保护理措施的有效性与适用性。个性化护理计划可能包括药物治疗指导、呼吸功能训练、营养支持方案、疼痛管理策略、心理干预措施等多个方面。例如，对于 COPD 患者，护理计划可能强调呼吸操的练习、家庭氧疗的管理及戒烟教育；而对于哮喘患者，则可能侧重于环境控制、哮喘日记的记录及急性发作时的自救技能培训。

（三）动态监测：及时调整护理策略

呼吸系统疾病患者的病情变化往往较为迅速，因此，动态监测是护理工作中不可或缺的一环。护理人员需密切关注患者的生命体征、症状变化及治疗效果，及时发现并处理异常情况。

动态监测不仅限于病房内的定时观察，还包括对患者出院后的远程随访与指导。通过定期的电话回访、家访或利用现代通信技术（如远程医疗平台）进行在线交流，护理人员可以及时了解患者的康复进展，评估护理效果，并根据需要调整护理方案。

（四）预防并发症：保障患者安全

呼吸系统疾病患者常面临多种并发症的风险，如肺部感染、呼吸衰竭、心力衰竭等。因此，预防并发症的发生是护理工作的重要任务之一。为了预防并发症，护理人员需采取一系列有效措施，如加强患者的口腔卫生护理以减少吸入性肺炎的风险，指导患者正确进行呼吸功能锻炼以增强肺功能，定期评估患者的营养状况并调整饮食计划以预防营养不良，以及为患者提供必要的心理支持以提高其应对压力的能力等。

三、护理措施

（一）环境护理

1.保持病室安静

安静是病室环境的第一要素。对于呼吸系统疾病患者而言，持续的噪声可能加剧其焦虑情绪，影响睡眠质量，进而不利于疾病的康复。因此，护理人员应确保病室内尽量减少不必要的声响，如控制探访时间、降低医护人员交谈音量、选用低噪声的医疗设备等。可以通过播放轻柔的音乐或自然声音（如雨声、海浪声）来营造宁静的氛围，帮助患者放松心情，促进休息与睡眠。

2.空气流通

新鲜的空气是维持室内环境质量的关键。定期开窗通风，可以有效降低室内二氧化碳浓度，减少细菌、病毒等微生物的滋生。在开窗时，应注意避免直接让患者吹风，以防感冒或加重病情。控制病室的温湿度也是至关重要的。适宜的温度（一般为 22 ~ 24℃）有助于减少患者的寒冷感或闷热感，而适宜的湿度（50% ~ 60%）则能减少呼吸道黏膜的干燥，降低咳嗽、咳痰等不适症状的发生。护理人员应定期检查温湿度计，及时调整空调或加湿器等设备，确保室内环境始终处于最佳状态。

3.温湿度适宜

控制病室温度在适宜范围内（一般为 22 ~ 24 ℃），湿度保持在

50% ～ 60%，以减少呼吸道刺激。

4. 空气消毒

为了进一步降低室内细菌浓度，预防交叉感染的发生，定期进行空气消毒是必不可少的。紫外线灯和空气净化器是常用的空气消毒设备。在使用紫外线灯时，应确保室内无人，并严格按照操作规程进行，以免对人体造成伤害。空气净化器则可以在有人在场的情况下持续工作，通过过滤、吸附等方式去除空气中的有害物质。除使用设备外，护理人员还应保持病室的清洁与整洁，定期擦拭家具、地面等表面，减少灰尘和细菌的积累。

（二）饮食护理

合理的饮食对于呼吸系统疾病患者的康复至关重要。通过提供高热量、高蛋白、高维生素的饮食，可以增强患者的体质和抵抗力，促进病情的好转。

1. 高热量、高蛋白、高维生素饮食

呼吸系统疾病患者由于长期咳嗽、咳痰等症状的消耗，往往存在营养不良的风险。因此，护理人员应为患者提供富含营养的食物，如瘦肉、鱼类、蛋类、豆制品等高蛋白食物，以及新鲜蔬菜和水果等富含维生素的食物。这些食物不仅可以提供足够的能量和蛋白质支持患者的身体修复和代谢需求，还能提供丰富的维生素和矿物质帮助增强免疫力。

2. 易消化饮食

由于呼吸系统疾病患者常伴有胃肠功能减弱的情况，因此，选择易于消化吸收的食物尤为重要。护理人员应避免给患者食用过于油腻、辛辣、生冷等刺激性食物，以免加重胃肠负担或引起不适。相反，应选择清淡、软烂、易咀嚼的食物，如粥、面条、蒸蛋等，以便于患者消化吸收。

3. 适量饮水

水是人体代谢不可或缺的物质。对于呼吸系统疾病患者而言，适量饮水不仅可以补充体内水分，还能稀释痰液，促进排痰。护理人员应鼓励患者多喝水，每天饮水量应保持在 1500 ～ 2000mL 左右。对于痰液黏稠不易咳出的患者，还可以通过雾化吸入等方法进行湿化治疗，以提高排痰效果。

（三）心理护理

呼吸系统疾病患者常因呼吸困难等症状而产生焦虑、恐惧等情绪。这些负面情绪不仅影响患者的治疗依从性，还可能加剧病情恶化。因此，心理护理在患者的康复过程中具有不可替代的作用。

1. 情绪安抚

面对患者的焦虑和恐惧情绪，护理人员应展现出高度的同理心和耐心。他们应主动倾听患者的诉说和担忧，给予情绪上的安抚和支持。通过温柔的话语、关切的眼神和温暖的拥抱等方式，让患者感受到被关心和被理解。护理人员还可以引导患者进行深呼吸、放松训练等放松技巧的练习，以缓解紧张情绪和改善睡眠质量。

2. 心理疏导

除情绪安抚外，心理疏导也是心理护理的重要内容之一。护理人员应通过讲解疾病知识、介绍成功病例等方式，帮助患者树立战胜疾病的信心。他们可以向患者详细解释疾病的发病机制、治疗方法及预后情况等信息，让患者对自己的病情有更加清晰的认识和了解。他们还可以邀请已经康复的患者或家属分享治疗经验和心得感受等正面信息，激励患者积极面对疾病并坚持治疗。通过心理疏导的方式帮助患者建立正确的疾病观念和心态，从而提高其治疗依从性和康复效果。

（四）病情观察

密切观察患者的病情变化是护理工作的重要任务之一。通过及时发现并处理异常情况可以确保患者的安全并促进病情的好转。

1. 生命体征监测

生命体征是反映患者身体状况的重要指标之一。护理人员应密切观察患者的体温、脉搏、呼吸和血压等生命体征的变化情况，并记录在案以便分析比较。对于体温升高的患者应及时采取降温措施；对于脉搏增快或减慢的患者应警惕心脏疾病或休克的发生；对于呼吸困难的患者应及时给予氧气吸入治疗等。通过生命体征的监测可以及时发现患者身体的变化情况并采取相应的护理措施。

2. 症状观察

除生命体征外，护理人员还应注意观察患者的咳嗽、咳痰、呼吸困难等症状的变化情况。对于咳嗽加重或伴有黄痰的患者可能提示存在感染的风险；对于咳痰困难或痰液年稠不易咳出的患者，可能需要进行湿化治疗或吸痰处理；对于呼吸困难加重或伴有紫绀等症状的患者，可能需要及时调整治疗方案或采取紧急救治措施等。通过对症状的观察可以及时发现并处理异常情况，从而保障患者的安全并促进病情的好转。

（五）呼吸道护理

呼吸道护理是呼吸系统疾病患者护理的重要内容之一。通过保持呼吸道通畅可以促进痰液的排出和气体的交换，从而改善患者的呼吸功能和减轻症状。

1. 保持呼吸道通畅

为了保持呼吸道的通畅，护理人员应定期为患者翻身拍背以促进痰液的排出。翻身拍背时应遵循从下到上、从外到内的原则，避免用力过猛或拍击脊柱等敏感部位，以免造成患者不适或损伤。对于痰液黏稠不易咳出的患者，可以使用雾化吸入等方法进行湿化治疗，以提高痰液的稀释度和流动性，从而便于咳出。此外，护理人员还应鼓励患者进行深呼吸和咳嗽练习，以增强呼吸肌的力量和咳嗽反射的敏感性，从而促进痰液的排出和呼吸道的通畅。

2. 氧疗护理

对于呼吸困难的患者应给予氧气吸入治疗，以改善其缺氧状态并促进病情的好转。在氧疗过程中，护理人员应密切观察患者的血氧饱和度变化，并根据需要调整氧流量以确保患者获得足够的氧气供应。护理人员还应注意保持氧气管道的通畅和清洁，避免污染和堵塞的发生。此外，对于需要长时间进行氧疗的患者，护理人员还应向其讲解氧疗的重要性和注意事项，以提高其治疗依从性和安全意识。

（六）用药护理

药物治疗是呼吸系统疾病患者治疗的重要手段之一。为了确保用药的安全性和有效性护理人员应严格按照医嘱进行给药并密切观察患者的疗效反应。

1. 准确给药

在给药前，护理人员应认真核对医嘱和药品信息确保药品名称、剂量、用法和用药时间等信息的准确无误。在给药过程中，应注意药物的配伍禁忌和相互作用，避免发生不良反应或药物中毒等意外情况。对于需要特殊处理的药品，如易挥发、易变质或需要避光保存的药品等，护理人员应严格按照说明书要求进行储存和使用，以确保药品的质量和疗效。

2. 观察疗效

在给药后，护理人员应密切观察患者的疗效反应并根据需要调整治疗方案。

对于症状明显改善的患者可以继续按原方案进行治疗；对于症状无明显改善或出现不良反应的患者，应及时向医生汇报并调整治疗方案，以避免延误病情或加重不良反应的发生。护理人员还应向患者及其家属讲解用药的注意事项和可能出现的不良反应等信息，以提高其用药依从性和安全意识。

（七）并发症预防

1. 预防感染

加强病房管理，减少人员流动；保持患者皮肤、口腔及会阴部清洁；定期更换床单、被褥等物品。

2. 预防压疮

压疮是长期卧床患者常见的并发症之一。为了预防压疮的发生，护理人员应定期为患者翻身和按摩受压部位，以促进局部血液循环和营养供应。在翻身和按摩时，应注意手法轻柔，避免用力过猛造成患者不适。护理人员还应注意保持患者床单的平整和干燥，避免潮湿和摩擦等刺激因素的作用，以减少压疮的发生风险。对于已经发生压疮的患者，护理人员应及时进行处理和护理，以促进其愈合和恢复。

3. 预防感染

预防感染是并发症预防的重要内容之一。护理人员应加强病房管理减少人员流动，以降低交叉感染的风险。护理人员还应保持患者皮肤、口腔及会阴部等部位的清洁和干燥，定期更换床单、被褥等物品，以减少细菌滋生。对于需要长期卧床的患者，护理人员还应协助其进行翻身和拍背等护理操作，以促进痰液的排出和呼吸道的通畅，从而降低肺部感染的风险。

四、特殊护理

在探讨危重患者的综合护理策略时，我们不仅要深入理解各类具体症状的护理要点，还需从更广泛的视角出发，考虑患者的生理、心理、社会支持及环境适应性等多方面因素，以确保提供全面、细致且高效的护理服务。危重患者的护理是一项复杂而艰巨的任务，它要求护理人员具备高度的专业素养、敏锐的观察力和迅速的反应能力。在护理实践中，护理人员应秉持以患者为中心的理念，注重个性化护理与精准化治疗相结合，加强心理干预和社会支持，为患者提供全方位、高质量的护理服务。只有这样，才能有效缓解患者痛苦、稳定病情、挽救生命，实现医疗护理工作的最终目标。

以下是对上述几种危重症状护理的深入扩写，旨在强化护理实践中的细节与人文关怀。

（一）胸痛患者的护理：个性化与精准化并重

胸痛作为多种疾病的首发或伴随症状，其护理策略的核心在于精准判断病因并实施个性化护理。除患侧卧位以减轻疼痛外，护理人员还需根据患者的疼痛评分（如使用 VAS 评分表）动态调整镇痛方案。对于疼痛难忍的患者，应及时报告医生，考虑使用适当的镇痛药物，监测药物反应，避免成瘾或副作用。心理干预也非常重要，通过倾听、安慰和解释病情，可以减轻患者的焦虑和恐惧，因为情绪状态往往会影响疼痛感知。对于怀疑有心脏疾病的患者，应特别警惕心绞痛或心肌梗死的可能，随时准备进行心电图监测和急救准备。

（二）大咯血患者的护理：紧急响应与细致观察

大咯血作为紧急情况，要求护理人员具备高度的应急能力和冷静的判断力。在迅速采取体位调整、建立静脉通道和止血治疗的护理人员还需密切关注患者的生命体征，包括心率、血压、血氧饱和度等，以及咯血量的变化。通过监测这些指标，可以及时发现休克、窒息等严重并发症的前兆，并立即采取相应的抢救措施。保持呼吸道通畅至关重要，必要时采用吸引器吸痰，甚至准备进行气管插管或气管切开术，确保患者生命安全。心理护理同样不可忽视，大咯血往往使患者感到极度恐惧和无助，护理人员应给予足够的心理支持，增强患者的信心和配合度。

（三）呼吸困难患者的护理：多维度改善与预防并发症

呼吸困难是危重患者常见的症状，其护理需从多个维度入手。半卧位和氧气吸入作为基本措施，能有效缓解呼吸困难，但护理人员还需进一步评估患者的呼吸困难类型（如心源性、肺源性等），以便采取更有针对性的治疗。对于心源性呼吸困难，需控制液体入量，减轻心脏负担；对于肺源性呼吸困难，则需加强肺部物理治疗，如拍背排痰、雾化吸入等，促进痰液排出，改善肺通气功能。预防并发症同样重要，如预防肺不张、肺部感染等，需定期翻身拍背、加强口腔护理、保持病房空气流通等。关注患者的心理状态，焦虑、恐惧等负面情绪可加重呼吸困难，护理人员应提供心理支持，帮助患者建立积极的应对机制。

（四）隔离护理措施：科学防控与人文关怀并重

对于具有传染性的呼吸系统疾病患者，隔离护理不仅是医疗安全的需要，也是对患者及他人负责的表现。在实施隔离措施时，应严格遵守传染病防治法规，确保隔离区域的设置合理、标识清晰。护理人员需做好个人防护，避免交叉感染的发生。注重患者的情感需求，隔离环境可能给患者带来孤独感和恐惧感，护理人员应加强与患者的沟通，提供情感支持，减轻其心理负担。健康教育和心理疏导也是隔离护理的重要组成部分，通过向患者及其家属普及疾病知识、传播防护技能，提高他们对疾病的认识和防控能力；通过心理疏导，帮助他们建立战胜疾病的信心，积极面对治疗过程。

五、健康教育

（一）疾病知识宣教：呼吸系统疾病的全面解析

在医疗护理过程中，疾病知识宣教是不可或缺的一环，尤其是对于呼吸系统疾病的患者及其家属而言，深入了解疾病的相关知识对于疾病的控制、治疗及预防复发具有重大意义。我们需要从病因讲起，呼吸系统疾病往往由多种因素引起，包括但不限于环境污染、吸烟、感染、遗传因素及免疫功能低下等。通过详细阐述这些因素如何影响呼吸系统，患者及家属能够更清晰地认识到疾病的根源，从而在日常生活中采取更为有效的预防措施。呼吸系统疾病的症状多种多样，常见的有咳嗽、咳痰、呼吸困难、胸痛、发热及全身不适等。在讲解时，我们应强调不同症状可能代表的疾病阶段或严重程度，并告知患者及家属如何观察并记录这些症状的变化，以便及时就医。也要让患者了解，即使症状轻微也不应忽视，因为早期干预往往能取得更好的治疗效果。

在治疗方法方面，呼吸系统疾病的治疗手段丰富多样，包括药物治疗、物理治疗、手术治疗及中医调理等。在讲解时，我们应详细介绍各种治疗方法的原理、适应证、副作用及注意事项，帮助患者及家属理解并选择合适的治疗方案。也要强调遵医嘱的重要性，确保患者能够按时按量服药，积极配合治疗。预防措施是减少呼吸系统疾病发生的关键。我们应向患者及家属强调以下几点：一是保持良好的环境卫生，定期通风换气，减少空气污染物的曝露。二是戒烟限酒，因为吸烟和过量饮酒都是呼吸系统疾病的重要诱因。三是加强体育锻炼，增强体质和免疫力。四是合理饮食，保持营养均衡，避免过度肥胖或营养不良。五是定期进行体检，及时发现并处理潜在的健康问题。

（二）生活方式指导：培养健康的生活习惯

健康的生活方式对于呼吸系统疾病的预防和治疗至关重要。我们应从以下几个方面给予患者及家属具体指导：

1. 戒烟限酒

强调吸烟对呼吸系统的危害，鼓励患者坚决戒烟，并限制酒精摄入。

2. 适量运动

根据患者的身体状况制定个性化的运动计划，如散步、慢跑、太极拳等，以增强心肺功能和免疫力。

3. 均衡饮食

指导患者合理搭配膳食，多吃蔬菜水果，少吃油腻和高糖食品，保持营养均衡。

4. 充足睡眠

良好的睡眠有助于身体恢复和免疫力提升，建议患者保持规律的作息时间。

（三）自我监测指导：掌握病情变化的主动权

自我监测是患者管理自身疾病的重要手段。我们应教会患者如何观察咳嗽、咳痰等症状的变化情况，并记录下每次观察的结果。对于需要使用吸入装置的患者，我们应详细指导其正确使用方法，包括如何清洁和保养装置、如何调整剂量等。通过自我监测，患者能够及时发现病情变化并采取相应的措施，从而避免病情恶化或复发。我们还应鼓励患者定期与医生沟通病情进展和治疗效果，以便及时调整治疗方案。

第七章 老年病与慢性病管理

第一节 老年人生理心理特点与护理

老年人生理心理特点与护理是一个涉及多个方面的综合性话题，以下是对这一主题的详细探讨。

一、老年人生理特点

在人生的长河中，老年阶段作为生命旅程的尾声，承载着岁月的积淀与智慧的结晶。随着年岁的增长，人体不可避免地经历着一系列复杂的生理变化，这些变化不仅深刻地影响着老年人的生活质量，也对医疗保健、社会支持体系提出了更高要求。以下，我们将从多个维度深入探讨老年人的生理特点及其应对策略。

（一）衰老：生命的自然进程

1. 肌肉与骨骼系统的衰退

随着年龄的增长，老年人的肌肉量显著减少，这一症状被称为"肌肉减少症"（sarcopenia）。这不仅导致力量减弱、耐力下降，还增加了跌倒和骨折的风险。骨骼方面，骨密度降低，骨质疏松成为常见问题，轻微的外力就可能引发骨折，尤其是髋部、脊柱和手腕等部位。为应对这一问题，老年人应加强力量训练，如使用弹力带、哑铃进行适度锻炼，补充足够的钙和维生素 D，促进骨骼健康。

2. 皮肤的老化

皮肤作为人体最大的器官，其老化表现尤为明显。皮肤弹性下降，皱纹增多，色斑形成，以及干燥、瘙痒等问题频发。皮肤屏障功能减弱，易受外界环境伤害。保持皮肤健康，老年人需注重保湿，选择适合老年肌肤的护肤品，避免长时间曝露在阳光下，并适量摄入富含抗氧化物的食物，如蓝莓、绿茶等。

（二）免疫力的挑战

1. 免疫系统功能下降

老年人的免疫系统随着年龄的增长而逐渐衰退，对病原体的识别和清除能力减弱，导致感染性疾病的发生率增加，且病情往往更为严重。疫苗的保护效果在老年人中可能不如年轻人显著。为增强免疫力，老年人应保持充足的睡眠，均衡饮食，适量摄入富含锌、硒等微量元素的食物，以及定期接种推荐的疫苗，如流感疫苗、肺炎球菌疫苗等。

2. 慢性疾病的管理

免疫力下降还使老年人更容易患上慢性疾病，如糖尿病、高血压、心脏病等。这些疾病之间相互影响，形成恶性循环。因此，老年人需定期进行健康检查，及时发现并控制慢性疾病，遵医嘱服药，保持良好的生活习惯。

（三）代谢率的降低

1. 营养需求的变化

老年人的基础代谢率降低，对能量的需求减少，但并不意味着可以忽视营养摄入。相反，老年人更应注重营养均衡，保证蛋白质、维生素、矿物质等营养素的充足摄入，以维持身体机能。应避免过度节食或暴饮暴食，保持适宜的体重。

2. 代谢性疾病的预防

代谢率降低可能导致老年人出现肥胖、糖尿病等代谢性疾病。为预防这些疾病，老年人应增加日常活动量，如散步、太极拳等低强度运动，注意饮食调节，减少高糖、高脂肪食物的摄入。

（四）骨质疏松与骨骼健康

1. 骨质疏松的预防与治疗

骨质疏松是老年人面临的重大健康威胁之一。除补充钙和维生素 D 外，老年人还应积极参与负重运动，如散步、慢跑、跳舞等，以延缓骨骼衰老，增强骨密度。对于已确诊的骨质疏松患者，应在医生指导下进行药物治疗，如使用双膦酸盐、特立帕肽等药物。

2. 预防跌倒

跌倒是导致老年人骨折的主要原因之一。为预防跌倒，老年人应改善家居环境，如安装扶手、防滑地板等；穿着合适的鞋子，避免高跟鞋或拖鞋；保持身体平衡，进行平衡训练；以及合理使用助行工具，如拐杖、轮椅等。

（五）视听能力的衰退与应对策略

1. 视力保健

随着年龄的增长，老年人容易出现老花眼、白内障等视力问题。为保持视力健康，老年人应定期进行眼科检查，佩戴合适的眼镜或隐形眼镜；避免长时间近距离用眼，注意眼部休息；多食用富含维生素A、维生素C、维生素E及叶黄素等营养素的食物。

2. 听力保护

听力下降也是老年人常见的生理变化之一。为减缓听力衰退，老年人应避免长时间曝露在高噪声环境中；使用耳机时控制音量和时间；定期进行听力检查；对于听力损失较严重的老年人，可考虑佩戴助听器或进行人工耳蜗植入等手术治疗。

（六）其他生理变化与综合照护

1. 心血管系统功能减退

老年人易患高血压、冠心病等心血管疾病。为保持心血管健康，老年人应控制血压、血脂和血糖水平；戒烟限酒；保持适量运动；避免过度劳累和情绪激动。

2. 呼吸系统功能下降

随着年龄的增长，老年人的肺活量减少，呼吸功能下降。为改善呼吸功能，老年人可进行深呼吸练习、吹气球等呼吸训练；保持室内空气清新；避免吸烟和二手烟曝露；积极治疗呼吸道疾病。

3. 消化系统功能下降

老年人的胃肠蠕动减慢，消化液分泌减少，容易出现消化不良、便秘等问题。为保持消化系统健康，老年人应多吃易消化的食物、适量摄入膳食纤维、保持饮食规律、避免过饱过饥、适当进行腹部按摩等。

二、老年人心理特点

随着岁月的流逝，老年人在享受人生智慧积累时也面临着生理与心理的双重变化。这些变化不仅是对个体生命历程的自然反映，也是社会、家庭环境等多因素交织的结果。

（一）感觉减退：感知世界的窗口逐渐关闭

老年人的视觉、听觉、嗅觉、味觉、痛觉和触觉等感觉器官功能逐渐减退，这一变化直接影响了他们对周围环境的感知和反应能力。例如，视力模糊可能让老年人难以阅读书籍、辨认物品；听力下降则可能导致他们错过重要信息，甚至影响日常交流。这种感官上的衰退不仅限制了老年人的活动范围，还可能引发安全隐患，如因未察觉危险而跌倒。

应对策略：

1. 辅助设备

鼓励老年人使用助听器、老花镜等辅助设备，改善视听能力。

2. 环境改造

为老年人营造安全、舒适的生活环境，如安装扶手、防滑地板，调整照明等。

3. 社会支持

家庭成员和社会应给予更多关注，耐心沟通，确保信息传递的准确性和及时性。

（二）智力与记忆力减退：智慧之光的温柔褪色

尽管老年人的智力在达到高峰后会逐渐下降，但这并不意味着他们失去了全部的智慧和学习能力。记忆力减退，尤其是对新事物的记忆困难和对近事记忆的遗忘，是老年人常见的困扰。这种变化可能导致定向力障碍，增加迷路或忘记重要事项的风险。

应对策略：

1. 认知训练

通过记忆游戏、拼图、阅读等活动，刺激大脑皮层，延缓记忆力衰退。

2. 规律生活

建立规律的生活习惯，如定时作息、定期复习重要事项，有助于增强记忆。

3. 家庭支持

家人可协助记录重要事项，提醒老年人，减轻其记忆负担。

（三）情绪与性格的转变：内心的风云变幻

老年人群的情绪与性格变化复杂多样，既有积极的一面，也有消极的表现。情绪不稳定、易激动、易焦虑等负面情绪可能源于身体机能的衰退、生活环境的改变及社会角色的转变。部分老年人可能变得固执、自尊心强，对外界环境表现出一定的淡漠和缺乏兴趣。

应对策略：

1. 心理疏导

提供心理咨询服务，帮助老年人正确认识和接受自己的情感变化，学会情绪管理。

2. 社交互动

鼓励老年人参与社区活动、兴趣小组等，增加社交互动，减少孤独感。

3. 家庭关怀

家人应给予更多的理解和支持，倾听老年人的心声，共同面对情感挑战。

（四）行为模式的调整：适应与应对的新策略

随着年龄的增长，老年人的行为模式也会发生一些变化。多疑、依赖、易激动等行为可能源于大脑皮质控制能力的减弱，这些变化可能给老年人的生活和社交带来困扰。

应对策略：

1. 尊重与理解

尊重老年人的行为变化，理解其背后的心理需求，避免过度指责或干预。

2. 逐步引导

通过耐心沟通和逐步引导，帮助老年人建立更健康的行为习惯。

3. 安全保障

确保老年人生活环境的安全，预防因行为变化可能导致的意外事件。

（五）生活态度消极与孤独感：心灵的守望与慰藉

面对身体的衰老和社会的变迁，部分老年人可能会产生消极的生活态度和强烈的孤独感。他们可能感到与时代脱轨，对生活失去兴趣，甚至拒绝与外界交流。这种心理状态不仅影响老年人的生活质量，还可能加剧其健康问题。

应对策略：

1. 积极心态培养

通过正面引导、分享成功案例等方式，帮助老年人树立积极的生活态度，重拾生活的乐趣。

2. 兴趣培养

鼓励老年人发展新的兴趣爱好，如园艺、书法、绘画等，丰富精神生活。

3. 家庭陪伴

家庭成员应增加陪伴时间，了解老年人的需求和愿望，共同规划晚年生活。

4. 社区支持

加强社区养老服务体系建设，为老年人提供多样化的服务和活动，促进老年人之间的交流与互助。

三、老年人护理

随着全球人口老龄化的加速，如何有效保障老年人的生活质量和健康水平，成为社会各界关注的焦点。老年人的生理与心理特点复杂多样，要求我们在护理实践中采取更加细致、全面的措施。以下将从健康饮食、定期运动、社交活动、安全保障、定期体检、心理关怀、日常生活照料，以及尊重与理解等八个方面，深入探讨针对老年人特点的护理措施，并对其进行扩写。

（一）健康饮食：营养均衡，守护健康基石

老年人的消化系统功能逐渐减弱，对营养的吸收和利用能力下降。因此，合理搭配饮食，确保营养均衡至关重要。应鼓励老年人多摄入富含纤维的蔬菜、水果和全谷物，这些食物不仅能提供丰富的维生素和矿物质，还能促进肠道蠕动，预防便秘。低脂肪乳制品是优质蛋白质和钙的良好来源，有助于维持骨骼健康。

在烹饪方式上，应尽量选择蒸、煮、炖等健康方式，减少油炸和烧烤等高热量、高脂肪的做法。控制盐分、糖分和油脂的摄入量也是关键，以预防高血压、糖尿病等慢性病的发生。对于有特殊饮食需求的老年人，如糖尿病患者，还需制定个性化的饮食计划，确保营养摄入来控制病情。

（二）定期运动：增强体质，焕发活力

运动是延缓衰老、增强体质的有效途径。针对老年人的身体状况，应选择适合的有氧运动，如散步、太极拳、瑜伽等。这些运动强度适中，既能锻炼心肺功能，又能提高肌肉力量和柔韧性，减少跌倒等意外事故的发生。在运动过程中，应注意循序渐进，避免过度劳累。根据老年人的兴趣和喜好，可以引导他们参与一些集体运动项目，如门球、广场舞等，以增加运动的趣味性和社交性。适当的户外活动还能让老年人接触自然，呼吸新鲜空气，有助于改善心情和睡眠质量。

（三）维持社交活动：减少孤独，增进情感交流

社交活动是老年人保持心理健康的重要途径。通过参与社区活动、兴趣小组等，老年人可以结识新朋友，分享生活经验，减轻孤独感和抑郁情绪。社交活动还能激发老年人的兴趣爱好，丰富他们的精神生活。

为了促进老年人的社交活动，社区和养老机构可以定期举办各种文化、娱乐和健身活动，如书法班、音乐会、健康讲座等。鼓励家人多陪伴老年人，共同参与家庭活动，增进亲子关系。

（四）注意安全：细节之处见真情

老年人的安全意识相对较弱，容易发生跌倒、烫伤等意外事故。因此，在老年人的居住环境中，应特别注意安全细节。保持家中环境整洁，避免被堆积的杂物绊倒。在浴室、厨房等易滑区域铺设防滑垫，安装扶手和紧急呼叫装置。定期检查家中的电器设备和燃气管道，确保使用安全。对于行动不便的老年人，可以配备轮椅、助行器等辅助工具，提高他们的生活自理能力。加强对老年人的安全教育，提高他们的安全意识和自我保护能力。

（五）定期体检：早发现，早治疗

定期体检是预防和治疗老年性疾病的重要手段。通过定期检查视力、听力、血压、血糖和骨密度等项目，可以及时发现老年人身体的异常情况，并采取相应的治疗措施。例如，对于高血压患者，应定期监测血压变化，调整药物剂量和生活方式；对于糖尿病患者，应严格控制饮食和血糖水平，预防并发症的发生。除常规体检外，还应根据老年人的具体情况进行个性化检查。例如，对于有家族遗传病史的老年人，应增加相关疾病的筛查项目；对于长期卧床的老年人，应关注其肺部和泌尿系统的健康状况。

（六）心理关怀：倾听心声，温暖心灵

老年人的心理健康同样不容忽视。随着年龄的增长和社会角色的转变，老年人可能会面临孤独、焦虑、抑郁等心理问题。因此，护理人员应关注老年人的心理状态变化，提供必要的心理支持和安慰。通过倾听老年人的心声，了解他们的需求和困扰，给予积极的回应和建议。鼓励老年人表达自己的情感和想法，增强他们的自我认同感和价值感。对于存在心理问题的老年人，应及时联系专业心理

咨询师或心理医生进行干预和治疗。还可以通过阅读、音乐、园艺等活动来丰富老年人的精神生活，缓解他们的心理压力和负面情绪。家人和社会的关爱也是老年人心理健康的重要保障。

（七）日常生活照料：细致入微，关爱备至

对于生活不能自理的老年人，日常生活照料是护理工作的重中之重。护理人员应提供全方位的照料服务，包括协助进食、洗漱、排便等日常活动。在照料过程中，应注重细节和人文关怀，尊重老年人的隐私和尊严。例如，在协助进食时，应根据老年人的口味和饮食习惯合理搭配食物；在洗漱时，应保持水温适宜、动作轻柔；在排便时，应提供必要的帮助和支持，保持老年人的身体清洁和舒适。护理人员还应关注老年人的个人卫生和居住环境整洁，定期为他们更换衣物，清洗床单、被罩等物品。

（八）尊重与理解：建立和谐的护患关系

在护理过程中，尊重与理解是建立和谐护患关系的关键。护理人员应尊重老年人的意愿和习惯，理解他们的情感和需求。通过运用沟通技巧和维护老年人的自尊，可以消除他们的顾虑和不安情绪，增强他们的信任感和归属感。

为了实现这一目标，护理人员应首先了解老年人的生活背景和性格特点，掌握他们的喜好和禁忌。在沟通过程中，应保持耐心和细致的态度，用简单易懂的语言解释护理内容和注意事项。还应关注老年人的情绪变化和心理需求，及时给予关心和安慰。护理人员还应积极与老年人的家人沟通协作，共同制定个性化的护理计划。通过加强家庭与护理机构的联系和合作，可以形成更加完善的护理网络和支持体系，为老年人提供更加全面、优质的护理服务。

第二节 糖尿病的综合管理

糖尿病的综合管理是一个多维度、全方位的过程，旨在通过综合手段控制血糖水平，预防并发症，提高患者的生活质量。以下是对糖尿病综合管理的深入探讨，内容将涵盖疾病认知、生活方式干预、药物治疗、血糖监测、并发症预防与管理、心理支持及健康教育等多个方面。

一、糖尿病概述

糖尿病，这一日益严峻的全球性健康挑战，不仅深刻影响着患者的日常生活质量，还对社会经济造成了巨大负担。其发病机制复杂多样，主要包括胰岛素分泌不足或作用障碍，导致体内葡萄糖代谢失衡，血液中葡萄糖浓度持续升高。长期的高血糖状态，如同慢性毒药，悄无声息地侵蚀着患者的血管壁，加速动脉硬化，增加心血管疾病如冠心病、心肌梗死和脑卒中的风险。神经系统作为糖尿病并发症的又一重灾区，常表现为周围神经病变，引起肢体麻木、疼痛甚至感觉丧失，严重影响患者的生活质量。而肾脏作为糖尿病常见的受累器官之一，长期高血糖可引发糖尿病肾病，最终可能导致肾功能衰竭，需要透析或肾移植治疗。面对这一严峻形势，糖尿病的综合管理策略应运而生，它涵盖了健康教育、饮食调整、规律运动、血糖监测、药物治疗及心理支持等多个方面。通过个体化的治疗计划，旨在有效控制血糖水平，预防或减少并发症的发生，提高患者的生活质量，并减轻社会经济负担。加强公众对糖尿病的认识，倡导健康的生活方式，也是预防糖尿病发生发展的重要途径。

二、疾病认知

（一）糖尿病的分类：深入解析各类型特征

糖尿病作为一种复杂多样的代谢性疾病，其分类不仅基于病因和临床表现，还反映了疾病进展的不同阶段和治疗策略的差异性。下面，我们将对糖尿病的四大主要类型进行更为详尽的阐述。

1 型糖尿病（T1D）

T1D，也被称为青少年糖尿病或胰岛素依赖型糖尿病，通常发病于儿童或青少年时期，但也有可能在成年后发病。其主要特征是胰岛 β 细胞遭受自身免疫攻击而大量破坏，导致胰岛素分泌几乎完全丧失。因此，患者必须依赖外源性胰岛素治疗以维持生命。T1D 的发病机制涉及遗传易感性、环境因素（如病毒感染）及自身免疫反应等多重因素。

2 型糖尿病（T2D）

作为最常见的糖尿病类型，T2D 占据了全球糖尿病患者的绝大多数。它通常与年龄增长、肥胖、不良饮食习惯、缺乏体力活动及遗传因素密切相关。T2D 的发病机制复杂，主要包括胰岛素抵抗和胰岛 β 细胞功能受损两个方面。胰岛素抵抗导致机体对胰岛素的敏感性下降，即使胰岛素水平正常或升高，也无法有效调节血糖；而胰岛 β 细胞功能受损则进一步减少了胰岛素的分泌量，加剧了高血糖状态。长期的高血糖环境会进一步损害胰岛 β 细胞，形成恶性循环。

3. 妊娠糖尿病（GDM）

GDM 特指在妊娠前糖代谢正常或有潜在糖耐量减退，在妊娠期才首次出现或确诊的糖尿病。随着妊娠期的进展，孕妇体内激素水平发生变化，特别是胎盘分泌的多种激素具有抗胰岛素作用，使孕妇对胰岛素的需求量增加。如果孕妇胰岛素分泌受限，则无法满足这一需求，从而导致血糖升高。GDM 不仅影响孕妇的健康，还可能增加子女未来患糖尿病和肥胖的风险。因此，对 GDM 的早期筛查、诊断和治疗至关重要。

4. 其他特殊类型糖尿病

这一类糖尿病包括一系列由遗传缺陷、胰腺疾病、内分泌疾病或药物等因素引起的糖尿病。例如，单基因糖尿病是由单个基因突变引起的，具有家族遗传性；胰腺疾病如胰腺炎、胰腺切除术后等可能导致胰岛功能受损，进而引发糖尿病；某些内分泌疾病如库欣综合征、肢端肥大症等可因激素分泌异常，导致胰岛素抵抗或胰岛素分泌不足；而长期使用某些药物如糖皮质激素、利尿剂等也可能诱发糖尿病。

（二）糖尿病的发病机制：深入探索胰岛素与血糖的博弈

T2D 的发病机制是糖尿病研究领域的重要课题之一。其核心在于胰岛素分泌不足和 / 或胰岛素抵抗之间的复杂相互作用。

1. 胰岛素抵抗

胰岛素抵抗的形成是一个多因素、多步骤的过程。一方面，肥胖是胰岛素抵抗的重要诱因之一。过多的脂肪组织不仅作为内分泌器官分泌多种炎症因子和脂肪因子（如瘦素、脂联素等），干扰胰岛素信号传导通路；还通过脂毒性作用直接损害胰岛 β 细胞功能。另一方面，长期的高血糖、高血脂状态及氧化应激反应等也可促进胰岛素抵抗的发生和发展。

2. 胰岛 β 细胞功能受损

胰岛 β 细胞是体内唯一能够分泌胰岛素的细胞类型。在 T2D 的发病过程中，胰岛 β 细胞不仅受到胰岛素抵抗的间接影响（如高血糖、高血脂对细胞的毒性作用），还直接受到遗传、免疫、炎症等多种因素的攻击。这些因素可导致胰岛β细胞数量减少、功能下降甚至凋亡，从而进一步减少胰岛素的分泌量。

（三）糖尿病的危害：不容忽视的并发症与长期影响

长期高血糖状态是糖尿病并发症发生的根本原因。高血糖不仅直接损害血管壁、神经组织等靶器官，还通过激活一系列病理生理过程（如氧化应激、炎症反应等）加剧组织损伤和功能障碍。

1. 心血管疾病

高血糖可加速动脉硬化进程，增加血液黏稠度，促进血栓形成。这些变化可导致冠心病、心肌梗死、脑卒中等心血管疾病的发生风险显著增加。心血管疾病已成为糖尿病患者最常见的死亡原因之一。

2. 神经病变

高血糖可损伤神经纤维和神经末梢，导致感觉和运动功能障碍。在糖尿病足中，由于神经病变和血管病变的共同作用，患者足部感觉减退甚至丧失，容易发生溃疡、感染甚至坏疽等严重后果。视网膜病变也是糖尿病神经病变的重要表现之一，严重者可导致失明。

3. 肾脏病变

长期高血糖可损害肾小球滤过膜结构和功能，导致蛋白尿、水肿等肾脏病变表现。随着病情的进展，患者可出现肾功能不全甚至尿毒症等严重并发症。糖尿病肾病已成为糖尿病患者最常见的慢性并发症之一。

4. 感染

糖尿病患者由于免疫功能下降和血管病变等因素，容易发生各种感染。其中，尿路感染、肺部感染和皮肤感染是最常见的感染类型。感染不仅加重患者的病情和负担，还可能引发一系列严重的并发症，如败血症、感染性休克等。

三、生活方式干预

（一）饮食管理：科学膳食，守护健康防线

在糖尿病的综合管理中，饮食管理占据着举足轻重的地位。它不仅是控制血糖水平的基础，也是预防糖尿病并发症的关键。一个科学合理的饮食计划，应当围绕低糖、低脂、高纤维的原则展开，旨在通过调整饮食结构，优化营养摄入，

促进患者健康。

1. 均衡膳食的艺术

均衡膳食要求我们在日常饮食中，合理搭配糖类、蛋白质和脂肪的比例，确保身体获得全面而均衡的营养。对于糖尿病患者而言，控制糖类的摄入量尤为重要，因为糖类会直接影响血糖水平。建议选择低 GI（血糖指数）的食物，如燕麦、糙米、豆类等，它们能缓慢释放能量，有助于稳定血糖。适量增加优质蛋白质的摄入，如鱼、禽、蛋、奶及豆制品，以满足身体对营养的需求。减少饱和脂肪酸和反式脂肪酸的摄入，选择富含不饱和脂肪酸酸的橄榄油、坚果等作为脂肪来源，也是饮食管理中的重要一环。

2. 定时定量的智慧

保持规律的饮食习惯，对于糖尿病患者来说至关重要。定时定量进食可以帮助身体建立稳定的生物钟，使胰岛素分泌和血糖调节更加有序。避免暴饮暴食，特别是晚餐不宜过饱，以免加重胰岛负担，影响夜间血糖水平。合理分配每日餐次，可采用少量多餐的方式，既有利于控制血糖，又能减少饥饿感，提高生活质量。

3. 限制糖分摄入的坚持

减少糖分摄入是糖尿病饮食管理的核心之一。含糖饮料、甜食和加工食品往往是糖分的主要来源，长期大量摄入会导致血糖升高，增加胰岛负担，甚至诱发并发症。因此，患者应尽量避免这些高糖食品，选择无糖或低糖替代品。注意阅读食品标签，了解食品中的糖分含量，做到心中有数，合理控制。

4. 增加膳食纤维的益处

膳食纤维是糖尿病患者的好朋友。它不仅能增加饱腹感，减少总能量摄入，还能延缓食物在胃肠道的消化吸收速度，从而降低餐后血糖水平。多吃蔬菜、水果和全谷物食品是增加膳食纤维摄入的有效途径。这些食物富含维生素、矿物质和抗氧化剂，对预防糖尿病并发症也具有积极作用。当然，在选择水果时，应注意选择低糖水果，并控制摄入量，以免糖分摄入过多。

（二）运动疗法：激活身体，助力血糖控制

运动疗法是糖尿病治疗的重要组成部分。通过合理的运动锻炼，可以提高身体代谢率，促进胰岛素分泌和利用，从而有效控制血糖水平。运动还能增强心肺功能，改善血液循环，预防心血管疾病等并发症的发生。

1. 有氧运动的魅力

有氧运动是糖尿病患者最适宜的运动方式之一。它主要包括快走、慢跑、游泳、骑自行车等中低强度的运动形式。这些运动能够有效提高心肺功能，促进脂肪燃烧和糖分代谢。建议糖尿病患者每周至少进行 150min 中等强度或 75min 高强度的有氧运动。运动时应根据自身情况选择合适的运动强度和时间，避免过度劳累和受伤。

2. 力量训练的力量

力量训练对于糖尿病患者同样重要。通过增加肌肉量，可以提高基础代谢率，使身体在静息状态下也能消耗更多能量。肌肉还能储存更多的糖原作为能量储备，有助于稳定血糖水平。力量训练可以包括哑铃、杠铃等器械训练以及自重训练如俯卧撑、深蹲等。建议每周进行 2 ~ 3 次力量训练，每次训练涵盖全身主要肌群。

3. 避免久坐的"警钟"

长时间坐着不动是现代人常见的生活方式之一，但这种习惯却对糖尿病患者的健康构成了威胁。久坐会导致血液循环减慢，肌肉紧张僵硬，增加患糖尿病及其并发症的风险。因此，糖尿病患者应尽量避免久坐不动的习惯，定期起身活动身体。无论是工作还是休息时，都应保持适当的身体活动量，以促进血液循环和身体健康。

（三）戒烟限酒：健康生活的必修课

吸烟和过量饮酒是危害糖尿病患者健康的两大元凶。戒烟限酒不仅是糖尿病患者自我管理的必要措施之一，也是提高生活质量、预防并发症的重要途径。

1. 戒烟的迫切性

吸烟可加重胰岛素抵抗，使血糖水平难以控制。吸烟还会损害血管壁和神经组织，增加患心血管疾病、神经病变等并发症的风险。因此，糖尿病患者应坚决戒烟并远离二手烟环境。戒烟虽然困难，但并非不可能，通过制定合理的戒烟计划、寻求专业帮助和坚持自我激励等方法，可以逐步摆脱烟瘾恢复健康生活。

2. 限酒的必要性

过量饮酒会导致血糖波动增大并增加肝脏负担，从而加速糖尿病及其并发症的发展进程。因此，糖尿病患者应限制饮酒量甚至避免饮酒。如果确实需要饮酒则应选择低度数的酒类，并控制饮用量，避免空腹饮酒，以免对胃黏膜造成刺激和损伤。此外，还应注意不要将酒与药物混合使用，以免发生不良反应和危险情况。

四、药物治疗

（一）口服降糖药：精准调控，多途径降血糖

在糖尿病的治疗策略中，口服降糖药作为一线治疗选择，以其便捷性、相对较低的副作用及多样化的作用机制，为广大患者提供了个性化的治疗方案。下面，我们将对几类主要的口服降糖药进行更深入的探讨。

1. 磺脲类：促进胰岛素分泌的"催化剂"

磺脲类药物，如格列本脲、格列美脲等，是经典的口服降糖药之一。它们的主要作用机制在于刺激胰岛 β 细胞释放胰岛素，从而增加体内胰岛素水平，帮助降低血糖。这类药物特别适用于新诊断的 T2D 患者，尤其是那些胰岛功能尚未完全丧失、对胰岛素仍有一定反应性的患者。值得注意的是，磺脲类药物可能导致低血糖的风险增加，因此在使用过程中需严格遵医嘱，定期监测血糖水平，并根据实际情况调整剂量。

2. 双胍类：肝脏糖异生的"抑制剂"

双胍类药物，以二甲双胍为代表，其独特之处在于其主要作用于肝脏，通过抑制肝糖原异生和糖原分解，减少肝脏葡萄糖的输出，增强外周组织（如肌肉、脂肪）对葡萄糖的摄取和利用，从而达到降低血糖的效果。二甲双胍不仅是 T2D 治疗的首选药物之一，还因其具有心血管保护作用、改善血脂谱、减轻体重等多重益处而备受推崇。二甲双胍的副作用相对较少，且大多数患者可以耐受，使其成为糖尿病管理中的重要组成部分。

3. α–葡萄糖苷酶抑制剂：餐后血糖的"调节器"

α–葡萄糖苷酶抑制剂，如阿卡波糖、伏格列波糖等，通过抑制小肠黏膜刷状缘的 α–葡萄糖苷酶，延缓糖类的水解和葡萄糖的吸收，从而降低餐后高血糖。这类药物特别适合以糖类为主食的糖尿病患者，能有效改善餐后血糖波动，减少餐后胰岛素分泌，降低低血糖风险。α–葡萄糖苷酶抑制剂可能会引起腹胀、腹泻等胃肠道不适，因此在使用过程中需关注患者的耐受性，并适当调整饮食结构和用药时间。

4. DPP–4 抑制剂和 SGLT–2 抑制剂：新型降糖药的"双星闪耀"

DPP–4 抑制剂（如西格列汀、沙格列汀）和 SGLT–2 抑制剂（如达格列净、恩格列净）作为近年来研发的新型口服降糖药，以其独特的降糖机制和较低的低血糖风险，为糖尿病患者提供了新的治疗选择。DPP-4 抑制剂通过抑制二肽基肽酶 -4（DPP-4）的活性，延长胰高血糖素样肽 -1（GLP-1）和葡萄糖依赖性促胰岛素多肽（GIP）的活性，促进胰岛素分泌并抑制胰高血糖素释放，从而降低血糖。而 SGLT-2 抑制剂则通过抑制肾脏近端小管 SGLT-2 转运体的活性，减少肾脏对葡萄糖的重吸收，增加尿糖排泄，达到降低血糖的目的。这两种药物均能有效降低血糖水平，可能带来体重减轻、血压降低等额外益处，但也可能引起尿路感染、生殖器感染等副作用，需在使用过程中予以关注。

（二）胰岛素治疗：精准注射，守护血糖平衡

胰岛素治疗是糖尿病治疗的重要手段之一，尤其对于 T1D 患者而言，胰岛素治疗是终身必需的。对于 T2D 患者，在口服降糖药无法有效控制血糖或存在急慢性并发症时，也需考虑胰岛素治疗。以下是对胰岛素治疗的进一步阐述。

1. 适应证与类型选择

胰岛素治疗的适应证广泛，包括但不限于 T1D 患者、新诊断的 T2D 患者血糖明显升高时、口服降糖药失效或存在禁忌证时、合并急慢性并发症时等。胰岛素的种类繁多，根据起效时间、作用峰值和持续时间的不同，可分为速效、短效、中效和长效胰岛素等。速效胰岛素如门冬胰岛素、赖脯胰岛素等，起效快、作用时间短，适用于餐前注射以控制餐后高血糖；长效胰岛素如甘精胰岛素、地特胰岛素等，作用平稳持久，适用于提供基础胰岛素水平，控制空腹血糖。医生会根据患者的具体病情、生活习惯和胰岛素需求情况，选择合适的胰岛素类型和剂量。

2. 注射方式与技巧

胰岛素的注射方式以皮下注射为主，注射部位通常选择腹部、上臂外侧、大腿外侧和臀部等脂肪层较厚的区域。为了减少注射疼痛和避免皮下脂肪增生或萎缩等不良反应，应定期更换注射部位并采用正确的注射技巧。部分患者为了更精确地控制血糖水平，减少多次注射的痛苦和不便，可选择使用胰岛素泵进行持续输注。胰岛素泵能够根据患者的血糖水平和预设的输注程序，自动调整胰岛素输注量，实现 24h 不间断的胰岛素供给，提高治疗效果和患者的生活质量。

五、血糖监测

自我监测在糖尿病管理中扮演着至关重要的角色，它不仅是患者了解自身血糖状况的直接途径，也是医生调整治疗方案、优化疾病控制的重要依据。随着医

疗技术的进步，自我监测的手段也日益丰富，从传统的血糖仪监测到现代化的糖化血红蛋白检测及动态血糖监测系统（CGM），每一种方法都为患者提供了更为全面、精准的血糖管理手段。

（一）血糖仪的使用与自我监测

血糖仪作为糖尿病患者日常自我监测的基本工具，其正确使用至关重要。患者需接受专业培训，学习如何正确采血、读取血糖值及记录监测结果。在操作过程中，应注意保持手部清洁干燥，选择合适的采血部位（如指尖），避免在血液循环不畅或皮肤破损处采血。采血后，应立即将血滴置于试纸指定区域，等待血糖仪显示结果。患者还需了解不同时间段（如空腹、餐前、餐后2h）的血糖正常值范围，以便对自己的血糖状况有初步判断。定期监测空腹血糖和餐后血糖是评估血糖控制效果的基本方法。空腹血糖反映了基础胰岛素的分泌能力和夜间血糖控制情况，而餐后血糖则体现了进食后胰岛素的分泌和调节能力。通过持续监测并记录这些数据，患者可以发现血糖波动的规律，及时调整饮食、运动和药物治疗方案，从而有效控制血糖水平。

（二）糖化血红蛋白（HbA1c）的重要性

糖化血红蛋白（HbA1c）作为评估过去2～3个月平均血糖水平的"金标准"，其意义在于提供了长期血糖控制的视角。与即时血糖监测相比，HbA1c不受日常血糖波动的影响，更能准确反映患者的整体血糖状况。定期检测HbA1c有助于医生评估患者的治疗效果，判断是否存在高血糖或低血糖的风险，并据此调整治疗方案。对于糖尿病患者而言，保持HbA1c在目标范围内（如小于7%或更低，具体目标值需根据个体情况而定）是预防糖尿病并发症的关键。

（三）动态血糖监测系统（CGM）的应用

对于血糖控制不稳定或需要精细调整治疗方案的患者而言，动态血糖监测系统（CGM）提供了一种更为先进、便捷的监测手段。CGM通过植入皮下的传感器，能够实时监测患者的血糖变化，并将数据通过无线传输至接收器或智能手机上，形成连续的血糖图谱。这一技术不仅让患者能够随时了解自己的血糖状况，还能帮助医生发现不易察觉的血糖波动和异常事件，从而制定更加个性化的治疗策略。

CGM的应用极大地提高了糖尿病管理的精确性和及时性。患者可以根据血糖图谱调整饮食、运动计划，避免高血糖或低血糖的发生；医生则可以根据长期、连续的血糖数据调整药物治疗方案，确保患者血糖水平控制在最佳范围内。CGM还有助于识别黎明现象、Somogyi效应等特殊血糖变化模式，为精准治疗提供有力支持。

六、并发症预防与管理

（一）心血管疾病的管理与预防

心血管疾病是糖尿病患者最常见的并发症之一，其发生风险显著高于非糖尿病患者。因此，针对糖尿病患者的心血管健康管理显得尤为重要。以下是对心血管疾病控制策略的详细阐述。

1. 控制血压

高血压是糖尿病合并心血管疾病的重要危险因素。血管紧张素转化酶抑制剂（ACEI）和血管紧张素受体阻滞药（ARB）作为两类一线降压药物，在糖尿病患者的血压管理中具有独特优势。它们不仅能够有效降低血压，减少心脏负荷，还能改善胰岛素抵抗，抑制交感神经活性，从而减少心血管事件的发生。ACEI通过抑制血管紧张素转换酶，减少血管紧张素Ⅱ的生成，扩张外周血管，降低血压；它还能抑制醛固酮的分泌，减少水钠潴留。ARB则直接阻断血管紧张素Ⅱ与其受体的结合，发挥类似的降压效果。在使用这些药物时，需注意监测患者的血压变化，并根据个体情况调整剂量，以达到最佳的治疗效果。

2. 调脂治疗

血脂异常，特别是低密度脂蛋白胆固醇（LDL-C）水平升高，是动脉粥样硬化和心血管疾病的重要风险因素。他汀类药物作为调脂治疗的首选药物，能够显著降低LDL-C水平，稳定或逆转动脉粥样硬化斑块，从而减少心血管事件的发生。他汀类药物的作用机制主要通过抑制肝脏胆固醇合成酶的活性，减少胆固醇的合成；它还能增加肝细胞膜上低密度脂蛋白受体的数量和活性，促进胆固醇的摄取和分解代谢。在使用他汀类药物时，应密切监测患者的血脂水平、肝功能和肌酶等指标，以确保治疗的安全性和有效性。

3. 抗血小板治疗

对于合并心血管疾病的高危糖尿病患者，抗血小板治疗是预防血栓形成和心血管事件的重要手段。阿司匹林作为最常用的抗血小板药物，通过抑制血小板聚集，减少血栓形成的风险。并非所有糖尿病患者都需要常规使用阿司匹林进行抗血小板治疗。医生应根据患者的具体情况，如年龄、性别、心血管危险因素、是否存在心血管疾病史等因素进行综合评估，决定是否启用阿司匹林治疗。在使用阿司匹林时，需关注患者的出血风险，特别是对于存在消化道出血、凝血功能障碍等患者，应谨慎使用或避免使用。

（二）神经病变的预防与护理

糖尿病神经病变是糖尿病常见的慢性并发症之一，主要涉及周围神经和自主神经。以下是对神经病变预防与护理的详细探讨。

1. 足部护理

糖尿病足是糖尿病神经病变和血管病变共同作用的结果，严重时可导致截肢甚至危及生命。因此，足部护理对于糖尿病患者至关重要。患者应定期检查足部皮肤，观察有无破损、红肿、溃疡等情况；注意足部温度感觉和血液循环情况，如有异常应及时就医。在日常生活中，患者应选择合适的鞋袜，避免赤脚行走或穿高跟鞋等；保持足部清洁干燥，预防真菌感染；定期进行足部按摩和适当运动，促进血液循环。

2. 视网膜病变的监测与治疗

糖尿病视网膜病变是糖尿病最常见的眼部并发症之一，严重时可导致失明。因此，定期进行眼科检查对于糖尿病患者至关重要。眼科检查应包括视力检查、眼底镜检查、眼压测量等项目，以便及时发现并治疗视网膜病变。对于已经确诊的视网膜病变患者，应根据病情严重程度采取相应的治疗措施，如激光治疗、玻璃体切割术等。患者应注意控制血糖、血压、血脂等危险因素，以减少视网膜病变的进展和复发。

（三）肾脏病变的早期筛查与综合治疗

糖尿病肾脏病变是糖尿病常见的微血管并发症之一，也是导致终末期肾病的主要原因之一。以下是对肾脏病变早期筛查与综合治疗的详细阐述。

1. 早期筛查

早期筛查是及时发现并干预糖尿病肾脏病变的关键。患者应定期进行尿常规、肾功能检查等项目，以评估肾脏功能和结构的变化。尿常规检查可发现蛋白尿、血尿等异常情况；肾功能检查则包括血肌酐、尿素氮等指标的检测，以评估肾脏的排泄和代谢功能。对于疑似肾脏病变的患者，还应进行进一步的影像学检查，如 B 超、CT 等，以明确病变的性质和程度。

2. 综合治疗

综合治疗是糖尿病肾脏病变管理的重要策略。患者应积极控制血糖水平，减少高血糖对肾脏的损害。控制血压和血脂水平也是关键措施之一。ACEI/ARB 类药物在控制血压的还能保护肾脏功能，减少蛋白尿的排泄；他汀类药物则能降低血脂水平，减少动脉粥样硬化对肾脏血管的损害。患者还应注意饮食调整和生活方式改善，如低盐、低脂饮食，适量运动等，以减轻肾脏负担并促进病情的好转。对于已经出现严重肾脏病变的患者，可能需要进行透析或肾移植等替代治疗以维持生命。

七、心理支持

糖尿病作为一种终身性疾病，不仅考验着患者的生理健康，更对其心理健康构成了不容忽视的挑战。长期的治疗过程、生活方式的重大调整、可能出现的并发症，以及社会对疾病的误解，都可能导致患者产生焦虑、抑郁、挫败感等负面情绪。这些情绪若得不到及时有效的疏导，不仅会影响患者的治疗依从性，还可能加剧病情的发展，形成恶性循环。因此，在糖尿病的综合管理中，心理支持被视为不可或缺的一环，它贯穿于疾病管理的全过程，旨在帮助患者建立积极的心态，提高生活质量。

（一）心理疏导：重塑心灵的力量

心理疏导是通过专业的心理咨询、认知行为疗法、放松训练等多种手段，帮助糖尿病患者识别、理解并应对负面情绪的过程。心理咨询为患者提供了一个安全、无评判的环境，让他们能够自由地表达内心的感受，减轻心理负担。认知行为疗法则侧重于帮助患者调整不合理的思维模式和行为习惯，通过改变对疾病的认知，增强自我管理能力，如学习正面思考、设定实际可行的目标、培养解决问题的技巧等。放松训练如深呼吸、冥想、瑜伽等，也有助于缓解患者的紧张情绪，提升身体和心理的抗压能力。

（二）社会支持：构建温暖的社群

社会支持网络对于糖尿病患者而言，是除家庭之外的重要情感支柱。参与糖尿病俱乐部、患者交流会等社交活动，不仅能让患者感受到来自同伴的理解和支持，还能在交流中学习到更多实用的疾病管理知识和经验。在这些社群中，患者可以分享自己的治疗心得、饮食调整策略、运动经验等，也可以倾听他人的故事，从中获得力量和鼓舞。社会支持还能促进患者与医疗团队之间的有效沟通，使患者更加积极地参与到自己的治疗计划中，提高治疗效果。

（三）家庭支持：爱的港湾

家庭是每个人最坚实的后盾，对于糖尿病患者而言更是如此。家庭成员的理解、关爱和支持，对于患者的心理健康和疾病管理至关重要。家庭成员应主动学习糖尿病相关知识，了解患者的需求和挑战，以便更好地提供支持和帮助。家庭成员应积极参与患者的日常生活管理，如共同制定饮食计划、监督运动锻炼、提醒按时服药等，让患者感受到家庭的温暖和关怀。家庭成员还应鼓励患者保持积极的生活态度，肯定他们的努力和进步，减轻他们的心理负担。在面对困难和挑战时，家庭成员应携手并肩，共同寻找解决方案，为患者营造一个充满爱和支持的家庭环境。

八、健康教育

健康教育在糖尿病的综合管理中占据着核心地位，它不仅能够增强患者的自我管理能力，还能显著提升治疗效果，预防并发症的发生，从而提高患者的生活质量。以下是对知识普及、技能培训和定期随访三个方面的深入扩写。

（一）知识普及：构建认知基石

知识普及是糖尿病健康教育的基石，旨在让患者全面了解糖尿病的本质、治疗的重要性和并发症的危害。应向患者详细介绍糖尿病的基本概念，包括其类型（如 1 型糖尿病、2 型糖尿病等）、发病机制及影响血糖水平的因素。通过生动的案例和易于理解的语言，帮助患者认识到控制血糖对于预防并发症、保持健康的重要性。讲解糖尿病的治疗原则，包括饮食控制、规律运动、药物治疗（口服降糖药、胰岛素等）及定期监测血糖等多方面措施。强调综合治疗的重要性，让患者明白每个治疗环节都是不可或缺的。介绍常见的糖尿病并发症，如心血管疾病、神经病变、视网膜病变和肾脏病变等，以及这些并发症的预防策略，增强患者的危机意识和自我防护能力。

（二）技能培训：提升实践能力

技能培训是糖尿病健康教育的关键环节，旨在让患者掌握必要的自我管理技能。教会患者如何正确使用血糖仪进行血糖监测。这包括了解血糖仪的工作原理、操作步骤、注意事项及血糖值的解读方法。通过模拟练习和现场指导，确保患者能够独立完成血糖监测，并准确记录监测结果。培训患者使用胰岛素笔等医疗工具的技能。对于需要注射胰岛素的患者，应详细讲解胰岛素的种类、剂量调整方法、注射部位选择及轮换原则等。通过示范操作和实践指导，帮助患者掌握正确的注射技巧，减少注射疼痛和并发症的发生。还应教会患者进行足部护理、饮食搭配等生活技能。足部护理方面，指导患者如何检查足部皮肤、保持足部清洁干燥、选择合适的鞋袜，以及预防足部外伤等。饮食搭配方面，根据患者的具体情况制定个性化的饮食计划，并教会患者如何计算食物热量、合理安排餐次和食物种类等。

（三）定期随访：强化持续管理

定期随访是糖尿病健康教育的保障措施，旨在及时了解患者的病情变化、治疗依从性和生活质量等情况，并据此调整治疗方案。建立患者档案，详细记录患者的基本信息、病史、治疗方案及监测结果等。通过电子病历系统或纸质档案等方式进行管理，确保信息的准确性和可追溯性。根据患者的具体情况制定随访计划。对于新诊断的患者或病情不稳定的患者，应增加随访频率；对于病情稳定的患者，可适当延长随访间隔。随访内容应包括血糖监测结果、药物使用情况、饮食和运动习惯及有无并发症发生等。在随访过程中，医护人员应耐心倾听患者的诉求和困惑，解答他们的疑问并提供专业的建议。对于治疗依从性不佳的患者，应深入了解原因并采取针对性措施进行干预；对于出现并发症的患者，应及时调整治疗方案并加强监测和管理。通过定期随访和持续管理，可以确保糖尿病患者的治疗效果得到最大化发挥，降低并发症的发生风险，提高患者的生活质量。

第三节　高血压的社区护理干预

高血压的社区护理干预是一项至关重要的公共卫生策略，旨在通过综合、连续的健康服务，促进高血压患者的血压控制，预防并发症，提高生活质量，并减轻医疗系统的负担。以下是对高血压社区护理干预的详细阐述，内容涵盖健康教育、生活方式指导、药物治疗管理、血压监测、心理支持、家庭参与及社区资源整合等多个方面。

一、高血压概述

高血压，这一隐形的健康杀手，正悄无声息地侵蚀着全球数以亿计人口的健康防线。其高发病率使得几乎每一个家庭都直接或间接地受到影响，成为不容忽视的公共卫生挑战。长期的高血压状态会对人体的多个器官系统造成损害，特别是心脏、肾脏、大脑及血管，显著增加心脑血管疾病、肾功能衰竭及脑卒中等严重并发症的风险，进而推高了致残率与死亡率。

面对这一严峻形势，社区作为连接家庭与医疗体系的桥梁，其重要性愈发凸显。在社区层面开展高血压防治工作，不仅能够实现疾病的早期筛查与发现，提升居民的自我健康管理能力，还能通过普及健康知识，改变不良生活习惯，如高盐饮食、缺乏运动、吸烟酗酒等，从根本上降低高血压的发生风险。有效的社区护理干预，如定期的健康讲座、血压监测服务、个性化的饮食与运动指导及心理支持等，能够显著增强居民对高血压的认识，提高治疗依从性，促进血压的有效控制。社区还能协调医疗资源，为需要进一步治疗的患者提供转诊服务，确保他们能够及时获得专业的医疗照护。通过这一系列综合措施的实施，社区在高血压防治中发挥着不可替代的作用，为构建健康社区、减轻社会负担贡献着重要力量。

二、健康教育

（一）高血压知识普及

高血压，作为一种常见的慢性疾病，对人们的健康构成了严重威胁。由于对高血压的认知不足，许多患者并未给予足够的重视，导致病情恶化，甚至引发一系列严重的并发症。因此，向社区居民普及高血压的基础知识，提高他们的认识和重视程度，显得尤为重要。

1. 基础知识教育

我们需要向居民明确高血压的定义。高血压，即动脉血压持续升高，通常定义为收缩压（高压）$\geqslant$ 140mmHg（mmHg 为非法定单位，1mmHg=133.322Pa，全书特此说明），舒张压（低压）$\geqslant$ 90mmHg。高血压可分为原发性高血压和继发性高血压两大类，其中原发性高血压占绝大多数，且病因复杂，与遗传、环境、生活习惯等多种因素有关。在普及高血压的病因时，我们应强调不良生活习惯，如高盐饮食、缺乏运动、吸烟和过量饮酒等对血压的不良影响。也要提到年龄增长、家族史等不可控因素。了解高血压的症状同样重要，虽然许多高血压患者并无明显症状，但常见的头痛、头晕、心悸、耳鸣等仍需引起警惕。要让居民认识到高血压的危害。高血压是心脑血管疾病的主要危险因素，长期高血压可导致动脉硬化、冠心病、脑卒中、肾功能衰竭等严重疾病，甚至危及生命。

2. 风险评估

为了帮助居民更好地了解自身患高血压的风险，我们可以利用简单易行的风险评估工具。这些工具通常包括一系列问题，涉及年龄、性别、家族史、生活习惯等多个方面。通过回答这些问题，居民可以得到一个初步的风险评估结果，从而了解自己的高血压风险等级。风险评估不仅有助于居民认识自身存在的风险因素，还能激发他们采取积极措施来降低风险。例如，对于有高血压家族史的居民，我们可以建议他们定期进行血压检测，以便及时发现并控制血压。

（二）健康生活方式倡导

健康的生活方式是预防和控制高血压的关键。通过饮食指导、运动促进及戒烟限酒等措施，我们可以帮助居民有效降低血压，提高生活质量。

1. 饮食指导

饮食在高血压的管理中起着举足轻重的作用。我们应推荐居民采取低盐、低脂、高纤维的饮食习惯。高盐饮食是导致高血压的重要因素之一，因此，减少盐分的摄入至关重要。建议居民每日食盐摄入量不超过 6g，并尽量避免食用腌制、加工食品等高盐食物。减少饱和脂肪酸的摄入也很重要。饱和脂肪酸主要来源于动物油脂和某些植物油，过多摄入会增加血脂水平，进而升高血压。因此，我们应鼓励居民选择低脂乳制品、瘦肉、鱼类，以及富含不饱和脂肪酸酸的橄榄油、坚果等食物。增加蔬菜和水果的比例也是饮食指导的重要内容。蔬菜和水果富含钾、镁等有助于降低血压的矿物质和抗氧化物质。建议居民每日至少摄入 5 种蔬菜和水果，多样化选择，以确保获得全面的营养。

2. 运动促进

适量的有氧运动对于高血压患者来说至关重要。运动不仅可以帮助保持健康的体重，还能提高心肺功能，降低血压。我们应鼓励居民参与快走、慢跑、游泳、太极拳等有氧运动,每周至少进行150min的中等强度运动或75min的高强度运动。对于初学者或身体状况较差的居民,我们可以建议他们从低强度的运动开始,如散步、瑜伽等,并逐渐增加运动强度和时间。重要的是,居民在运动前应咨询医生或专业人士的意见,以确保运动的安全性和有效性。

3. 戒烟限酒

吸烟和过量饮酒都是高血压的危险因素。吸烟会导致血管收缩,升高血压,并增加心血管疾病的风险。因此,我们应强烈建议居民戒烟,并提供戒烟的方法和技巧,如逐渐减少吸烟量、寻求专业戒烟辅导等。过量饮酒同样对血压有不良影响,虽然适量饮酒可能对某些人有益,但过量饮酒会导致血压升高,并增加心血管疾病的风险。我们建议居民限制酒精摄入,男性每日不超过2个标准饮品,女性每日不超过1个标准饮品。

三、生活方式指导

在当代社会,随着生活节奏的加快和工作压力的增大,人们越来越容易忽视自身的健康管理。体重管理、睡眠管理和心理健康支持成为现代人追求健康生活的三大关键要素。

(一)体重管理

体重管理不仅是关注体重秤上的数字,更重要的是通过科学的方法维持身体的健康状态。定期进行体重监测是体重管理的第一步。建议每周至少测量1次体重,以了解体重的变化趋势,并根据个人情况设定合理的减重目标。减重目标应该具有可实现性和可持续性,避免过于激进导致身体健康受损。实现体重控制的关键在于饮食调整和运动干预。制定个性化的饮食计划,控制总热量摄入,合理分配营养素比例,是健康饮食的核心。建议增加蔬菜、水果和全谷物的摄入量,减少高糖、高脂肪和加工食品的摄入。适量饮水也有助于控制体重,提高新陈代谢。运动是体重管理的另一个重要方面。有氧运动如快走、跑步、游泳等可以帮助燃烧热量,增强心血管功能;力量训练则有助于提高肌肉质量,促进新陈代谢。建议每周进行至少150min的中等强度有氧运动或75min的高强度有氧运动,配合2次以上的力量训练。

(二)睡眠管理

充足的睡眠是维持身体健康和精神状态的重要保障。对于成年人而言,每天保持 7～9h 的睡眠时间至关重要。研究表明，长期睡眠不足会导致血压升高、免疫力下降、记忆力减退等一系列健康问题。改善睡眠质量同样重要。保持规律的作息时间，让身体建立自己的生物钟，有助于入睡和提高睡眠质量。创造一个舒适的睡眠环境，如调节适宜的温度、光线和噪声水平，也能显著提升睡眠体验。避免睡前使用电子产品是一个值得推荐的习惯，因为屏幕发出的蓝光会抑制褪黑素的分泌，干扰睡眠周期。

（三）心理健康支持

心理健康是现代人常常忽视，但又至关重要的一部分。长期的紧张、焦虑等负面情绪不仅影响心情，还会导致身体疾病。因此，学会识别和管理自身情绪是维护心理健康的第一步。可以通过日记记录、与朋友交流、参加心理咨询等方式，及时排解负面情绪，保持情绪的稳定。面对生活和工作的压力，掌握有效的应对方法至关重要。深呼吸、冥想和放松训练是简单而有效的减压技巧。深呼吸可以帮助身体放松，减轻紧张感；冥想则有助于提高专注力，平复情绪波动；放松训练如渐进性肌肉松弛法，可以帮助身体从紧张状态恢复到放松状态。建立积极的生活习惯也是维护心理健康的重要途径。培养兴趣爱好、进行社交活动、参与体育运动等，都能有效缓解压力，提升生活的满足感和幸福感。

四、药物治疗管理

（一）合理用药指导

合理用药是高血压管理的重要环节，直接关系到治疗效果和患者的生命安全。因此，向患者提供详细的用药指导，确保他们正确、安全地使用药物，是医疗服务的重要组成部分。

1. 遵医嘱服药

必须强调按时、按量服药的重要性。高血压是一种需要长期管理的慢性疾病，患者必须严格按照医生的指示服用药物，以保持血压的稳定。自行停药或增减剂量都可能导致血压波动，增加心脑血管事件的风险。因此，患者应养成定时服药的习惯，并使用药盒、提醒工具等辅助手段，确保不会遗漏或错误服药。

2. 药物知识普及

为了提高患者的用药依从性，医疗人员有责任向患者介绍常用降压药物的种类、作用机制、副作用及注意事项。例如，利尿剂通过增加体内盐分和水分的排出来降低血压；钙通道阻滞剂则通过阻止钙离子进入血管平滑肌细胞，使血管扩张，血压下降。每种药物都有其特定的作用机制和可能的副作用，如利尿剂可能导致低钾血症，而钙通道阻滞剂可能引起脚踝肿胀。了解这些信息有助于患者更好地理解治疗方案，预期可能出现的不良反应，并学会如何识别和处理这些问题。患者还应被告知某些药物可能与食物、其他药物或酒精产生相互作用，影响药效或增加副作用的风险。因此，在开始新的治疗方案或调整现有方案时，患者应与医生充分沟通，确保用药的安全和有效。

（二）药物不良反应监测

药物不良反应的监测和处理是高血压管理中的另一个关键环节。由于个体差异和药物特性的复杂性，即使是最常用的降压药物也可能在某些患者中引起不良反应。

1. 定期随访

为了及时发现和处理药物不良反应，医疗机构应建立高血压患者档案，并定期进行随访。随访的内容应包括患者的用药情况、血压控制情况，以及任何新出现的症状或不适。通过定期的监测和评估，医疗人员可以了解患者对药物的反应，及时调整治疗方案，以确保最佳的治疗效果和最小的副作用。

2. 及时处理

对于出现药物不良反应的患者，医疗人员应及时调整用药方案或采取相应措施减轻不良反应。例如，如果患者服用某种药物后出现明显的脚踝肿胀，可以考虑更换为另一种类型的降压药物。如果不良反应严重或危及患者生命，应立即停药并就医。

在处理药物不良反应时，医疗人员还应考虑患者的整体健康状况、其他正在使用的药物及可能的过敏史。通过综合评估和处理，可以最大限度地减少药物不良反应对患者的影响，确保患者安全、有效地控制血压。

五、血压监测

（一）自我监测

自我监测是高血压管理中的重要组成部分，它要求患者及其家属掌握正确的血压测量方法，并定期进行血压监测，以便及时了解血压状况并作出相应的调整。

1. 教会方法

为了确保患者能够准确地进行血压测量，医疗人员需要向他们传授正确的血压测量方法。这包括选择合适的血压计、正确的测量姿势和步骤等。在血压计的选择上，推荐使用经过验证的上臂式电子血压计，因为它们通常比手腕式或手指式血压计更准确。患者应避免使用水银血压计，因为操作不当可能导致测量误差甚至水银泄漏，造成环境污染和健康风险。正确的测量姿势也非常重要。患者应在测量前静坐 5min，确保身体放松，双脚平放在地面上，上臂与心脏保持同一水平。在测量过程中，患者应保持安静，不要说话或移动，以确保测量结果的准确性。

2. 定期监测

建议患者每天至少测量 1 次血压，通常建议在早上起床后进行，因为这时血压通常较高，可以反映一天中的最高血压水平。在特殊情况下，如身体不适、情绪波动、剧烈运动或饮酒后，患者可能需要增加测量次数，以便及时了解血压的变化。通过定期监测血压，患者可以更好地了解自己的血压状况，并在发现血压异常时及时采取措施，如调整饮食、增加运动或咨询医生。

（二）社区监测

社区监测是高血压管理中的另一个重要环节，它旨在通过设立血压监测点和建立血压监测记录表，方便居民就近测量血压，并为医生调整治疗方案提供依据。

1. 设立监测点

在社区卫生服务中心或诊所设立血压监测点，可以为居民提供便捷的血压测量服务。这些监测点应配备专业的血压测量设备和经过培训的医疗人员，以确保测量的准确性和专业性。居民可以在这里免费或低成本地测量血压，并获得专业的健康咨询和建议。

2. 数据记录

建立血压监测记录表是社区监测的重要环节。这张表格应记录患者的姓名、性别、年龄、测量日期、血压值及其他相关的健康信息。通过定期记录患者的血压测量结果及变化趋势，医生可以更加全面地了解患者的血压状况，并根据这些数据调整治疗方案，以达到更好的降压效果。血压监测记录表还可以为社区医生提供有价值的健康数据，帮助他们了解社区居民的整体血压状况，并制定针对性的健康教育和干预措施。

六、心理支持

（一）心理评估

在高血压患者的全面管理中，心理评估是一个不可或缺的环节。高血压不仅是一种生理疾病，其背后往往还伴随着复杂的心理和情感因素。因此，对高血压患者进行定期的心理评估，深入了解他们的心理状态和情绪变化，对于制定更加全面、个性化的治疗方案至关重要。定期的心理评估应该成为高血压患者日常管理的一部分，这不仅包括在初次诊断时的心理状态评估，还应包括在治疗过程中的定期随访评估。通过定期评估，医疗团队可以及时发现患者心理状态的变化，为调整治疗方案提供重要参考。评估的内容可以包括患者的情绪状态、应对压力的能力、对疾病的认知和态度、家庭和社会支持状况等。这些信息对于全面理解患者的健康状况，以及制定和调整治疗计划都是非常有价值的。识别问题在心理评估的过程中，及时发现并识别患者存在的心理问题尤为重要。高血压患者常常伴随着焦虑、抑郁等情绪问题，这些问题不仅会影响患者的生活质量，还可能加剧高血压的病情。因此，医疗团队需要具备识别这些心理问题的能力，以便及时采取干预措施。识别心理问题需要医疗团队具备专业的心理学知识和敏锐的洞察力。通过与患者的深入交流，观察患者的行为表现，以及利用专业的心理评估工具，医疗团队可以有效地识别出患者可能存在的心理问题。

（二）心理干预

一旦发现高血压患者存在心理问题，及时的心理干预是非常必要的。心理干预旨在帮助患者解决心理问题，减轻心理负担，提高应对疾病的能力。个别咨询为需要的患者提供个别心理咨询服务是心理干预的重要组成部分。个别咨询可以为患者提供一个私密、安全的环境，让他们自由地表达自己的感受、担忧和困惑。通过专业的心理咨询师的引导和支持，患者可以更好地理解和处理自己的情感问题，学会更有效的应对策略。团体辅导，除个别咨询外，组织高血压患者参加团体辅导活动也是一种有效的心理干预方式。团体辅导可以让患者有机会与同龄人分享自己的经验、感受和挑战。在团体的支持和理解中，患者可以感受到自己并不孤单，从而减轻心理负担。通过观察和学习其他成员的成功经验，患者也可以获得新的应对策略和灵感。心理评估和心理干预是高血压患者全面管理的重要组成部分。通过定期的心理评估，医疗团队可以及时了解患者的心理状态和情绪变化，为制定更加个性化的治疗方案提供重要参考。而一旦发现患者存在心理问题，及时的心理干预可以帮助患者解决心理困扰，减轻心理负担，提高应对疾病的能力。

七、家庭参与

（一）家庭健康教育

在高血压患者的长期管理中，家庭健康教育扮演着至关重要的角色。它不仅关乎患者个人的健康行为改变，更涉及整个家庭成员的参与和支持。通过共同学习和明确角色分工，可以有效提升家庭整体的健康素养，为患者创造一个更加有利于疾病管理的家庭环境。

鼓励患者及其家庭成员共同参与高血压健康教育活动，是实现家庭有效支持的第一步。这些活动可以包括参加医院或社区组织的高血压知识讲座、阅读相关健康教育资料、观看健康教育视频等。通过学习，家庭成员可以更全面地了解高血压的病因、症状、治疗方法及生活中的注意事项，从而更加科学地协助患者进行疾病管理。共同学习的过程也是增进家庭成员间沟通和理解的过程。患者可以在家人的陪伴下，更加积极地面对疾病，而家庭成员也能更加准确地理解患者的需求和困难，为提供有效的家庭支持打下基础。角色分工在高血压管理中，家庭成员可以扮演不同的角色，共同协助患者更好地控制病情。例如，可以有一位家庭成员负责监督患者按时服药，确保患者不会遗漏或错误用药；另一位家庭成员则可以负责协助患者测量血压，记录血压变化，以便及时发现异常情况并告知医生。明确的角色分工不仅有助于减轻患者的自我管理负担，还能让家庭成员更加积极地参与到患者的疾病管理中来。通过共同的努力和协作，家庭成员可以更好地帮助患者控制血压，提高生活质量。

（二）家庭支持

家庭支持是高血压患者疾病管理中的重要力量。它不仅包括情感上的支持和理解，还涉及生活中的实际照顾和协助。通过给予患者充分的家庭支持，可以有效减轻患者的心理负担，提高患者的治疗依从性和生活质量。高血压患者在疾病管理过程中往往会面临各种挑战和困难，如病情波动、药物副作用等。这时，家庭成员的情感支持和理解就显得尤为重要。家庭成员可以通过倾听、鼓励、安慰等方式，给予患者充分的情感支持，让患者感受到家人的关心和爱护。这种情感上的支持可以有效减轻患者的心理负担，增强患者面对疾病的勇气和信心。生活照顾家庭成员还可以为患者提供必要的生活照顾和协助。例如，为患者准备健康饮食，确保患者摄入足够的营养并控制盐分和油脂的摄入；陪伴患者进行适量的运动，如散步、慢跑等，以提高患者的身体素质和免疫力；帮助患者处理日常生活中的一些琐事，让患者有更多的时间和精力专注于疾病管理。家庭健康教育和家庭支持是高血压患者疾病管理中的两个重要方面。通过共同学习和明确角色分工，可以提升家庭整体的健康素养；而通过给予患者充分的情感支持和生活照顾，可以有效减轻患者的心理负担，提高患者的治疗依从性和生活质量。

八、社区资源整合

（一）多部门协作

在高血压防治的广阔舞台上，多部门协作如同一场精心编排的交响乐，各个声部相互呼应，共同奏响健康的旋律。政府作为这场交响乐的指挥，发挥着不可或缺的主导作用。

1. 政府主导

政府在高血压防治中的主导地位，体现在其制定相关政策和规划的能力上。政府需要高瞻远瞩，根据国家的健康战略和高血压流行的现状，制定出具有前瞻性和可操作性的政策和规划。这些政策和规划不仅要关注高血压的预防和治疗，还要涉及患者的康复和健康管理，形成一个完整的防治体系。政府的主导作用还体现在资源的配置上。政府需要投入足够的资金和资源，支持高血压防治的各项工作，包括科研、教育、宣传、治疗等。政府还需要通过制定相关法律和政策，保障高血压患者的权益，提高社会对高血压防治的重视程度。

2. 部门联动

高血压的防治不是卫生部门一家之事，需要多个部门的共同参与和协作。卫生部门作为主力军，负责高血压的预防、治疗和管理等工作。但除此之外，教育部门也扮演着重要的角色。它可以通过开展健康教育，提高公众对高血压的认识和防治意识。民政部门则可以在社区层面发挥作用，组织社区居民参与高血压防治活动，形成社区防治的合力。部门之间的联动需要建立在有效的沟通协调机制之上。政府需要建立一个跨部门的高血压防治协调机制，定期召开会议，分享信息，协调行动。各部门之间也需要建立常态化的沟通渠道，确保在防治工作中能够及时有效地进行协作。

（二）社会组织参与

社会组织作为高血压防治的重要力量，其参与可以为防治工作注入新的活力和动力。

1. 志愿者服务

志愿者是高血压防治工作中的一支重要力量。他们可以通过参与健康宣传、血压监测等活动，为高血压患者提供实实在在的帮助。招募和培训志愿者是发挥他们作用的关键。政府和社会组织可以通过各种渠道招募志愿者，并对他们进行专业的培训，提高他们的防治知识和技能。这样，志愿者就能更好地参与到高血压防治工作中来，为更多的人提供帮助。

2. 企业合作

企业在高血压防治中也有着重要的作用。医药企业可以提供优质的药品和医疗器械，为高血压患者提供有效的治疗手段。保险公司则可以提供优惠的保险服务，减轻高血压患者的经济负担。政府和社会组织可以与这些企业进行合作，共同推进高血压防治工作。例如，可以与医药企业合作开展药品研发和推广工作，与保险公司合作开发适合高血压患者的保险产品等。

（三）信息平台建设

信息平台建设是高血压防治工作的重要支撑。通过建立数据库和开发应用程序或小程序等方式，可以实现高血压患者的信息化管理和自我管理。

1. 建立数据库

建立高血压患者健康档案数据库是实现信息共享和动态管理的基础。这个数据库可以包含患者的基本信息、病史、用药记录、血压监测数据等。通过建立这样的数据库，医生可以更加全面地了解患者的病情和治疗情况，患者也可以更加方便地管理自己的健康信息。政府和社会组织也可以利用这个数据库进行数据分析和研究工作，为制定更加科学的防治政策提供依据。

2. 开发应用

利用互联网技术开发高血压管理应用程序或小程序是实现患者自我管理和医生远程指导的有效途径。这些应用程序或小程序可以包含血压监测、用药提醒、健康宣传等功能。患者可以通过手机等移动设备随时随地进行血压监测和记录；医生则可以通过这些应用程序或小程序远程指导患者的治疗和管理。这样的方式不仅可以提高患者的自我管理能力和治疗依从性；还可以减轻医生的工作负担和提高工作效率。多部门协作、社会组织参与及信息平台建设是高血压防治工作的三个重要方面。通过政府的主导作用和部门的联动机制，可以形成合力推进高血压防治工作；通过志愿者的服务和企业的合作，可以为高血压患者提供更加全面和优质的防治服务；通过信息平台的建设和应用，可以实现高血压患者的信息化管理和自我管理。这三个方面的共同努力，将为高血压防治工作带来更加美好的未来。

第八章 急危重症护理

第一节 急救护理技术与流程

急救护理技术与流程是医疗急救中至关重要的一环，它直接关系到患者的生命安全与康复。

一、急救护理基本流程

急救护理的基本流程可以概括为接诊、评估、急救配合、转运和记录五个步骤。

（一）接诊：急救护理的基石

接诊，作为急诊护理的第一步，其重要性不言而喻。它不仅是整个急救过程的起点，更是确保患者能够得到及时、有效救治的关键环节。当急诊室的电话铃声骤然响起，或是患者匆忙走进急诊大厅，护士们便如同战场上的先锋，迅速投入到紧张而有序的急救准备工作中。在这一阶段，护士需要迅速而准确地了解患者的基本情况。这包括患者的年龄、性别、病情表现、既往病史及联系方式等关键信息。这些信息的获取，对于后续救治工作的顺利开展至关重要。护士还应立即通知医生，确保医生能够第一时间了解到患者的状况，并做好接诊前的各项准备工作。准备工作包括检查并确保急救药品和设备的充足与完好，如心电监护仪、除颤器、呼吸机、各种急救药品等。护士还需确保急救通道的畅通无阻，以便在紧急情况下能够迅速将患者转移至救治区域。这一系列的准备工作，虽然看似简单，但却需要护士具备高度的责任心和严谨的工作态度，以确保在救治过程中不会出现任何疏漏。

（二）评估：科学救治的依据

接诊之后，护士需要迅速对患者的生命体征进行评估。这一步骤是急救过程中极为关键的一环，它能够为后续的救治工作提供科学依据。评估的内容包括患者的心率、呼吸、血压、体温等关键生命体征指标。护士还应观察患者的意识状态、面色、肢体活动度等，以获取更全面的病情信息。在评估过程中，护士需要具备敏锐的观察力和准确的判断力。护士需要通过细致的观察和专业的判断，确保评估结果的准确性和及时性。因为这一步骤的结果，将直接影响后续救治方案的制定和实施。因此，护士在评估过程中必须保持高度的专注和冷静，以确保后续能够为患者提供最为科学、有效的救治。

（三）急救配合：稳定病情的关键

在医生到达之前，护士需要根据患者的具体病情给予紧急处理。这是急救护理中极为重要的一环，也是稳定患者病情、为后续救治赢得宝贵时间的关键。紧急处理的内容包括但不限于保持患者的呼吸通畅、给予吸氧、进行洗胃、止血、体位固定、配血及建立静脉输液通道等。这些急救技能对于护士来说至关重要。护士需要熟练掌握这些技能，以便在医生到达之前能够迅速而有效地稳定患者的病情。护士还需要具备高度的应变能力和团队协作精神。在紧急情况下，护士需要迅速作出判断并采取行动，还需要与其他医护人员紧密配合，共同为患者提供最佳的救治服务。医生到达后，护士应立即汇报处理情况，包括已采取的急救措施、患者的当前状况，以及任何需要注意的事项。这一步骤对于医生快速了解患者状况并制定后续救治方案至关重要。护士还需要正确执行医嘱，并密切观察病情变化，及时判断抢救效果。护士的细心观察和准确判断，能够为医生提供重要的反馈信息，有助于调整救治方案并优化治疗效果。

（四）转运：安全送达的保障

在患者病情稳定后，护士需要协助医生将患者转运至相应科室或病房继续接受治疗。这一步骤虽然看似简单，但却需要护士具备高度的责任心和严谨的工作态度。在转运过程中，护士需要持续监测患者的生命体征，确保患者在转运过程中的安全。护士还需要做好转运途中的急救准备工作。护士需要携带必要的急救药品和设备，以应对可能出现的突发情况。在转运过程中，护士需要保持高度的警惕和冷静，随时准备应对可能出现的任何意外状况。护士的细心呵护和周到准备，能够为患者提供更为安全、舒适的转运环境。

（五）记录：医疗质量的见证

在急诊护理过程中，护士还需要详细记录患者的基本信息、病情、救治过程等关键信息。这些记录不仅为患者病历提供了重要资料，也为后续的医疗纠纷处理提供了有力证据。因此，记录工作必须准确、完整、及时。护士在记录过程中需要保持高度的责任心和严谨的工作态度。她们需要确保记录的准确性，避免出现任何疏漏或错误。她们还需要确保记录的完整性，详细记录患者的所有病情变化和救治过程。护士还需要确保记录的及时性，以便在需要时能够迅速提供相关信息。这些记录对于医疗质量的提升也具有重要意义。通过对记录的回顾和分析，医护人员可以了解救治过程中的优点和不足，从而不断总结经验教训并优化救治方案。这些记录还可以为医疗教学和研究提供宝贵的资料支持。急诊护理是一个复杂而严谨的过程。它需要护士具备高度的责任心、严谨的工作态度及专业的急救技能。在接诊、评估、急救配合、转运和记录等各个环节中，护士都需要保持高度的专注和冷静，以确保患者能够得到及时、有效的救治。她们的辛勤付出和无私奉献，是守护患者生命健康的重要力量。在未来的工作中，我们还需要继续加强急诊护理的规范化建设，提高医护人员的专业素养和急救技能水平，为患者提供更加优质、高效的急诊护理服务。

二、急诊护理核心技能

急诊护理的核心技能包括心肺复苏、止血、包扎、疼痛管理，以及急救药品和设备使用等。

（一）心肺复苏（CPR）：生命的守护者

心肺复苏，这一急诊护理中最基本的急救技能，是每一位护士必须熟练掌握的"生命守护神"。在紧急情况下，CPR 的正确实施可以为患者争取到宝贵的救治时间，甚至挽回生命。其操作步骤严谨而有序，每一步都至关重要。护士需要迅速呼叫急救电话，确保患者能够得到及时的医疗援助。紧接着，判断患者的意识状态成为首要任务。通过轻拍患者肩膀并大声呼唤，护士可以快速评估患者是否清醒。一旦发现患者无意识，立即呼救，召唤更多的医护人员参与救治。胸外按压和人工呼吸是 CPR 的核心步骤。护士需要准确找到按压点，以适当的力度和频率进行按压，以恢复心脏的自然收缩。人工呼吸的提供也是必不可少的，它确保了氧气的持续供应，维持着患者的生命体征。在 CPR 过程中，护士还需时刻保持警惕，确保患者的呼吸道通畅无阻。这意味着要定期清理患者的口腔和鼻腔，防止呕吐物或分泌物阻塞气道。按压的深度和频率也必须严格控制，以确保每一次按压都能有效促进血液循环。

（二）止血：与时间赛跑的技能

止血，这一急诊护理中的重要急救措施，常常在关键时刻发挥着举足轻重的作用。面对出血的患者，护士需要迅速而准确地判断出血的性质和部位，并选择最合适的止血方法。直接压迫是最常见的止血方法之一。护士会用无菌敷料或干净的布块直接覆盖在伤口上，并用力压迫，以达到止血的目的。而绷带包扎则适用于更大的伤口或需要长时间止血的情况。通过缠绕绷带，护士可以有效减少出血，并保护伤口免受进一步伤害。在某些严重出血的情况下，止血带的使用可能成为救命的"最后一道防线"。护士需要迅速将止血带缠绕在出血部位的上方，通过阻断血流来达到止血效果。这种方法需要谨慎使用，因为过长时间的阻断可能导致组织坏死。处理大出血患者时，护士还需迅速建立静脉输液通道。这不仅可以为患者补充血容量，防止休克的发生，还能为后续的救治工作提供稳定的生命体征支持。

（三）包扎：细节决定成败

包扎，这一看似简单的技能，在急诊护理中却扮演着举足轻重的角色。它不仅能够保护伤口、减少感染的风险，还能有效减轻患者的疼痛感。护士需要熟练掌握各种包扎技术，以应对不同部位和不同类型的伤口。绷带包扎是最基本的方法之一，它适用于大多数伤口的初步处理。而折叠包扎则更适用于关节部位的伤口，它可以有效固定敷料，防止滑脱。滚动包扎则常用于肢体伤口，通过滚动绷带可以形成均匀的压力，减少出血和肿胀。在包扎过程中，护士还需时刻注意松紧适度。过紧的包扎可能导致血液循环障碍，甚至引发组织坏死；而过松的包扎则可能无法有效止血和保护伤口。因此，每一次包扎都需要护士的细心观察和判断。

（四）疼痛管理：关怀与科学的结合

急诊患者往往伴随着剧烈的疼痛感，这不仅给患者带来极大的身心折磨，还可能影响救治工作的顺利进行。因此，疼痛管理成为急诊护理中不可或缺的一环。护士需要掌握各种疼痛评估方法，以便准确判断患者的疼痛程度。数字评分法和面部表情评分法是最常用的两种方法。通过患者的自我描述或面部表情的变化，护士可以快速评估疼痛程度，并采取相应的镇痛措施。药物镇痛是最常见的镇痛方法之一。护士需要熟悉各种镇痛药物的使用方法和剂量，以确保患者能够得到及时有效的疼痛缓解。在某些情况下，非药物镇痛方法可能更为适用。心理疏导、物理疗法等都可以在一定程度上减轻患者的疼痛感。对于某些严重疼痛或需要紧急处理的情况，手术治疗可能成为必要的选择。护士需要与医生紧密合作，为患者提供全面的疼痛管理方案。

（五）急救药品和设备使用：技术与责任的交融

在急诊护理中，护士需要熟练掌握各类急救药品和设备的使用方法。这不仅是对护士专业技能的考验，更是对患者生命安全的负责。肾上腺素、阿托品等急救药品在紧急情况下发挥着至关重要的作用。护士需要熟悉这些药品的使用方法和剂量，以确保在关键时刻能够迅速准确地给予患者救治。除颤仪、呼吸机等关键设备的使用也是护士必须掌握的技能之一。这些设备在心肺复苏、呼吸衰竭等紧急情况下发挥着举足轻重的作用。护士需要定期参加相关培训和演练，确保在紧急情况下能够迅速准确地使用这些设备。急救药品和设备的使用不仅仅是一种技术活，更是一种责任的体现。护士需要时刻保持警惕和专注，确保每一次使用都是准确无误的。因为每一个细微的差错都可能给患者带来不可逆转的伤害。急诊护理是一项充满挑战和责任的工作。护士需要熟练掌握心肺复苏、止血、包扎、疼痛管理，以及急救药品和设备使用等关键技能。护士还需要具备高度的责任心和使命感，时刻准备着为患者提供最好的救治服务。在未来的工作中，我们将继续加强急诊护理的规范化建设，提高医护人员的专业素养和急救技能水平，为患者提供更加优质、高效的急诊护理服务。因为我们深知，每一次的救治都是对生命的尊重和守护。

三、急诊护理注意事项

（一）病情评估：精准判断，动态调整

急诊患者的病情往往复杂多变，这使病情评估成为急诊护理中的一项核心任务。护士需要具备敏锐的观察力和准确的判断力，能够迅速捕捉患者病情的细微变化，并及时调整救治措施。这不仅要求护士具备扎实的医学知识，还需要丰富的临床经验和良好的应变能力。在病情评估过程中，护士需要全面、系统地收集患者的病史、症状、体征等信息，并进行综合分析。护士需要关注患者的生命体征，如体温、血压、心率、呼吸等，以及患者的意识状态、疼痛程度、出血情况等。通过细致入微的观察和评估，护士可以及时发现患者病情的恶化或好转，为医生提供准确的病情报告，以便医生能够作出及时、正确的治疗决策。护士还需要根据患者的病情变化，动态调整救治措施。例如，对于病情突然恶化的患者，护士需要迅速采取急救措施，如心肺复苏、止血等，以稳定患者的生命体征。而对于病情相对稳定的患者，护士则需要密切关注患者的病情变化，及时调整治疗方案，以促进患者的康复。

（二）严格无菌操作：守护生命，降低风险

在急诊护理中，严格无菌操作是至关重要的。由于急诊患者往往伴随着各种创伤和感染，如果护理过程中无菌操作不规范，就可能导致患者感染加重，甚至引发新的感染。因此，护士需要严格遵守无菌操作规范，降低感染风险。洗手消毒是无菌操作中最基本也是最重要的一环。护士在进行任何护理操作前，都需要彻底清洗双手，并使用消毒液进行消毒。这可以有效去除手上的细菌和病毒，防止在护理过程中将病原体传递给患者。除洗手消毒外，护士还需要穿戴无菌手套和口罩等防护措施。在接触患者的伤口、血液、体液等可能含有病原体的物质时，护士需要穿戴无菌手套，以防止病原体通过手部接触传播。口罩的佩戴也可以有效阻挡空气中的细菌和病毒，保护患者和护士的呼吸道健康。护士还需要注意保持治疗环境的清洁和无菌。她们需要定期清洁和消毒治疗区域，确保空气、物体表面和医疗器械的清洁度。这可以降低环境中的病原体数量，减少患者感染的风险。

（三）心理支持：温暖心灵，增强信心

急诊患者及家属往往承受着巨大的心理压力。面对突如其来的疾病和紧急的医疗环境，他们可能会感到恐惧、焦虑、无助等。此时，护士的心理支持就显得尤为重要。护士需要通过安抚患者情绪、解答家属疑问，以及提供必要的心理疏导等方式，帮助患者及家属渡过难关。护士可以用温柔的话语和亲切的态度来缓解患者的紧张情绪，让他们感受到关怀和温暖。护士还可以向家属解释患者的病情和治疗方案，消除他们的疑虑和担忧。除言语上的支持外，护士还可以通过非语言的方式来传递关爱和安慰。例如，一个温暖的拥抱、一个鼓励的眼神、一个轻轻的拍打都可以让患者感受到护士的关心和支持。这些看似微不足道的举动往往能够在患者心中留下深刻的印象，增强他们对抗疾病的信心。

（四）培训与演练：提升技能，团队协作

急诊护理人员需要定期参加急救技能培训和演练，以提高急救能力。通过培训和演练，护士可以巩固理论知识、提高操作技能并增强团队协作能力。这有助于在紧急情况下迅速、准确地完成急救任务。培训是提升护士急救技能的重要途径。医疗机构可以定期组织各种形式的培训活动，如专题讲座、案例分析、模拟演练等。这些培训活动可以让护士学习到最新的急救知识和技能，了解最新的医疗技术和设备的使用方法。培训还可以帮助护士巩固已有的知识，提高护士的专业素养和综合能力。除培训外，演练也是提升护士急救能力的重要手段。通过模拟真实的急救场景，护士可以在实践中锻炼自己的操作技能和应变能力。在演练过程中，护士需要面对各种突发情况和紧急任务，这可以帮助护士提高应对复杂病情和紧急情况的能力。演练还可以让护士更加熟悉团队协作的流程和技巧，增强护士在紧急情况下的团队协作能力。在培训与演练中，护士还需要注重自我反思和总结。护士需要认真分析自己在急救过程中的表现和存在的问题，并寻求改进的方法和途径。通过不断的反思和总结，护士可以不断完善自己的急救技能和工作流程，提高自己的工作效率和质量。急诊护理是一项充满挑战和责任的工作。护士需要具备敏锐的观察力、准确的判断力、严格的无菌操作意识、良好的心理支持能力，以及扎实的急救技能和团队协作能力。通过不断的培训和实践，护士可以不断提升自己的专业素养和综合能力，为患者提供更加优质、高效的急诊护理服务。在未来的工作中，我们将继续加强急诊护理的规范化建设和管理创新，推动急诊护理事业的不断发展和进步。因为我们深知，每一次的救治都是对生命的尊重和守护，每一次的护理都是对患者健康的关爱和呵护。

四、具体技术应用案例

以下是一些具体的急救护理技术应用案例，以供参考：

（一）溺水患者的急救护理

溺水是一种常见的意外事故，对于溺水患者的急救护理，护士需要迅速而准确地评估患者的生命体征和意识状态。在溺水事故发生后，患者可能因为窒息或心跳骤停而处于危急状态，因此，及时的急救措施至关重要。护士需要迅速判断患者是否有呼吸和心跳。如果患者无呼吸或心跳停止，应立即进行心肺复苏。在

心肺复苏过程中，护士需要保持患者的呼吸道通畅，这通常涉及清除患者口中的泥沙、水草等杂物，以确保氧气能够顺利进入肺部。护士还需要正确执行胸外按压和人工呼吸等操作，以恢复患者的心跳和呼吸功能。在执行胸外按压时，护士需要确保按压的力度和频率适中，避免对患者造成二次伤害。而人工呼吸则需要护士掌握正确的吹气技巧，以确保氧气能够有效进入患者的肺部。除心肺复苏外，护士还需要密切监测患者的生命体征变化，包括体温、血压、心率等。这些生命体征的变化可以反映患者的病情发展状况，护士需要根据监测结果及时调整救治措施。例如，如果患者体温过低，护士需要采取保暖措施；如果患者血压下降，护士则需要迅速补充血容量。在急救护理过程中，护士还需要注意患者的意识状态。如果患者意识清醒，护士需要给予安抚和鼓励，让患者保持平静；如果患者意识模糊或昏迷，护士则需要密切关注患者的病情变化，并随时准备采取进一步的救治措施。

（二）交通事故伤员的急救护理

交通事故往往导致伤员出现多处创伤和骨折等严重损伤，因此，在急救护理过程中，护士需要迅速而全面地评估患者的伤情和生命体征。对于出血患者，护士需要迅速进行止血处理。这通常涉及使用止血带、纱布等物品对伤口进行压迫止血，以防止患者因失血过多而休克。护士还需要注意保持患者的体温稳定，避免因为失血和寒冷而导致体温下降。对于骨折患者，护士需要进行临时固定以防止二次损伤。这可以使用夹板、绷带等物品对骨折部位进行固定，以减轻患者的疼痛并防止骨折部位进一步移位。在固定过程中，护士需要确保固定的力度适中，避免过紧或过松对患者造成不适。除止血和固定外，护士还需要密切监测患者的呼吸、心跳等生命体征变化。这些生命体征的变化可以反映患者的病情发展状况，护士需要根据监测结果及时调整救治措施。例如，如果患者呼吸急促或心跳过速，护士需要给予氧气吸入并调整输液速度。在急救护理过程中，护士还需要注意患者的情绪变化。交通事故往往给患者带来巨大的心理冲击，护士需要给予患者安抚和鼓励，让患者保持平静并配合救治工作。

（三）中毒患者的急救护理

中毒患者的急救护理需要根据中毒途径和毒物种类采取相应的救治措施。不同的中毒途径和毒物种类需要不同的急救方法，因此，护士需要具备丰富的专业知识和实践经验。对于吸入中毒者，护士需要立即将患者脱离中毒环境并移至空气清新处。这可以防止患者继续吸入有毒物质并加重中毒症状。护士还需要给予患者氧气吸入以改善缺氧症状。对于皮肤、黏膜接触中毒者，护士需要使用清水或生理盐水对患者进行冲洗。这可以去除皮肤或黏膜上的有毒物质并减轻中毒症状。在冲洗过程中，护士需要注意保护患者的眼睛和口腔等敏感部位。对于口服中毒者，护士需要根据毒物性质选择合适的洗胃方法和解毒药物，这可以清除患者胃内的有毒物质并减轻中毒症状。在选择洗胃方法和解毒药物时，护士需要充分考虑患者的年龄、身体状况和毒物性质等因素。在急救护理过程中，护士还需要密切监测患者的生命体征变化和中毒症状的改善情况。这些监测结果可以反映患者的病情发展状况和急救效果，护士需要根据监测结果及时调整救治措施。例如，如果患者出现呼吸困难或心跳骤停等危急情况，护士需要立即进行心肺复苏等紧急救治措施。对于不同种类的急症患者，护士需要具备丰富的专业知识和实践经验，以便在紧急情况下能够迅速而准确地评估患者的病情并采取有效的救治措施。护士还需要注重患者的心理需求和情绪变化，给予患者充分的安抚和鼓励，让患者感受到温暖和关怀。

第二节　ICU 护理管理与实践

一、ICU 护理概述

重症监护室（Intensive Care Unit，ICU）作为医院内最为关键的部门之一，肩负着为危重病人提供全面、高强度医疗护理的重要使命。这一特殊部门不仅要求护理人员具备高度的专业知识和技能，还强调科学的管理方法和人性化的护理理念，以确保每位患者都能得到最优质的护理服务。ICU 护理管理的核心要素包括但不限于：严格的人员培训与考核体系，确保护理人员具备处理各种复杂病情的能力；先进的医疗设备与技术的运用，为患者提供精准的诊断和治疗；科学、高效的护理流程管理，确保每一项护理操作都能在规定的时间内准确完成。在护理实践的具体内容方面，ICU 护理人员需密切监测患者的生命体征，及时执行医生的医嘱，进行各种复杂的治疗操作，如呼吸机辅助通气、血液透析等。他们还需关注患者的心理需求，提供情感支持，帮助患者和家属渡过难关。ICU 护理管理也面临着诸多挑战，如护理人员的高强度工作压力、患者病情的复杂多变、医疗资源的有限性等。为了应对这些挑战，ICU 管理部门需要不断优化护理流程，提高护理效率；加强护理人员的培训和教育，提升他们的专业素养和应对能力；还需积极引入新的医疗设备和技术，以提高诊断和治疗水平。ICU 护理管理是一个涉及多方面、要求极高的领域。它要求护理人员不仅具备扎实的专业知识和技能，还需具备科学的管理理念和人性化的护理情怀。通过不断优化管理策略、提升护理水平，ICU 将为更多的危重患者带来生命的希望与康复的曙光。

二、ICU 护理管理的核心要素

（一）人力资源配置

ICU 护理管理的基石。人力资源配置是 ICU 护理管理的首要前提，它直接关系到护理工作的质量和患者的救治效果。在 ICU 中，由于患者病情危重，护理工作量巨大，因此，充足且合理的护士人力资源配置显得尤为重要。综合 ICU 中，护士与患者的比例至少应达到 1 :（2 ~ 3），这意味着每位护士需要负责 2 ~ 3 位患者的护理工作。而在专科 ICU 中，由于患者病情更加复杂，护理难度更大，因此比例至少应达到 1 :（1 ~ 2），即每位护士需要负责 1 ~ 2 位患者的护理工作。这样的配置可以确保每位患者都能得到及时、有效的护理，避免因护理人员不足而导致的护理疏漏。除了数量上的充足，护理人员结构的合理性也是人力资源配置的重要方面。ICU 护理团队应由不同级别、不同专长的护理人员组成，包括主任护师、副主任护师、主管护师、护师和护士等。各级护理人员的职责要明确，形成层次清晰、分工明确的护理体系。这样不仅可以确保护理工作的连续性和高效性，还可以促进护理人员之间的相互学习和成长。在人力资源配置过程中，还需要注重护理人员的培训和发展。ICU 护理是一项高度专业化的工作，要求护理人员具备扎实的医学知识、熟练的护理技能和敏锐的观察能力。因此，ICU 管理部门应定期对护理人员进行专业培训，提高他们的专业素养和应对能力，还应鼓励护理人员参加学术交流和进修学习，拓宽他们的视野和知识面。

（二）护理质量管理制度

保障患者安全与提高护理质量的关键。ICU 护理质量管理是保障患者安全和提高护理质量的关键环节。护理质量管理制度应涵盖护理工作的各个方面，确保每一项护理操作都能达到规定的标准和要求。护理操作规范是护理质量管理制度的重要组成部分。ICU 中的每一项护理操作都有严格的规范和流程，护理人员必须严格按照规范进行操作，确保操作的准确性和安全性。例如，在给患者进行静脉输液时，护理人员必须按照无菌操作规范进行，避免感染的发生。护理记录要求也是护理质量管理制度的重要内容。ICU 患者的病情瞬息万变，因此，护理人员需要详细、准确地记录患者的生命体征、病情变化、治疗措施等信息。这些记录不仅有助于医生了解患者的病情和治疗进展，还可以作为法律依据，在发生医疗纠纷时提供有力的证据。护理安全管理也是护理质量管理制度的重要方面。ICU 中的患者往往存在多种并发症和风险因素，如跌倒、坠床、压疮等。因此，护理人员需要采取一系列措施来预防这些风险的发生，如定期评估患者的跌倒风险、使用防护设备来防止患者坠床、定期更换患者的体位来预防压疮等。为了实现护理质量的实时监控和持续改进，ICU 管理部门还应依托信息化技术，建立完善的护理质量监测体系。通过收集和分析护理工作中的数据和信息，管理部门可以及时发现存在的问题和不足，并采取相应的措施进行改进。例如，如果发现某位护理人员的操作规范存在问题，管理部门可以及时进行纠正和培训；如果发现某种护理措施的效果不佳，管理部门可以组织专家进行讨论和研究，寻求更好的解决方案。

（三）急救设备与物资管理

确保患者救治效果的重要保障。ICU 内配备了大量先进的急救设备和物资，如呼吸机、除颤仪、输液泵等。这些设备和物资的管理直接关系到患者的救治效果。因此，必须建立严格的设备和物资管理制度，确保设备的完好率和可用性。ICU 管理部门应定期对设备进行维护和保养，确保设备的正常运行和延长使用寿命。对于出现故障的设备，管理部门应及时进行维修或更换，避免因设备问题而影响患者的救治。ICU 管理部门还应做好物资的储备和供应工作。由于 ICU 中的患者病情危重，需要大量的药品、耗材等物资进行救治。因此，管理部门需要建立完善的物资储备体系，确保物资的充足和及时供应。还应与供应商建立良好的合作关系，确保在紧急情况下能够及时获得所需的物资。ICU 管理部门还应加强对设备和物资的使用管理。护理人员在使用设备和物资时，需要严格按照规范和流程进行操作，避免浪费和损坏。管理部门还应定期对设备和物资的使用情况进行统计和分析，发现问题及时进行处理和改进。

（四）沟通与协作

构建和谐的医疗团队与患者关系。ICU 护理管理还涉及与其他科室和部门的沟通与协作。医护人员需要与主治医生、专科医生、药师、检验师等保持密切联系，共同制定患者的治疗方案和护理计划。这种跨学科的合作模式有助于整合医疗资源，提高患者的治疗效果。在与主治医生和专科医生的沟通中，护理人员需要详细了解患者的病情、治疗方案和预期目标。这样，护理人员就能更好地理解患者的需求，制定个性化的护理计划，并与医生紧密合作，确保治疗方案的顺利实施。ICU 护理人员还需要与药师和检验师进行有效沟通。药师负责提供药物治疗方案，而检验师则负责患者的各种检验检查。护理人员需要与他们协作，确保患者按时服药、接受检查，并及时将结果反馈给医生。除与其他科室和部门的沟通外，ICU 护理人员还需要与患者家属进行有效沟通。他们需要及时告知患者病情和治疗进展，提供心理支持，并解答家属的疑问和关切。通过良好的沟通，护理人员可以建立起与患者家属的信任关系，共同为患者的康复而努力。

三、ICU 护理实践的具体内容

（一）入院评估与转移

确保患者安全与顺利过渡。当一个患者被确定需要进入 ICU 时，入院评估是首要且关键的步骤。这一过程涉及全面、细致地收集患者的个人信息，包括年龄、性别、既往病史、过敏史等，以便医疗团队对患者有一个全面的了解。详细询问和记录患者的病史，特别是与当前病情相关的症状、体征和治疗经过，对于制定后续的诊断和治疗计划至关重要。在入院评估过程中，护士和主治医生以及其他专科医生会进行深入的讨论，共同分析患者的病情，制定个性化的诊断和治疗计划。这一讨论过程不仅有助于明确治疗目标，还能确保医疗团队在后续的治疗和护理过程中保持高度的一致性和协作性。将患者转移到 ICU 是一个复杂且需要高度关注的过程。这可能涉及使用特殊的设备和技术，如呼吸机、监护仪等，以确保患者在转移过程中的生命体征稳定。护士在转移过程中扮演着至关重要的角色，他们需要密切关注患者的生命体征变化，如心率、血压、呼吸频率等，以及患者的意识和疼痛情况，确保患者安全、舒适地转移到 ICU。

（二）监测与治疗

全天候守护患者生命。一旦患者进入 ICU，他们将接受全天候的监测和治疗。这是 ICU 护理管理的核心环节，旨在确保患者的生命体征稳定，及时发现并处理潜在的风险因素。监测工作包括持续、实时地记录患者的生命体征，如血压、心率、呼吸频率及血氧饱和度等，这些指标能够直接反映患者的生理状态和病情变化趋势。尿量、血液化学指标、呼吸机参数等也是重要的监测内容，它们能够为医生提供关于患者肾功能、电解质平衡、酸碱平衡及呼吸功能等方面的信息。根据患者的监测数据和病情变化，医护人员会采取相应的治疗措施。例如，调整呼吸机设置以改善患者的呼吸功能，给予药物治疗以控制感染或缓解疼痛，以及进行必要的实验室检查以明确诊断等。在治疗过程中，医护人员还会密切观察患者的反应和病情变化，及时调整治疗方案，确保治疗效果的最大化。

（三）护理管理

提供个性化全面护理。ICU 的护理管理涉及协调不同的护理任务和提供个性化的全面护理。这是确保患者得到高质量护理服务的关键环节。护士在护理管理中扮演着至关重要的角色。他们会按照医嘱严格监测患者的生命体征，确保数据的准确性和及时性。他们还会密切关注患者的舒适度和安全状况，采取必要的措施来缓解疼痛、预防并发症等。例如，定期更换患者的呼吸设备、保证气道通畅及进行皮肤护理等，都是护士日常护理工作的重要内容。除执行医嘱和提供日常护理外，护士还需与其他医务人员密切合作，共同参与患者的病情评估和治疗计划。护士会与医生、药师、物理治疗师等团队成员进行沟通，协调不同的治疗措施和护理任务，确保患者得到全面、个性化的护理服务。

（四）营养支持

帮助患者康复并提高恢复能力。ICU 中的患者由于病情严重或手术创伤等原因，通常需要特殊的营养支持以促进康复和提高恢复能力。因此，营养支持成为ICU 护理管理的重要组成部分。医疗团队会根据患者的具体需求和病情制定个性化的营养计划。他们会考虑患者的年龄、性别、体重、病情严重程度及胃肠道功能等因素，确定合适的营养摄入量和营养素的配比。然后，他们会使用各种方式提供营养支持，如口服、胃管或静脉注射等，以确保患者获得足够的营养。在营养支持过程中，护理人员扮演着至关重要的角色。他们会密切关注患者的摄入情况和消化功能，及时调整营养计划以满足患者的需求。他们还会与医生、营养师等团队成员进行沟通，协调不同的营养支持措施，确保患者得到全面、个性化的营养服务。

（五）家属沟通与支持

共同面对挑战与困难。重症监护室的患者通常需要长时间的治疗和监护，这对患者的家属来说是一段艰难的时期。因此，与家属的沟通和支持是 ICU 护理管理不可或缺的一部分。医务人员会定期与家属交流患者的状况和治疗进展，用简单易懂的语言解释患者的病情和治疗方案，让家属了解患者的最新状况。他们还会耐心解答家属的疑问和关切，提供必要的心理支持，帮助家属缓解焦虑和不安情绪。除定期的沟通外，医务人员还会在指定时间段内安排家属参观 ICU，让他们了解患者的生活环境和治疗情况。这不仅有助于增强家属对患者治疗的信心和支持力度，还能让患者感受到家人的关爱和支持，从而促进患者的康复进程。

（六）康复与转院准备

确保患者平稳过渡与继续治疗。ICU 不仅致力于患者的治疗，还非常重视患者的康复和平稳转院。一旦患者的病情稳定下来，医疗团队将开始评估患者的康复需求并制定相应的计划。康复计划可能涉及物理治疗师、职业治疗师和言语治疗师的协助，以帮助患者恢复正常功能。例如，物理治疗师会指导患者进行肌肉锻炼和关节活动度的恢复训练；职业治疗师会帮助患者重新学习日常生活技能；言语治疗师则会针对患者的语言障碍进行康复训练。医疗团队还会为患者的转院做准备。他们会与接收医院或科室进行沟通，确保患者能够顺利转院并继续接受必要的治疗。在转院前，医疗团队会对患者进行全面的评估，确保患者的病情稳定且适合转院。他们还会为患者提供详细的转院指导和注意事项，以确保患者在转院过程中的安全和舒适。ICU 护理管理是一个复杂而细致的过程，涉及多个环节和多个团队成员的协作。通过入院评估与转移、监测与治疗、护理管理、营养支持、家属沟通与支持，以及康复与转院准备等环节的全面管理，ICU 能够为患者提供高质量、个性化的护理服务，促进患者的康复和提高恢复能力。通过与家属的密切沟通和协作，ICU 还能为患者和家属提供全面的支持和关怀，共同面对困难与挑战。

四、ICU 护理管理面临的挑战及应对策略

（一）工作压力大

挑战与应对策略：ICU 护士作为医疗团队中的重要一员，承担着巨大的工作压力。他们的工作量不仅大而且繁重，倒班频繁，患者病情多变，这使他们的工作压力比普通病房的护士更大，风险也更高。面对这样的挑战，我们需要采取一系列措施来减轻护士的工作压力，提高护理工作效率和质量。实施人性化管理是关键。ICU 护士的身心健康是护理工作的基石。医疗机构应关注护士的身心健康状况，提供必要的心理支持和辅导。例如，可以定期为护士提供心理咨询和心理疏导服务，帮助他们缓解工作压力，保持良好的心态。还可以组织一些放松身心的活动，如瑜伽、冥想等，帮助护士在工作之余得到充分的放松和恢复。合理安排排班制度也是减轻护士工作压力的重要措施。医疗机构应根据 ICU 的实际工作情况和护士的身心状况，制定科学合理的排班制度。确保护士有足够的休息和恢复时间，避免过度劳累。还可以考虑实施弹性工作制度，让护士有更多的自主权来安排自己的工作时间和休息时间，从而更好地平衡工作和生活。加强团队建设和协作精神也是提高护理工作效率和质量的重要途径。ICU 护士团队是一个高度协作的团队，每个成员都需要相互支持、相互配合。医疗机构可以通过定期组织团队建设活动、加强团队沟通和协作训练等方式，提高团队凝聚力和工作效率。还可以鼓励护士之间的互助和分享，让他们在工作中相互学习、相互成长。减轻ICU 护士的工作压力、提高护理工作效率和质量是一个系统工程。需要医疗机构、护士团队和社会各界的共同努力和支持。通过实施人性化管理、合理安排排班制度、加强团队建设和协作精神等措施，我们可以为 ICU 护士创造一个更加宽松、和谐的工作环境，让他们能够更好地为患者提供优质的护理服务。

（二）护理质量控制难度大

挑战与应对策略：ICU 患者的病情复杂多变，治疗操作繁多，这大大增加了护理不良事件发生的可能性。为了有效控制护理质量，我们需要采取一系列措施来应对这一挑战。建立完善的护理质量管理体系是基础。医疗机构应制定详细的护理操作规范和护理记录要求，确保护士在进行护理操作时能够有明确的指导和依据。还应建立完善的护理质量监控机制，对护理过程进行实时的监控和评估，及时发现和纠正存在的问题。依托信息化技术实现护理质量的实时监控和持续改

进也是重要手段。医疗机构可以利用信息化技术，如电子病历系统、护理信息系统等，对护理过程进行实时的数据采集和分析。通过数据分析，我们可以及时发现护理质量存在的问题和隐患，并采取相应的措施进行改进和优化。加强护理人员的培训和考核也是提高护理质量的关键。医疗机构应定期对护士进行专业培训和考核，提高他们的专业素养和操作技能。通过培训和考核，我们可以确保护士具备扎实的专业知识和熟练的操作技能，能够更好地为患者提供优质的护理服务。还可以鼓励护士参加各种学术会议和交流活动，拓宽他们的视野和知识面，提高他们的综合素质和护理能力。控制 ICU 护理质量是一个长期而艰巨的任务。我们需要通过建立完善的护理质量管理体系、依托信息化技术实现实时监控和持续改进、加强护理人员的培训和考核等措施来应对这一挑战。通过这些措施的实施，我们可以有效提高 ICU 的护理质量，为患者提供更加安全、有效的护理服务。

（三）家属沟通困难

挑战与应对策略：ICU 患者病情危重且治疗过程复杂，这使家属往往难以理解并接受治疗决策和护理计划。为了改善家属沟通，我们可以采取以下策略。加强与家属的沟通频率和深度是关键。医护人员应及时告知患者病情和治疗进展，让家属了解患者的最新状况。还应耐心解答家属的疑问和关切，提供必要的解释和说明，帮助家属更好地理解患者的病情和治疗方案。采用通俗易懂的语言和方式解释医学术语和治疗方案也是重要的沟通策略。医护人员应尽量避免使用过于专业的医学术语，而是用简单易懂的语言来解释患者的病情和治疗方案，这样可以帮助家属更好地理解患者的病情和治疗过程，减少他们的焦虑和不安。提供心理支持和安慰也是改善家属沟通的重要措施。医护人员应关注家属的情绪和心理状态，提供必要的心理支持和安慰。例如，可以安排心理咨询师或社工人员与家属进行沟通，帮助他们缓解焦虑情绪，提供情感上的支持和关怀。改善 ICU 家属沟通是一个需要多方面努力的过程。我们需要加强与家属的沟通频率和深度、采用通俗易懂的语言和方式解释医学术语和治疗方案、提供心理支持和安慰等措施来应对这一挑战。通过这些措施的实施，我们可以更好地与家属进行沟通，共同为患者的治疗和康复努力。

第三节　多器官功能障碍综合征护理

一、多器官功能障碍综合征（MODS）述

多器官功能障碍综合征（Multiple Organ Dysfunction Syndrome, MODS）是一种严重的临床综合征，它发生在机体经历急性严重感染、严重创伤、大面积烧伤等突发打击之后。这种综合征的特点是，两个或更多器官或相继出现功能障碍，导致机体在无外界干预治疗的情况下无法维持内环境的稳定。MODS 的病理生理机制复杂，涉及全身炎症反应、免疫功能紊乱、微循环障碍及氧化应激等多个方面。临床表现多样，可能包括呼吸系统、心血管系统、肾脏、肝脏，以及中枢神经系统等多器官系统的功能异常。鉴于 MODS 的高死亡率和高致残率，它对 ICU 内的护理工作提出了极高的要求。护理人员在面对 MODS 患者时，需要进行全面而细致的护理评估，包括对患者生命体征的监测、器官功能的评估及心理状态的评估。在护理措施方面，护理人员需要采取综合性的护理策略，包括维持生命体征的稳定、保护器官功能、预防感染及提供营养支持等。心理护理在 MODS 患者的治疗过程中也起着不可忽视的作用。由于病情严重，患者及其家属往往承受着巨大的心理压力。护理人员需要提供心理支持和安慰，帮助他们缓解焦虑和恐惧情绪，增强治疗的信心和配合度。在康复指导方面，护理人员需要指导患者进行逐步的康复训练，促进器官功能的恢复和生活质量的提高。预防策略的制定和实施也是降低 MODS 发病率和死亡率的关键。这包括加强原发疾病的治疗、控制感染源、改善微循环，以及提高机体的抗氧化能力等。

二、MODS 的病理生理机制

MODS 的病理生理机制是一个复杂而多维的过程，它涉及全身炎症反应综合征（SIRS）、微循环障碍、氧化应激，以及免疫功能紊乱等多个关键环节。在这些环节中，SIRS 被认为是 MODS 发生和发展的核心所在。当机体遭受急性严重感染、严重创伤或大面积烧伤等突发打击时，会触发一系列复杂的生理反应。这些反应导致机体释放大量的炎性介质和细胞因子，如肿瘤坏死因子（TNF）、白

细胞介素（IL）等。这些炎性介质和细胞因子的过量释放，会引发全身性的炎症反应，即SIRS。SIRS的出现，标志着机体已经处于一个高度炎性的状态，这种状态会导致血管通透性增加、组织水肿，以及微循环障碍等一系列病理生理改变。微循环障碍是MODS病理生理机制中的另一个重要环节。由于炎性介质和细胞因子的作用，微血管内皮细胞会受到损伤，导致血管通透性增加和微循环灌注不足。这种灌注不足会进一步导致组织缺氧和营养缺乏，从而加剧组织损伤和器官功能障碍。除了SIRS和微循环障碍，氧化应激也在MODS的病理生理机制中发挥着重要作用。在机体遭受打击后，会产生大量的氧自由基和其他氧化物质。这些氧化物质会攻击细胞膜、蛋白质和DNA等生物大分子，导致细胞结构和功能的破坏。氧化应激不仅会加重组织损伤，还会进一步激活炎症反应和免疫功能紊乱，从而加剧MODS的发展。免疫功能紊乱也是MODS病理生理机制中的一个重要方面。在正常情况下，免疫系统能够识别和清除外来的病原体和异常细胞。在MODS患者中，免疫系统往往处于过度激活或抑制的状态。这种免疫功能紊乱会导致机体对感染的抵抗力下降，也会加重组织损伤和器官功能障碍。MODS的病理生理机制是一个涉及全身炎症反应综合征、微循环障碍、氧化应激，以及免疫功能紊乱等多个环节的复杂过程。这些环节相互作用、相互影响，共同导致了MODS的发生和发展。因此，在治疗MODS时，需要采取综合性的治疗策略，针对这些病理生理环节进行干预，以期达到最佳的治疗效果。

三、MODS 的临床表现

MODS的临床表现是多样且复杂的，它可以累及机体的多个系统，包括呼吸、循环、神经、消化、肾脏等，给患者带来全面的生理紊乱和功能障碍。在呼吸系统中，MODS常表现为急性呼吸窘迫综合征（ARDS）。患者的肺部受到严重损害，导致通气和换气功能严重障碍。他们会出现严重的呼吸困难，感觉像是被水淹没或无法吸入足够的氧气。低氧血症也是ARDS的典型表现，患者的血氧饱和度明显下降，可能需要机械通气来辅助呼吸。循环系统是MODS另一个常受累的部位。患者可能出现休克和心力衰竭的症状。休克时，患者的血压会明显下降，心率增快，心排出量减少，导致全身组织器官的血液灌注不足。心力衰竭时，心脏无法有效地泵血，导致血液循环障碍和全身水肿。神经系统在MODS中也可能受到损害。患者可能出现意识障碍、昏迷等严重症状。这是因为MODS导致的全身性炎症反应和器官功能障碍会影响大脑的正常功能，导致神经系统的异常表现。消化系统也是 MODS 常累及的部位之一。患者可能出现腹胀、呕吐、腹泻等症状。这是因为 MODS 导致的全身性炎症反应和微循环障碍会影响胃肠道的正常功能，导致消化系统的异常表现。由于胃肠道的屏障功能受损，患者还可能出现肠道细菌移位和感染的风险增加。肾脏系统是 MODS 中另一个重要的受累部位。患者可能出现急性肾衰竭的症状，如少尿或无尿。这是因为 MODS 导致的全身性炎症反应和微循环障碍会影响肾脏的正常灌注和功能，导致急性肾衰竭的发生。急性肾衰竭会进一步加剧患者的全身性炎症反应和器官功能障碍，形成恶性循环。

四、护理评估

对于 MODS 患者的护理评估，确实需要全面而细致地进行，以确保能够准确了解患者的整体状况，为后续制定护理措施提供科学依据。评估患者的生命体征是至关重要的。体温、脉搏、呼吸和血压等生命体征能够直接反映患者的生理状态和病情严重程度。例如，体温的升高可能意味着感染或炎症的存在，而血压的下降则可能表示休克或心力衰竭等严重状况。通过持续监测这些生命体征，护理人员可以及时发现患者的病情变化，并采取相应的护理措施。评估患者的神经系统指标也是必不可少的。意识状态、瞳孔变化等神经系统指标能够反映患者的脑部功能和病情进展。例如，意识障碍或昏迷可能表示脑部受损或严重感染，而瞳孔的变化则可能提示颅内压增高或脑部病变。护理人员需要密切观察这些神经系统指标，以便及时发现并处理可能存在的神经系统问题。评估患者的呼吸系统和循环状态也是护理评估的重要内容。呼吸频率、节律和深度等呼吸系统指标能够反映患者的呼吸功能和肺部状况。循环状态方面，护理人员需要关注患者的心率、心律、心音及末梢循环等情况，以评估患者的心脏功能和血液循环状态。这些评估结果将有助于护理人员制定针对性的护理措施，如调整呼吸机参数、给予心脏支持等。关注患者的尿量变化、肝肾功能等关键指标也是护理评估的重要环节。尿量变化可以反映患者的肾脏功能和体液平衡状态，而肝肾功能则直接影响患者的代谢和排毒能力。通过评估这些指标，护理人员可以判断患者的病情是否稳定，并制定相应的护理措施，如调整液体治疗方案、给予肝肾保护药物等。对于 MODS 患者的护理评估需要全面而细致地进行，包括评估患者的生命体征、神经系统指标、呼吸系统和循环状态，以及尿量变化、肝肾功能等关键指标。通过综合评估，护理人员可以明确患者当前存在的主要问题和潜在风险，为后续制定护理措施提供科学依据，以期提高患者的治疗效果和生存质量。

五、护理措施

（一）呼吸支持

对于出现急性呼吸窘迫综合征（ARDS）的 MODS 患者，呼吸支持治疗是至关重要的。ARDS 是一种严重的呼吸衰竭形式，其特征是肺部的广泛炎症和渗出，导致氧气交换受阻。因此，保持呼吸道通畅是首要任务，可以通过定期吸痰、调整患者体位和使用呼吸道湿化等方法来实现。给予高浓度氧气吸入是必要的，以确保患者的血氧饱和度维持在安全水平。在某些情况下，仅依靠氧气吸入可能不足以满足患者的通气需求，这时就需要采用机械通气。机械通气时，呼吸机的参数设置需要根据患者的具体情况进行个性化调整。潮气量、呼吸频率和呼气末正压（PEEP）是关键的呼吸机参数。潮气量是指每次呼吸时吸入或呼出的气体量，需要根据患者的肺功能和通气需求来确定。呼吸频率则是指每 min 呼吸的次数，也需要根据患者的实际情况进行调整。PEEP 是在呼气末期，呼吸机给予的一定水平的正压，有助于防止肺泡萎陷，改善氧合功能。通过精细调整这些参数，可以确保患者的通气和氧合功能得到有效改善，从而减轻 ARDS 的症状，提高患者的生存率。

（二）循环支

对于休克和心力衰竭的 MODS 患者，循环支持治疗是挽救生命的关键。休克是一种危急状况，其特征是血压下降、组织灌注不足和器官功能受损。心力衰竭则是心脏无法有效泵血，导致血液循环障碍。在这两种情况下，建立静脉通路和快速补液是必要的，以恢复足够的循环血量，提高血压，改善组织灌注。血管活性药物在循环支持中也发挥着重要作用。这些药物可以收缩或扩张血管，从而调节血压和器官灌注。例如，去甲肾上腺素和多巴胺等升压药物可以用于提高血压，改善休克症状。而硝酸甘油等扩血管药物则可以用于减轻心脏负担，改善心力衰竭症状。在使用这些药物时，需要密切监测患者的血压、心率和心排出量等指标，以确保药物的有效性和安全性。除药物治疗外，循环支持还包括其他措施。例如，对于严重休克或心力衰竭的患者，可以考虑使用主动脉内球囊反搏（IABP）或体外膜肺氧合（ECMO）等高级生命支持技术。这些技术可以提供暂时的循环支持，为患者争取更多的治疗时间。

（三）器官功能保护

在治疗MODS的过程中，注重对各个器官功能的保护是至关重要的。由于MODS涉及多个器官系统的功能障碍，因此需要根据不同器官的特点采取相应的保护措施。对于肾脏功能障碍的患者，严格控制液体入量和出量平衡是关键。过多的液体摄入会加重肾脏负担，导致肾功能进一步恶化。因此，需要精确计算患者的液体需求量，并根据实际情况进行调整。还需要密切监测患者的尿量、尿比重和电解质等指标，及时发现并处理肾脏功能障碍。对于肝脏功能障碍的患者，则需要避免使用对肝脏有损害的药物。许多药物在代谢过程中会对肝脏产生损害，因此，对于MODS患者来说，选择药物时需要特别谨慎。还需要密切监测患者的肝功能指标，如转氨酶、胆红素等，及时发现并处理肝脏功能障碍。除肾脏和肝脏外，其他器官也需要得到相应的保护。例如，对于胃肠道功能障碍的患者，需要给予适当的营养支持和治疗措施，以维护肠道黏膜的完整性和免疫功能。对于神经系统功能障碍的患者，则需要密切关注患者的意识状态、瞳孔变化等指标，及时发现并处理神经系统问题。

（四）营养支持

MODS患者由于病情严重，往往存在营养不良的风险。营养不良不仅会影响患者的免疫功能，还会加重器官功能障碍，因此给予合理的营养支持治疗是至关重要的。营养支持包括肠内营养和肠外营养两种方式。肠内营养是指通过口服或鼻饲管等途径将营养物质送入胃肠道内，以维持肠道黏膜的完整性和免疫功能。这种方式有助于减少肠道细菌易位的风险，降低感染的发生率。在某些情况下，患者可能无法耐受肠内营养，这时就需要采用肠外营养。肠外营养是指通过静脉途径将营养物质输入体内，以提供必要的营养支持。这种方式可以在患者无法耐受肠内营养时提供必要的营养支持，维持患者的生命活动。在选择营养支持方式时，需要根据患者的实际情况和医生的建议来决定。无论是肠内营养还是肠外营养，都需要根据患者的营养需求和病情变化进行个性化调整。例如，对于存在胃肠道功能障碍的患者，需要给予适当的胃肠道休息和治疗措施，以减轻胃肠道负担，促进胃肠道功能的恢复。还需要密切监测患者的营养指标和病情变化，及时调整营养支持方案。

（五）预防感染

MODS 患者由于机体免疫功能低下，容易发生感染。感染不仅会加重患者的病情，还会增加治疗难度和死亡率。因此，加强感染预防措施是至关重要的。预防感染的措施包括严格执行无菌操作、加强病房环境管理和合理使用抗生素等。在执行无菌操作时，需要严格遵守消毒隔离制度，确保医疗器械和用品的无菌状态。还需要加强病房环境管理，保持病房的清洁和通风，减少细菌滋生和传播的风险。在合理使用抗生素方面，需要根据患者的实际情况和医生的建议进行选择和使用，避免滥用和误用抗生素导致的不良后果。还需要密切监测患者的感染指标和病情变化。例如，定期检测患者的白细胞计数、C反应蛋白和降钙素原等指标，及时发现并处理潜在的感染灶。对于已经发生感染的患者，需要根据病情和医生的建议进行抗感染治疗，并密切监测治疗效果和病情变化。对于 MODS 患者的治疗需要全面而细致地进行。除针对具体器官系统的治疗措施外，还需要注重呼吸支持、循环支持、器官功能保护、营养支持和预防感染等方面的综合治疗措施。通过综合治疗措施的实施，可以提高患者的治疗效果和生存质量，降低死亡率和致残率。在治疗过程中还需要密切监测患者的病情变化和治疗效果，及时调整治疗方案和护理措施，以确保患者的安全和舒适。

六、心理护理

心理护理在 MODS 患者的整体护理中占据着举足轻重的地位。由于 MODS 病情的复杂性和严重性，患者及其家属常常承受着巨大的心理压力和焦虑情绪。这种心理状态不仅可能影响患者的治疗效果，还可能加剧家属的心理负担。因此，护理人员需要特别关注患者的心理状况，给予全面的心理护理。护理人员应主动与患者及家属进行沟通交流，这是心理护理的第一步。通过倾听他们的诉说，护理人员可以了解患者及家属的心理需求和困惑，从而为他们提供个性化的心理支持和安慰。这种沟通交流不仅仅是传递信息，更是一种情感的交流和共鸣，有助于缓解患者及家属的紧张情绪，增强他们面对疾病的信心。在沟通过程中，护理人员需要向患者及家属详细介绍 MODS 的相关知识，包括疾病的起因、发展过程、可能的治疗方案及预后情况等。这种信息的传递有助于患者及家属建立对疾病的正确认知，减少因不了解而产生的恐惧和焦虑。护理人员还应向患者及家属介绍治疗进展，让他们看到康复的希望，从而更加积极地配合治疗。除了传递信息，护理人员还需要帮助患者及家属建立正确的面对疾病的态度。这包括鼓励他们保持乐观的心态，积极面对治疗过程中的挑战，以及学会在困难中寻找希望。护理人员可以通过分享成功案例、提供心理疏导等方式，帮助患者及家属树立战胜疾病的信心。护理人员还应关注患者及家属之间的情感交流。在 MODS 的治疗过程中，家属的支持和理解对患者来说至关重要。因此，护理人员需要鼓励家属多与患者沟通，共同面对疾病，也要关注家属的心理状态，为他们提供必要的心理支持和帮助。

七、康复指导

对于病情稳定并逐渐好转的 MODS 患者，积极的康复指导是至关重要的。康复不仅意味着身体机能的恢复，更包括心理和社会功能的全面康复。因此，护理人员和康复师需要为患者提供全面、细致的康复指导。在肢体功能锻炼方面，康复师应根据患者的具体情况制定个性化的康复计划。对于长期卧床的患者，可以指导他们进行简单的床上活动，如翻身、坐起等，以预防肌肉萎缩和关节僵硬。随着病情的好转，可以逐渐增加活动量，如站立、行走等，以促进身体机能的恢复。还可以利用一些康复器械进行辅助锻炼，提高康复效果。呼吸功能锻炼也是康复指导的重要内容之一。对于 MODS 患者来说，呼吸功能的恢复至关重要。康复师可以指导患者进行深呼吸、咳嗽等锻炼，以增强呼吸肌的力量和肺部的通气功能。还可以利用呼吸机进行辅助呼吸锻炼，帮助患者更好地恢复呼吸功能。除肢体和呼吸功能锻炼外，合理的饮食和良好的生活习惯也是预防疾病复发和加重的重要措施。护理人员应指导患者合理安排饮食，保证营养均衡，避免暴饮暴食和过度饮酒。还应鼓励患者保持良好的生活习惯，如规律作息、适量运动、戒烟限酒等，以提高身体的免疫力和抵抗力。在康复过程中，心理康复同样重要。护理人员和康复师需要关注患者的心理状态，给予必要的心理支持和安慰。可以鼓励患者积极参与康复活动，增强自信心和自我价值感。还可以邀请患者家属共同参与康复过程，给予患者更多的关爱和支持。对于病情稳定并逐渐好转的 MODS 患者来说，积极的康复指导是至关重要的。通过肢体功能锻炼、呼吸功能锻炼、合理饮食和良好的生活习惯，以及心理康复等多方面的指导，可以帮助患者更好地恢复身体机能和社会功能，提高生活质量。护理人员和康复师还需要密切关注患者的病情变化和康复进展，及时调整康复计划和治疗措施，以确保患者能够顺利康复并重返社会。

八、预防策略

预防 MODS 的发生是降低其死亡率和致残率的关键，这需要我们从多个方面入手，制定并实施全面的预防策略。加强原发病的治疗和控制是预防 MODS 的首要任务。许多 MODS 患者都是由于原发病没有得到及时有效的治疗而诱发的。因此，我们必须重视原发病的诊治，确保患者得到科学、规范的治疗，以减少诱发 MODS 的风险。加强患者的监测和评估也是预防 MODS 的重要环节。通过密切的监测和评估，我们可以及时发现患者潜在的器官功能障碍，并采取相应的治疗措施，防止病情进一步恶化。这要求医护人员具备高度的责任心和敏锐的观察力，确保患者得到及时、有效的救治。注重患者的营养支持和免疫功能调节也是预防 MODS 的重要措施。营养支持可以改善患者的营养状况，提高机体的抵抗力，而免疫功能调节则可以增强患者的免疫力，提高机体的适应能力。这些措施的实施需要医护人员根据患者的具体情况制定个性化的治疗方案，确保患者得到全面、细致的治疗。加强医护人员的培训和教育也是预防 MODS 不可或缺的一环。医护人员是 MODS 防治工作的主体，他们的专业水平和诊治能力直接影响患者的治疗效果。因此，我们必须注重医护人员的培训和教育，提高他们的专业素质和诊治水平，确保他们能够科学、规范地开展 MODS 的防治工作。

第九章　心理护理与精神科护理

第一节　患者心理评估与干预

在医疗护理领域，患者心理状况的重要性日益凸显，成为影响治疗效果和康复进程的关键因素之一。面对疾病的挑战，患者不仅经历着身体上的痛苦和不适，还往往伴随着一系列复杂的心理反应。这些心理反应包括但不限于焦虑、抑郁、恐惧、无助感等，它们像无形的枷锁，紧紧束缚着患者的心灵，使其在治疗和康复的道路上步履维艰。心理问题的存在不仅影响患者的治疗依从性，导致患者无法积极配合医生的治疗方案，还可能加剧病情的发展，使原本可以控制的疾病变得复杂难治。心理问题还可能延长患者的康复周期，使其在长期的治疗和康复过程中承受更多的身心折磨。因此，对患者进行及时、准确的心理评估，并实施有效的心理干预，已成为现代医疗护理不可或缺的一部分。患者心理评估的方法多种多样，包括问卷调查、面谈评估、观察法等。通过这些方法，医护人员可以全面了解患者的心理状态，准确把握其心理问题的性质和程度，从而为制定个性化的心理干预方案提供科学依据。心理评估的意义不仅在于发现问题，更在于通过评估结果的反馈，引导医护人员更加关注患者的心理需求，提升医疗护理的人文关怀水平。心理干预的策略与效果是本文探讨的重点。针对不同的心理问题，医护人员可以采取多种心理干预手段，如认知行为疗法、放松训练、心理教育等。这些策略旨在帮助患者调整心态，增强面对疾病的勇气和信心，提高治疗依从性和康复效果。心理干预还可以促进医患之间的沟通和信任，为构建和谐医患关系奠定坚实基础。在实施心理干预的过程中，医护人员需要不断学习和掌握新的心理评估和干预技术，以提升自身的专业素养和综合能力。医疗机构也应加强对医护人员心理健康教育的培训和支持，使其能够更好地应对工作中的心理挑战和压力。

一、患者心理评估

心理评估在现代医疗护理中具有深远的意义。它不仅促进了医患之间的沟通和信任，还为制定个性化治疗方案和提高治疗效果提供了重要依据。心理评估还有助于预防心理并发症的发生，保障患者的整体健康和安全。最重要的是，关注患者的心理健康能够提高他们的生活质量，促进康复进程。因此，在未来的医疗实践中，我们应该更加重视心理评估的作用和价值，不断探索和创新心理评估的方法和技术，为患者的身心健康提供更加全面、精准的保障。

（一）心理评估的定义与目的

心理评估作为现代医疗护理中的重要环节，是指运用心理学的方法和手段，对患者的心理状态、心理特征、心理功能，以及潜在的心理问题进行系统、全面、科学的测试和评估的过程。这一过程旨在深入了解患者的内心世界，揭示其心理状况的全貌，从而识别出潜在的心理问题，为制定个性化的治疗方案和护理计划提供科学依据。心理评估的目的不仅仅在于发现问题，更在于通过全面、细致的评估，为患者提供更加精准、有效的治疗。在医疗实践中，患者的心理状态往往与其生理状况密切相关，心理问题可能加剧生理疾病的发展，而生理疾病也可能引发或加重心理问题。因此，通过心理评估，医护人员可以更加全面地了解患者的身心状况，制定更加科学、合理的治疗方案，提高治疗效果，促进患者的全面康复。

（二）心理评估的方法

心理评估的方法多种多样，每种方法都有其独特的优势和适用场景。以下是几种常用的心理评估方法：

（1）观察法。观察法是心理评估中最基础、最简单的方法之一。通过观察患者的言行举止、面部表情、体态语言等外在表现，初步判断其心理状态。例如，一个面容愁苦、言语低沉的患者可能正经历着抑郁或焦虑的困扰。观察法也有其局限性，它易受主观因素的影响，不同的观察者可能得出不同的结论。因此，在使用观察法时，需要多名医护人员共同观察，以减少主观偏差。

（2）访谈法。访谈法是一种通过面对面的交流，深入了解患者病史、家庭背景、生活习惯、心理需求等信息的方法。在访谈过程中，医护人员需要具备良好的沟通技巧和同理心，与患者建立信任关系，鼓励其表达自己的真实感受和想法。通过访谈，医护人员可以更加全面地了解患者的心理状态，识别出潜在的心理问题，并为制定个性化的治疗方案提供依据。访谈法也有其局限性，如患者可能因羞涩、恐惧或其他原因而隐瞒真实情况，导致评估结果的不准确。

（3）心理测验法。心理测验法是利用标准化的心理测验工具，如焦虑自评量表（SAS）、抑郁自评量表（SDS）等，对患者的心理状态进行量化评估的方法。这些测验工具通常包含一系列问题或陈述，患者需要根据自己的实际情况进行选择或回答。通过测验结果的量化分析，医护人员可以更加客观地了解患者的心理状态，识别出潜在的心理问题，并为制定治疗方案提供依据。心理测验法的优势在于其客观性强、标准化程度高，但也需要注意选择合适的测验工具、确保测验过程的保密性和安全性，以及正确解读测验结果。

（4）生物反馈技术。生物反馈技术是一种通过监测患者的生理指标（如心率、血压、皮肤电导等）变化，间接反映其心理状态的方法。生物反馈技术为心理评估提供了新的视角和手段。例如，当患者处于紧张或焦虑状态时，其心率和血压可能会升高，皮肤电导也可能发生变化。通过监测这些生理指标的变化，医护人员可以更加客观地了解患者的心理状态，并为其提供更加精准的治疗。生物反馈技术也有其局限性，如需要专业的设备和技术支持，且在某些情况下可能无法准确反映患者的心理状态。

（5）心理评估还可以结合患者的医疗记录、家属反馈等多种信息进行综合判断。在实际应用中，医护人员需要根据患者的具体情况和评估目的选择合适的方式或方法进行组合使用，以确保评估结果的准确性和有效性。心理评估在现代医疗护理中扮演着越来越重要的角色。通过全面、细致的心理评估，医护人员可以更加深入地了解患者的身心状况，识别出潜在的心理问题，并为制定个性化的治疗方案和护理计划提供科学依据。这不仅有助于提高治疗效果和促进患者的全面康复，还有助于提升医疗护理的人文关怀水平和构建和谐的医患关系。因此，在未来的医疗实践中，我们应该更加重视心理评估的作用和价值，不断探索和创新心理评估的方法和技术，为患者的身心健康提供更加全面、精准的保障。医疗机构和医护人员也需要加强心理评估相关知识和技能的培训和学习，提高自身的专业素养和综合能力，以更好地服务于患者的身心健康需求。

（三）心理评估的意义

心理评估的意义。心理评估在现代医疗护理中占据着举足轻重的地位，其深远的意义不仅仅局限于对患者心理状态的简单了解，更在于它对整个医疗过程、医患关系及患者生活质量的全面影响。以下是对心理评估意义的详细阐述。

（1）促进医患沟通，增强信任与理解医患沟通是医疗过程中的重要环节，而心理评估在这一过程中发挥着桥梁的作用。通过心理评估，医护人员能够更深入地了解患者的内心世界，把握其心理需求和困扰。这种了解有助于医护人员更加贴近患者，以更加人性化的方式与其进行交流。当患者感受到医护人员的关心和理解时，他们更愿意敞开心扉，分享自己的感受和经历。这样一来，医患之间的沟通变得更加顺畅，信任和理解也随之增强。这种良好的医患关系不仅有助于治疗的顺利进行，还能为患者提供更好的心理支持。

（2）制定个性化治疗方案，提高治疗效果。每个患者都是独一无二的，他们的心理状态、生活背景和治疗需求都各不相同。心理评估通过全面、细致地了解患者的心理状况，为医护人员提供了制定个性化治疗方案的重要依据。根据心理评估结果，医护人员可以更加准确地判断患者的心理问题和需求，从而制定出更加符合患者实际情况的治疗方案和护理计划。这种个性化的治疗方案能够更加精准地针对患者的心理问题，提高治疗效果，减少不必要的药物使用和治疗干预。个性化的治疗方案还能更好地满足患者的心理需求，提高他们的治疗依从性和满意度。

（3）预防心理并发症，保障患者安全。在医疗过程中，患者的心理问题往往与其生理状况密切相关。如果心理问题得不到及时关注和处理，它们可能加剧生理疾病的发展，甚至引发一系列的心理并发症，如自杀倾向、药物滥用等。心理评估通过及时发现并处理患者的心理问题，有助于预防这些心理并发症的发生。医护人员可以根据心理评估结果，对患者进行针对性的心理干预和治疗，缓解他们的心理压力和困扰。这样一来，患者的心理状态得到改善，他们的生理状况也可能随之好转，从而保障患者的整体健康和安全。

（4）提高患者生活质量，促进康复进程。关注患者的心理健康是提高其生活质量的重要途径之一。心理评估通过全面了解患者的心理状态和需求，为医护人员提供了制定个性化护理计划的重要依据。根据心理评估结果，医护人员可以制定出更加符合患者实际情况的护理计划，包括心理支持、康复训练、家庭护理等方面。这些个性化的护理措施能够更好地满足患者的心理需求，缓解他们的心理压力和困扰。当患者感受到医护人员的关心和支持时，他们的心理状态会得到改善，生活质量也会随之提高。良好的心理状态还有助于促进患者的康复进程。当患者心情愉悦、积极乐观时，他们的身体机能和免疫力也会得到增强，从而更快地恢复健康。

二、患者心理干预

（一）心理干预的定义与原则

心理干预，作为现代医疗护理中的重要组成部分，是针对患者的心理问题，运用心理学理论和技术，通过改变其认知、情绪、行为等方式，达到缓解心理压力、改善心理状态、促进患者全面康复目的的一种专业手段。心理干预不仅关注患者的心理状态，还注重其与社会、环境等多方面的互动关系，旨在帮助患者建立积极应对疾病和生活的态度，提高生活质量。心理干预应遵循以下基本原则，以确保干预的有效性和安全性，尊重患者的人格、尊严和权利，是心理干预的首要原则。医护人员应以平等、友善的态度与患者交流，倾听他们的心声，理解他们的感受，避免对患者造成任何形式的伤害或歧视。

1.个体化干预

每个患者都是独特的，他们的心理问题、生活背景和治疗需求各不相同。因此，心理干预应根据患者的具体情况，制定个性化的干预方案，以满足其独特的心理需求。

2.综合性治疗

心理干预应与其他医疗手段相结合，形成综合性的治疗方案。医护人员应与患者及其家属、其他医护人员密切合作，共同制定和实施治疗计划，以确保患者得到全面的身心照顾。

3.动态调整方案

心理干预是一个动态的过程，需要根据患者的病情变化和心理反应及时调整干预方案。医护人员应密切观察患者的反应和变化，及时与其沟通，确保干预措施的有效性和适应性。

在实施心理干预时，医护人员还需要具备专业的心理学知识和技能，以及良好的沟通技巧和同理心。他们应通过不断的学习和实践，提高自己的专业素养和综合能力，以更好地服务于患者的心理健康需求。心理干预是一种针对患者心理问题的专业手段，旨在缓解心理压力、改善心理状态、促进患者全面康复。在实施心理干预时，医护人员应遵循尊重患者、个体化干预、综合性治疗、动态调整方案等基本原则，以确保干预的有效性和安全性。

（二）心理干预的策略

心理干预的策略是多样化的，旨在针对不同患者的具体心理问题，提供个性化的治疗方案。以下是对几种常用心理干预策略的详细阐述：

1. 认知行为疗法（CBT）

认知行为疗法（CBT）是一种广泛应用且效果显著的心理干预方法。它基于一个核心观点：人们的情绪和行为往往受到其思维模式的影响。当个体陷入消极、扭曲或不合理的思维模式时，他们可能会经历焦虑、抑郁或其他心理问题。CBT的目标就是帮助患者识别这些消极的思维模式，并学会如何改变它们，从而缓解心理问题。CBT通常包括一系列的结构化会话，患者与心理治疗师一起工作，识别和挑战那些导致情绪困扰的思维和行为模式。治疗师会教授患者一系列技能，如如何识别自动思维、如何评估证据的真实性，以及如何发展更健康的应对策略。CBT还强调患者的主动参与和自我调节能力，鼓励他们在日常生活中实践新学到的技能。CBT的有效性已经得到了大量研究的支持，它被证明对于治疗多种心理问题，如焦虑、抑郁、恐惧症和强迫症等都非常有效。

2. 支持性心理治疗

支持性心理治疗是一种基础而广泛应用的干预策略，它主要侧重于为患者提供情感支持。在面对疾病、创伤或其他生活压力时，患者可能会感到孤独、害怕或无助。这时，一个理解、同情并支持他们的治疗师就显得尤为重要。支持性心理治疗的核心是倾听。治疗师会耐心倾听患者的经历和感受，为他们提供一个安全、无威胁的环境来表达自己的情感。除了倾听，治疗师还会通过安慰、鼓励和其他方式来增强患者的应对能力，帮助他们重新找回面对生活的信心和勇气。支持性心理治疗适用于所有类型的心理问题患者，无论他们的诊断是什么。它都可以作为一个独立的干预策略，也可以与其他治疗方法结合使用，为患者提供全面的支持。

3. 放松训练

放松训练是一种简单而有效的心理干预策略，它旨在帮助患者缓解紧张和焦虑情绪，减轻肌肉紧张状态，并可能有助于减轻疼痛感。放松训练包括多种技巧，如深呼吸、渐进性肌肉松弛、冥想和可视化等。深呼吸是放松训练中最基础的部分。通过深而慢的呼吸，患者可以降低心率、减轻紧张感，并使自己更加放松。渐进性肌肉松弛则是一种通过紧张和放松不同肌肉群来达到全身放松的方法。冥想和可视化则涉及引导患者进入一种深度放松的状态，帮助他们远离日常的忧虑和压力。放松训练的优点在于它简单易行，患者可以在家中自行练习，而无须专业的设备或指导。这使它成为一种非常实用和受欢迎的心理干预策略。

4. 家庭治疗

家庭治疗是一种针对患者家庭环境的干预策略。它认为，个体的心理问题往往与其家庭环境和家庭成员之间的互动方式有关。因此，通过改善家庭成员之间的沟通方式和支持系统，可以为患者创造一个更加和谐、积极的康复环境。在家庭治疗中，治疗师会与患者及其家庭成员一起工作，识别那些可能导致患者心理问题的家庭动态和互动模式。然后，他们会教授家庭成员如何更有效地沟通、如何提供支持，并如何共同解决问题。家庭治疗还有助于增强家庭成员之间的情感联系，减轻患者的孤独感和无助感。家庭治疗通常包括一系列的会话，治疗师会在这些会话中引导家庭成员进行深入的讨论和探索。虽然家庭治疗可能需要一些时间和努力，但它的长期效益是显著的，可以为患者和其家庭成员带来持久的改变。

5. 药物治疗

对于某些严重的心理问题患者，如重度抑郁症、焦虑症、双相情感障碍等，药物治疗可能是一个必要的组成部分。药物可以帮助患者缓解症状，减轻痛苦，并为他们提供一个更稳定的基础来参与心理治疗和其他康复活动。药物治疗应在专业医生的指导下进行，并且需要密切监测。不同的药物可能有不同的副作用和风险，因此，选择合适的药物和剂量是非常重要的。药物治疗通常不是长期的解决方案，而是与其他治疗方法相结合使用的一部分。一旦患者的症状得到缓解，他们可能会逐渐减少药物的使用，并更多地依赖心理治疗和其他支持策略。

6. 其他治疗

除上述五种主要的心理干预策略外，还有许多其他的方法和技术也可以用于帮助患者应对心理问题。例如，艺术治疗、音乐治疗、动物辅助治疗等都已被证明对某些患者群体有效。选择哪种干预策略取决于患者的具体需求、问题的性质及治疗师的专业判断。心理干预是一个复杂而多维的过程，需要治疗师具备丰富的专业知识和技能。他们必须能够评估患者的需求、制定个性化的治疗计划、并与患者建立信任和合作的关系。治疗师还需要与其他医疗团队成员紧密合作，以确保患者得到全面的身心照顾。心理干预的策略是多样化的，每种策略都有其独特的优势和适用场景。在选择和使用这些策略时，必须充分考虑患者的具体需求和问题的性质。通过综合运用不同的干预策略，我们可以为患者提供更加全面、个性化的治疗支持，帮助他们更好地应对心理问题、提高生活质量并实现全面的康复。

（三）心理干预的实施步骤

心理干预的实施步骤是一个系统而细致的过程，它要求护理人员或心理治疗师具备专业的知识和技能，以确保干预的有效性和安全性。以下是对心理干预实施步骤的详细阐述。

1. 建立信任关系

与患者建立良好的信任关系是心理干预成功的关键。这一步骤是干预过程的基础，它要求护理人员或心理治疗师具备出色的沟通技巧和同理心。在与患者初次接触时，护理人员应主动与患者沟通交流，展现友善、耐心的态度，让患者感受到自己的关心和尊重。通过倾听患者的叙述，了解其生活背景、病史，以及当前的心理需求和困惑，护理人员可以逐渐与患者建立起一种基于理解和信任的关系。这种关系不仅有助于患者更开放地表达自己的情感和想法，还为后续的评估和治疗打下了坚实的基础。

2. 评估心理问题

在建立了信任关系之后，下一步是对患者的心理问题进行全面、系统的评估。这一步骤是制定个性化干预计划的前提。护理人员或心理治疗师需要运用专业的心理评估工具和方法，如问卷调查、面谈、观察等，来收集关于患者心理状态、行为模式、情绪反应等方面的信息。在评估过程中，护理人员应保持客观、中立的态度，确保评估结果的准确性和可靠性。他们还需要尊重患者的隐私和尊严，避免在评估过程中对患者造成任何形式的伤害或歧视。

3. 制定干预计划

根据评估结果和患者的实际情况，下一步是制定个性化的心理干预计划。这一步骤是干预过程的核心，它要求护理人员或心理治疗师具备丰富的专业知识和临床经验。在制定计划时，护理人员应明确干预的目标、方法、时间和责任人等要素。干预目标应具体、可行，并与患者共同商定，以确保其积极性和参与度。

干预方法应根据患者的心理问题和需求进行选择，可能包括认知行为疗法、支持性心理治疗、放松训练等。干预时间应合理安排，既要有足够的时间来实施各项措施，又要避免对患者造成过多的负担。责任人应明确各自的职责和任务，以确保干预计划的顺利执行。

4. 实施干预措施

在制定了干预计划之后，下一步是按照计划的要求逐步实施各项干预措施。这一步骤是干预过程的关键环节，它要求护理人员或心理治疗师具备扎实的专业技能和良好的执行能力。在实施干预时，护理人员应遵循计划中的方法和时间安排，逐步引导患者参与各项活动。例如，在认知行为疗法中，护理人员可以教授患者如何识别和挑战消极的思维模式和行为习惯；在支持性心理治疗中，护理人员可以提供情感支持和鼓励；在放松训练中，护理人员可以指导患者进行深呼吸和肌肉松弛等练习。在干预过程中，护理人员应密切观察患者的反应和变化，及时调整干预方案以适应患者的实际情况。

5. 评估干预效果

在实施了一段时间的干预措施之后，下一步是定期对干预效果进行评估。这一步骤是干预过程的重要反馈机制，它有助于了解患者的心理状况是否得到改善及改善的程度如何。评估可以通过问卷调查、面谈、观察等方式进行。在评估过程中，护理人员应保持客观、中立的态度，确保评估结果的准确性和可靠性。他们还需要与患者共同讨论评估结果，了解其对干预的满意度和建议。评估结果可以作为调整干预方案的依据，以确保干预的持续有效性和针对性。

6. 巩固与随访

在患者的心理状况得到改善之后，最后一步是继续巩固干预成果并防止心理问题复发。这一步骤是干预过程的延续和深化，它要求护理人员或心理治疗师具备长期的关注和跟踪能力。为了巩固干预成果，护理人员可以指导患者进行自我管理和自我调节的训练，如教授他们如何保持积极的心态、如何应对生活中的压力等。护理人员还可以为患者提供一些心理健康教育的资料和建议，以帮助他们更好地维护自己的心理健康。为了防止心理问题复发，护理人员需要对患者进行定期的随访和监测。通过随访，护理人员可以了解患者的康复情况和心理需求变化，并及时提供必要的支持和帮助。如果发现患者有复发的迹象或新的心理问题出现，护理人员可以及时调整干预方案并进行针对性的治疗。心理干预的实施步骤是一个系统而细致的过程，它要求护理人员或心理治疗师具备专业的知识和技能，以及良好的沟通技巧和同理心。通过建立信任关系、评估心理问题、制定干预计划、实施干预措施、评估干预效果，以及巩固与随访等步骤的实施，护理人员可以为患者提供个性化的心理干预服务，帮助他们缓解心理问题、改善心理状态并促进全面的康复。在实施心理干预时，护理人员还需要注重患者的个体差异和需求变化，及时调整干预方案以确保干预的有效性和安全性。

三、心理评估与干预的挑战与对策

（一）挑战

在心理干预的实施过程中，我们面临着多方面的挑战，这些挑战不仅影响干预的效果，还可能阻碍整个心理健康服务体系的进步。

1. 患者认知偏差是一个显著的问题

部分患者对心理问题持有错误的观念，认为心理问题并非真正的疾病，或者认为它们不需要专业的治疗。这种认知偏差导致患者对心理评估和干预产生抵触情绪，不愿接受相关的帮助。这种观念的存在，无疑增加了心理干预的难度，因为患者的合作和积极参与是干预成功的关键。

2. 医护人员能力不足也是一个亟待解决的问题

心理评估和干预需要专业的知识和技能，但部分医护人员在这方面存在明显的短板。他们可能缺乏系统的心理学培训，难以准确识别患者的心理问题，也无法提供有效的干预措施。这种情况不仅影响了患者的治疗效果，还可能对医护人员的职业形象造成负面影响。

3. 资源有限是另一个不容忽视的挑战

心理评估和干预需要投入大量的人力、物力和财力资源，包括专业的医护人员、先进的评估工具、舒适的治疗环境等。在实际工作中，这些资源往往有限且分配不均。一些地区或机构可能拥有充足的资源，能够提供高质量的心理服务，而另一些地区或机构则可能资源匮乏，难以满足患者的需求。这种资源的不均衡分配不仅影响了心理干预的普及和效果，还可能加剧地区或机构之间的心理健康服务差距。心理干预的实施面临着多方面的挑战，包括患者认知偏差、医护人员能力不足及资源有限等。为了克服这些挑战，我们需要加强心理健康教育的普及，提高医护人员的专业素养，并加大心理健康服务的投入力度，以确保更多的患者能够得到及时、有效的心理帮助。

（二）对策

针对心理干预实施过程中面临的挑战，我们可以从以下几个方面入手，制定有效的对策。

1.加强宣传教育，提高认知

针对患者对心理问题存在的认知偏差，我们应通过广泛的宣传教育，提高患者对心理问题的认识和重视程度。这可以通过各种渠道进行，如社交媒体、电视广播、健康讲座等，向公众普及心理健康知识，强调心理问题与身体健康同样重要，鼓励患者主动接受心理评估和干预。我们还可以利用成功案例，向患者展示心理干预的积极效果，增强其信心和接受度。

2.提升医护人员能力，强化培训

针对医护人员心理学知识和技能的不足，我们应加强对其的培训和教育。这包括定期组织心理学课程、研讨会和实践活动，使医护人员系统学习心理学理论和方法，掌握心理评估和干预的技巧。我们还可以鼓励医护人员参加专业认证考试，提升其专业素养和竞争力。通过不断提升医护人员的能力，我们可以为患者提供更专业、更有效的心理支持和服务。

3.优化资源配置，确保服务质量

针对心理评估和干预资源有限的问题，我们应合理规划和分配资源，确保患者能够得到及时、有效的心理支持和服务。这包括增加心理健康服务的投入，提高心理评估和干预的覆盖面；优化资源配置，将资源向需求大、效果好的领域倾斜；探索创新的服务模式，如利用互联网和远程医疗技术，提供便捷、高效的心理服务。

4.建立多学科协作机制，共同应对

心理问题的复杂性和多样性要求我们建立由医生、护士、心理咨询师等多学科人员组成的协作团队。这个团队应共同为患者提供全方位的心理支持和治疗服务，实现资源的共享和优势互补。通过多学科协作，我们可以更全面地了解患者的需求和问题，制定更个性化的干预方案，提高干预的效果和患者的满意度。针对心理干预实施过程中面临的挑战，我们可以从加强宣传教育、提升医护人员能力、优化资源配置和建立多学科协作机制等方面入手，制定有效的对策。这些对策的实施将有助于提高心理干预的效果和患者的接受度，推动心理健康服务的发展。

第二节　精神障碍患者护理

精神障碍患者护理工作中的挑战需要采取一系列有效的应对策略。通过加强专业知识培训、建立有效的沟通机制、加强家庭教育与支持，以及倡导社会理解与包容等策略的实施，我们可以全面构建精神障碍患者的护理支持体系，提升护理质量，促进患者的康复和社会融入。这将为患者带来更好的治疗效果和生活质量，也将推动精神障碍护理事业的持续发展与进步。

一、精神障碍患者护理概述

精神障碍，作为一类复杂且多样的心理健康问题，对患者的生活质量和社会功能产生了广泛而深远的影响。从轻度的焦虑、抑郁情绪，到更为严重的精神分裂症、双相情感障碍等，精神障碍的表现形式千差万别，其治疗与护理需求也因此而各不相同。这类疾病的特殊性要求医疗护理团队具备高度的专业性和敏感性，其中，护理人员作为团队的重要成员，在精神障碍患者的康复过程中发挥着至关重要的作用。护理人员不仅需要具备扎实的医学护理知识，还需深入理解精神障碍的病理机制、症状表现及病程发展，以便为患者提供科学、全面的护理服务。在日常工作中，护理人员需密切关注患者的病情变化，及时与医生沟通，调整治疗方案，确保患者得到最合适的治疗。他们还需关注患者的心理需求，提供情感支持，帮助患者树立战胜疾病的信心。在精神障碍患者的护理过程中，护理人员也面临着诸多挑战。患者病情的复杂性、治疗的不确定性，以及患者和家属的期望差异等，都可能给护理人员带来压力。社会对精神障碍的认知偏见也可能影响护理工作的开展。通过全面分析精神障碍患者的护理需求，结合最新的研究成果和临床实践经验，可以为精神障碍患者的护理工作提供指导和帮助。

二、精神障碍患者护理的基本原则

（一）尊重与理解

构建人性化的护理基石。精神障碍患者，尽管他们在心理上承受着不同程度的困扰和挑战，但他们首先是人，拥有与常人无异的尊严与基本权利。这一点，对于护理人员而言，是必须时刻铭记于心的核心原则。尊重，不仅仅是对患者个体的尊重，更是对其人格、情感、选择和隐私的深刻认同与保护。理解，则要求护理人员能够深入患者的内心世界，倾听他们的声音，感受他们的痛苦与挣扎，而非仅仅停留在表面的症状观察与处理。在实际护理工作中，尊重与理解应体现在每一个细节之中。比如，护理人员在与患者交流时，应保持耐心和同理心，避免使用带有歧视或偏见的言辞；在执行护理操作时，应充分解释其目的和意义，尊重患者的知情同意权；在患者表达不满或抗拒时，应尝试从其角度理解问题，寻找合适的解决方案，而非简单地强加于人。护理人员需意识到，尊重与理解是构建良好护患关系的基础。一个充满信任、理解和尊重的治疗环境，能够让患者感到更加安全和被接纳，从而更愿意开放心扉，积极参与治疗过程，这对于提高治疗效果、促进患者康复具有不可估量的价值。

（二）个体化护理

精准对接患者的独特需求。精神障碍的复杂性在于其表现形式的多样性和个体差异性。不同的患者，即使患有相同的疾病，其症状表现、认知功能、情绪状态、生活能力等方面也可能存在显著差异。因此，护理人员必须摒弃"一刀切"的护理模式，转而采取个体化护理策略。个体化护理的实施，首先，需要对患者进行全面的评估，包括但不限于症状严重程度、认知功能水平、情绪稳定性、自我管理能力、社会功能状况，以及家庭和社会支持系统等。基于这些评估结果，护理人员可以更加准确地判断患者的护理需求，从而制定出既符合医学原则又贴近患者实际情况的个性化护理计划。例如，对于一位伴有严重抑郁情绪的患者，除基本的药物治疗外，护理人员可能还需要安排定期的心理咨询，引导患者进行情绪表达和压力管理；而对于一位社交技能受损的患者，则可能需要组织小组活动或角色扮演，帮助其逐步恢复社交能力。通过这样的个体化护理，可以确保每一项护理措施都是针对患者当前最迫切的需求而设计的，从而提高护理的有效性和患者的满意度。

（三）综合性治疗

多管齐下，协同作战。精神障碍的治疗是一个系统工程，需要药物治疗、心理治疗、社会技能训练、生活方式调整等多种方法的综合运用。护理人员作为治疗团队的重要组成部分，不仅要熟练掌握各项护理技能，还要具备跨学科的视野和协作能力，以确保各项治疗措施的有效衔接与配合。在综合性治疗中，护理人员需密切关注患者的药物治疗反应，及时调整用药方案，监测可能出现的副作用；在心理治疗方面，护理人员可以协助心理医生进行情绪疏导、认知重建等工作，为患者提供情感上的支持和陪伴；在社会技能训练方面，护理人员可以设计并实施一系列康复活动，帮助患者提升日常生活技能、社交能力和解决问题的能力。护理人员还应重视患者的身体健康状况，因为精神障碍往往与身体疾病相互影响。定期的身体检查、合理的饮食安排、适量的运动指导，都是护理人员需要关注的内容。通过这样全面而细致的综合性治疗，可以最大限度地促进患者的全面康复。

（四）家庭与社会支持

构建全方位的康复网络。精神障碍患者的康复不仅仅局限于医院或治疗机构内，家庭与社会的支持同样扮演着至关重要的角色。护理人员应充分认识到这一点，并积极采取行动，为患者构建一个全方位的康复网络。与患者家属的沟通与合作是必不可少的。护理人员应定期与家属进行面谈，详细解释患者的病情、治疗方案及护理要点，指导他们如何在家中为患者提供有效的支持与照顾。也要鼓励家属表达他们的担忧和困惑，共同寻找解决方案，增强家庭的凝聚力和支持力。护理人员还应协助患者建立或恢复社交关系。这可以通过组织患者参加社区活动、加入兴趣小组、参与志愿者服务等方式实现。通过这些活动，患者不仅可以锻炼社交技能，还能感受到社会的接纳和认可，从而增强其归属感和自我价值感。护理人员还应关注社会对精神障碍患者的态度和认知。他们可以通过开展公众教育、参与社区宣讲、与媒体合作等方式，提高公众对精神障碍的认识和理解，减少歧视和偏见，为患者营造一个更加友好和包容的社会环境。尊重与理解、个体化护理、综合性治疗以及家庭与社会支持，是精神障碍患者护理工作中不可或缺的四大支柱。它们相互支撑、相互促进，共同构成了一个全面而人性化的护理体系。在这个体系的支撑下，护理人员可以更加科学、有效地开展护理工作，帮助精神障碍患者逐步走出困境，重新找回生活的色彩和希望。这也将推动精神障碍护理领域的不断进步和发展，为社会的整体心理健康水平的提升作出积极贡献。

三、精神障碍患者护理的具体方法

（一）病情观察与评估

细致入微，科学调整。病情观察与评估是精神障碍患者护理工作的基石。护理人员作为患者康复过程中的重要伙伴，需要时刻保持高度的警觉性和敏锐的观察力，对患者的病情变化进行全方位、多维度的监测。这不仅仅局限于症状表现的观察，如幻觉、妄想、情绪波动等，更包括对患者情绪反应、行为举止的细微捕捉。例如，患者是否表现出过度的焦虑、抑郁或激越情绪？他们的言行举止是否与平时有所不同？这些细节都可能隐藏着病情变化的线索。在观察的基础上，护理人员还需定期进行全面的评估，这包括患者的认知功能、情绪状态、生活能力等多个方面。认知功能的评估可以帮助了解患者的记忆力、注意力、思维能力等是否受损；情绪状态的评估则能揭示患者当前的情绪体验及其稳定性；生活能力的评估则关注患者的日常生活自理能力，如饮食、穿衣、洗漱等。通过这些评估，护理人员可以更加准确地判断患者的护理需求，从而及时调整护理计划和治疗方案，确保每一项护理措施都是针对患者当前最迫切的需求而设计的。护理人员还应特别警惕患者可能出现的自杀、伤人等危险行为。这些行为往往是患者病情严重或恶化的直接表现，也是护理工作中最需要防范的风险点。因此，护理人员需要时刻保持警惕，加强病房的巡视和安全检查工作，及时发现并处理潜在的安全隐患。对于存在自杀风险的患者，护理人员应采取必要的防范措施，如加强监护、限制活动范围、移除可能用于自杀的物品等，以确保患者的生命安全。

（二）药物治疗护理

精准施药，细致观察。药物治疗是精神障碍患者治疗的重要手段之一，也是护理人员日常工作中不可或缺的一部分。护理人员需要熟悉各类精神药物的适应证、用法用量、不良反应等，以确保患者能够按时按量服药，达到最佳的治疗效果。在给药过程中，护理人员需要严格遵守医疗规范，仔细核对药物名称、剂量和给药途径等信息，避免任何可能发生的给药错误。他们还需要密切关注患者的药物反应和病情变化，及时发现并处理可能出现的不良反应或药物相互作用。例如，某些抗精神病药物可能导致患者出现嗜睡、口干、便秘等症状，护理人员需要及时观察并记录这些症状，以便医生调整药物剂量或更换药物种类。除给药和观察药物反应外，护理人员还需要向患者及其家属提供详细的用药指导。他们需要解释药物的作用机制、预期的治疗效果，以及可能出现的副作用，以增强患者的用药依从性和自我管理能力。护理人员还需要鼓励患者及其家属积极报告任何不适或异常反应，以便及时调整治疗方案。

（三）心理护理

情感共鸣，助力康复。心理护理是精神障碍患者护理的重要组成部分，也是护理人员与患者建立信任关系的重要途径。护理人员需要运用心理学知识和技能，帮助患者缓解焦虑、抑郁等负面情绪，提高自我认知和自我调节能力。在与患者交流时，护理人员需要保持耐心和同理心，倾听患者的感受和困惑。他们需要通过温暖的话语和关怀的态度，让患者感受到被理解和被支持。护理人员还需要运用各种心理干预措施，如放松训练、认知重构等，帮助患者调整心态、缓解压力。例如，对于一位因社交恐惧而陷入抑郁的患者，护理人员可以引导其进行深呼吸、渐进性肌肉放松等放松训练，帮助其缓解紧张情绪；还可以通过认知重构的方式，帮助患者调整对社交情境的认知和评价，增强其面对社交挑战的勇气和信心。除直接的心理干预外，护理人员还需要关注患者的家庭和社会支持系统。他们需要与患者的家属进行密切的沟通与合作，指导他们如何为患者提供有效的情感支持和照顾。护理人员还需要鼓励患者积极参与社交活动和康复训练，以促进其社会功能的恢复和心理健康的提升。

（四）日常生活护理

细致入微，提升质量。精神障碍患者往往存在生活自理能力下降的问题，这使日常生活护理成为护理人员工作的重要组成部分。护理人员需要关注患者的饮食、睡眠、个人卫生等方面，通过协助患者进行日常生活活动、提供必要的支持和帮助等方式，提高患者的生活质量和自理能力。在饮食方面，护理人员需要根据患者的具体情况制定个性化的饮食计划。例如，对于一位食欲减退的抑郁症患者，护理人员可以为其准备色香味俱佳的食物，以刺激其食欲；而对于一位暴饮暴食的双相情感障碍患者，则需要帮助其控制食量、选择健康的食物。护理人员还需要监督患者的饮食情况，确保其按时按量进食。在睡眠方面，护理人员需要关注患者的睡眠质量和睡眠习惯。他们可以为患者提供舒适的睡眠环境、制定规律的睡眠作息、指导其进行放松训练等，以帮助其改善睡眠质量。对于存在严重睡眠障碍的患者，护理人员还需要及时与医生沟通，以便调整治疗方案或采取其他有效的干预措施。在个人卫生方面，护理人员需要协助患者进行日常的洗漱、更衣、整理床铺等活动。他们需要耐心指导患者掌握基本的卫生习惯和技能，如定期洗澡、更换衣物、保持床铺整洁等。护理人员还需要关注患者的身体状况和皮肤情况，及时发现并处理可能出现的健康问题。除基本的日常生活护理外，护理人员还需要鼓励患者积极参与康复训练和社会活动。他们可以为患者提供适合其能力和兴趣的康复训练项目，如手工制作、园艺活动、烹饪课程等。这些活动不仅可以锻炼患者的动手能力和社交技能，还能增强其自信心和成就感。护理人员还需要鼓励患者参与社区活动、加入兴趣小组等社交活动，以促进其社会功能的恢复和拓展社交圈子。

（五）安全护理

警钟长鸣，守护平安。精神障碍患者的安全护理是护理工作中的重中之重。由于患者可能出现自杀、伤人等危险行为，护理人员需要时刻保持警惕，加强病房巡视和安全检查工作。他们需要定期对病房进行安全隐患排查，如检查门窗是否牢固、电源插座是否安全、锐利物品是否妥善保管等。护理人员还需要加强与其他医护人员的沟通与合作，共同确保患者的安全。对于存在自杀风险的患者，护理人员需要采取必要的防范措施。他们可以加强监护力度、限制患者的活动范围、移除可能用于自杀的物品等。护理人员还需要密切关注患者的情绪变化和言行举止，及时发现并处理可能的自杀企图。例如，对于一位表现出严重抑郁情绪并有自杀倾向的患者，护理人员需要24h不间断地守护在其身边，确保其生命安全。除自杀风险外，护理人员还需要关注患者的伤人风险。他们需要对患者进行全面的风险评估，了解其是否存在攻击性行为或暴力倾向。对于存在伤人风险的患者，护理人员需要采取必要的约束措施，如使用约束带、限制其活动范围等。他们还需要与其他医护人员紧密合作，共同制定并执行有效的安全防范措施，以确保患者和他人的安全。

四、精神障碍患者护理的挑战与应对策略

（一）挑战

多维度困境与应对之道。精神障碍患者的护理工作面临着多方面的挑战，这些挑战不仅源自患者本身的状况，还涉及家庭和社会环境等多重因素。以下是对这些挑战的详细分析及应对之道的探讨。

1. 患者认知障碍

精神障碍患者常常伴随着认知障碍，如幻觉、妄想等症状。这些症状使患者

的思维与现实世界产生偏离，给护理工作带来了极大的复杂性和困难。护理人员在面对这类患者时，需要具备高度的专业知识和敏锐的洞察力，以便准确判断患者的真实需求和状况。他们还需要运用各种沟通技巧和心理学方法，引导患者走出幻觉和妄想的迷雾，重新与现实世界建立联系。

2. 情绪波动大

精神障碍患者的情绪往往像过山车一样波动不定，难以预测和控制。这种情绪的不稳定性不仅增加了护理工作的难度，还可能给护理人员带来潜在的风险。为了应对这一挑战，护理人员需要时刻保持冷静和耐心，以稳定的情绪来应对患者的情绪波动。他们还需要掌握情绪管理的技巧，帮助患者学会如何调节和控制自己的情绪，从而减少情绪波动对治疗和康复的不良影响。

3. 家庭支持不足

部分患者家庭由于各种原因无法为患者提供足够的支持和照顾，这给患者的治疗和康复带来了额外的困难。在这种情况下，护理人员需要承担起更多的责任和义务，为患者提供全方位的照顾和支持。他们还需要与患者的家庭成员进行密切的沟通和合作，指导他们如何为患者提供有效的支持和帮助。通过加强家庭与医疗机构之间的联系和合作，可以共同为患者创造一个更加有利的治疗和康复环境。

4. 社会歧视与偏见

社会上对精神障碍患者的歧视和偏见是一个普遍存在的问题。这种歧视和偏见不仅给患者带来了额外的心理压力和困扰，还可能影响到他们的治疗和康复效果。为了应对这一挑战，护理人员需要积极倡导和宣传精神障碍患者的权益和福祉，提高社会对这类患者的认知和接纳度。他们还需要通过各种渠道和方式为患者提供心理支持和帮助，帮助他们增强自信心和自尊心，从而更好地面对社会的挑战和偏见。

（二）应对策略

全面构建精神障碍患者护理支持体系。面对精神障碍患者护理工作中的诸多挑战，我们需要采取一系列有效的应对策略，以全面构建精神障碍患者的护理支持体系，提升护理质量，促进患者的康复和社会融入。以下是对这些应对策略的详细阐述。

1. 加强专业知识培训

提升护理人员的专业能力。护理人员在精神障碍患者的护理工作中扮演着至关重要的角色。因此，不断加强护理人员的专业知识培训，提升他们对精神障碍的认知能力和护理水平，是应对挑战的首要策略。护理人员需要系统学习精神障碍的相关理论知识，包括各类精神障碍的病因、症状、诊断标准、治疗原则等。这将有助于他们更准确地理解患者的状况，制定更科学的护理计划。护理人员需要掌握与精神障碍患者沟通的技巧和方法。由于患者可能存在认知障碍、情绪波动大等问题，护理人员需要学会如何有效地与患者建立信任关系，引导他们表达自己的需求和感受。护理人员还需要不断关注精神障碍领域的最新研究动态和治疗进展，以便将最新的科学成果应用于实际工作中，提升护理质量。为了实现这一目标，医疗机构可以定期组织护理人员参加专业培训课程、研讨会和学术交流活动。还可以鼓励护理人员自学、参加在线课程或攻读相关专业学位，以提升他们的专业素养和综合能力。

2. 建立有效的沟通机制

确保患者需求得到及时响应。与患者及其家属建立有效的沟通机制是应对挑战的关键策略之一。护理人员需要时刻保持与患者的密切联系，及时了解他们的需求和反馈，以便调整护理计划和治疗方案。护理人员需要定期与患者进行面对面的交流，询问他们的身体状况、情绪变化、生活需求等。通过倾听患者的诉说，护理人员可以更准确地了解他们的实际需求和困扰，从而提供更有针对性的帮助和支持。护理人员需要与患者家属建立紧密的合作关系。他们可以向家属介绍患者的病情、治疗方案和护理计划，并听取家属的意见和建议。通过共同商讨和制定护理方案，可以确保患者得到更全面、细致的照顾。护理人员还可以利用现代通信工具与患者及其家属保持实时联系。例如，通过建立微信群、电话随访等方式，护理人员可以随时了解患者的状况和需求，并及时给予指导和帮助。

3. 加强家庭教育与支持

提升家庭照护能力。家庭是患者最重要的社会支持网络之一。因此，加强对患者家属的教育和支持工作，指导他们如何为患者提供有效的支持和照顾，是应对挑战的重要策略。护理人员可以向家属介绍精神障碍的基本知识、患者的症状表现、可能出现的问题及应对方法。这将有助于家属更好地理解患者的状况，学会如何与患者相处和沟通。护理人员可以指导家属如何为患者提供日常生活照顾、情感支持和康复训练等。例如，他们可以教授家属如何为患者准备营养均衡的饮食、如何进行基本的康复训练动作等。护理人员还可以鼓励家庭成员积极参与患者的治疗与康复过程。他们可以组织家庭成员参加康复活动、座谈会等，让他们了解患者的治疗进展和康复计划，并鼓励他们为患者提供支持和鼓励。为了实现这一目标，医疗机构可以定期举办家属教育培训班、康复讲座等活动。还可以为家属提供相关的书籍、资料或在线课程，以便他们随时学习和提升自己的照护能力。

（4）倡导社会理解与包容

消除歧视与偏见。社会上对精神障碍患者的歧视和偏见是患者面临的重要挑战之一。因此，护理人员应积极倡导社会对精神障碍患者的理解和包容，消除歧视和偏见。护理人员可以通过各种渠道和方式宣传精神障碍的相关知识。他们可以利用社交媒体、宣传册、讲座等方式向公众普及精神障碍的基本知识、治疗方法及康复案例等。这将有助于提升公众对精神障碍的认知和理解程度。护理人员可以积极参与社区活动和公益项目，为精神障碍患者争取更多的社会支持和关注。例如，他们可以组织义卖活动、募捐活动等，为精神障碍患者筹集治疗费用和康复资源。护理人员还可以与政府部门、社会组织等合作，共同推动精神障碍患者的权益保护工作。他们可以参与制定相关政策、法规或标准等，为精神障碍患者提供更多的法律保障和支持。为了实现这一目标，医疗机构可以加强与社区、媒体、政府部门等的合作与沟通。通过共同举办宣传活动、研讨会等，可以形成合力，共同推动社会对精神障碍患者的理解和包容。

第三节　疼痛管理与舒适护理

在医疗护理领域，疼痛作为患者最常见的症状之一，其普遍性和对患者生活质量的深远影响不容忽视。疼痛不仅令患者身心俱疲，大幅降低其生活质量，还可能对治疗效果产生显著的负面影响，延长康复周期，甚至引发一系列心理和社会问题。因此，疼痛管理作为医疗护理中不可或缺的一部分，其重要性日益凸显。它要求医护人员不仅要关注疾病的诊断和治疗，更要积极评估和有效缓解患者的疼痛，以实现全面的患者关怀。随着医学模式的逐步转变和患者需求的不断提升，舒适护理作为一种创新的护理理念逐渐受到广泛的关注和重视。舒适护理的核心在于通过优化护理环境和护理操作，最大化地减少患者的不适感，提升其身心舒适度和满意度。这一理念强调个体化的护理方案，注重患者的情感体验和主观感受，力求在每一个护理细节中体现人文关怀。疼痛管理与舒适护理之间存在着紧密的联系和相互促进作用。一方面，有效的疼痛管理是舒适护理的重要组成部分，疼痛的缓解直接关系到患者舒适度的提升；另一方面，舒适护理的实施也为疼痛管理提供了更加全面和细致的护理支持，有助于创造更加有利于疼痛缓解的环境和条件。在实施策略上，疼痛管理与舒适护理均强调个体化的评估与干预。医护人员需要充分了解患者的疼痛特点、舒适需求和心理状态，制定针对性的护理计划。这包括使用合适的疼痛评估工具，选择恰当的疼痛缓解措施，及优化护理环境，提供心理支持和社会支持等。疼痛管理与舒适护理的实施还需要医护人员的专业知识和技能的不断更新与提升。医疗机构应加强对医护人员的培训和教育，推广最新的疼痛管理理念和舒适护理技术，以确保患者能够得到高质量、人性化的护理服务。疼痛管理与舒适护理作为现代医疗护理的重要组成部分，对于提升患者的生活质量、促进康复和增强医患关系具有重要意义。通过深入探讨二者的内涵、原则、实施策略以及相互之间的联系，我们可以为临床护理工作提供更加科学、全面的指导与参考，推动医疗护理事业的不断发展与进步。

一、疼痛管理的概述

（一）疼痛的定义与分类

疼痛这一普遍而复杂的现象，是一种主观的、不愉快的感觉和情绪上的感受，它常常伴随着实际的或潜在的组织损伤。疼痛不仅是一种生理反应，更是一种深刻的情感体验，它触及个体的感知、情感、认知和行为等多个层面。根据疼痛的来源和性质，我们可以将其大致分为两大类：急性疼痛和慢性疼痛。急性疼痛，作为身体对伤害性刺激的即时反应，多由疾病、创伤或手术等明确原因引起。它的出现往往是对身体的一种保护机制，提醒个体注意并处理潜在的伤害。急性疼痛的持续时间相对较短，一旦病因得到控制或消除，疼痛通常会随之缓解。如果急性疼痛得不到及时有效的管理，它有可能转化为慢性疼痛，给患者带来长期困扰。慢性疼痛，则是一种更为复杂且持久的疼痛状态。它可能持续数周、数月甚至数年，严重影响患者的日常生活和心理健康。慢性疼痛的来源往往不那么明确，可能与长期的疾病过程、神经系统的异常反应、心理因素等多种因素有关。慢性疼痛不仅给患者带来身体上的痛苦，更可能导致焦虑、抑郁等心理问题，甚至影响患者的社交功能和生活质量。

（二）疼痛管理的意义

疼痛管理作为医疗护理的重要组成部分，其意义深远。它旨在通过综合评估、诊断、治疗和预防等手段，有效控制患者的疼痛程度，减轻其痛苦感受，提高生活质量。有效的疼痛管理不仅能够促进患者的康复进程，还能增强其对治疗的依从性和满意度，降低并发症的发生率。疼痛管理能够显著改善患者的生活质量。对于急性疼痛患者来说，及时有效的疼痛控制可以减轻他们的痛苦，使他们能够更快地恢复日常活动。而对于慢性疼痛患者来说，疼痛管理更是他们重获生活希望的关键。通过个性化的治疗方案和持续的疼痛监测，慢性疼痛患者可以得到更为全面和细致的关怀，从而减轻疼痛对他们生活的负面影响。疼痛管理对于患者的康复进程具有积极的推动作用。疼痛是身体对伤害性刺激的反应，如果疼痛得不到有效控制，患者的身体将难以充分休息和恢复。而有效的疼痛管理可以减轻患者的痛苦，使他们能够更好地参与康复活动，从而加速康复进程。疼痛管理还能增强患者对治疗的依从性和满意度。当患者的疼痛得到有效控制时，他们更有可能按照医生的建议进行治疗和康复活动。良好的疼痛管理也能提升患者对医疗服务的满意度，增强医患之间的信任和合作。有效的疼痛管理还能降低并发症的发生率。对于手术患者来说，术后疼痛管理尤为重要。如果术后疼痛得不到有效控制，患者可能会出现呼吸抑制、心血管事件等并发症。而有效的疼痛管理可以减轻患者的痛苦，降低并发症的风险，保障患者的安全。

（三）疼痛管理的原则

为了实现有效的疼痛管理，医护人员需要遵循一系列明确的原则。这些原则不仅指导着疼痛管理的实践，也确保了治疗的安全性和有效性。

1. 全面评估

全面评估是疼痛管理的第一步，也是最为关键的一步。它要求医护人员对患者的疼痛进行全面、细致的评估，包括疼痛的性质（如锐痛、钝痛、烧灼痛等）、强度（如轻度、中度、重度等）、持续时间（如阵发性、持续性等）、影响因素（如活动、情绪、环境等），以及疼痛对患者生活质量的影响。通过全面的评估，医护人员可以更加准确地了解患者的疼痛状况，为制定个性化的治疗方案提供依据。

2. 个体化治疗

每个患者的疼痛都是独特的，因此疼痛治疗也必须是个体化的。个体化治疗原则要求医护人员根据患者的具体情况（如年龄、性别、身体状况、疼痛类型等）制定个性化的疼痛治疗方案。这包括选择合适的药物（如非甾体抗炎药、阿片类药物等）、确定药物的剂量和给药方式（如口服、注射等）、制定物理治疗和心理治疗计划等。通过个体化的治疗方案，可以确保治疗的有效性和安全性，最大限度地减轻患者的痛苦。

3. 综合治疗

疼痛是一种复杂的生理和心理现象，因此疼痛管理也需要综合运用多种方法。综合治疗原则强调药物治疗、物理治疗、心理治疗等多种手段的联合应用，以实现疼痛的全面控制。例如，对于慢性疼痛患者，除药物治疗外，还可以考虑物理疗法（如热敷、冷敷、按摩等）、心理疗法（如认知行为疗法、放松训练等），以及针灸、瑜伽等非药物治疗方法。通过综合治疗，可以更加全面地控制患者的疼痛，提高他们的生活质量。

4. 持续监测

疼痛是一个动态的过程，它可能随着病情的变化而发生变化。因此，持续监测原则要求医护人员对患者的疼痛情况进行持续监测和评估，及时调整治疗方案以适应病情变化。这包括定期询问患者的疼痛状况、观察患者的疼痛行为反应、评估治疗效果等。通过持续监测，医护人员可以及时发现患者的疼痛变化，并采取相应的措施进行调整，确保治疗的有效性。除以上四个原则外，疼痛管理还需要注重患者的教育和参与。医护人员需要向患者提供关于疼痛的知识和教育，使他们能够更好地理解自己的疼痛状况，并积极参与疼痛管理。医护人员也需要与患者建立良好的沟通关系，倾听他们的需求和担忧，为他们提供个性化的关怀和支持。

二、舒适护理的概述

（一）舒适护理的定义及其重要性

舒适护理，这一创新的护理理念，代表着一种整体的、个性化的、创造性的、有效的护理模式。它超越了传统护理的范畴，不再仅仅局限于对患者生理疾病的关注和治疗，而是更加注重患者在生理、心理、社会及精神层面上的全面舒适感受。舒适护理的核心目标是通过一系列科学、细致的护理措施，最大限度地使患者在接受治疗的过程中达到最愉快的状态，或者至少缩短、降低其不愉快的程度。舒适护理的重要性在于它体现了以患者为中心的护理理念，将患者的整体感受和需求置于护理工作的核心位置。在传统的医疗模式中，患者往往只是被视为疾病的载体，而舒适护理则强调患者是一个具有情感、心理和社会需求的完整个体。这种护理模式的转变，不仅有助于提升患者的治疗效果和生活质量，还能增强医患之间的信任和合作，推动医疗护理事业的进步。

（二）舒适护理的内容及其具体实践

舒适护理的内容涵盖了患者的生理、心理、社会和精神四个层面，旨在为患者提供全面、细致的关怀和支持。生理舒适：这是舒适护理的基础层面，主要关注患者身体方面的舒适感受。为了实现生理舒适，医护人员需要密切关注患者的生活环境，如调节病房的温度、湿度、光线和声音等物理因素，以创造一个温馨、安静的康复环境。保持患者身体的清洁和干燥也是至关重要的，这不仅可以预防感染，还能提升患者的整体舒适度。医护人员还应协助患者采取舒适的体位，以减轻疼痛和不适感。

在实践中，医护人员可以通过定期询问患者的感受和需求，以及观察患者的行为反应来评估其生理舒适程度。例如，如果患者表示病房太吵或太热，医护人员应及时调整环境设置以满足患者的需求。在协助患者采取舒适体位时，医护人员需要充分了解患者的身体状况和疼痛特点，以提供个性化的支持。心理舒适：心理舒适是舒适护理的重要组成部分，它关注患者的情感和心理状态。在疾病的治疗过程中，患者往往会出现焦虑、抑郁等负面情绪，这不仅会影响其治疗效果，还可能对其康复进程产生不利影响。因此，医护人员需要通过心理疏导和情感支持等方式，帮助患者缓解负面情绪，增强治疗信心和康复动力。医护人员可以通过倾听、安慰和鼓励等方式来提供心理支持。例如，当患者表达担忧或恐惧时，医护人员可以耐心倾听并给予积极的反馈和建议。医护人员还可以提供积极的心理暗示和鼓励，帮助患者树立战胜疾病的信心。社会舒适：社会舒适关注患者的家庭关系、社交需求等社会层面的问题。在疾病和治疗过程中，患者可能会面临社交障碍和孤独感等问题，这对其康复和生活质量产生负面影响。因此，医护人员需要关注患者的社交需求，协助其建立或恢复社交关系，并提供必要的社会支持资源。

在实践中，医护人员可以通过与患者及其家属沟通来了解患者的社交需求和家庭状况。例如，当患者表示希望与家人或朋友保持联系时，医护人员可以协助其安排探访或提供通信工具。医护人员还可以为患者提供社会支持资源的信息和建议，如社区康复中心、志愿者组织等。精神舒适：精神舒适是舒适护理的最高层面，它关注患者的信仰、文化和价值观等精神层面的问题。为了实现精神舒适，医护人员需要尊重患者的信仰和文化背景，并提供个性化的精神支持和服务。医护人员还应引导患者积极面对疾病和生活，帮助其找到生活的意义和价值。医护人员可以通过与患者交流来了解其信仰、文化和价值观等方面的信息。例如，当患者表示希望接受某种宗教仪式或文化习俗时，医护人员可以尽量满足其需求并提供相应的支持。医护人员还可以通过提供心理咨询、康复指导等方式来引导患者积极面对疾病和生活。舒适护理是一种全面、细致的护理模式，它涵盖了患者的生理、心理、社会和精神四个层面。通过实践舒适护理，医护人员可以为患者提供更加人性化、个性化的关怀和支持，从而提升其治疗效果和生活质量。舒适护理还能增强医患之间的信任和合作，推动医疗护理事业的进步和发展。在未来的医疗实践中，我们应该更加重视舒适护理的应用和推广，为更多的患者带来温暖和关怀。

三、疼痛管理与舒适护理的紧密联系

（一）相互促进

疼痛管理与舒适护理的共生关系。疼痛管理与舒适护理，这两者在目标上展现出高度的一致性，它们共同致力于减轻患者的痛苦感受，进而提升患者的生活质量。有效的疼痛管理能够显著缓解患者的身体疼痛，这不仅是对患者生理层面的直接关怀，更是为其整体舒适度的提升奠定了坚实的基础。试想，当一个患者饱受疼痛的困扰时，他的心情、睡眠、食欲等都会受到严重的影响，生活质量自然也会大打折扣。因此，疼痛管理的实施，无疑是为患者的生活带来了一缕温暖的阳光。而舒适护理，则是从更广阔的视角出发，它不仅仅关注患者的生理疼痛，更将患者的心理、社会和环境等方面纳入考虑范围。通过细致入微的护理措施，舒适护理致力于为患者创造一个更加愉悦、安心的治疗环境。当患者的身心都得到了妥善的照顾，他们的疼痛感知也会相应地减轻，对治疗的配合度和满意度也会随之提升。因此，疼痛管理与舒适护理之间存在着一种相互促进的共生关系。

疼痛管理的有效实施，为舒适护理提供了有力的支持；而舒适护理的全面开展，又进一步增强了疼痛管理的效果。两者相辅相成，共同为患者构建了一个更加完善、人性化的治疗体系。

（二）协同作用

疼痛管理与舒适护理的实践探索。在实施过程中，疼痛管理与舒适护理往往需要协同作用，以发挥最大的治疗效果。这种协同作用体现在多个方面，无论是药物治疗、物理治疗还是心理治疗，都需要两者紧密配合，共同为患者提供最佳的治疗方案。在药物治疗方面，医护人员不仅需要选择合适的镇痛药物来缓解患者的疼痛，还需要密切关注患者的药物反应和舒适度。他们需要确保药物在有效缓解疼痛的同时，不会给患者带来其他的不适感。这种细致的关怀，正是舒适护理在药物治疗中的体现。在物理治疗方面，除进行必要的康复训练外，医护人员还需要特别注意保持患者的身体舒适度和避免过度疼痛。他们需要通过调整治疗强度、频率和时间等方式，确保患者在接受物理治疗的过程中感到舒适和放松。这种对患者身心状态的全面关注，正是疼痛管理与舒适护理协同作用的结果。而在心理治疗方面，医护人员则需要将心理疏导与疼痛教育相结合，帮助患者建立正确的疼痛认知和行为应对方式。他们需要通过与患者进行深入的交流，了解患者的心理需求和担忧，然后提供个性化的心理疏导和支持。他们还需要向患者传授有效的疼痛管理技巧和方法，帮助患者在日常生活中更好地应对疼痛。这种综合性的心理治疗方式，正是疼痛管理与舒适护理在心理治疗领域的协同创新。

四、疼痛管理与舒适护理的实施策略

（一）建立健全的疼痛管理机制

医疗机构的责任与担当。在现代医疗体系中，疼痛管理已成为衡量医疗服务质量的重要指标之一。因此，医疗机构应建立健全的疼痛管理机制，这不仅是对患者基本权益的保障，也是提升医疗机构整体服务水平的关键。建立健全的疼痛管理机制，首要任务是制定明确的疼痛管理政策，为医护人员护理提供指导和依据。这些政策应涵盖疼痛评估、治疗、监测和记录等各个环节，确保患者在整个医疗过程中都能得到及时、有效的疼痛管理。建立科学的疼痛评估体系是疼痛管理机制的重要组成部分。这一体系应包括标准化的评估工具和方法，以便医护人员能够准确、全面地了解患者的疼痛状况。通过定期评估，医护人员可以及时发现患者疼痛的变化，为制定和调整治疗方案提供依据。规范疼痛治疗流程是确保疼痛管理质量的关键。医疗机构应制定详细的治疗流程，明确各个环节的职责和要求。医疗机构还应加强对医护人员的培训和教育，提高其疼痛管理的意识和能力。通过培训，医护人员可以学习最新的疼痛管理理念和技术，提升其在临床实践中的疼痛管理能力。

（二）实施全面的疼痛评估

精准医疗的基石。对患者进行全面的疼痛评估是疼痛管理的基础和前提。只有准确了解患者的疼痛状况，才能制定出切实可行的治疗方案。因此，医疗机构应建立完善的疼痛评估体系，采用多种评估工具和方法进行综合评估。评估内容应涵盖疼痛的性质、强度、持续时间，以及影响因素等多个方面。通过全面了解患者的疼痛状况，医护人员可以更加准确地判断疼痛的类型和程度，为制定个性化治疗方案提供依据。医疗机构还应鼓励医护人员采用多种评估工具和方法进行综合评估，以提高评估的准确性和可靠性。在实施全面的疼痛评估过程中，医护人员需要与患者进行充分的沟通和交流。通过询问患者的感受、观察患者的行为反应，以及进行必要的体格检查等方式，医护人员可以更加全面地了解患者的疼痛状况。医护人员还应将评估结果及时记录在患者的病历中，以便作为后续治疗和评估的参考。

（三）制定个性化的疼痛治疗方案

以患者为中心的治疗理念。制定个性化的疼痛治疗方案是疼痛管理的核心和关键。由于患者的疼痛类型、程度、身体状况，以及治疗目标等因素存在差异，因此治疗方案也应因人而异。在制定个性化治疗方案时，医护人员需要综合考虑患者的具体情况和需求，遵循个体化治疗的原则进行制定。治疗方案应包括药物治疗、物理治疗、心理治疗等多种方法的综合运用。药物治疗是疼痛管理的基础手段之一，医护人员应根据患者的疼痛类型和程度选择合适的镇痛药物，并关注患者的药物反应和舒适度。物理治疗则可以通过热敷、冷敷、按摩等方式缓解患者的疼痛不适感。而心理治疗则可以帮助患者调整心态、减轻焦虑和恐惧等负面情绪，提高其对疼痛的耐受力和应对能力。在制定个性化治疗方案时，医护人员还需要与患者进行充分的沟通和交流。通过向患者解释治疗方案的目的、方法和可能的风险等因素，医护人员可以增强患者对治疗方案的信任和理解，提高其配合度和满意度。医护人员还应根据患者的反馈和治疗效果及时调整治疗方案，确保患者能够得到最佳的治疗效果。

（四）加强舒适护理的实践

提升患者整体舒适度的关键。在疼痛管理的过程中加强舒适护理的实践对于提高患者的整体舒适度具有重要意义。舒适护理是一种全面的、个性化的、创造性的、有效的护理模式，旨在通过一系列护理措施使患者在生理、心理、社会及精神层面上达到最愉快的状态或缩短、降低其不愉快的程度。护理人员应关注患者的生理需求，如调节病房的温度、湿度、光线和声音等物理因素，保持患者身体的清洁和干燥，以及协助患者采取舒适的体位等。这些措施有助于缓解患者的身体不适感，提高其生理舒适度。护理人员还应关注患者的心理需求，如提供积极的心理支持和情感关怀，缓解患者的焦虑、抑郁等负面情绪，增强其治疗信心和康复动力。除生理和心理方面的舒适护理外，护理人员还应关注患者的社会需求。例如，协助患者与家人或朋友保持联系，提供必要的社会支持资源等。这些措施有助于减轻患者的孤独感和社交障碍，提高其社会舒适度。

（五）建立多学科协作的团队

实现疼痛管理与舒适护理的无缝对接。疼痛管理与舒适护理的实施需要多学科协作的团队支持。这一团队应包括医生、护士、药剂师、物理治疗师、心理咨询师等多个专业的医护人员。团队成员之间应建立紧密的合作关系和有效的沟通机制，以确保疼痛管理与舒适护理的顺利实施。在多学科协作的团队中，医生负责制定疼痛治疗方案和开具药物处方；护士负责执行医嘱、监测患者病情变化及提供日常护理工作；药剂师负责药物配伍和用药指导；物理治疗师负责进行物理治疗以缓解患者疼痛；心理咨询师则负责提供心理支持和情感关怀以帮助患者调整心态。团队成员之间需要建立紧密的合作关系和有效的沟通机制。通过定期召开团队会议、分享病例经验，以及共同制定治疗方案等方式，团队成员可以加强彼此之间的沟通和协作，提高疼痛管理与舒适护理的实施效果。医疗机构还应为团队成员提供必要的培训和教育机会，以提高其专业素养和团队协作能力。建立健全的疼痛管理机制、实施全面的疼痛评估、制定个性化的疼痛治疗方案、加强舒适护理的实践，以及建立多学科协作的团队是实现有效疼痛管理与舒适护理的关键要素。通过这些措施的实施，医疗机构可以为患者提供更加全面、个性化的疼痛管理与舒适护理服务，提高其治疗效果和生活质量。这些措施的实施也有助于推动医疗机构服务质量的提升和医疗事业的进步与发展。

第十章 临床护理与沟通艺术

第一节 护患沟通技巧与策略

在现代医疗体系中,临床护理的角色已经远远超越了单纯的技术性操作过程,它更是一种深刻体现人文关怀的沟通艺术。护患沟通,作为临床护理工作中不可或缺的重要组成部分,其质量和效果不仅直接关系到患者治疗效果的好坏,还深刻影响着患者的满意度,以及医疗护理服务的整体质量。因此,对于护理人员而言,掌握并运用有效的护患沟通技巧与策略,无疑成为提升护理服务水平、构建和谐医患关系的核心要素。护患沟通的重要性不言而喻。它不仅是护理人员了解患者病情、制定个性化护理方案的基础,更是建立信任、缓解患者焦虑情绪、提高治疗依从性的关键。良好的沟通能够让患者感受到被尊重和理解,从而更加积极地参与到治疗过程中,促进疾病的康复。要实现有效的护患沟通,护理人员需要遵循一些基本原则,如尊重患者、倾听为主、清晰表达等。这些原则构成了护患沟通的基础框架,指导着护理人员在实践中如何与患者建立良好的互动关系。在技巧与策略方面,护理人员需要不断学习和实践,以提升自身的沟通能力。这包括运用开放式提问引导患者表达感受和需求,采用积极倾听的方式理解患者的情绪和关切,以及运用同理心与患者建立情感连接等。护理人员还需要注意非言语沟通的重要性,如面部表情、肢体语言等,它们往往能够传递比言语更丰富的信息。护患沟通在临床护理中占据着举足轻重的地位。通过深入探讨其重要性、基本原则及技巧与策略,我们可以为临床护理实践提供有益的参考和指导。这不仅有助于提升护理服务的质量和效率,更能在医患之间架起一座理解与信任的桥梁,共同促进患者的康复和医疗事业的进步。

一、护患沟通的重要性

护患沟通是信息传递的桥梁与医疗护理的基石。护患沟通,作为临床护理中不可或缺的一环,其重要性远远超出了简单的信息传递。它是一座桥梁,连接着患者与护理人员的心灵，使双方能够在理解、信任和尊重的基础上共同面对疾病的挑战。以下，我们将从促进信息传递与理解、增强信任与依赖、缓解紧张情绪与焦虑，以及提高护理质量与安全等四个方面，深入探讨护患沟通在临床护理中的核心作用。

（一）促进信息传递与理解

构建知识的共享平台。护患沟通的首要功能便是信息的传递与理解。对于患者而言，他们渴望了解自己的病情、治疗方案及护理的要点，以便更好地配合治疗，加速康复进程。而护理人员则需要通过沟通，获取患者的症状变化、心理需求及反馈意见，从而作出更为准确的护理决策。这一过程，实际上是一个知识的共享与构建过程。为了实现有效的信息传递，护理人员需要采用患者易于理解的语言和方式，解释复杂的医疗概念和护理操作。他们还需要倾听患者的疑问和关切，及时给予解答和安抚。通过这样的沟通，患者不仅能够获得所需的信息，还能感受到护理人员的专业和关怀，从而建立起对治疗的信心和期望。

（二）增强信任与依赖

奠定合作的基石。信任，是医患关系中最为宝贵的财富。有效地护患沟通能够增进患者及其家属对护理人员的信任感，使他们感受到被尊重、被关心。当患者感受到护理人员的真诚和关怀时，他们更加愿意分享自己的感受和需求，也更加积极地配合治疗与护理。这种信任与依赖的关系，不仅有助于提高患者的治疗依从性，还能促进康复效果的提升。当患者确信护理人员是在为他们提供最佳的护理时，他们更有可能遵循医嘱，按时服药，积极参与康复训练。这种积极的合作态度，无疑为患者的康复铺平了道路。

（三）缓解紧张情绪与焦虑

心灵的抚慰与支持。面对疾病，患者往往会产生焦虑、恐惧等负面情绪。这些情绪不仅影响患者的心理状态，还可能对治疗效果产生负面影响。因此，护理人员需要通过及时的沟通与交流，帮助患者缓解紧张情绪，增强战胜疾病的信心。在沟通过程中，护理人员需要展现出同理心和耐心，倾听患者的担忧和恐惧，给予积极的反馈和鼓励。他们可以通过分享成功的康复案例，让患者看到希望的曙光。护理人员还可以教授患者一些放松技巧和心理调适方法，帮助他们更好地应对疾病的挑战。

（四）提高护理质量与安全

风险防控与个性化护理的实施。护患沟通还有助于护理人员全面了解患者的身心状况，及时发现潜在的护理风险与问题。通过沟通，护理人员可以了解患者的病史、过敏情况、用药习惯等关键信息，从而制定个性化的护理计划。沟通也是护理人员监测患者病情变化的重要手段。当患者主诉不适或症状加重时，护理人员需要及时响应，与医生沟通，调整治疗方案。这种及时的沟通与协作，不仅有助于提高护理质量，还能有效预防医疗差错和不良事件的发生。护患沟通在临床护理中扮演着多重角色。它既是信息传递的桥梁，也是信任与依赖的基石；它既能缓解患者的紧张情绪与焦虑，又能提高护理质量与安全。因此，护理人员需要不断学习和实践有效的沟通技巧与策略，以更好地满足患者的需求，促进他们的康复。医疗机构也需要为护理人员提供必要的培训和支持，以营造一个以患者为中心、注重沟通与关怀的护理环境。

二、护患沟通的基本原则

护患沟通的核心原则与实践策略。护患沟通作为临床护理中不可或缺的一部分，其质量和效果直接影响到患者的治疗效果、满意度，以及医疗护理的整体质量。为了实现有效的护患沟通，护理人员需要遵循一系列核心原则，并将这些原则转化为具体的实践策略。以下，我们将对尊重与平等、清晰与准确、同理心与倾听、保密与隐私这四个核心原则进行深入探讨。

（一）尊重与平等

构建基于人性关怀的沟通基础。尊重患者的人格尊严、权利与隐私，是护患沟通的首要原则。这意味着护理人员需要以平等、友善的态度对待每一位患者，不论其社会地位、年龄、性别或病情如何。在实践中，护理人员应始终将患者视为具有独特价值和尊严的个体，尊重他们的选择和决定，并确保他们的权利得到保障。为了实现这一原则，护理人员需要不断反思和审视自己的沟通方式，确保没有无意中流露出对患者的不尊重或歧视。他们还需要积极倡导和维护一个尊重和平等的医疗环境，让每一位患者都能感受到被重视和被关怀。

（二）清晰与准确

确保信息的有效传递与理解。使用简洁明了、通俗易懂的语言进行沟通，是护患沟通的另一个重要原则。护理人员需要确保信息能够准确、清晰地传达给患者，避免使用过于复杂或专业的术语。这不仅可以减少患者的困惑和误解，还能提高沟通的效率和质量。为了实现这一原则，护理人员需要不断学习和提高自己的语言表达能力，学会用简单易懂的语言解释复杂的医疗概念和护理操作。他们还需要注意沟通的方式和节奏，确保患者能够充分理解和吸收所传递的信息。

（三）同理心与倾听

建立情感连接与理解。站在患者的角度思考问题，理解他们的感受和需求，是护患沟通中不可或缺的一部分。护理人员需要耐心倾听患者的诉求和意见，给予积极的反馈和支持。通过展现同理心和倾听技巧，护理人员可以与患者建立情感连接，增进彼此的理解和信任。为了实现这一原则，护理人员需要培养自己的同理心能力，学会从患者的角度去感受和思考。他们还需要掌握有效的倾听技巧，如保持眼神接触、给予肯定性反馈等，以鼓励患者表达自己的感受和需求。

（四）保密与隐私

守护患者的个人信息与权益。严格遵守医疗保密制度，保护患者的隐私权和个人信息，是护患沟通中不可忽视的一环。护理人员需要确保患者的隐私得到妥善保护，不泄露给任何未经授权的人员或机构。这是维护患者权益和尊严的重要体现。为了实现这一原则，护理人员需要熟悉并遵守相关的法律法规和医疗保密制度。他们还需要加强自己的信息安全意识，确保在处理患者信息时采取适当的保密措施。在沟通过程中，护理人员也需要尊重患者的意愿和选择，不强迫他们透露不愿意分享的信息。

三、护患沟通的技巧与策略

（一）非语言沟通技巧

深化护患关系的隐形桥梁。非语言沟通技巧在护患沟通中扮演着举足轻重的角色，它们往往能够传递出比语言更为丰富、更为深刻的情感信息，从而增强沟通效果，深化护患之间的关系。以下是对非语言沟通技巧的进一步扩写。肢体语言：无声胜有声的情感传递。肢体语言是非语言沟通的重要组成部分，它包括面部表情、眼神交流、身体姿态等多个方面。通过这些无声的语言，护理人员可以向患者传递出关心、安慰、理解等多种情感。例如，一个温暖的微笑可以让患者感受到护理人员的友善和关怀；一个点头的动作可以表示对患者话语的理解和认同；轻轻拍打患者的背部则可以传达出鼓励和支持的力量。这些看似简单的肢体语言，却能够在无形中拉近护患之间的距离，让沟通更加顺畅和有效。触摸：传递温暖与关怀的神奇力量。适当的触摸也是一种非常有效的非语言沟通技巧。在护患沟通中，护理人员可以通过触摸患者的手、肩膀或背部等部位，传递出温暖和关怀的情感。这种触摸不仅可以让患者感受到护理人员的关心和安慰，还可以减轻他们的孤独感和焦虑感。在使用触摸这种沟通技巧时，护理人员也需要注意尊重患者的意愿和文化背景。因为不同的患者对于触摸的接受程度是不同的，有些患者可能并不喜欢或者不习惯被触摸。因此，护理人员在使用触摸技巧时，需要先与患者进行沟通，确保他们愿意接受这种方式的关怀。环境布置：营造良好沟通氛围的关键。除肢体语言和触摸之外，环境布置也是非语言沟通技巧中不可或缺的一部分。一个整洁、安静、舒适的病房环境可以让患者感到更加放松和安心，从而有助于缓解他们的紧张情绪和提高沟通效果。因此，护理人员需要时刻关注病房的环境卫生和舒适度，及时整理床铺、更换被褥、调节室内温度和湿度等。他们还可以在病房中摆放一些绿植或鲜花等装饰品，为患者创造一个更加温馨和宜人的治疗环境。这样的环境布置不仅可以让患者感到更加舒适和愉悦，还可以激发他们对生活的热爱和对康复的信心。

（二）语言沟通技巧

构建护患信任的桥梁。语言沟通技巧在护患关系中起着至关重要的作用。有效地语言沟通不仅能够帮助护理人员更好地了解患者的需求和感受，还能增强患者对护理人员的信任感，从而促进康复过程。以下是对语言沟通技巧的深入阐述。开放式提问：打开患者的心扉。使用开放式问题是引导患者表达自己感受和需求的有效方式。例如，"您最近感觉怎么样？"或"您对治疗有什么期望？"这样的问题可以让患者感到被关注和尊重，从而更愿意分享自己的想法和感受。通过开放式提问，护理人员可以更全面地了解患者的身心状况，为制定个性化的护理计划提供有力依据。这种方式还能让患者感受到自己在治疗过程中的主动性和参与性，有助于增强他们的自我效能感。积极倾听：传递关怀与理解。在沟通过程中，积极倾听患者的回答和反馈是至关重要的。护理人员需要通过点头、微笑等肢体语言表达对患者的关注和理解，避免打断患者的发言，让他们充分表达自己的意见和感受。这种倾听方式不仅有助于护理人员更准确地理解患者的需求和问题，还能让患者感受到被尊重和理解，从而增强他们对护理人员的信任感。积极倾听还能帮助护理人员及时发现患者的情绪变化，为情感支持提供依据。清晰表达：消除困惑与不安。使用通俗易懂的语言向患者解释疾病知识、治疗方案和护理计划是护理人员的基本职责。避免使用过于专业或复杂的术语，以免让患者感到困惑或不安。要注意语速和音量的适中，确保患者能够轻松理解。清晰表达不仅有助于患者更好地了解自己的病情和治疗方案，还能让他们对护理人员产生更多的信任感。当患者对治疗方案有清晰的了解时，他们更有可能遵循医嘱，积极参与治疗过程。情感支持：增强信心与勇气。在面对患者的痛苦、焦虑或不安时，提供情感支持是非常重要的。护理人员需要通过安慰、鼓励和关心的话语，让患者感受到关心和支持。这种情感支持不仅有助于减轻患者的负面情绪，还能增强他们的信心和勇气，促进康复过程。例如，当患者表达出自己的担忧和恐惧时，护理人员可以给予积极的反馈和鼓励，让他们看到希望的曙光。护理人员还可以教授患者一些放松技巧和心理调适方法，帮助他们更好地应对疾病的挑战。语言沟通技巧在护患关系中起着举足轻重的作用。通过开放式提问、积极倾听、清晰表达和情感支持等方式，护理人员可以与患者建立更加紧密和信任的关系，为患者的康复之路提供有力的支持。这些技巧也是护理人员不断提升自己专业素养和沟通能力的重要方向。

（三）特殊情境下的沟通策略

以灵活与同理心应对挑战。在医疗护理工作中，护理人员时常会遇到各种特殊情境，如患者拒绝检查或治疗、患者家属的质疑或不满，以及情绪化的患者等。这些情境对护理人员的沟通技巧提出了更高的要求。以下是对这些特殊情境下沟通策略的深入阐述。面对拒绝检查或治疗的患者：以理解与尊重为基石。当患者拒绝检查或治疗时，护理人员首先需要保持冷静和同理心。他们应耐心解释检查或治疗的重要性和必要性，并从患者的利益出发进行说服。在沟通过程中，护理人员要强调检查或治疗对患者康复的积极影响，以及可能带来的风险和后果。他们也要尊重患者的意愿和选择权，避免使用强迫或威胁的手段。通过理解和尊重患者的立场，护理人员可以更容易地说服他们接受必要的医疗措施。处理患者家属的质疑或不满：以冷静与理智化解矛盾。当患者家属对医疗护理过程提出质疑或不满时，护理人员需要保持冷静和理智。他们应认真倾听家属的诉求和意见，积极解释和沟通。对于确实存在的问题和不足之处，护理人员要诚恳道歉并及时改进；对于误解或不合理的要求，他们也要耐心解释并寻求双方都能接受的解决方案。在处理家属质疑或不满的过程中，护理人员要始终保持专业和礼貌的态度，以维护良好的护患关系。应对情绪化的患者：以同理心与冷静稳定情绪。当面对情绪化的患者时，护理人员需要保持冷静和同理心。他们应通过积极倾听和情绪引导来帮助患者表达和处理自己的情绪。在沟通过程中，护理人员可以使用一些安抚性的语言来缓解患者的紧张情绪，如"我理解您的感受""我会尽力帮助您"等。他们也要注意保护自己的安全，避免受到患者的攻击或伤害。在处理情绪化患者的过程中，护理人员需要保持耐心和同理心，以稳定患者的情绪并促进有效的沟通。特殊情境下的沟通策略对于护理人员来说至关重要。在面对拒绝检查或治疗的患者时，护理人员需要以理解与尊重为基石进行说服；在处理患者家属的质疑或不满时，他们需要以冷静与理智化解矛盾；在应对情绪化的患者时，护理人员需要以同理心与冷静稳定情绪。这些策略不仅有助于护理人员更好地应对各种特殊情境，还能提升他们的专业素养和沟通能力。这些策略也是护理人员为患者提供高质量医疗服务的重要保障。通过不断学习和实践这些策略，护理人员可以更好地与患者及其家属建立信任关系，共同促进患者的康复过程。

四、护患沟通中的情感与艺术

情感交流与共鸣的艺术。护患沟通，这不仅仅是简单的信息传递与理解，它更是一种情感的交流与共鸣。在医疗护理的每一个环节，沟通都扮演着举足轻重的角色。护理人员与患者之间的沟通，不仅仅是关于病情、治疗方案或护理计划的讨论，更是关于关怀、安慰和鼓励的情感传递。在沟通过程中，护理人员要注重情感的投入与表达。他们需要通过关怀、安慰和鼓励等方式，传递出对患者的关爱与尊重。这种情感的传递，往往能够让患者感受到温暖和支持，从而减轻他们的焦虑和恐惧，增强他们对抗疾病的信心。例如，当患者面临手术的恐惧时，护理人员的一句"您放心，我们会一直在您身边"，就能够给予患者巨大的安慰和力量。护患沟通也是一门艺术。护理人员需要根据患者的个性特点、文化背景、心理需求等因素，灵活运用各种沟通技巧与策略，以达到最佳的沟通效果。这要求护理人员不仅要具备扎实的专业知识，还要有良好的人文素养和沟通技巧。

在与老年患者沟通时，护理人员要注重耐心与细致。老年患者往往有较多的健康问题和疑虑，他们需要更多的时间来理解和接受医疗信息。因此，护理人员需要耐心地解释和说明，用简单易懂的语言向他们传达医疗知识，并给予他们足够的关心和支持。

在与儿童患者沟通时，护理人员要注重趣味性与互动性。儿童患者往往对医疗环境感到陌生和害怕，因此，护理人员需要通过有趣的游戏和互动来与他们建立信任关系。例如，用玩具或故事书来分散他们的注意力，减轻他们的恐惧感，让他们在轻松愉快的氛围中接受治疗。

在与文化背景不同的患者沟通时，护理人员要注重尊重与理解。不同的文化背景和价值观往往会影响患者的医疗决策和沟通方式。因此，护理人员需要了解并尊重患者的文化习俗和信仰，用他们能够理解和接受的方式来与他们沟通。例如，对于某些注重隐私的患者，护理人员需要在沟通时保持适当的距离和尊重，避免触碰他们的敏感话题。护患沟通是一门需要不断学习和实践的艺术。护理人员需要注重情感的投入与表达，灵活运用各种沟通技巧与策略，以满足不同患者的需求。通过有效的沟通，护理人员可以与患者建立信任关系，共同制定并执行个性化的医疗护理计划，促进患者的康复过程。良好的护患沟通也能够提升医疗护理质量，增强患者对医疗服务的满意度和信任度。因此，护理人员应该不断提升自己的沟通技巧和人文素养，为患者提供更加优质、人性化的医疗服务。

第二节　跨学科团队协作

一、跨学科团队协作概述

随着医疗技术的飞速发展和患者需求的日益多样化，临床护理领域正经历着深刻的变革。传统的单一学科操作模式已经无法满足当前复杂多变的医疗环境和患者个性化的需求，临床护理逐渐向跨学科综合护理模式转变。这一转变不仅标志着护理服务质量和效率的提升，更体现了对患者多元化需求的深刻关注和积极响应。跨学科团队协作作为现代医疗护理体系中的重要组成部分，其核心在于打破传统学科壁垒，促进不同专业背景护理人员之间的紧密合作与知识共享。通过团队协作，护理人员能够综合运用多学科知识，为患者提供全面、个性化的护理方案，从而有效提升护理服务的整体质量和效率。跨学科团队协作还能够促进医疗资源的优化配置，提高医疗服务的可及性和可持续性。跨学科团队协作的理论基础主要源于系统论和整体护理理念。系统论强调将患者视为一个复杂的整体系统，需要多学科知识的综合应用来进行全面评估和干预。整体护理理念则注重以患者为中心，关注患者的身心社灵全面需求，通过跨学科团队协作来实现对患者的全方位照护。在实践策略方面，跨学科团队协作需要建立明确的团队结构和沟通机制，确保团队成员之间的有效沟通和协作。还需要制定共同的护理目标和计划，以及定期的评估和反馈机制，以不断优化团队协作效果和护理服务质量。团队成员还需要不断接受跨学科教育和培训，提升自身的综合护理能力和团队协作能力。跨学科团队协作也面临着诸多挑战，如团队成员之间的学科差异、沟通障碍、资源分配不均等问题。为了克服这些挑战，需要建立更加完善的团队协作机制和激励机制，促进团队成员之间的互信和合作。还需要加强跨学科教育和培训，提高团队成员的综合素质和团队协作能力。展望未来，随着医疗技术的不断进步和患者需求的不断变化，跨学科团队协作将在临床护理中发挥更加重要的作用。通过不断优化团队协作机制和提升团队成员的综合能力，跨学科团队协作将为患者提供更加优质、高效的护理服务，推动临床护理实践的不断发展与创新。

二、跨学科团队协作的重要性

跨学科团队协作的重要性在现代医疗护理体系中日益凸显，它不仅关乎护理服务的质量和效率，更直接影响到患者需求的满足度和医疗护理领域的整体进步。以下是对跨学科团队协作重要性的详细阐述：跨学科团队协作能够显著提升护理质量。在传统的单一学科护理模式下，患者可能需要辗转多个科室，接受不同专业人员的诊疗和护理。而跨学科团队则能够整合来自不同学科的专业知识和技能，共同制定和执行护理计划。这种综合性的护理模式确保了患者得到全面、连续、高质量的护理服务。团队成员之间的紧密合作和资源共享，避免了重复劳动，提高了工作效率，也显著减少了医疗差错的发生。跨学科团队协作能够更好地满足患者的个性化需求。在现代医疗护理实践中，患者的病情、心理、社会背景等各不相同，因此，需要更加个性化、精准的护理方案。跨学科团队能够充分利用各自的专业优势，从多个角度全面评估患者的状况，制定出更为全面和个性化的护理方案。这种以患者为中心的护理模式，不仅提高了护理服务的针对性，也增强了患者的满意度和信任度。跨学科团队协作还有助于促进专业知识交流与提升。在团队合作的过程中，不同学科的专业人员可以相互学习、相互分享，从而拓宽知识面、提升专业技能。这种跨学科的交流与合作，不仅有助于团队成员的个人成长，也推动了医疗护理领域的整体创新与发展。通过跨学科团队协作，可以不断探索新的护理方法和技术，为临床护理实践提供更多的科学依据和理论支持。跨学科团队协作能够增强团队凝聚力与协作能力。在跨学科团队中，成员来自不同的学科背景和专业领域，他们之间的合作需要建立在相互信任、尊重和协调的基础上。通过团队合作，团队成员可以更加深入地了解彼此的工作内容和专业优势，从而增强团队凝聚力。跨学科团队协作也需要成员之间具备良好的沟通和协调能力，这种能力的培养和提升对于团队成员的个人发展及团队的整体效能都具有重要意义。

三、跨学科团队协作的理论基础

跨学科团队协作的理论基础是一个多维度、深层次的概念体系，它涵盖了多样性、互补性、协同性和创新性等多个关键方面，为现代医疗护理实践提供了重要的理论指导。多样性是跨学科团队协作的核心要素之一。在跨学科团队中，成员们来自不同的学科背景，拥有各自独特的专业技能和工作经验。这种多样性不仅为团队带来了丰富的资源和视角，还使团队在面对复杂多变的医疗护理环境时，能够更加灵活、全面地应对。团队成员之间的多样性促进了思维的碰撞和创新的火花，为团队的合作与发展注入了源源不断的活力。互补性是跨学科团队协作的又一重要理论基础。在团队中，每个成员都有自己的长处和短处，而团队成员之间的互补性则能够使得大家相互补充、相互支持，共同应对各种挑战。这种互补性不仅体现在专业技能的互补上，还体现在思维方式、工作经验等方面的互补。通过团队成员之间的互补，团队能够更加高效地完成任务，实现共同的目标。协同性是跨学科团队协作的又一关键要素。在团队中，每个成员都有自己的角色和职责，而协同性则强调团队成员之间的协作与配合。通过协同工作，团队成员能够共同应对各种复杂情况，实现团队目标的最大化。协同性要求团队成员之间建立良好的沟通机制，确保信息的及时传递和共享，从而提高团队的整体效能。创新性是跨学科团队协作的重要目标之一。在跨学科团队中，不同学科的知识和技能得以整合和交融，这为医疗护理领域的创新与发展提供了广阔的空间。团队成员之间的跨学科交流与合作，能够不断推动新的护理方法和技术的探索与应用，为临床护理实践提供更多的科学依据和理论支持。通过跨学科团队协作，医疗护理领域可以不断实现突破和创新，为患者提供更加优质、高效的护理服务。

四、跨学科团队协作的实践策略

跨学科团队协作的实践策略涉及多个方面，包括建立跨学科团队、明确沟通机制与流程、促进知识共享与学习、加强团队协作与配合及利用信息技术手段。这些策略共同构成了跨学科团队协作的框架，旨在确保团队的有效运作和患者护理质量的提升。通过实施这些策略，跨学科团队可以更好地满足患者的多元化需求，推动医疗护理领域的创新与发展。这些策略也为临床护理实践提供了有价值的参考和指导，有助于提升护理服务的整体质量和效率。在未来的发展中，跨学科团队协作将继续发挥重要作用，为患者带来更加全面、个性化的护理服务。

跨学科团队协作的实践策略是确保团队有效运作、提升患者护理质量的关键。以下是对这一主题的详细探讨：

1. 建立跨学科团队是实践策略的核心

在组建团队时，必须充分考虑患者的具体需求和病情特点，确保团队成员的专业背景和技能能够互补，以满足患者的全面护理需求。一个典型的跨学科团队可能包括医生、护士、药剂师、营养师、心理师、康复治疗师等不同学科的专业人员。明确各成员在团队中的职责和任务至关重要，这有助于确保工作的高效进行，并避免角色冲突或责任模糊。

2. 明确沟通机制与流程是跨学科团队协作不可或缺的一环

有效地沟通是团队协作的基石，因此必须建立多种沟通方式，如面对面交流、会议讨论、电子邮件、电话沟通等，以适应不同情境和需求。制定明确的沟通流程和工作规范至关重要，这可以确保信息的及时、准确传递，避免误解或遗漏。例如，可以设立定期的团队会议，以便团队成员分享进展、讨论问题和制订计划。促进知识共享与学习也是跨学科团队协作的重要实践策略。团队成员来自不同的学科背景，他们各自拥有独特的知识和技能。

3. 定期组织跨学科团队的学习和交流活动

可以分享最新的研究成果、治疗方法和护理经验，从而拓宽团队成员的视野，提升他们的专业素养和适应能力。这种知识共享不仅有助于个人成长，还能推动整个团队的创新和发展。

4. 加强团队协作与配合是实现团队目标的关键

通过团队建设活动、培训和指导等途径，可以提升团队成员的协作意识和技能。建立明确的团队目标和分工，确保每个成员都能够明确自己的职责和角色，这是团队协作的基础。

5. 加强团队成员之间的信任与尊重也至关重要

这有助于营造一个积极、支持性的工作环境，促进团队协作与配合。

6. 利用信息技术手段是提升跨学科团队协作效率的有效途径

电子病历系统、远程会议系统等信息技术工具可以实现患者信息的共享与整合，为团队成员提供更加便捷、高效的工作平台。这些技术工具不仅可以简化沟通流程，还能帮助团队成员更好地跟踪患者进展、制定护理计划并评估效果。通过充分利用信息技术手段，跨学科团队可以更加紧密地协作，为患者提供更加优质、高效的护理服务。

五、跨学科团队协作面临的挑战与对策

跨学科团队协作在实践中确实面临诸多挑战，但通过有效的对策，这些挑战是可以被克服的。

1. 沟通障碍

由于团队成员来自不同的学科背景和专业领域，他们可能使用不同的专业术语，拥有不同的思维方式，这可能导致沟通不畅或误解。为解决这一问题，团队应致力于建立共同的沟通语言和平台。这意味着团队成员需要努力理解并适应彼此的专业术语和表达方式，以确保信息的准确传递。通过定期组织跨学科交流会议或研讨会，可以促进团队成员之间的深入交流和理解，从而打破沟通壁垒。加强团队成员之间的沟通技能培训也是至关重要的。这包括倾听技巧、表达能力、非言语沟通等方面的培训，以提高沟通效率和准确性。

2. 权责不清与角色模糊

在团队中，如果各成员的职责和角色不够明确，就可能导致工作中出现推诿扯皮、重复劳动或工作遗漏等现象。为解决这一问题，团队应制定明确的职责分工和角色定位。在团队组建之初，就应明确每个成员的工作任务和责任范围，并确保这些分工和角色定位得到所有成员的认可和理解。加强团队成员之间的沟通与协调也是至关重要的。这包括定期召开团队会议，讨论工作进展、问题和解决

方案，以确保工作的顺利进行。资源分配不均是跨学科团队协作中另一个需要关注的问题。由于团队成员来自不同的学科领域，他们可能拥有不同的专业资源和设备。如果这些资源得不到合理的分配和利用，就可能影响团队的整体效能。为解决这一问题，团队应建立资源共享机制。这意味着团队成员需要愿意分享自己的专业资源和设备，以便其他成员能够充分利用。例如，可以建立共享文档、数据库和设备等资源的平台，方便团队成员之间的资源共享。加强团队内部的协调与合作也是至关重要的。这包括在资源分配上进行合理的规划和安排，以确保资源的合理分配和高效利用。除以上具体的对策外，跨学科团队协作还需要注重团队文化的建设。一个积极、开放、包容的团队文化可以促进团队成员之间的信任和合作，从而增强团队的凝聚力和向心力。

3. 团队领导者在团队文化的建设中起着举足轻重的作用。

他们需要通过自己的言行来传递积极的价值观和团队精神，并鼓励团队成员之间的互助和合作。跨学科团队协作面临的挑战是多方面的，但通过建立共同的沟通语言和平台、制定明确的职责分工和角色定位、建立资源共享机制，以及注重团队文化的建设等有效对策，这些挑战是可以被克服的。跨学科团队协作的实践需要不断的探索和完善，以期为患者提供更加全面、优质的护理服务。

六、跨学科团队协作的未来展望

随着医疗技术的不断进步和患者需求的日益多样化，跨学科团队协作将成为临床护理的重要趋势。未来跨学科团队协作将更加注重以下几个方面的发展：加强远程医疗技术的应用：随着远程医疗技术的不断发展，不同领域的专家可以更加便捷地进行沟通和协作。这将为跨学科团队协作提供更加广阔的空间和可能性。

1. 推动患者参与度的提高

患者作为医疗护理的主体之一，其参与度的提高将促进跨学科团队协作的深入发展。通过加强患者教育、提高患者自我管理能力等方式，可以更好地满足患者的多元化需求，提升护理服务的整体质量。

2. 探索基于项目的跨学科合作模式

通过设立特定的护理项目或研究课题，将不同领域的专家聚集在一起共同协作解决复杂问题。这种基于项目的跨学科合作模式有助于推动医疗护理领域的创新与发展。

3.加强跨学科团队的专业培训与指导

针对不同学科背景和专业领域的人员进行有针对性的培训和指导，提高其跨学科合作的能力和水平。这将有助于提升跨学科团队的整体素质和协作效率。跨学科团队协作是现代医疗护理体系中的重要组成部分，对于提升护理服务质量、满足患者个性化需求、促进专业知识交流与提升等方面具有重要意义。未来随着医疗技术的不断进步和患者需求的日益多样化，跨学科团队协作将在临床护理中发挥更加重要的作用。

第三节 家庭参与与健康教育

家庭参与与健康教育的深度融合。在医疗护理的广阔领域中，临床护理不仅仅局限于专业技能的展现，它更深层次地体现了人文关怀与沟通艺术的精髓。随着医疗模式的不断转变，传统的以疾病为中心的护理方式已逐渐向以患者为中心的模式过渡，这一转变强调了家庭参与和健康教育在患者护理过程中的不可或缺性。家庭作为患者最重要的社会支持系统，其参与程度直接影响患者的康复进程和心理健康。家庭成员的陪伴与鼓励，不仅能够为患者提供情感上的慰藉，还能在日常生活照料、康复锻炼等方面发挥重要作用。因此，临床护理中，积极促进家庭参与，让患者家属了解病情、参与护理计划，成为提升护理质量的关键环节。健康教育作为临床护理的重要组成部分，其核心要素包括疾病知识的普及、健康行为的培养及自我管理能力的提升。通过系统的健康教育，患者能够更好地理解自身状况，掌握必要的自我管理技能，从而在日常生活中作出更健康的选择，加速康复进程。要实现家庭参与与健康教育的有效融合，离不开沟通艺术的运用。临床护理人员需具备高度的沟通技巧，能够敏锐地感知患者及家属的需求与情绪，以同理心为基础，采用清晰、简洁、易懂的语言进行信息传递。通过有效地沟通，护理人员可以建立信任关系，鼓励患者及家属积极参与护理过程，共同制定并执行个性化的康复计划。

一、家庭参与在临床护理中的意义

家庭参与在临床护理中的意义深远，它不仅是对患者个体层面的关注，更是对整个护理生态系统的一种全面考量。以下是对家庭参与在临床护理中意义的详细阐述。

家庭，作为患者最重要的社会支持网络之一，其参与在临床护理中扮演着至关重要的角色。家庭成员的陪伴与鼓励，能够为患者提供情感上的慰藉，减轻他们在面对疾病时的焦虑、恐惧和孤独感。这种情感支持是任何专业护理都无法替代的。家庭成员还能在生活照顾上发挥巨大作用，如协助患者完成日常起居、合理饮食等，确保患者在康复过程中的基本生活需求得到满足。更为重要的是，家庭成员的参与还能为患者提供康复监督，鼓励他们坚持康复训练，从而加速身体机能的恢复。

（一）促进治疗依从性

在临床护理实践中，治疗依从性是一个至关重要的指标，它直接关系到治疗效果的好坏。家庭成员的积极参与，能够显著增强患者对治疗方案的理解和接受度。他们可以向患者解释治疗的重要性和必要性，消除患者的疑虑和误解，从而提高患者的治疗依从性。家庭成员还可以在实际操作中协助患者，如按时提醒服药、陪伴进行康复训练等，确保治疗计划的顺利执行。这种家庭成员与患者的共同参与，不仅增强了治疗的连贯性和有效性，还促进了家庭成员与患者之间的沟通和理解。

（二）提升护理效果

家庭参与还有助于护士更全面地了解患者的家庭环境、生活习惯和心理状态。这种全面的了解是制定个性化和针对性护理计划的基础。护士可以根据患者的实际情况，结合家庭成员的反馈和建议，制定出更加符合患者需求的护理方案。家庭成员的参与还能为护士提供及时的反馈，帮助他们了解护理计划在实际执行中的效果和问题。这种反馈机制是护理过程中不可或缺的一部分，它能够帮助护士及时调整护理策略，优化护理流程，从而提升整体的护理效果。家庭参与在临床护理中的意义是多方面的，它不仅增强了患者的支持体系，促进了治疗依从性，还提升了整体的护理效果。因此，在临床护理实践中，我们应该更加重视家庭参与的作用，积极鼓励和支持家庭成员参与到患者的护理过程中来。护士也需要不断提升自己的沟通能力和专业素养，以更好地与家庭成员合作，共同为患者提供全面、优质的护理服务。通过这样的努力，我们相信能够进一步提升临床护理的质量和水平，为患者带来更好的康复效果和生活质量。

二、健康教育的核心要素

健康教育的核心要素是确保患者能够获得全面、系统且个性化的健康指导，从而增强自我管理能力，促进疾病康复，并提升整体健康水平。以下是对健康教育核心要素的详细阐述。

（一）疾病知识普及

疾病知识的普及是健康教育的基础。向患者及其家属详细解释疾病的病因、症状、诊断方法、治疗过程及可能的预后，有助于他们更全面地了解所患疾病。这种知识普及不仅能够增强患者的自我认知，使他们更清楚地了解自己的身体状况，还能提升他们的自我管理能力。当患者对自己的疾病有足够的了解时，他们就能更积极地参与到治疗过程中，与医护人员共同制定并执行个性化的康复计划。

（二）生活方式指导

生活方式对健康的影响不容忽视。根据患者的具体情况，提供个性化的健康生活方式指导是健康教育的重要组成部分。这包括合理饮食的建议，如均衡摄入各类营养素、避免高脂、高糖食物等；适量运动的指导，如根据患者的体能状况推荐适合的运动方式和强度；戒烟限酒的建议，帮助患者远离不良生活习惯。通过这些指导，患者能够逐渐建立健康的生活习惯，为疾病的康复打下坚实的基础。

（三）用药教育与指导

药物是治疗疾病的重要手段，但正确使用药物至关重要。因此，用药教育与指导是健康教育的另一个核心要素。医护人员需要详细讲解药物的名称、作用机制、用法用量、注意事项及可能的副作用等，确保患者能够正确、安全地使用药物。还应教育患者如何储存药物、避免药物相互作用，以及如何处理药物不良反应等。通过这些指导，患者可以更好地掌握用药知识，提高用药依从性，从而确保治疗效果。

（四）心理支持与疏导

患者在面对疾病时，往往会出现焦虑、恐惧等负面情绪，这些情绪不仅影响患者的心理状态，还可能对治疗效果产生不利影响。因此，心理支持与疏导是健康教育不可或缺的一部分。医护人员需要关注患者的心理状态，提供必要的心理支持和疏导，帮助他们缓解负面情绪，增强治疗信心。这可以通过倾听患者的诉说、提供情感支持、解释治疗过程中的疑虑和担忧等方式实现。当患者感受到医护人员的关心和支持时，他们就能更加积极地面对疾病，配合治疗。健康教育的核心要素包括疾病知识普及、生活方式指导、用药教育与指导，以及心理支持与疏导。这些要素相互关联、相互促进，共同构成了全面、系统的健康教育体系。通过实施这些健康教育要素，医护人员可以帮助患者更好地管理自己的健康，促进疾病的康复，并提升整体的生活质量。

三、沟通艺术

在家庭参与与健康教育中的应用建立信任关系：良好的护患关系是沟通的基础。护士应以真诚、尊重的态度与患者及其家属建立信任关系，为后续的沟通和教育打下良好基础。

（一）倾听与理解

在沟通过程中，护士应注重倾听患者及其家属的诉求和担忧，理解他们的情感需求。通过积极的倾听和反馈，让患者感受到被尊重和理解。

（二）使用简单易懂的语言

避免使用专业术语或复杂词汇，尽量用简单易懂的语言向患者及其家属解释疾病知识和护理要点。可以结合图表、模型等辅助工具，使信息更加直观易懂。

（三）鼓励家庭参与

护士应主动邀请家庭成员参与患者的护理过程，介绍家庭参与的重要性和益处。通过共同制定护理计划、参与康复训练等方式，增强家庭成员的责任感和归属感。

（四）个性化健康教育

根据患者的年龄、文化背景、病情特点等因素，制定个性化的健康教育方案。通过一对一指导、小组讨论、视频教学等多种形式，确保患者及其家属能够充分理解和掌握健康教育内容。

（五）情感关怀与心理支持

在沟通过程中，护士应关注患者及其家属的情感变化，及时给予情感关怀和心理支持。通过安慰、鼓励、引导等方式，帮助患者及其家属缓解焦虑、恐惧等负面情绪，增强治疗信心和康复动力。

四、家庭参与健康教育的实践案例

（一）案例一

以某三甲医院心血管内科为例，该科室针对心脏病患者及其家属开展了一系列家庭参与与健康教育的实践活动。科室护士通过一对一访谈和问卷调查等方式，全面了解患者的家庭背景、生活习惯和心理状态。然后，根据患者的具体情况制定个性化的健康教育方案，并通过图文并茂的小册子、多媒体视频等多种形式向患者及其家属普及心脏病的相关知识。科室还定期组织患者及其家属参加心脏病防治知识讲座和康复训练班等活动，增强他们的健康意识和自我管理能力。在家庭参与方面，科室鼓励家庭成员参与患者的日常护理和康复训练过程，并提供必要的指导和支持。通过这一系列实践活动的开展，该科室不仅提高了患者的治疗依从性和康复效果，还增强了患者及其家属对医疗护理工作的满意度和信任度。

（二）案例二

在某肿瘤医院，针对癌症患者及其家属，开展了一个家庭参与与癌症康复健康教育项目。项目团队首先对患者及其家庭成员进行了全面的评估，了解了他们的疾病认知、生活方式、心理状态及家庭支持情况。随后，根据评估结果，制定了个性化的健康教育计划。这个项目特别强调了家庭在患者康复过程中的作用。家庭成员被鼓励参与到患者的日常护理中，如协助患者进行康复训练、监督患者的饮食和作息等。项目还为家庭成员提供了关于癌症护理的专门培训，使他们能够更好地支持患者。通过一系列的健康教育活动和家庭参与措施，该肿瘤医院的患者在治疗依从性和生活质量方面都有了显著的提升。家庭成员也更加了解和支持患者，整个家庭在面对癌症这一挑战时变得更加团结和有凝聚力。

（三）案例三

在某社区医院，针对糖尿病患者及其家属，实施了一个家庭健康教育与自我管理项目。这个项目旨在通过家庭参与和健康教育，提高患者的血糖控制能力和生活质量。项目团队对患者及其家庭成员进行了详细的健康调查，了解了他们的饮食习惯、运动情况、血糖监测及药物治疗等情况。然后，根据调查结果，制定了个性化的健康教育计划，并通过讲座、工作坊、互动讨论等多种形式向患者及其家属传授糖尿病的相关知识和管理技能。特别值得一提的是，这个项目还引入了家庭自我管理小组的概念。每个小组由一名糖尿病患者和至少一名家庭成员组成，他们共同制定和执行自我管理计划，如定期监测血糖、合理安排饮食和运动等。社区医院还为这些小组提供了定期的跟进和支持，确保他们能够持续有效地进行自我管理。通过这个项目的实施，该社区医院的糖尿病患者血糖控制率得到了显著提升，患者的生活质量也有了明显改善。家庭成员也更加了解和支持患者，整个家庭在糖尿病管理上变得更加积极和主动。

五、面临的挑战与对策

尽管家庭参与与健康教育在临床护理中具有重要意义，但在实际操作中也面临着一些挑战。这些挑战可能源于患者及其家属对疾病知识的缺乏，导致治疗依从性低；也可能源于家庭成员之间的沟通障碍，使得护理计划难以得到有效执行。针对这些挑战，我们可以采取一系列对策来加以应对

（一）面临的挑战

1.疾病知识缺乏

部分患者及其家属对疾病知识了解不足，这可能导致他们对治疗方案的理解不够深入，进而影响治疗依从性。

2.沟通障碍

家庭成员之间可能存在沟通障碍，这可能导致护理计划在执行过程中受到阻碍，影响护理效果。

3.资源分散

医疗资源可能分散在不同的科室和部门，导致患者在接受护理服务时缺乏连续性和个性化。

4.护士能力差异

护士的专业水平和沟通能力存在差异，这可能影响健康教育的效果和患者及其家属的满意度。

（二）对策

1加强健康教育宣传普及力度

通过多种渠道和形式（如讲座、宣传册、多媒体视频等）向患者及其家属普

及疾病知识，提高他们的疾病认知水平和自我管理能力。

鼓励患者及其家属参与健康教育活动，如康复训练班、疾病防治知识讲座等，以增强他们的健康意识和治疗依从性。

2. 加强护患沟通和家庭沟通

护士应主动与患者及其家属进行沟通，了解他们的需求和担忧，提供个性化的护理建议和支持。

鼓励家庭成员之间进行有效沟通，共同参与到患者的护理过程中，确保护理计划的顺利执行。

3. 建立多学科协作机制

整合医疗资源，建立多学科协作团队，为患者提供全面、连续、个性化的护理服务。

加强不同科室和部门之间的沟通与协作，确保患者在接受护理服务时能够得到连贯和一致的指导。

加强护士的专业培训和技能提升：

定期对护士进行专业培训，提高他们的疾病知识水平和健康教育能力。

强调沟通技巧在护理工作中的重要性，鼓励护士运用有效的沟通技巧与患者及其家属建立信任关系。

鼓励护士进行持续学习和自我提升，以更好地满足患者及其家属的需求。

第十一章 感染科护理与传染病防控

第一节 感染性疾病的隔离与防护

感染性疾病作为长期影响人类健康的重大公共卫生问题，其有效防控始终是医疗领域关注的核心。随着医学科技的飞速发展和公众健康意识的显著提升，针对感染性疾病的隔离与防护策略经历了从简单到复杂，从经验性到科学化的演变过程。这一过程不仅体现了人类对疾病认知的深化，也反映了医疗实践与科技进步的紧密结合。感染性疾病的传播途径多样，包括直接接触、空气传播、水源及食物污染等，这要求我们在制定隔离与防护措施时必须考虑周全，做到精准施策。隔离原则作为防控策略的基础，强调了对感染源的有效控制，减少病原体在人群中的传播机会。根据不同的疾病特性和传播方式，隔离措施被细分为多种类型，如严格隔离、呼吸道隔离、消化道隔离等，每种类型都有其特定的应用场景和操作要求。在防护措施方面，个人防护装备（PPE）的使用、环境消毒、手卫生，以及疫苗接种等措施构成了多层次的防护体系，旨在保护医护人员、患者及公众免受感染风险。特别是在面对新发或高度传染性疾病时，这些措施显得尤为重要。特殊场景下的隔离与防护，如医院内的手术室、重症监护室，以及社区、学校等公共场所，也需制定针对性的策略，以适应不同环境下的防控需求。这要求我们在实践中不断探索和优化，形成既科学又实用的防控指南。

一、感染性疾病的传播途径

感染性疾病的传播途径多种多样，主要包括接触传播、飞沫传播、空气传播及其他途径传播。接触传播是指病原体通过直接接触（如握手、拥抱）或间接接触（如共用物品）传播给易感者；飞沫传播是指病原体通过咳嗽、打喷嚏等方式产生的飞沫在空气中悬浮并传播给周围人群；空气传播则是指病原体以气溶胶的形式在空气中长时间悬浮并传播给远距离人群；其他途径传播则包括血液传播、性传播、母婴传播等。

二、感染性疾病的隔离原则

隔离原则是医疗实践中防控疾病传播、保护患者及医护人员安全的核心策略。这一原则的实施，不仅依赖于对疾病传播途径的深入了解，还需要结合标准预防与特殊预防的措施，通过限制人员流动与接触，以及明确标识与分区管理等多种手段，共同构建一个多层次、全方位的防控体系。感染性疾病的隔离原则是一个复杂而多维的策略体系。这要求医护人员在实践中不断学习和更新知识，以适应不断变化的疾病模式和医疗环境。通过科学合理地应用这些原则，我们可以有效地防控感染性疾病的传播，保护患者和医护人员的健康与安全。这也有助于提升医疗机构的整体防控能力，为公众提供更加安全、高质量的医疗服务。在未来的医疗实践中，我们需要继续探索和优化隔离原则的应用，以应对新出现的感染性疾病挑战。

（一）根据传播途径采取相应措施

感染性疾病的传播途径多种多样，包括直接接触传播、飞沫传播、空气传播、水源及食物污染等。因此，隔离原则的首要任务是根据疾病的特定传播途径，采取有针对性的隔离与预防措施。

1. 接触隔离

对于通过直接接触传播的疾病，如某些肠道感染、皮肤感染等，应采取接触隔离措施。这包括使用个人防护装备（如手套、隔离衣），对患者周围环境及物品进行定期清洁与消毒，以及限制患者与其他人员的直接接触。

2. 飞沫隔离

飞沫传播是许多呼吸道疾病的主要传播途径，如流感、新冠肺炎等。飞沫隔离措施包括要求患者佩戴医用口罩，医护人员使用防护面罩、口罩和眼罩，以及保持室内空气流通，减少飞沫在空气中的滞留时间。

3. 空气隔离

对于通过空气传播的疾病，如肺结核、麻疹等，空气隔离措施尤为重要。这可能需要使用负压病房，确保病房内空气不会外泄，采用高效过滤系统净化空气，以及对进出病房的人员进行严格的个人防护。

（二）标准预防与特殊预防相结合

标准预防是医疗实践中普遍遵循的基本原则，旨在预防医院内感染的发生。

它包括手卫生、使用个人防护装备、环境清洁与消毒等一系列基本措施。在面对特定感染性疾病时，标准预防往往不足以提供充分的保护，因此需要在其基础上实施特殊预防。手卫生：作为标准预防的核心，对于防止病原体传播至关重要。医护人员应在接触患者前后、进行无菌操作前后、接触患者体液或污染物后，以及脱去个人防护装备后进行手卫生。

1. 个人防护装备

根据疾病的传播途径和风险评估，医护人员应选择合适的个人防护装备，如医用口罩、防护面罩、手套、隔离衣、防护服等。这些装备的使用应遵循严格的穿脱程序，以确保其有效性。

2. 环境清洁与消毒

保持医疗环境的清洁与消毒是减少病原体传播的关键。这包括对患者周围环境、医疗器械，以及频繁接触的物品进行定期清洁和消毒。

3. 特殊预防

针对特定病原体和传播途径进行额外防护。例如，在处理高度传染性疾病时，可能需要采取更高级别的个人防护，如使用 N95 口罩或动力送风呼吸器，以及采取更严格的环境控制措施。

4. 限制人员流动与接触

为了减少交叉感染的风险，隔离病室内应严格限制人员的出入和流动。这包括减少不必要的探访和陪护，限制医护人员和其他工作人员的进出次数，以及确保人员在进入和离开隔离区域时遵循严格的消毒和更衣程序。应尽量避免患者与其他人员近距离接触，保持一定的社交距离。这可以通过调整病床布局、限制患者活动范围，以及使用物理屏障（如隔离帘、屏风）等方式实现。

5. 明确标识与分区管理

隔离病室应有明确的标识和分区管理，以便区分不同传播途径的感染性疾病患者。这不仅有助于医护人员快速识别并采取适当的防护措施，还能有效防止不同病原体之间的交叉感染。标识颜色：通常用于区分不同的隔离类型。例如，黄色代表空气隔离，用于需要严格空气控制的呼吸道传染病患者；粉色代表飞沫隔离，用于通过飞沫传播的呼吸道疾病患者；蓝色代表接触隔离，用于通过直接接触传播的疾病患者。

分区管理是根据疾病的传播途径和严重程度，隔离病室应被划分为不同的区域。这包括严格隔离区、呼吸道隔离区、消化道隔离区等。每个区域都应有明确的标识和隔离措施，以确保患者和医护人员的安全。

三、隔离种类与措施

隔离种类与措施是医疗实践中防控感染性疾病传播的重要策略。根据不同的传播途径和疾病特性，隔离被细分为接触隔离、飞沫隔离和空气隔离三种主要类型。每种隔离类型都有其特定的定义和相应的防护措施，旨在最大限度地减少病原体的传播，保护患者、医护人员及公众的健康安全。

（一）接触隔离

接触隔离主要用于处理经接触传播的疾病，这些疾病包括肠道感染、多重耐药菌感染、皮肤感染等。这类疾病通常通过直接或间接接触患者的血液、体液、分泌物、排泄物等物质传播。

1. 限制患者活动范围

为了减少病原体的传播，需要限制患者的活动范围，避免其与其他患者或医护人员产生不必要的接触。

2. 减少转运

尽量减少患者的转运次数，如果必须转运，应采取有效措施减少污染，如使用专用的转运设备和路线。

3. 个人防护

在接触患者或其污染物时，医护人员应戴手套，并根据需要穿隔离衣，以防止病原体附着在衣物上。

4. 专用诊疗用品

对于可能接触患者污染物的诊疗用品，如听诊器、体温计等，应专用或在使用后进行清洁消毒。

5. 分区明确

不同种病原体感染的患者应分室或分区安置，以避免交叉感染。隔离病室应有明确的标识，以便医护人员快速识别并采取适当的防护措施。

（二）飞沫隔离

飞沫隔离用于处理经飞沫传播的疾病，如百日咳、白喉、呼吸道病毒等。这类疾病通常通过患者咳嗽、打喷嚏或说话时产生的飞沫传播。

1. 减少转运

尽量减少患者的转运次数，以降低飞沫传播的风险。如果必须转运，医护人员应注意防护，如戴口罩和护目镜。

2. 患者戴口罩

患者病情允许时，应戴外科口罩并定期更换，以减少飞沫的产生和传播。

3. 保持社交距离

患者之间及患者与探视者之间应保持一定距离，以降低飞沫传播的可能性。

4. 个人防护

医护人员与患者近距离接触时，应戴帽子、医用防护口罩，并进行可能产生喷溅的诊疗操作时，戴护目镜或防护面罩、穿防护服，以防止飞沫溅入眼睛或附着在衣物上。

5. 严格区域流程

医护人员应严格按照区域流程穿戴和摘脱防护用品，以确保其有效性并防止交叉感染。

（三）空气隔离

空气隔离用于处理经空气传播的疾病，如肺结核、水痘等。这类疾病通常通过空气中的微小颗粒物传播，这些颗粒物可能含有病原体。

1. 尽快转送

对于无条件收治的医疗机构，应尽快将患者转送至有条件收治呼吸道传染病的医疗机构，以降低病原体在空气中的传播风险。

2. 患者戴口罩

患者病情允许时，应戴外科口罩并定期更换，以减少病原体的排放。

3. 空气消毒

对隔离病室进行严格的空气消毒，如使用紫外线消毒灯或空气净化设备，以降低空气中病原体的浓度。

4. 悬挂隔离标识

在隔离病室悬挂明确的隔离标识，以便医护人员和探访者快速识别并采取适当的防护措施。

5. 严格区域流程

医护人员应严格按照区域流程穿戴和摘脱防护用品，包括戴医用防护口罩、护目镜或防护面罩、穿防护服等，以确保其有效性并防止交叉感染。医护人员应接受相关的培训，熟悉并掌握正确的穿戴和摘脱程序。

6. 环境管理

除空气消毒外，还应保持隔离病室的通风良好，定期开窗换气。对病室内的家具、设备、地面等进行定期清洁和消毒，以减少病原体的附着和传播。

7. 患者教育

对患者及其家属进行相关的健康教育，让他们了解空气传播疾病的特点、防护措施的重要性，以及如何正确佩戴口罩、保持个人卫生等。这有助于提高患者的自我防护意识和能力。

8. 探访管理

对探访者进行严格的管理，限制探访次数和时间，并要求探访者在进入隔离病室前进行必要的个人防护，如戴口罩、洗手等。对探访者进行相关的健康教育，让他们了解探访时的注意事项和防护措施。

9. 医疗废物管理

对隔离病室内产生的医疗废物进行严格的分类、收集和处理，以防止病原体的传播。医护人员应熟悉并掌握医疗废物的分类和处理方法，确保医疗废物的安全处置。

10. 监测与评估

定期对隔离病室内的空气质量、物体表面清洁度，以及医护人员的个人防护情况进行监测和评估。这有助于及时发现潜在的问题并采取相应的改进措施，以确保隔离措施的有效性。

四、特殊场景下的隔离与防护

特殊场景下的隔离与防护是感染性疾病防控工作的重要组成部分，不同场景下的隔离与防护措施具有其独特性和针对性。以下是对医院环境和家庭环境下隔离与防护的详细阐述。

（一）医院环境下的隔离与防护

医院作为感染性疾病防控的前沿阵地，其环境的特殊性和复杂性使得隔离与防护工作尤为重要。医院应建立完善的感染性疾病隔离制度，这一制度应涵盖隔离原则、隔离种类及具体的防护措施，为医护人员提供明确的操作指南。医院还应注重环境的清洁与消毒工作，定期对病房、诊疗区域，以及公共区域进行彻底的清洁和消毒，以减少交叉感染的风险。对于疑似或确诊的感染性疾病患者，医院应及时进行隔离治疗，并根据疾病的传播途径采取相应的防护措施。例如，对于接触传播的疾病，应使用隔离衣、手套等个人防护装备；对于飞沫传播的疾病，医护人员应佩戴医用口罩、护目镜等；而对于空气传播的疾病，则需使用更为严格的空气隔离措施，如负压病房等。医院还应加强对医护人员的培训和教育，提高他们的防护意识和能力。医护人员应熟悉并掌握各种隔离措施和防护措施的操作方法，确保在面对感染性疾病患者时能够迅速、准确地采取相应的防护措施。

（二）家庭环境下的隔离与防护

在家庭环境下，对于未合并严重基础疾病的无症状或症状轻微的感染者，以及基础疾病处于稳定期且无须住院治疗的感染者，可以选择居家治疗。居家治疗并不意味着放松隔离与防护。在居家治疗期间，患者应尽可能在家庭相对独立的房间居住，使用单独的卫生间，以减少与其他家庭成员的接触。患者应配备专用的个人防护用品，如体温计、纸巾、口罩、一次性手套等，以及必要的消毒产品，如消毒液、乙醇湿巾等。居家治疗人员应做好自我防护，尽量不与其他家庭成员接触。在必须接触时，双方都应佩戴医用口罩，并保持一定的社交距离。患者还应尽量减少外出，不接受探访，以降低病毒传播的风险。与居家治疗人员接触的家庭成员也应做好自我防护，佩戴医用口罩，并保持手卫生。在接触患者或使用患者用过的物品后，应及时洗手或使用乙醇湿巾擦拭双手。家庭成员还应定期对家庭环境进行清洁和消毒，特别是患者居住的房间和使用的卫生间。特殊场景下的隔离与防护是感染性疾病防控工作的重要组成部分。无论是在医院环境还是家庭环境下，都应建立完善的隔离制度，加强环境的清洁与消毒工作，提高医护人员和公众的防护意识和能力，共同构建一道坚固的防线，抵御感染性疾病的威胁。

五、防护措施的优化与创新

随着生物技术的飞速发展，科学家们正不断探索更为安全、有效的疫苗制备技术，以针对那些传统疫苗难以应对的病原体。这些新型疫苗有望为易感人群提供更持久、更广泛的免疫保护，从而有效降低感染性疾病的发病率。在个人防护装备的创新上，我们也看到了显著的进步。传统的防护装备如口罩、防护服等，在材质、设计和功能上都得到了显著提升。例如，一些新型口罩采用了更高效的过滤材料，能更好地阻挡病毒和细菌的侵入；而防护服则在设计上更加注重舒适性和耐用性，以确保医护人员在长时间穿戴时仍能保持良好的防护效果。智能化管理系统的引入也为感染性疾病的防控带来了新的机遇。通过运用物联网、大数据和人工智能等技术，医疗机构可以实现对隔离病室的实时监测和智能化管理。这不仅提高了对病患的监护效率，还能有效减少交叉感染的风险。例如，一些智能化系统能够自动检测病室内的空气质量、物体表面的清洁度，以及医护人员的个人防护情况，一旦发现潜在问题便能立即发出警报并采取相应措施。防护措施的优化与创新正为感染性疾病的防控注入新的活力。从新型疫苗的研发到个人防护装备的升级，再到智能化管理系统的应用，每一步都凝聚着科技的力量和人类的智慧。这些创新措施不仅提升了感染性疾病的防控水平，更为保障人们的健康和安全提供了有力支持。展望未来，我们有理由相信，在科技的不断推动下，感染性疾病的防控工作将取得更大的突破和进展。

第二节　常见传染病护理要点

一、传染病概述

传染病，作为一类由各种病原体，包括细菌、病毒、寄生虫等引发的疾病，具有在人与人、动物与动物或人与动物之间相互传播的特性，这使其防控与护理工作成为公共卫生体系中不可或缺的重要组成部分。在全球化和人口流动日益频繁的今天，传染病的传播速度和范围不断扩大，对人类社会构成了前所未有的严重威胁。因此，深入掌握常见传染病的护理要点，不仅对于提高患者的治愈率、减少并发症的发生具有至关重要的作用，也是有效防止传染病扩散、维护社会稳定的关键所在。

二、传染病基础知识

传染病基础知识是理解其发生、发展与传播规律的关键。传染病的发生、发展与传播离不开三个基本环节：传染源、传播途径和易感人群。传染源，简而言之，就是那些体内有病原体生长、繁殖，并能排出病原体的人和动物。这些病原体可能是细菌、病毒、寄生虫等，它们在传染源体内繁殖后，通过各种方式排出体外，寻找新的宿主进行传播。传播途径则是病原体离开传染源，到达另一个易感者的途径。这个途径多种多样，可能通过空气传播，如水痘、流感等通过飞沫传播；也可能通过水与食物传播，如霍乱、伤寒等通过污染的水源或食物传播；还可能是接触传播，如性病、皮肤病等通过直接或间接接触传播；更有可能是虫媒传播，如疟疾、登革热等通过蚊虫等昆虫传播。易感人群，顾名思义，就是对某种传染病缺乏特异性免疫力而容易感染的人群。这类人群因为缺乏相应的抗体或免疫细胞，所以一旦接触到病原体，就很容易被感染。针对这三个环节，我们可以制定相应的防控策略。要控制传染源，对已经感染的患者和动物进行隔离和治疗，防止他们继续排出病原体。要切断传播途径，通过消毒、通风、灭虫等方式，减少病原体在环境中的存活和传播。要保护易感人群，通过接种疫苗、提高个人卫生习惯等方式，增强人群的免疫力，减少感染的风险。

三、常见传染病类型及特点

常见传染病类型及其特点构成了我们理解和防控传染病的重要基础。以下是对几类常见传染病及其特点的详细阐述，以及相应的护理措施。不同类型的传染病具有不同的传播特点和症状表现。在护理这类患者时，我们需要根据疾病的类型和传播途径制定相应的护理措施。这包括保持室内空气流通、注意饮食卫生、加强个人防护、做好防蚊灭蚊工作等。通过这些措施的实施，我们可以有效地降低传染病的传播风险，保障患者和医护人员的健康和安全。对于传染病的防控工作也需要全社会的共同参与和努力，以实现更好的防控效果。

（一）呼吸道传染病

呼吸道传染病是一类主要通过空气飞沫传播的疾病，其典型代表包括流行性感冒、新型冠状病毒感染（COVID-19）、肺结核等。这类疾病的患者常常表现出发热、咳嗽、咳痰等症状，严重时可能导致呼吸困难甚至死亡。在护理这类患者时，保持室内空气流通是至关重要的，这有助于降低空气中病原体的浓度，减少传播风险。患者应佩戴口罩，以减少飞沫的传播。为了减少交叉感染的风险，应尽量减少探视次数，并做好手卫生和消毒工作，以切断传播途径。

（二）消化道传染病

消化道传染病则是一类主要通过粪－口途径传播的疾病，常见的如细菌性痢疾、甲型肝炎、霍乱等。这类疾病的患者常常出现腹泻、呕吐等症状，严重时可能导致脱水、电解质紊乱等。在护理这类患者时，饮食卫生是首要考虑的因素。应实行分餐制，避免患者与健康人共享餐具或食物，以减少病原体的传播。对患者排泄物进行严格消毒处理也是必不可少的，这可以防止水源和食物的污染，进一步切断传播途径。

（三）血液传染病

血液传染病是一类主要通过血液或体液传播的疾病，如乙型肝炎、艾滋病、梅毒等。这类疾病的患者常常没有明显的症状，但病原体却可以通过输血、共用注射器、性接触等途径传播给他人。在护理这类患者时，个人防护是至关重要的。医护人员应避免直接接触患者的血液和体液，以减少感染的风险。使用一次性医疗用品可以有效降低交叉感染的风险，对用过的器械进行严格消毒也是必不可少的。

（四）虫媒传染病

虫媒传染病则是由昆虫作为媒介进行传播的疾病，如疟疾、登革热、流行性乙型脑炎等。这类疾病的患者常常表现出发热、头痛、肌肉疼痛等症状。在护理这类患者时，做好防蚊灭蚊工作是至关重要的。这可以通过使用蚊香、蚊帐、杀虫剂等方式来实现，以减少蚊虫叮咬的机会。对患者进行隔离治疗也是必要的，这可以防止传染病的扩散。在隔离期间，应提供必要的医疗和生活支持，以确保患者的康复。

四、传染病护理原则

传染病护理原则是指导医护人员在面对传染病患者时，如何有效、安全地进行护理工作的基本准则。

（一）早期发现、早期诊断、早期治疗

早期发现、早期诊断和早期治疗是控制传染病传播的关键环节。传染病的初期，病原体在体内的数量相对较少，病情较轻，此时进行诊断和治疗往往能够取得较好的效果。通过早期发现和诊断，医护人员可以及时采取治疗措施，减少并

发症和死亡率，降低患者的痛苦和经济负担。早期治疗也有助于控制疫情扩散，防止病原体在人群中广泛传播，造成更大的社会影响。为了实现早期发现、早期诊断和早期治疗，医护人员需要保持高度的警惕性，对疑似传染病的患者进行及时的筛查和诊断。医疗机构也需要建立完善的传染病监测和报告制度，确保疫情信息的及时传递和处理。

（二）隔离治疗

隔离治疗是传染病护理中的重要原则之一。根据传染病的传播途径和病情严重程度，对患者进行不同程度的隔离治疗，可以有效减少交叉感染的风险。隔离治疗包括对患者进行单独隔离、对密切接触者进行医学观察等。通过隔离治疗，可以切断传播途径，防止病原体在人群中进一步传播。在实施隔离治疗时，医护人员需要严格遵守相关的操作规程和防护措施，确保自身和患者的安全。也需要关注患者的心理需求和生活质量，提供必要的心理支持和人文关怀。

（三）消毒与灭菌

消毒与灭菌是切断传染病传播途径的重要措施。对传染源排出的病原体及其污染的场所、物品进行严格的消毒与灭菌处理，可以有效减少病原体的存活和传播。消毒与灭菌工作包括对患者排泄物、分泌物、使用过的物品等进行消毒处理，对病房、诊疗区域等场所进行定期消毒等。在进行消毒与灭菌工作时，医护人员需要选择合适的消毒剂和消毒方法，确保消毒效果。也需要关注消毒剂的使用安全和环保问题，避免对环境造成污染。

（四）健康教育

健康教育是提高患者及其家属自我防护意识和能力的重要途径。通过对患者及其家属进行传染病相关知识的宣传教育，可以让他们了解传染病的传播途径、预防措施、治疗方法等，提高他们的自我防护意识和能力。健康教育还可以帮助患者及其家属正确面对传染病，减轻他们的恐惧和焦虑情绪，积极配合治疗和护理工作。在实施健康教育时，医护人员需要采用通俗易懂的语言和方式，让患者及其家属易于理解和接受。也需要关注患者的文化背景和个体差异，提供个性化的健康教育服务。通过健康教育，可以建立起医护人员与患者及其家属之间的信任和合作关系，共同应对传染病的挑战。

五、具体护理要点

具体护理要点是传染病护理中不可或缺的一部分，它涵盖了患者在治疗过程中的各个方面，包括一般护理、病情观察、症状护理、心理护理及健康教育。以下是对这些护理要点的详细阐述。

（一）一般护理

1. 环境护理

传染病患者所处的环境对于其康复至关重要。因此，护理人员需要保持病房的清洁、整齐、安静和舒适，定期开窗通风换气，以保持空气新鲜。根据传染病的类型，设置相应的隔离区域，并悬挂明显的标识，以确保患者和医护人员的安全。

2. 休息与活动

合理的休息与活动对于传染病患者的康复同样重要。护理人员需要根据患者的病情和体力状况，合理安排其休息与活动。轻症患者可以适当活动，以增强体质；而重症患者则应卧床休息，以减少体力消耗和并发症的发生。

3. 饮食护理

传染病患者在治疗过程中，需要充足的营养来支持身体的康复。因此，护理人员应给予患者高热量、高蛋白、高维生素、易消化的饮食，以满足其营养需求。对于消化道传染病患者，更应特别注意饮食卫生和餐具的消毒。

（二）病情观察

护理人员需要密切观察患者的生命体征变化，如体温、脉搏、呼吸、血压等，以及皮疹、咳嗽、咳痰、腹泻等症状的进展情况。还需要注意观察患者有无并发症的发生，如肝损害、心肌炎等，并及时报告医生进行处理。

1. 发热护理

对于发热患者，护理人员应给予物理降温或药物降温，以控制体温在正常范围内。保持皮肤清洁干燥，并勤换衣物，以防感染。

2. 咳嗽咳痰护理

帮助患者有效咳嗽咳痰，以清除呼吸道分泌物。对于痰液黏稠不易咳出者，可给予雾化吸入或吸痰处理。

3. 腹泻护理

对于腹泻患者，护理人员应给予清淡易消化的饮食，并补充足够的水分和电解质，以防脱水。保持肛周皮肤清洁干燥，以防感染。

（三）心理护理

传染病患者常因病情严重、隔离治疗等因素而产生焦虑、恐惧等负面情绪。因此，护理人员需要主动与患者沟通交流，了解他们的心理需求，并给予安慰和支持。向他们介绍疾病的相关知识和治疗进展，以增强他们的信心和治疗积极性。

（四）预防知识教育

向患者及其家属介绍传染病的预防知识，如勤洗手、戴口罩、避免去人群密集场所等。这有助于他们在日常生活中采取有效的预防措施，降低感染风险。

（五）隔离治疗教育

告知患者及其家属隔离治疗的重要性和必要性，以取得他们的理解和配合。指导他们正确使用个人防护用品，如口罩、手套等，并教会他们如何进行消毒和灭菌处理，以防止交叉感染的发生。通过健康教育，可以提高患者及其家属的自我防护意识和能力，共同应对传染病的挑战。

六、特殊传染病护理要点

在特殊传染病的护理中，针对疾病的特性和传播途径，我们需要制定更为细致和专业的护理策略。以下是对新型冠状病毒感染（COVID-19）和艾滋病这两种特殊传染病的护理要点的详细阐述。

（一）新型冠状病毒感染（COVID-19）护理要点：严格的隔离治疗与防护措施

在深化对 COVID-19 患者护理要点的探讨中，我们不得不强调，除严格的隔离治疗与防护措施外，综合护理策略的实施对于患者的康复进程及心理状态同样具有不可估量的价值。COVID-19 患者的护理是一个系统工程，需要医护人员、患者、家属及社会各界的共同努力。通过实施严格的隔离治疗与防护措施、精细化病情监测与早期干预、个性化氧疗与呼吸支持、心理干预与情绪支持、营养支持与康复锻炼，以及家属教育与社区支持等多方面的综合护理措施，我们可以更好地促进患者的康复，减少疫情的传播，最终战胜这场没有硝烟的战争。

以下是对该护理模式几个关键方面的进一步扩写。

1.精细化病情监测与早期干预

COVID-19 患者的病情监测远不止于简单的生命体征记录，而是需要一种全面、细致且动态的评估体系。这包括但不限于血氧饱和度、心率、呼吸频率的实时监测，以及定期进行的血常规、肝肾功能、电解质、凝血功能等生化指标检测。通过这些数据，医护人员可以及时发现潜在的并发症或病情恶化迹象，如急性呼吸窘迫综合征（ARDS）、心脏损伤、多器官功能衰竭等，从而迅速启动相应的治疗预案，如早期应用抗病毒药物、抗炎治疗、免疫调节等，以阻断病情进展，提高救治成功率。

2. 个性化氧疗与呼吸支持策略

针对 COVID-19 患者常见的低氧血症和呼吸困难，氧疗和呼吸支持治疗是不可或缺的一环。但不同患者的病情严重程度、基础疾病状况及耐受性各异，因此，需制定个性化的治疗方案。从简单的鼻导管吸氧、面罩吸氧，到无创或有创机械通气，甚至体外膜肺氧合（ECMO）等高级生命支持手段，医护人员需根据患者的具体情况灵活选择，确保患者获得最适宜的呼吸支持，减少不必要的医疗干预和并发症。

3. 心理干预与情绪支持系统的构建

在隔离治疗的环境下，患者的孤独感、恐惧感和无助感尤为强烈。因此，构建一套完善的心理干预与情绪支持系统至关重要。这包括设立专业的心理咨询服务，由心理咨询师或精神科医生为患者提供一对一的心理疏导，帮助他们正确认识疾病，减轻心理负担；开展集体心理治疗活动，如放松训练、正念冥想等，促进患者间的相互支持和交流；利用现代信息技术，如视频通话、社交媒体等，为患者与家人之间搭建沟通桥梁，缓解分离焦虑，增强家庭支持力量。

4. 营养支持与康复锻炼的个性化方案

良好的营养状况是患者康复的重要基础。针对 COVID-19 患者的特殊需求，应制定个性化的营养支持方案，确保患者获得充足的热量、蛋白质、维生素和微量元素，以维持机体正常的生理功能和免疫力。鼓励并指导患者在病情允许的情况下进行适度的康复锻炼，如床上活动、呼吸操等，以促进肺功能恢复，增强肌肉力量，提高生活质量。

5. 家属教育与社区支持网络的建立

家属作为患者的重要社会支持系统，其情绪状态和对疾病的认知程度直接影响到患者的治疗效果和康复进程。因此，加强对家属的教育与指导，帮助他们理解疾病特点、治疗原则和护理要点，是护理工作不可或缺的一部分。此外，建立社区支持网络，如设立热线电话、线上咨询平台等，为家属提供持续的信息支持和情感慰藉，也是提升整体护理效果的有效途径。

（二）艾滋病护理要点：尊重与理解

艾滋病患者常常因为疾病的特殊性和社会偏见而承受巨大的心理压力。因此，医护人员应给予他们充分的尊重和理解，以减轻他们的心理负担。在护理过程中，要遵循保密原则，不泄露患者的个人信息和病情，保护他们的隐私权。加强个人防护也是必不可少的。医护人员需要穿戴必要的个人防护装备，如手套、口罩和防护服等，以防止职业曝露的发生。在处理患者的血液、体液或污染物时，要严格遵守消毒和灭菌流程，以降低交叉感染的风险。

1. 密切观察病情变化与及时治疗

艾滋病患者的病情变化可能较为复杂，特别是机会性感染的发生情况需要密切观察。这包括发热、咳嗽、腹泻、皮疹等症状的出现和加重。一旦发现病情变化，应及时给予抗病毒治疗和对症治疗，以控制病情的进展。在给予治疗时，医护人员需要遵循医嘱，按照规定的剂量和用药方式给予药物。也要密切观察药物的不良反应和患者的耐受情况，及时调整治疗方案。

2. 健康教育与生活质量改善

加强健康教育是提高艾滋病患者及其家属对疾病认识和防护意识的重要途径。医护人员需要向他们介绍艾滋病的基本知识、传播途径、预防措施和治疗方法等，以提高他们的自我防护能力和治疗依从性。也要鼓励患者积极参与社会活动和治疗，以改善生活质量。这可以通过提供心理支持、帮助他们建立积极的生活态度、引导他们参与康复训练等方式实现。在护理过程中，医护人员还需要关注患者的营养状况和生活习惯，给予必要的指导和建议。对于艾滋病患者的家属，医护人员也需要提供必要的支持和指导。这包括向他们解释患者的病情和治疗方案、提供心理支持、帮助他们建立正确的防护意识等。通过家属的参与和支持，可以进一步提高患者的治疗积极性和生活质量。

3. 社会支持与反歧视教育

艾滋病患者往往面临来自社会的歧视和偏见，这进一步加重了他们的心理负担。因此，医护人员需要在护理过程中积极倡导反歧视教育，向患者及其家属解释艾滋病的传播途径和防护措施，以消除他们的恐惧和误解。医护人员也需要与社会各界合作，为艾滋病患者提供更多的社会支持。这包括与政府部门、社会组织、志愿者团体等合作，为患者提供医疗援助、心理支持、就业帮助等。通过社会支持网络的建立，可以帮助艾滋病患者更好地融入社会，提高他们的生活质量和治疗效果。

4.长期随访与管理

艾滋病是一种需要长期管理和治疗的疾病。因此，医护人员需要建立完善的长期随访机制，对患者进行定期的病情评估和治疗调整。这可以通过电话随访、门诊复查等方式实现。在长期随访过程中，医护人员需要关注患者的病情变化、药物反应、生活质量等方面的问题，并给予必要的指导和建议。也要鼓励患者积极参与自我管理和治疗，提高他们的治疗依从性和生活质量。特殊传染病的护理需要更为细致和专业的策略。对于 COVID-19 患者，我们需要实行严格的隔离治疗、密切观察病情变化、加强心理护理和人文关怀；对于艾滋病患者，我们需要给予充分的尊重和理解、密切观察病情变化、加强健康教育、提供社会支持与反歧视教育，以及建立完善的长期随访机制。通过这些措施的实施，我们可以为特殊传染病患者提供更为全面和专业的护理服务。

第三节　医院感染预防与控制

一、医院感染概述

医院感染，作为一种特殊的医疗相关感染类型，通常被称为医院内感染或医院获得性感染，它特指那些住院患者在医院环境内新获得的感染。这种感染既涵盖了病人在住院期间发生的各种感染情况，也包括了患者在医院内获得而在出院后才显现的感染，但明确排除了那些入院前已经开始或入院时已然处于潜伏期的感染情况。医院感染的发生不仅给患者带来了额外的身心痛苦和经济负担，还可能成为医疗纠纷的触发点，对医院的声誉和整体医疗质量构成不良影响。因此，医院感染的预防与控制工作在医院管理中占据着举足轻重的地位，它是确保患者安全、提升医疗质量不可或缺的关键环节。为了更有效地应对医院感染问题，我们需要从多个维度进行深入探讨。明确医院感染的定义和分类是基础，这有助于我们更准确地识别和诊断医院感染病例。深入分析医院感染的影响因素，包括患者自身的健康状况、医院环境卫生条件、医护人员的手卫生习惯、抗菌药物的使用情况等，是制定针对性预防与控制策略的前提。基于这些分析，我们需要探索并实施一系列全面而具体的预防与控制策略，涵盖加强医院环境清洁消毒、优化手卫生和个人防护装备使用、合理应用抗菌药物、提升医护人员感染防控意识和能力、建立健全的医院感染监测与报告系统等多个方面。通过这些策略与实践的综合运用，我们可以更有效地降低医院感染的发生率，保障患者的安全和医疗质量，进而提升医院的整体服务水平和社会信誉。

二、医院感染的定义与分类

医院感染的定义与分类是理解和应对这一医疗现象的基础。前文已简述了医院感染的核心概念，即"医院内获得"和"感染"两个关键要素。这里将进一步深入探讨医院感染的定义及其多样化的分类方式。关于医院感染的定义，它强调的是患者在医院环境内新获得的感染。这一定义排除了入院前已开始或入院时已处于潜伏期的感染，从而更准确地界定了医院感染的范畴。医院作为提供医疗服务的重要场所，其内部环境复杂多变，患者因疾病或治疗需要而处于相对脆弱的状态，因此容易发生各种感染。这些感染可能是由医院内的病原体引起，也可能是由患者自身菌群失衡导致。无论是哪种情况，医院感染都给患者带来了额外的风险和负担。从分类的角度来看，医院感染可以根据不同的标准进行划分。其中，根据感染部位的不同是一种常见的分类方式。呼吸道感染是医院感染中较为常见的一种，尤其在冬季和春季等呼吸道疾病高发季节更为突出。手术部位感染则是与手术操作直接相关的感染，其发生与手术过程中的无菌操作、术后伤口护理等因素密切相关。泌尿系统感染、胃肠道感染和血液感染等也是医院感染的常见类型，它们分别涉及不同的生理系统和器官，需要采取不同的预防和控制措施。除根据感染部位分类外，还可以根据病原体的不同对医院感染进行分类。细菌感染是医院感染中最常见的一种类型，常见的细菌包括金黄色葡萄球菌、大肠埃希菌等。病毒感染也是医院感染的重要类型之一，如流感病毒、诺如病毒等都可以在医院内传播。真菌感染和寄生虫感染虽然相对较少见，但一旦发生往往难以控制，需要特别关注。不同类型的医院感染其预防与控制措施也有所差异。对于呼吸道感染的预防与控制，需要加强医院内的空气消毒和通风换气工作，鼓励患者和医护人员注意个人卫生和咳嗽礼仪。手术部位感染的预防则要求医护人员严格遵守无菌操作规程，加强术后伤口的清洁和护理。泌尿系统感染和胃肠道感染的预防与控制则需要关注患者的饮食卫生和排泄物的处理等问题。血液感染的预防则更为复杂，需要从多个环节入手，包括加强血液制品的管理、规范静脉输液操作等。

三、医院感染的影响因素

医院感染的发生是一个复杂的过程，受多种因素的影响。为了全面深入地理解这一现象，我们可以从患者因素、医务人员因素、医疗环境因素、抗菌药物使用，以及医院管理制度等几个方面进行详细探讨。

患者自身状况是医院感染发生的重要因素。患者的年龄、基础疾病状况、免疫功能状态，以及是否接受过侵入性操作等，都会对其感染风险产生显著影响。例如，老年患者和免疫功能低下的患者往往更容易发生医院感染，因为他们的身体抵抗力相对较弱，对病原体的清除能力较低。接受过侵入性操作如手术、插管等的患者，由于身体屏障的破坏和病原体的直接曝露，也更容易发生感染。

医务人员的行为和操作也是影响医院感染发生的关键因素。医务人员的手卫生状况、无菌操作技术的掌握程度，以及个人防护意识的高低，都会直接影响医院感染的发生率。如果医务人员的手卫生状况不佳，无菌操作技术不熟练，或者个人防护意识淡薄，那么他们在为患者提供医疗服务的过程中，就更容易将病原体传播给患者，或者导致患者自身菌群的失衡，从而引发感染。

医疗环境因素也不容忽视。医院的布局是否合理，通风换气是否充分，清洁消毒工作是否到位，以及医疗废物的处理是否规范等，都会对医院感染的发生产生重要影响。如果医院的布局不合理，通风换气不充分，那么医院内的空气质量和环境卫生状况就会受到影响，从而增加患者感染的风险。

如果清洁消毒工作不到位，或者医疗废物的处理不规范，那么医院内的病原体就会大量滋生和传播，进一步增加患者感染的可能性。

抗菌药物的使用也是影响医院感染发生的重要因素。虽然抗菌药物在治疗细菌感染方面发挥着重要作用，但如果使用不合理，就会导致细菌耐药性的产生和增加。细菌耐药性的产生会使原本有效的抗菌药物变得无效，从而增加医院感染的治疗难度和患者的死亡风险。因此，合理使用抗菌药物，避免不必要的使用和滥用，是预防医院感染的重要措施之一。

医院管理制度的完善和执行情况也是影响医院感染发生的重要因素。一个完善的医院感染管理制度应该包括感染预防与控制策略、监测与反馈机制、教育培训计划等多个方面。如果医院的管理制度不完善，或者执行不力，那么医院感染的发生风险就会大大增加。例如，如果医院没有建立完善的感染监测与反馈机制，那么就无法及时发现和处理医院感染事件，从而无法有效地控制感染的传播和扩散。同样，如果医院没有制定和执行严格的无菌操作规范和个人防护要求，那么医务人员在为患者提供医疗服务的过程中，就更容易导致感染的发生。

医院感染的发生受多种因素的影响。为了降低医院感染的发生率，保障患者的安全和医疗质量，我们需要从多个方面入手。我们需要加强患者的管理和照护，提高他们的身体抵抗力和免疫功能。我们需要加强医务人员的培训和教育，提高他们的手卫生状况、无菌操作技术和个人防护意识。再者，我们需要改善医疗环境，优化医院的布局和通风换气状况，加强清洁消毒工作和医疗废物的处理。我们还需要合理使用抗菌药物，避免不必要的使用和滥用。我们需要完善和执行医院感染管理制度，建立有效的监测与反馈机制，及时发现和处理医院感染事件。通过这些措施的综合实施，我们可以有效地降低医院感染的发生率，提高医疗质量和患者的满意度。

四、医院感染预防与控制的全面策略

医院感染预防与控制的全面策略是确保患者安全、提升医疗质量的关键。为了有效应对医院感染问题，医院需要从组织建设、制度完善、人员培训、患者管理、医疗环境优化、抗菌药物使用、监测与反馈，以及应急处理与报告等多个方面入手，构建全面的防控体系。

（一）加强医院感染管理组织建设

医院应高度重视医院感染管理工作，成立医院感染管理委员会，负责全院医院感染管理的规划、指导、协调和监督工作。该委员会应由医院领导、感染控制专家、微生物学家、临床医生和护士等多学科人员组成，确保决策的科学性和专业性。各科室应设立医院感染管理小组，负责本科室医院感染的日常管理和监测工作，形成医院感染管理的网络体系。

（二）完善医院感染管理制度

制定和完善医院感染管理相关规章制度是预防和控制医院感染的基础。医院应制定手卫生制度，明确洗手的时机、方法和要求，确保医务人员的手卫生状况符合标准。建立无菌操作制度，规范医务人员的无菌操作技术，减少医源性感染的发生。消毒隔离制度也是必不可少的，医院应明确消毒隔离的要求和方法，确保医院环境的清洁和消毒工作到位。还应制定抗菌药物使用管理制度，规范抗菌药物的使用，避免滥用和误用。

（三）加强医务人员

培训与教育。医务人员的医院感染防控意识和能力是预防和控制医院感染的关键。医院应定期对医务人员进行医院感染防控知识的培训和教育，提高其对医院感染的认识和防控能力。培训内容应包括手卫生、无菌操作、个人防护、医疗废物处理等方面，确保医务人员在日常工作中能够严格遵守相关规章制度，减少医院感染的发生。医院还应鼓励医务人员参加学术交流和培训，不断更新知识，提高专业技能。

（四）强化患者管理

患者是医院感染的主要受体，因此强化患者管理也是预防和控制医院感染的重要环节。医院应对入院患者进行全面的评估，了解患者的基础疾病、免疫功能状态等，对高风险患者采取针对性的预防措施。例如，对免疫功能低下的患者采取保护性隔离措施，减少其与病原体的接触机会。加强患者及其家属的健康教育也是必不可少的，医院应向患者及其家属普及医院感染的相关知识，提高其对医院感染的认知和自我防护能力。

（五）优化医疗环境

医疗环境的清洁和消毒工作是预防和控制医院感染的重要措施。医院应合理布局各科室和病房，确保通风换气良好，减少病原体的滋生和传播。加强医院环境的清洁消毒工作也是必不可少的，特别是高频接触表面的清洁消毒应更加严格。例如，门把手、电梯按钮、床头柜等高频接触表面应定期清洁和消毒，减少病原体的附着和传播。规范医疗废物处理流程也是优化医疗环境的重要措施之一，医院应建立严格的医疗废物分类、收集、转运和处理制度，防止交叉感染的发生。

（六）合理使用抗菌药物

抗菌药物的滥用是导致细菌耐药性增加和医院感染难以控制的重要原因之一。因此，医院应加强抗菌药物临床应用管理，严格执行抗菌药物分级管理制度。

医生应根据病原学检测结果和药敏试验结果合理选用抗菌药物，避免经验性用药和预防性用药的滥用。医院还应建立抗菌药物使用监测和评价体系，定期对抗菌药物的使用情况进行监测和评价，及时发现和纠正不合理用药行为。

（七）加强监测与反馈

建立医院感染监测体系是预防和控制医院感染的重要手段。医院应定期对各科室医院感染、病原菌分布及耐药性等进行监测和分析，及时发现医院感染的高发科室和病原菌种类，为制定针对性的防控措施提供依据。对监测结果进行及时反馈和整改也是必不可少的，医院应将监测结果及时反馈给相关科室和医务人员，督促其改进防控措施，持续改进医院感染防控工作。

（八）应急处理与报告

尽管医院采取了多种措施预防和控制医院感染，但仍有可能发生医院感染暴发事件。因此，制定医院感染暴发应急预案并加强应急处理与报告工作也是必不可少的。医院应制定详细的医院感染暴发应急预案，明确应急处置流程、责任人和联系方式等。一旦发生医院感染暴发事件，立即启动应急预案进行处置，包括隔离患者、加强环境清洁消毒、追溯感染源等。医院还应按照相关规定及时向上级卫生行政部门报告医院感染暴发事件，并配合做好流行病学调查和处置工作。通过加强应急处理与报告工作，医院可以更加有效地应对医院感染暴发事件，减少其对患者和医院的影响。

五、具体实践案例

以下是以某医院为例，通过实施一系列具体措施有效降低医院感染发生率的实践案例。

（一）推广手卫生文化

在该医院，手卫生被视为预防医院感染的首要措施。医院在全院范围内积极推广手卫生文化，不仅在各个病房和诊疗区域设置了充足的洗手设施，还配备了速干手消毒剂，确保医务人员在任何时候都能方便地进行手卫生操作。为了进一步提高医务人员的手卫生依从性，医院定期组织手卫生培训和考核，通过实际演示、案例分析等形式，加深医务人员对手卫生重要性的认识，并掌握正确的洗手方法和时机。医院还通过制作手卫生宣传海报、播放手卫生宣传视频等方式，营造全院关注手卫生的良好氛围。

（二）实施目标性监测

针对医院感染的高发部位，如手术部位感染、呼吸机相关性肺炎等，该医院实施了目标性监测。通过收集和分析这些重点部位感染的数据，医院能够及时发现感染的高发科室和病原菌种类，为制定针对性的防控措施提供依据。例如，针对手术部位感染，医院加强了手术室的清洁消毒工作，优化了手术流程，减少了手术过程中的感染机会。医院还定期对监测结果进行评估和反馈，持续改进防控措施，降低重点部位感染的发生率。

（三）加强多重耐药菌管理

多重耐药菌的感染和传播是医院感染防控的难点之一。为了有效应对这一挑战，该医院建立了多重耐药菌监测网络，对多重耐药菌感染患者实施严格的隔离措施，并加强其所在环境的清洁消毒工作。医院还加强了抗菌药物的使用管理，通过制定抗菌药物使用指南、开展抗菌药物合理使用培训等方式，提高医务人员对抗菌药物使用的认识和管理水平。这些措施的实施有效减少了多重耐药菌的产生和传播，降低了医院感染的发生率。

（四）优化医疗流程

优化医疗流程也是该医院降低医院感染发生率的重要措施之一。通过推广日间手术、快速康复外科等理念和技术，医院减少了患者的等待时间和住院时间，降低了感染风险。例如，日间手术的推广使患者能够在一天内完成手术并出院，减少了患者在医院内的曝露时间，降低了感染机会。快速康复外科技术的应用也使得患者在手术后能够更快地恢复，减少了并发症的发生，进一步降低了感染风险。

（五）开展医院感染防控科研

该医院鼓励医务人员开展医院感染防控相关科研工作，探索新的防控策略和技术手段。医院设立了专门的科研基金，支持医务人员开展医院感染防控相关的研究项目。医院还积极与国内外同行进行交流与合作，共同提高医院感染防控水平。通过科研工作的推动，医院不仅不断改进和完善了现有的防控措施，还探索出了一些新的、更有效的防控策略和技术手段。该医院通过推广手卫生文化、实施目标性监测、加强多重耐药菌管理、优化医疗流程，以及开展医院感染防控科研等一系列具体措施的实施，有效降低了医院感染的发生率。这些措施不仅提高了医疗质量和安全性，还为患者提供了更加安全、优质的医疗服务。医院还通过持续改进和创新，不断探索新的防控策略和技术手段，为医院感染防控事业的发展作出了积极贡献。

第十二章 康复护理与功能恢复

第一节 康复护理理念与原则

一、康复护理概述

康复护理作为护理学的一个重要分支，其核心在于综合运用医学、护理学、康复学等多学科知识，为患者提供全面、系统、连续的康复服务。这一专业领域不仅仅关注患者的生理恢复，更重视其功能恢复、生活质量的提高及重返社会的能力。随着医疗技术的不断进步和人口老龄化的日益加剧，康复护理在医疗卫生体系中的地位变得愈发重要。康复护理的核心理念是以患者为中心，强调个体化、全面性和连续性。个体化意味着康复护理计划需要根据患者的具体病情、身体状况、心理状态和社会环境等因素进行量身定制。全面性则要求康复护理不仅关注患者的生理康复，还要重视其心理、社会功能的恢复。连续性则强调康复护理应贯穿于患者的整个康复过程，从急性期到恢复期，再到社区和家庭康复，都需要有相应的康复护理措施。在康复护理的实践中，遵循一系列基本原则是至关重要的。这些原则包括：以科学为依据，确保康复护理措施的有效性和安全性；以患者需求为导向，制定个性化的康复护理计划；以团队合作为基础，实现医护人员、患者及其家属之间的有效沟通和协作；以持续改进为目标，不断优化康复护理流程和提高服务质量。在实施康复护理时，采取一系列实践策略是至关重要的。这些策略包括：运用先进的康复技术和设备，提高康复效果；开展多学科团队合作，共同制定和执行康复护理计划；加强患者及其家属的教育和培训，提高其自我康复能力；建立有效的康复护理评估体系，定期监测患者的康复进展并及时调整护理计划。展望未来，康复护理将面临更多的发展机遇和挑战。随着医疗技术的不断创新和康复理念的深入人心，康复护理将在更广泛的领域得到应用和发展。康复护理也需要不断适应人口老龄化、慢性病增多等社会变化带来的新需求，不断探索新的服务模式和技术手段。未来，康复护理将更加注重预防、早期干预和长期管理，致力于为患者提供更高质量、更全面的康复服务，帮助其实现最佳的生活质量和社会功能恢复。

二、康复护理的核心理念

康复护理的核心理念：全面康复、个体化护理、主动参与与持续照护。作为护理学的一个重要分支，其核心在于从身体、心理、社会等多个维度出发，对患者进行全方位的评估和干预。这一核心理念主要体现在全面康复、个体化护理、主动参与及持续照护四个方面，它们共同构成了康复护理的基石。

全面康复是康复护理的核心理念之一。康复护理不仅关注患者生理功能的恢复，如运动能力的恢复、疼痛的缓解等，还非常重视患者心理状态的调整。患者在康复过程中，往往会经历焦虑、抑郁等情绪问题，因此，康复护理需要关注患者的心理健康，提供必要的心理支持和干预。社会功能的重建也是全面康复的重要组成部分。康复护理致力于帮助患者重新融入社会，恢复其社会角色和功能，提升其生活质量。个体化护理是康复护理的另一核心理念。每个患者都是独一无二的个体，他们的病情、康复需求及康复潜力都存在差异。因此，康复护理必须遵循个体化原则，根据患者的具体情况制定个性化的康复计划。这包括评估患者的身体状况、心理状态、社会环境等因素，以及考虑患者的个人偏好和需求，确保护理措施的有效性和针对性。通过个体化护理，可以最大限度地满足患者的康复需求，提高其康复效果。

主动参与也是康复护理的重要核心理念。康复护理鼓励患者及其家属积极参与康复过程，成为康复团队的重要成员。患者和家属的参与不仅可以提高他们对康复过程的理解和认识，还可以增强他们的自我护理能力和信心。康复护理团队通过教育、指导和支持，帮助患者建立自我护理能力，提高康复效果。这种主动参与的模式有助于建立一种积极的康复氛围，促进患者的康复进程。

持续照护是康复护理不可或缺的核心理念。康复是一个长期的过程，需要持续的关注和照护。康复护理应贯穿于患者康复的全过程，包括急性期、恢复期及后期随访等阶段。在急性期，康复护理主要关注患者的生命体征稳定和功能恢复；在恢复期，康复护理则更加注重患者的功能训练和日常生活能力的恢复；而在后期随访阶段，康复护理则致力于监测患者的康复进展，提供必要的指导和支持。通过持续照护，可以确保患者得到连贯、协调的康复服务，促进其全面康复。

全面康复、个体化护理、主动参与与持续照护是康复护理的核心理念。这些理念共同构成了康复护理的基石，指导着康复护理实践的发展和完善。在未来的康复护理实践中，我们应继续秉承这些核心理念，不断探索和创新，为患者提供更高质量、更全面的康复服务。

三、康复护理的基本原则

康复护理的基本原则：功能导向、循序渐进、综合评估、团队合作与尊重患者。复护理作为护理学的一个重要分支，其目标是通过综合运用多学科知识，为患者提供全面、系统、连续的康复服务，以促进患者功能的恢复和提高生活质量。为了实现这一目标，康复护理在实践中需要遵循一系列基本原则，这些原则构成了康复护理的基石，并指导着康复护理实践的发展和完善。以下是对康复护理基本原则的详细阐述。

（一）功能导向原则是康复护理的核心

这一原则强调，在制定康复计划和护理措施时，应始终以患者的功能恢复和提高为导向。这意味着康复护理不仅关注患者生理功能的恢复，如运动、感觉等，还重视患者心理、社会功能的恢复。针对患者的功能障碍，康复护理应进行有针对性的干预，以促进其功能的最大化恢复。循序渐进原则是康复护理的重要指导原则。康复护理应遵循人体生理和心理发展的自然规律，逐步增加康复训练的难度和强度。这一原则要求康复护理团队在制定康复计划时，充分考虑患者的实际情况和康复潜力，避免操之过急或过度训练导致的二次损伤或不良反应。通过循序渐进的康复训练，可以帮助患者逐步适应并提高其功能水平。

（二）综合评估原则是康复护理实践中的关键环节

在康复护理过程中，应定期对患者的身体功能、心理状态、社会功能等方面进行综合评估。这些评估结果可以为康复护理团队提供重要的反馈信息，帮助他们了解患者的康复进展和存在的问题。基于这些评估结果，康复护理团队可以及时调整康复计划和护理措施，以确保康复效果的最大化。

（三）团队合作原则是康复护理不可或缺的一部分

康复护理是一个多学科协作的过程，需要康复医师、护士、物理治疗师、作业治疗师等多个专业人员共同参与。这些团队成员之间应建立紧密的合作关系，共同制定康复方案并协同实施。通过团队合作，可以确保患者得到全面、系统的康复服务，提高其康复效果。

（四）尊重患者原则是康复护理实践中的基本伦理要求

在康复护理过程中，应充分尊重患者的意愿和选择权。这意味着康复护理团队需要与患者进行有效的沟通和交流，了解他们的需求和期望。基于这些信息，康复护理团队可以为患者提供个性化、人性化的康复服务，以满足他们的独特需求。

四、康复护理的实践策略

康复护理的实践策略：构建团队、个性化计划、综合干预、患者教育、档案管理与社会支持。康复护理，作为护理学的一个重要分支，致力于为患者提供全面、系统、连续的康复服务，以促进其功能恢复、提高生活质量并帮助其重返社会。为了实现这一目标，康复护理在实践中需要遵循一系列实践策略。以下是对这些实践策略的详细阐述：

（一）建立康复护理团队

康复护理的核心在于多学科的合作与协作。组建一个由多学科专业人员组成的康复护理团队是至关重要的。这个团队应包括康复医师、护士、物理治疗师、作业治疗师、心理咨询师等，每个成员都应有明确的角色和职责。为了促进团队成员之间的有效协作与交流，定期召开团队会议是必不可少的。在会议上，团队成员可以分享经验、资源和最新的康复护理知识，共同讨论患者的康复进展和存在的问题，并制定相应的解决方案。团队成员之间的互相学习和支持也是提高康复护理质量的关键。

（二）制定个性化康复计划

每个患者都是独一无二的。其病情、康复需求及康复潜力均存在差异。因此，康复护理必须遵循个体化原则，根据患者的具体情况制定个性化的康复计划。在制定康复计划时，康复护理团队应首先对患者的身体功能、心理状态、社会功能等方面进行全面评估。基于评估结果，团队可以确定患者的康复目标，并制定相应的康复方法和时间表。康复计划还应包括明确的评估指标，以便在康复过程中监测患者的进展。重要的是，康复计划并不是一成不变的。随着患者康复的进展和反馈，康复护理团队应及时调整计划，以确保其始终与患者的需求和目标保持一致。

（三）实施综合护理干预

康复护理是一个综合性的过程。需要综合运用多种护理干预措施来促进患者功能的全面恢复和提高。这些措施包括物理治疗、作业治疗、心理治疗、营养支持等。物理治疗主要关注患者运动功能的恢复，通过锻炼和训练来帮助患者提高肌肉力量、灵活性和平衡能力。作业治疗则更注重患者日常生活技能的恢复，如穿衣、进食、洗漱等。心理治疗在康复过程中也起着重要作用，它可以帮助患者调整心态，缓解焦虑、抑郁等负面情绪，增强其康复的信心和动力。营养支持则是确保患者在康复过程中获得足够的营养，以支持其身体的恢复和功能的提高。通过综合运用这些护理干预措施，康复护理团队可以为患者提供全面、系统的康复服务，促进其功能的最大化恢复。

（四）加强患者教育与指导

患者在康复过程中的积极参与和自我管理能力对于康复效果的提高至关重要。因此，康复护理团队应通过健康教育、康复训练指导等方式，提高患者及其家属对康复护理的认识和参与度。健康教育可以帮助患者及其家属了解康复的重要性、过程和方法，增强他们对康复的信心和积极性。康复训练指导则更注重教会患者正确的康复训练方法和自我护理技巧，如正确的体位摆放、运动锻炼、日常生活技能的恢复等。通过这些教育和指导，患者可以更好地参与到康复过程中，提高其自我管理能力。

（五）建立康复护理档案

为每位患者建立详细的康复护理档案是康复护理实践中的重要环节。档案应记录患者的康复进展、评估结果及护理措施等信息。这些信息对于评估康复效果、调整康复计划和制定后续随访计划都至关重要。康复护理档案应包括患者的基本信息、病情介绍、康复目标、康复计划、评估结果、护理措施及效果等内容。通过定期更新和回顾档案，康复护理团队可以及时了解患者的康复进展和存在的问题，并据此调整康复计划和护理措施。档案还可以作为患者康复过程中的重要参考依据，帮助其在康复结束后继续进行自我管理和康复训练。

（六）关注患者心理与社会支持

在康复护理过程中，患者的心理状态和社会支持情况也是不容忽视的。康复过程中的患者常常面临着焦虑、抑郁等负面情绪的挑战，这些情绪不仅会影响其康复的积极性和信心，还可能对其社会适应能力造成负面影响。因此，康复护理团队应关注患者的心理状态，通过心理疏导等方式帮助其缓解负面情绪。心理疏导可以包括认知行为疗法、放松训练、情绪调节技巧等。通过这些方法，患者可以更好地管理自己的情绪，提高康复的积极性和信心。社会支持网络的建设也是康复护理中的重要一环。康复护理团队可以与患者的家属、朋友、社区等建立联系，共同为患者提供社会支持。这些支持可以包括情感支持、实际帮助、信息提供等。通过社会支持网络的建设，患者可以感受到更多的关爱和支持，增强其社会适应能力。

五、康复护理的未来发展趋势

康复护理的未来发展趋势：智能化、社区化、跨学科融合与人文关怀的加强。康复护理作为护理学的一个重要分支，随着医学模式的转变和人们健康需求的提升，正在经历着深刻的变化和发展。展望未来，康复护理将呈现出智能化、社区化、跨学科融合，以及人文关怀加强等四大发展趋势。

（一）智能化发展

技术引领康复护理新篇章。随着信息技术的快速发展和人工智能技术的广泛应用，康复护理将不可避免地走向智能化。智能化的发展将为康复护理带来前所未有的机遇和挑战。智能穿戴设备作为智能化发展的重要代表，已经逐渐应用于康复护理中。这些设备能够实时监测患者的生命体征、运动状态等，为医护人员提供准确、全面的数据支持。通过数据分析，医护人员可以更加精准地评估患者的康复进展，制定个性化的康复计划，从而提高康复效果。除了智能穿戴设备，远程监控系统也将成为康复护理智能化发展的重要方向。通过远程监控，医护人员可以实时了解患者的康复情况，及时发现并处理潜在的问题。这种方式的应用，不仅可以提高康复护理的效率和质量，还可以减轻医护人员的工作负担，使其更加专注于患者的康复需求。智能化的康复护理还将带来更加便捷、高效的服务体验。患者可以通过智能手机、平板电脑等终端设备，随时随地获取康复知识、进行康复训练等。这种方式的应用，将极大地提高患者对康复护理的参与度和满意度。

（二）社区化延伸

康复护理走进患者生活。随着医疗改革的深入和人口老龄化的加剧，康复护理将逐渐向社区延伸。这是康复护理发展的必然趋势，也是满足患者康复需求的重要途径。社区康复中心的建立将是康复护理社区化延伸的重要形式。通过设立社区康复中心，可以为患者提供更加便捷、可及的康复服务。患者在社区康复中心可以接受专业的康复训练、咨询和治疗等，无须长途跋涉前往医院或康复机构。除了社区康复中心，家庭病床也将成为康复护理社区化延伸的重要形式。对于某些需要长期康复的患者来说，家庭病床可以为其提供更加舒适、温馨的康复环境。医护人员可以定期上门为患者提供康复服务，指导患者进行康复训练等。社区化延伸的康复护理还将注重与社区资源的整合和利用。通过与社区医疗机构、社会组织等建立合作关系，可以共同为患者提供更加全面、系统的康复服务。这种方式的应用，不仅可以提高康复护理的效率和质量，还可以促进社区健康事业的发展。

（三）跨学科融合

推动康复护理创新发展。康复护理是一个多学科交叉的领域，其发展离不开跨学科的支持与合作。在未来的康复护理中，将更加注重跨学科融合与协作。神经科学、心理学、社会学等学科将与康复护理更加紧密地结合在一起。通过加强交流与合作，可以共同推动康复护理理论和实践的不断创新与发展。例如，神经科学的研究可以为康复护理提供更加精准的神经机制解释和治疗方案；心理学的研究可以帮助医护人员更好地了解患者的心理状态和需求，制定更加个性化的康复计划；社会学的研究则可以为康复护理提供更加全面的社会支持网络等。跨学科融合的康复护理还将注重团队合作与协作。康复医师、护士、物理治疗师、作业治疗师等团队成员将共同参与到患者的康复过程中来。通过团队合作与协作，可以更加全面、系统地评估患者的康复需求和能力水平，制定更加科学、合理的康复计划和治疗方案。

（四）人文关怀加强

提升患者满意度与信任度。在未来的康复护理中，将更加注重人文关怀和患者体验。这是提高康复护理质量和患者满意度的重要途径。加强医护人员的人文素养培训将是提升人文关怀的重要措施。通过培训和教育，可以使医护人员更加关注患者的情感和心理需求，尊重患者的意愿和选择权等。还可以提高医护人员的沟通能力和服务意识等，使其更加善于与患者建立信任和合作关系。优化服务流程也是提升人文关怀的重要措施之一。通过优化服务流程，可以减少患者的等待时间和不必要的麻烦等。例如，可以设立专门的康复咨询服务窗口或热线电话等，为患者提供更加便捷、高效的咨询服务；还可以建立患者反馈机制等，及时了解并处理患者对康复护理的意见和建议等。加强人文关怀的康复护理还将注重患者的家庭和社会支持网络建设。通过与患者的家属、朋友、社区等建立联系和合作关系，可以共同为患者提供更加全面、系统的支持和帮助。这种方式的应用不仅可以提高患者的康复效果和生活质量水平，还可以增强其社会适应能力和自信心等。

第二节　物理治疗与作业治疗护理

康复护理是医疗护理体系中的重要组成部分，它致力于通过综合性的干预措施，促进患者身体、心理和社会功能的全面恢复。在这一过程中，物理治疗（physical therapy，PT）与作业治疗（occupational therapy，OT）护理作为核心手段，发挥着至关重要的作用。

一、康复护理概述

康复护理，作为一种跨学科的护理实践，其核心理念和实践模式都深深地植根于医学、护理学、康复学等多学科的知识和技能之中。它不仅仅是一种简单的护理行为，更是一种全面、系统的康复服务，旨在帮助那些因疾病、创伤或其他原因而身体功能受损的患者，恢复或改善他们的身体功能，提高他们的生活质量，并最终促进他们重新融入社会。康复护理的精髓在于其个体化的护理计划。每一位患者，无论他们的病情如何，都需要一个针对他们独特需求的康复计划。这个计划需要由专业的康复护理团队来制定，团队中可能包括康复医师、护士、物理治疗师、作业治疗师、心理治疗师等多种专业人员。他们共同协作，确保患者的每一个需求都能得到满足，每一个问题都能得到解决。在实施康复护理的过程中，患者的积极参与是不可或缺的。康复不仅仅是医护人员的责任，更是患者自己的责任。患者需要积极参与到康复计划的制定和实施中来，他们需要了解自己的目标，知道如何达到这些目标，并愿意为此付出努力。家属的支持和参与也是康复成功的重要因素。他们可以为患者提供情感上的支持，鼓励患者坚持下去，也可以帮助患者完成一些日常生活中的任务，让患者有更多的时间和精力投入到康复中来。康复护理的干预措施是多种多样的，包括药物治疗、物理治疗、作业治疗、心理治疗等。每一种干预措施都有其独特的作用和价值，它们共同构成了一个全面的康复体系。药物治疗可以帮助患者缓解疼痛，控制病情；物理治疗可以帮助患者恢复肌肉力量，改善运动功能；作业治疗可以帮助患者重新学习日常生活技能，提高生活质量；心理治疗可以帮助患者调整心态，积极面对康复过程中的挑战。总的来说，康复护理是一种全面、系统的康复服务，它融合了多学科的知识和技能，旨在帮助患者恢复或改善身体功能，提高生活质量，并促进其重返社会。在这个过程中，个体化的护理计划、患者及家属的积极参与以及综合性的干预措施都是不可或缺的。康复护理的目标不仅仅是让患者活下来，更是让他们活得更好。

二、物理治疗护理

物理治疗护理作为康复医学的重要组成部分，致力于患者身体机能的恢复与改善。它运用力学原理、运动疗法、物理因子等多种手段，对患者的关节、肌肉、神经等系统进行针对性的治疗与训练。

（一）物理治疗护理的理念

物理治疗护理的核心理念在于通过一系列科学的治疗手段，促进患者身体机能的恢复。这一理念贯穿于整个治疗过程，体现在对患者个体差异的尊重、对治疗目标的明确及对治疗效果的持续评估上。物理治疗护理注重患者的个体差异。每个患者的病情、身体状况和康复需求都是独特的，因此物理治疗师在制定治疗方案时，会充分考虑患者的具体情况，确保治疗方案的个性化和针对性。物理治疗护理有明确的治疗目标。这些目标通常包括减轻疼痛、增强肌肉力量、提高关节灵活性、改善平衡与协调能力等。物理治疗师会根据患者的实际情况，制定具体、可衡量的治疗目标，并在治疗过程中不断调整和优化治疗方案，以确保目标的实现。物理治疗护理强调治疗效果的持续评估。物理治疗师会定期对患者进行评估，了解患者的康复进展，并根据评估结果及时调整治疗方案。这种持续评估的做法有助于确保治疗的有效性和安全性，也能让患者更加清晰地了解自己的康复进程。

（二）物理治疗护理的方法

物理治疗护理的方法多种多样，包括运动疗法、物理因子治疗及手法治疗等。这些方法各有其独特的作用和价值，共同构成了物理治疗护理的丰富体系。

1. 运动疗法

运动疗法是物理治疗护理中的重要手段之一。它包括主动运动、被动运动、助力运动等多种形式，旨在通过运动训练改善患者的关节活动度、增强肌肉力量、提高平衡与协调能力。在治疗过程中，物理治疗师会根据患者的具体情况，选择合适的运动形式和运动强度，以确保治疗的安全性和有效性。

2. 物理因子治疗

物理因子治疗是利用物理因子的生物效应来促进患者身体机能的恢复。常见的物理因子包括热敷、冷敷、超声波、电疗等。这些物理因子能够作用于患者的局部组织，促进局部血液循环、缓解疼痛、促进组织修复。物理治疗师会根据患者的具体病情和康复需求，选择合适的物理因子进行治疗。

3. 手法治疗

手法治疗是物理治疗护理中的另一种重要手段。它包括关节松动术、软组织按摩等，通过专业的手法操作，缓解肌肉紧张、改善关节活动度。手法治疗能够直接作用于患者的局部组织，对于缓解肌肉疼痛、改善关节功能等方面具有显著的效果。

（三）物理治疗护理在功能恢复中的应用

物理治疗护理广泛应用于各类康复患者，如骨科术后患者、神经系统疾病患者（如脑卒中、脊髓损伤）、慢性疼痛患者等。通过个性化的治疗计划，物理治疗师能够针对患者的具体病情和康复需求，制定有效的治疗策略，帮助患者恢复或改善受损的身体功能。

在骨科术后患者的康复过程中，物理治疗护理起着至关重要的作用。通过运动疗法和手法治疗等手段，物理治疗师能够帮助患者恢复关节活动度、增强肌肉力量，促进骨折愈合和软组织修复。物理因子治疗也能够缓解患者的疼痛和不适感，提高患者的康复体验。

对于神经系统疾病患者来说，物理治疗护理同样具有重要的价值。脑卒中、脊髓损伤等神经系统疾病会导致患者的运动功能受损，严重影响患者的生活质量。通过物理治疗护理中的运动疗法和手法治疗等手段，物理治疗师能够帮助患者改善运动功能、提高生活自理能力，减轻残疾程度。

在慢性疼痛患者的康复过程中，物理治疗护理也发挥着重要的作用。慢性疼痛患者常常因为长期的疼痛而导致肌肉紧张、关节活动受限等。通过物理治疗护理中的物理因子治疗和手法治疗等手段，物理治疗师能够帮助患者缓解疼痛、改善肌肉紧张和关节活动度，提高患者的生活质量。物理治疗护理作为一种科学、有效的康复手段，在帮助患者恢复或改善身体机能方面发挥着重要的作用。通过运用力学原理、运动疗法、物理因子等多种手段，物理治疗师能够针对患者的具体病情和康复需求，制定个性化的治疗方案，帮助患者实现身体机能的恢复和提高。在未来的发展中，我们应该进一步加强对物理治疗护理的研究和应用，推动其在康复医学领域的发展和创新。我们也应该提高公众对物理治疗护理的认知和了解，让更多的人受益于这一科学、有效的康复手段。

三、作业治疗护理

（一）作业治疗护理的理念

作业治疗护理，作为康复医学的重要分支，其核心理念深深地植根于"以患者为中心，以功能为导向"的原则之中。这一理念不仅强调了患者在治疗过程中的主体地位，更突出了功能恢复在整个康复过程中的核心地位。作业治疗护理的目标是通过一系列精心设计并与生活、工作或娱乐紧密相关的作业活动，帮助患者逐步恢复或提高他们的日常生活自理能力、工作能力及社交技能。在这一理念的指导下，作业治疗护理特别强调患者的主动参与和亲身体验。治疗师会与患者紧密合作，共同制定个性化的治疗计划，确保每一项作业活动都符合患者的实际需求和能力水平。通过实践活动，患者不仅可以在身体层面得到锻炼和恢复，还可以在心理和社会功能层面得到全面的提升。作业治疗护理还注重患者所处环境的适应性改造。治疗师会评估患者的家庭、工作环境，以及社交环境，并提出相应的改造建议，以确保患者在日常生活中能够更好地应用他们在作业治疗中学到的技能和策略。作业治疗护理还强调跨学科的合作。治疗师会与其他康复团队成员，如物理治疗师、言语治疗师、心理治疗师等紧密合作，共同为患者提供全面、协调的康复服务。这种跨学科的合作模式确保了患者在身体、心理、社会等多个层面都能得到充分的关注和支持。作业治疗护理以"以患者为中心，以功能为导向"为核心理念，通过设计并实施一系列与生活、工作或娱乐相关的作业活动，旨在帮助患者实现身体、心理和社会功能的全面恢复。这一理念不仅体现了对患者个体差异的尊重，更突出了功能恢复在整个康复过程中的重要地位。

（二）作业治疗护理的方法

作业治疗护理的方法：多元化、个性化与综合性的康复路径。作业治疗护理，作为一种致力于帮助患者恢复和提高生活、工作及社交技能的康复方法，其实施过程中融合了多元化、个性化与综合性的康复策略。以下是对作业治疗护理方法的详细阐述。

1. 日常生活技能训练

日常生活技能训练是作业治疗护理的基础内容之一。治疗师会针对患者的实际需求和能力水平，设计并实施一系列与生活密切相关的训练活动，如穿衣、洗漱、进食等。这些看似简单的日常活动，对于某些患者来说却可能是巨大的挑战。因此，治疗师会耐心地指导患者，通过反复练习和逐步引导，帮助他们逐步掌握这些基本的日常生活技能，从而提高他们的自理能力。

2. 工作模拟训练

工作模拟训练是作业治疗护理中另一项重要的内容。对于许多患者来说，恢复工作能力是他们康复过程中的重要目标之一。因此，治疗师会根据患者的工作需求和职业背景，设计模拟的工作环境和任务，帮助患者逐步适应工作的节奏和要求。通过工作模拟训练，患者不仅可以恢复或提高工作能力，还可以增强自信心和自尊心，为重返工作岗位打下坚实的基础。

3. 适应性辅助器具的使用

在作业治疗护理中，适应性辅助器具的使用也是一项重要的内容。对于一些身体功能受损的患者来说，使用合适的辅助器具可以大大提高他们的独立生活能力。因此，治疗师会根据患者的实际情况和需求，为他们提供合适的辅助器具，如轮椅、拐杖、假肢等。治疗师还会指导患者正确使用这些辅助器具，确保他们能够充分发挥其作用。

4. 社交技能训练

社交技能训练是作业治疗护理中不可或缺的一部分。对于许多患者来说，由于疾病的影响，他们的社交技能和自信心可能受到了一定的损害。因此，治疗师会通过组织各种社交活动、角色扮演等方式，帮助患者逐步恢复和提高社交技能。在社交技能训练过程中，治疗师会注重培养患者的沟通技巧、情感表达能力及团队合作精神等，从而帮助他们在社交场合中更加自信、从容地应对各种情况。

（三）作业治疗护理在功能恢复中的应用

作业治疗护理作为一种全面、综合的康复方法，在各类康复患者中均有着广泛的应用。其核心理念和方法使得它在不同疾病和康复需求的患者中都能发挥独特的作用。对于神经系统疾病患者而言，作业治疗护理的应用尤为关键。这类患者往往因为疾病的影响，导致日常生活自理能力大幅下降，给家庭和社会带来沉重的负担。而作业治疗护理通过一系列与生活相关的作业活动，如穿衣、洗漱、进食等，帮助患者逐步恢复这些基本的自理能力。对于更高级别的功能，如工作能力和社交技能，作业治疗护理也能通过模拟训练、社交活动等方式进行有针对性的康复。这样，患者不仅能够减轻家庭和社会的负担，还能逐步回归社会，实现自我价值。对于骨科术后患者，作业治疗护理同样发挥着重要的作用。骨科手术往往导致患者关节功能受限、肌肉力量下降等。而作业治疗护理通过关节活动度训练、肌肉力量训练等作业活动，促进患者关节功能的恢复和肌肉力量的增强。这些训练不仅有助于患者身体的康复，还能提高他们的生活质量，使他们更快地恢复到正常的生活和工作状态。作业治疗护理在心理疾病患者的康复中也扮演着重要的角色。心理疾病患者往往伴随着焦虑、抑郁等负面情绪，这些情绪不仅影响他们的心理健康，还可能导致身体功能的下降。而作业治疗护理通过实践活动、社交训练等方式，帮助患者缓解这些负面情绪，提高他们的生活质量。在作业治疗的过程中，患者能够逐渐找回生活的乐趣和意义，增强自我认同感和自信心。

四、物理治疗与作业治疗护理的协同作用

物理治疗与作业治疗护理的协同作用是实现患者功能最大化恢复的关键。在康复护理实践中，物理治疗与作业治疗护理并不是孤立存在的两个环节，而是相互补充、协同作用的重要组成部分。这两者之间的紧密配合和有效衔接，对于实现患者功能的最大化恢复具有至关重要的作用。物理治疗作为康复护理的基础，主要通过各种物理手段来改善患者的身体机能。它针对患者的具体病情和康复需求，运用力学、热学、电学等物理因子进行治疗，旨在缓解患者的疼痛、减轻炎症、

改善血液循环、增强肌肉力量等。通过物理治疗的干预，患者的身体机能可以得到有效的改善，为后续的作业治疗护理提供必要的基础条件。而作业治疗护理则是在物理治疗的基础上，进一步通过实践活动来巩固和提升患者的身体功能。它强调患者的主动参与和体验，通过设计并实施一系列与生活、工作或娱乐相关的作业活动，帮助患者逐步恢复或提高日常生活自理能力、工作能力及社交技能。作业治疗护理不仅关注患者身体层面的恢复，更注重其心理和社会功能的全面提升。在康复护理实践中，物理治疗与作业治疗护理的协同作用显得尤为重要。物理治疗为作业治疗提供了必要的身体基础，使患者能够有能力参与到各种实践活动中去。而作业治疗则进一步巩固了物理治疗的成果，通过实践活动使患者的身体功能得到更进一步的提升和恢复。两者之间的紧密配合和有效衔接，确保了患者在康复过程中的全面性和连续性。物理治疗与作业治疗护理的协同作用还体现在对患者个性化需求的满足上。不同的患者具有不同的康复需求和目标，而物理治疗与作业治疗护理的协同作用可以根据患者的具体情况进行个性化的调整和优化，以确保康复方案的有效性和针对性。

五、案例分析

（一）脑卒中患者护理

以脑卒中患者为例，其康复护理过程中物理治疗与作业治疗护理的协同作用尤为显著。在脑卒中早期，物理治疗师主要通过运动疗法和物理因子治疗等手段，如电刺激、热敷等，促进患者瘫痪肢体的血液循环、缓解疼痛、预防肌肉萎缩和关节僵硬，为后续的作业治疗打下坚实的基础。随着患者病情的稳定和康复进展的推进，作业治疗师则开始介入，通过设计并实施一系列日常生活技能训练，如穿衣、洗漱、进食等，以及工作模拟训练等活动，帮助患者恢复或提高日常生活自理能力和工作能力。在此过程中，物理治疗与作业治疗护理相互支持、相互促进，共同推动了患者功能的全面恢复。再以一位因车祸导致下肢骨折的患者为例。在康复初期，物理治疗师主要关注于患者的疼痛管理、肿胀控制和骨折部位的稳定。他们运用冷敷、压迫包扎和适当的体位摆放等手段，减轻患者的痛苦，并为骨折愈合创造良好的环境。随着康复的深入，作业治疗师开始介入，他们设计了一系列针对性的活动，如下肢肌肉力量训练、关节活动度提升，以及平衡和协调性的训练。这些活动不仅帮助患者恢复了基本的行走能力，还使他们能够逐渐适应日常生活的各种活动,如上下楼梯、驾驶汽车等。在这个过程中,物理治疗与作业治疗紧密配合,共同促进了患者身体功能的全面恢复。

(二)慢性腰痛患者护理

一位患有慢性腰痛的患者,长期腰痛导致这位患者的日常活动能力受限,生活质量严重下降。物理治疗师首先通过手法治疗、热敷和腰椎牵引等手段,缓解了患者的疼痛,改善了腰部的肌肉紧张和血液循环。随后,作业治疗师介入,他们设计了一系列旨在增强腰部肌肉力量、提高柔韧性和改善姿势的活动。这些活动包括特定的腰部伸展运动、核心稳定性训练和日常活动的适应性指导。通过物理治疗与作业治疗的协同作用,这位患者不仅腰痛得到了显著缓解,还学会了如何正确地保护和锻炼腰部,从而避免了腰痛的复发,生活质量得到了明显提升。

第三节 言语与吞咽功能康复护理

康复护理作为现代医疗体系中的重要组成部分,旨在通过一系列综合性的干预措施,促进患者身体、心理和社会功能的全面恢复。在众多康复领域中,言语与吞咽功能康复护理因其直接关系到患者的日常交流、营养摄入及生活质量,而显得尤为重要。

一、言语与吞咽功能康复护理概述

言语功能康复护理和吞咽功能康复护理在康复医学中扮演着举足轻重的角色。它们不仅关注患者身体功能的恢复,更注重其社交能力和生活质量的提升。在未来的康复医学发展中,我们应该进一步加强对这两种康复护理方法的研究和应用,推动其在更广泛的领域和更深入的程度上为患者带来福音。我们也应该提高公众对这两种康复护理方法的认知和了解,让更多的人受益于这一科学、有效的康复手段。

(一)言语功能康复护理的深入解析

言语功能,作为人类社会交流的基石,其重要性不言而喻。由于多种神经系统疾病的侵袭,如脑卒中、脑外伤、帕金森病及阿尔茨海默病等,患者的言语功能可能会受到不同程度的损害。这种损害不仅影响患者的日常交流,更可能对其社交能力和生活质量造成深远影响。因此，言语功能康复护理显得尤为重要。言语功能康复护理的核心目标是通过专业的评估和精准的干预，帮助患者逐步恢复或改善其语音、语调、语速，以及语言理解和表达等关键能力。这一护理过程需要康复师具备深厚的专业知识和丰富的实践经验，以便能够准确判断患者的言语障碍类型，并据此制定个性化的康复方案。在康复过程中，康复师会运用多种方法和技巧，如语音训练、语言游戏、交流策略指导等，来激发患者的言语潜能，提高其交流能力。他们还会密切关注患者的情绪和心理状态，给予必要的支持和鼓励，帮助患者树立康复信心，积极面对挑战。

（二）吞咽功能康复护理的全面探讨

吞咽，这一看似简单的生理过程，实际上涉及复杂的肌肉运动和神经控制。对于某些患者来说，吞咽功能障碍可能带来误吸、呛咳、营养不良等严重后果，甚至威胁生命。因此，吞咽功能康复护理在康复医学中占据着举足轻重的地位。吞咽功能康复护理的首要任务是全面评估患者的吞咽生理机制、食物摄入方式及安全性等方面。这一评估过程需要康复师具备敏锐的观察力和专业的判断力，以便能够准确识别患者的吞咽问题所在，并据此制定个性化的康复计划。在制定康复计划时，康复师会充分考虑患者的具体病情和康复需求，选择合适的康复方法和技巧。例如，对于口腔肌肉力量不足的患者，康复师可能会设计一系列的口腔肌肉锻炼活动；对于吞咽协调性差的患者，则可能采用特殊的吞咽训练方法来提高其协调性。吞咽功能康复护理还注重患者的营养摄入和饮食管理。康复师会与营养师紧密合作，为患者制定科学合理的饮食计划，确保其在康复过程中能够摄取到充足、均衡的营养。他们还会指导患者及其家属如何正确地进行食物准备和摄入，以降低误吸等风险。

二、评估方法

在康复医学的广阔领域中，言语功能评估占据着举足轻重的地位。它不仅关乎患者日常生活交流的质量，还直接影响到其心理健康和社会参与度。随着医疗技术的进步和康复理念的深入，言语功能评估已发展成为一门集科学性、系统性与个性化于一体的综合性评估体系。

（一）评估的意义

言语功能是人类智能与情感表达的重要载体，其健康与否直接关系到个体的生活质量和社会适应能力。对于因疾病、外伤或衰老等原因导致的言语功能障碍患者而言，及时、准确的评估不仅是制定有效康复计划的前提，也是衡量康复效果、调整治疗策略的重要依据。通过言语功能评估，康复师能够全面了解患者的言语能力现状，包括其优势与不足，从而为患者量身打造个性化的康复方案，促进言语功能的最大限度恢复。

（二）评估内容

1.语音评估

语音评估是言语功能评估的基础环节，它关注患者发音的物理特性。康复师通过细致观察患者的发音清晰度、音量、音调等关键指标，评估其语音质量。具体而言，发音清晰度涉及患者能否准确发出各个音节，避免替代、省略或歪曲现象；音量评估则关注患者发音的响度是否适中，既不过于微弱也不至于过于响亮；音调评估则考察患者发音的自然流畅度及音高变化是否恰当。此外，语速、呼吸支持等也是语音评估中不可忽视的方面。

2.语言理解评估

语言理解是言语交流的重要组成部分，它涉及患者接收并解析语言信息的能力。在评估过程中，康复师通常采用对话、图片测试等多种方式，以评估患者的语言理解能力。对话测试通过提出简单的问题或指令，观察患者是否能准确理解并作出相应反应；图片测试则利用视觉辅助材料，如图片、图表等，要求患者指出特定物品、描述场景或回答相关问题。这些测试不仅能够揭示患者的语言理解水平，还能为康复师提供关于患者认知功能、注意力及记忆能力的间接信息。

3.语言表达评估

语言表达是言语功能的核心部分，它要求患者能够组织词汇、构建语法结构并连贯地表达思想。在评估过程中，康复师会让患者尝试描述场景、讲述故事或回答开放式问题，以全面考察其语言表达能力。评估内容包括词汇量、语法正确性、句子连贯性、逻辑性，以及非言语表达（如肢体语言、面部表情）的运用等。通过这些评估，康复师可以了解患者在语言表达方面的优势和不足，为后续的康复训练提供针对性指导。

（三）评估方法

1. 观察法

观察法是言语功能评估中最直接、最常用的方法之一。康复师通过直接观察患者的发音、表情、动作等外在表现，结合患者的自我描述和反馈，初步判断其言语功能状况。观察法具有操作简便、成本低廉的优点，但受主观因素影响较大，需要康复师具备丰富的临床经验和敏锐的洞察力。

2. 访谈法

访谈法是通过与患者及其家属进行深入交流，获取关于患者言语功能的第一手资料。访谈内容可涵盖患者的病史、症状表现、日常生活交流情况等多个方面。通过访谈，康复师可以更加全面地了解患者的言语功能现状及其对患者生活的影响，为制定康复计划提供有力支持。

3. 标准化测试

标准化测试是言语功能评估中不可或缺的一部分。这些测试经过严格设计和验证，能够量化评估患者的言语功能水平，为康复师提供更准确、更全面的数据支持。常见的标准化测试包括波士顿命名测试（BNT）、西方失语症成套测验（WAB）等。这些测试不仅能够评估患者的语言理解和表达能力，还能揭示其认知功能、注意力及记忆能力等方面的状况。

（四）标准化测试在言语功能评估中的应用

1. 波士顿命名测试（BNT）

波士顿命名测试是一种常用的语言理解评估工具，它通过呈现一系列图片并要求患者命名来评估其命名能力。该测试不仅适用于成人失语症患者，也常用于儿童语言发育迟缓和阿尔茨海默病等疾病的诊断与评估。BNT 的优势在于其操作简便、易于标准化，且能够量化评估患者的命名能力水平。

2. 西方失语症成套测验（WAB）

西方失语症成套测验是一种全面的语言功能评估工具，它涵盖了语言理解、复述、命名、阅读和书写等多个方面。WAB 通过一系列精心设计的测试任务，全面评估患者的语言功能状况，并根据评估结果对患者进行失语症分类和严重程度评定。该测试的优势在于其全面性和系统性，能够为康复师提供关于患者语言功能状况的详尽信息。

三、干预策略

言语功能康复护理和吞咽功能康复护理在康复医学中扮演着举足轻重的角色。它们不仅关注患者身体功能的恢复，更注重其社交能力和生活质量的提升。在实践过程中，康复师需要综合运用多种策略和方法，根据患者的具体需求和情况制定个性化的康复方案。他们还需要与患者及其家属保持密切的沟通和合作，共同推动患者的康复进程。在未来的康复医学发展中，我们应该进一步加强对这两种康复护理方法的研究和应用，推动其在更广泛的领域和更深入的程度上为患者带来福音。

（一）言语功能康复护理的全面探讨与实践

言语功能是人类社会交流的核心，其受损会严重影响患者的日常生活和社交能力。因此，言语功能康复护理在康复医学中占据着举足轻重的地位。这一护理过程旨在通过专业的评估和个性化的干预，帮助患者恢复或改善其语音、语言理解和表达能力，从而提升其社交能力和生活质量。在言语功能康复护理中，语音训练是至关重要的一环。针对发音不清的患者，康复师会设计一系列口部肌肉训练和呼吸控制训练。这些训练旨在增强患者口部肌肉的协调性和力量，改善其发音的清晰度和音量。通过持续的练习和反馈，患者能够逐渐掌握正确的发音技巧，提高语音质量。语言理解训练也是言语功能康复护理的重要组成部分。康复师会利用简单的指令、图片和故事等方式，与患者进行交流互动。通过这些活动，患者能够逐渐提高对语言信息的理解能力，学会将听到的信息与实际情境相联系，从而更好地参与到日常交流中。语言表达训练则旨在鼓励患者多说话、多交流。康复师会引导患者通过复述、造句和描述图片等方式，锻炼其语言表达能力。在这一过程中，康复师会注重患者的词汇量、语法结构和句子连贯性的培养，帮助其逐渐恢复流畅、准确的表达能力。对于严重言语障碍的患者，辅助沟通工具的使用也是言语功能康复护理的一部分。电子沟通板、手势语等辅助工具能够帮助患者更好地与他人进行交流，减轻其因言语障碍而带来的挫败感和孤独感。康复师会根据患者的具体需求和情况，推荐并教授其使用合适的辅助沟通工具。

（二）吞咽功能康复护理的细致解析与实践策略

吞咽是人类摄取食物和水分的基本生理过程，其功能障碍可能导致严重的后果。因此，吞咽功能康复护理在康复医学中具有举足轻重的地位。这一护理过程旨在通过全面的评估和个性化的干预，帮助患者恢复或提高吞咽功能，确保其能够安全有效地摄取营养。在吞咽功能康复护理中，体位调整是一项重要的策略。康复师会仔细调整患者的头部、颈部及躯干姿势，以优化其吞咽生理机制并减少误吸风险。正确的体位能够确保食物和液体顺利进入食道，避免误入气道造成呛咳或窒息。食物质地的调整也是吞咽功能康复护理的关键环节。康复师会根据患者的吞咽能力，精心调整食物的黏稠度、硬度等特性。对于吞咽困难的患者，康复师会选择质地柔软、易吞咽的食物；而对于需要锻炼吞咽肌群的患者，则可能选择稍带挑战性的食物质地。通过这样的调整，患者能够在保证安全的前提下，逐步提高吞咽能力并摄取到充足的营养。吞咽技巧的训练在吞咽功能康复护理中同样占据重要地位。康复师会教授患者多种吞咽技巧，如多次吞咽、交替吞咽及门德尔松手法等。这些技巧能够帮助患者更好地控制吞咽过程，减少误吸风险并提高吞咽效率。通过持续的练习和反馈，患者能够逐渐掌握并熟练运用这些技巧。除上述策略外，吞咽肌群的训练也是吞咽功能康复护理不可或缺的一部分。康复师会设计口腔运动操和颈部肌肉锻炼等活动，旨在增强患者吞咽肌群的力量和协调性。通过这些训练，患者的吞咽肌群能够得到有效的锻炼和恢复，为其吞咽功能的改善奠定坚实的基础。

四、护理实践

言语与吞咽功能康复的全面探索与实施策略。在康复医学的广阔领域中，言语与吞咽功能的康复护理占据了举足轻重的地位。这两种功能是人类社会交流和摄取营养的基础，一旦受损，将对患者的日常生活和社交能力产生深远影响。因此，针对言语与吞咽功能的康复护理实践显得尤为重要。

（一）个性化康复计划

奠定康复之基。个性化康复计划是言语与吞咽功能康复护理的核心。基于患者的全面评估结果，康复师需要制定出一个既符合患者实际情况又具有针对性的康复计划。这个计划应明确康复的目标、干预策略及预期的效果，为患者提供一个清晰、可行的康复路径。在制定康复计划时，康复师需要充分考虑患者的年龄、病情、康复潜力及个人意愿等因素。例如，对于一位年轻的脑卒中患者，康复计划可能会更加注重其语音和语言表达能力的恢复，因为其社交和职业需求较高。而对于一位老年的帕金森病患者，则可能更加关注其吞咽功能的改善，以确保其能够安全有效地摄取营养。个性化康复计划的制定还需要注重其实施的可行性和有效性。康复师需要与患者及其家属进行充分的沟通，确保他们理解并接受康复计划的内容和目标。康复师还需要根据患者的实际情况和康复进展，及时调整康复计划，以确保其始终符合患者的需求。

（二）跨学科合作

共筑康复之桥。言语与吞咽功能康复护理涉及多个学科领域，如康复医学、神经科学、营养学等。因此，在实际工作中，跨学科合作与交流显得尤为重要。通过多学科团队的紧密合作，可以为患者提供更加全面、专业的康复服务。康复医学专家负责整体康复方案的制定和实施，他们会根据患者的具体情况，设计出合适的康复计划和干预策略。神经科学专家则负责评估患者的神经功能和损伤程度，为康复方案的制定提供科学依据。而营养学专家则关注患者的饮食和营养摄入，确保其在康复过程中能够摄取到充足的营养。除上述专家外，言语与吞咽功能康复护理团队还可能包括心理咨询师、社会工作者等。他们共同协作，为患者提供全方位的康复服务。通过跨学科的合作与交流，可以确保患者在康复过程中得到最全面、最专业的护理和支持。

（三）患者及家属教育

点亮康复之灯。在言语与吞咽功能康复护理中，患者及家属的教育指导同样占据重要地位。通过向患者及家属普及相关知识，可以帮助他们更好地理解和支持康复工作，提高患者的自我管理能力，并为患者的康复创造更加有利的环境和条件。康复师需要向患者及家属详细解释言语与吞咽功能康复的原理、干预方法及注意事项等。例如，他们需要了解如何通过口部肌肉训练来改善发音清晰度，或者如何通过调整食物质地来确保安全有效地摄取营养。康复师还需要教育患者及家属如何正确使用辅助沟通工具，以及如何在日常生活中进行吞咽技巧的训练等。通过教育指导，患者可以更加积极地参与到康复过程中来，提高其自我管理能力。而家属的参与和支持也对患者的康复产生积极影响。他们可以更好地协助患者进行康复训练，监督患者的饮食和营养摄入，并为患者提供一个更加温馨、支持性的康复环境。

（四）随访与评估

把舵康复之舟。在言语与吞咽功能康复护理中，随访与评估是确保康复效果最大化的关键环节。通过定期进行随访和评估，康复师可以及时了解患者的康复进展和存在的问题，并根据评估结果及时调整康复计划和干预策略。随访可以通过电话、家访或门诊等方式进行。在随访过程中，康复师需要与患者及其家属进行充分的沟通，了解患者在康复过程中遇到的困难和问题，并给予及时的指导和支持。康复师还需要观察患者的康复进展，判断其是否达到了预期的康复目标。评估则是通过一系列的测试和检查来全面了解患者的言语与吞咽功能状况。这些评估可以包括语音测试、语言理解测试、吞咽功能检查等。通过评估，康复师可以更加准确地了解患者的康复状况，并为其制定更加个性化的康复计划。随访与评估还可以为康复护理工作的持续改进提供依据。通过收集患者的反馈意见和建议，康复师可以不断完善康复计划和干预策略，提高康复效果。随访与评估还可以帮助康复师及时发现康复过程中的问题和不足，并进行及时的调整和改进。言语与吞咽功能康复护理的实践是一个复杂而细致的过程。它需要康复师具备深厚的专业知识和丰富的实践经验，以制定个性化的康复计划并付诸实施。它还需要跨学科的合作与交流，为患者提供更加全面、专业的康复服务。在这个过程中，患者及家属的教育指导，以及随访与评估都发挥着举足轻重的作用。通过不断的努力和改进，我们可以为更多的患者带来福音，帮助他们重新获得言语与吞咽的能力，提高其社交能力和生活质量。

五、未来展望

言语与吞咽功能康复护理的创新与发展。在康复医学的广阔领域中，言语与吞咽功能的康复护理无疑占据着举足轻重的地位。随着科技的不断进步、医疗模式的转变，以及社会对健康需求的日益提升，这一领域的未来发展充满了无限的可能性和挑战。

（一）技术创新

引领康复护理新篇章。在 21 世纪的科技浪潮中，新技术、新设备如雨后春笋般涌现，为康复护理领域带来了前所未有的变革机遇。其中，虚拟现实（VR）技术、人工智能（AI）技术等前沿科技，在言语与吞咽功能康复护理中的应用前景尤为广阔。

1. 虚拟现实（VR）技术的革新应用

虚拟现实（VR）技术通过模拟真实环境，为患者提供一种身临其境的康复体验。在言语康复方面，VR 技术可以创建各种社交场景，帮助患者在虚拟环境中进行语言交流和沟通训练，从而提高其语言理解和表达能力。VR 技术还可以结合生物反馈机制，实时监测患者的发音和口部肌肉运动，为其提供更加精准的康复指导。在吞咽功能康复方面，VR 技术同样可以发挥重要作用。通过模拟不同的食物质地和吞咽场景，VR 技术可以帮助患者进行吞咽技巧的训练和吞咽肌群的锻炼，提高其吞咽能力和安全性。VR 技术还可以结合游戏化设计，使康复过程更加有趣和富有挑战性，从而激发患者的康复积极性和参与度。

2. 人工智能（AI）技术的智能化服务

人工智能（AI）技术以其强大的数据处理和学习能力，为康复护理领域带来了智能化的服务体验。在言语与吞咽功能康复护理中，AI 技术可以通过分析患者的语音和吞咽数据，为其制定个性化的康复计划和干预策略。AI 技术还可以实时监测患者的康复进展，并根据其实际情况及时调整康复方案，确保康复效果的最大化。AI 技术还可以辅助康复师进行更加精准的诊断和评估。通过深度学习和机器学习算法，AI 技术可以对患者的语音和吞咽数据进行深度挖掘和分析，发现潜在的康复问题和挑战，为康复师提供更加全面、准确的评估结果和康复建议。

3. 其他新兴技术的探索与实践

除 VR 和 AI 技术外，还有许多其他新兴技术在言语与吞咽功能康复护理中展现出了广阔的应用前景。例如，可穿戴设备可以实时监测患者的生理指标和运动状态，为其提供更加精准的康复指导和反馈。远程医疗技术则可以使患者在家中接受专业的康复护理服务，减轻医院负担并提高康复效率。这些新兴技术的不断探索与实践，将为言语与吞咽功能康复护理带来更加广阔的发展空间和创新机遇。

（二）跨学科融合

推动康复护理全面发展。在未来的康复护理领域，跨学科融合将成为一种不可逆转的趋势。通过加强与其他学科如神经科学、心理学、社会学等的交流与合作，可以推动康复护理理论和实践的不断创新与发展。

1. 与神经科学的深度融合

神经科学在言语与吞咽功能的生理机制和病理变化方面具有深入的研究基础。通过与神经科学的深度融合，康复护理可以更加准确地了解患者的神经功能和损伤程度，为其制定更加精准的康复计划和干预策略。神经科学还可以为康复护理提供新的理论和方法支持，推动其向更加科学、有效的方向发展。

2. 心理学的辅助作用

心理学在康复过程中的辅助作用不容忽视。许多患者在康复过程中会面临焦虑、抑郁等心理问题，这些问题会对其康复效果产生负面影响。通过与心理学的交流与合作，康复护理可以更加全面地了解患者的心理状态和需求，为其提供更加个性化的心理支持和辅导。心理学还可以为康复护理提供新的干预手段和方法，如认知行为疗法等，帮助患者更好地应对康复过程中的挑战和困难。

3. 社会学的视角与支持

社会学则从社会结构和文化背景等角度出发，为康复护理提供了新的视角和支持。通过与社会学的交流与合作，康复护理可以更加深入地了解患者的社会背景和家庭环境对其康复的影响，为其提供更加全面的康复服务。社会学还可以为康复护理提供新的干预模式和方法，如社区康复等，帮助患者在社会环境中更好地进行康复训练和适应生活。

（三）家庭康复护理

开启康复新模式。随着医疗改革的深入和人口老龄化的加剧，家庭康复护理将成为未来康复护理的重要发展方向。通过加强家庭康复护理的培训和支持力度，可以帮助患者在家中继续接受康复护理服务，减轻医院负担并提高康复效果。

1. 家庭康复环境的优化与建设

在家庭康复护理中，优化和建设家庭康复环境是至关重要的。康复师需要与患者及其家属共同合作，对家庭环境进行评估和调整，以确保其符合康复护理的需求。例如，调整家具布局、增加安全设施等，都可以为患者提供更加安全、舒适的康复环境。康复师还可以指导患者及其家属如何正确使用康复设备和辅助工具，提高其自我管理和康复能力。

2. 家庭康复计划的制定与实施

制定个性化的家庭康复计划是确保家庭康复护理效果的关键。康复师需要根据患者的实际情况和康复目标，为其制定详细的家庭康复计划，并明确康复的时间表、内容和方法等。康复师还需要与患者及其家属进行充分的沟通和指导，确保他们理解并接受康复计划的内容和目标。在实施过程中，康复师还需要定期对患者进行随访和评估，及时了解其康复进展和存在的问题，并给予及时的指导和支持。

3.家庭支持系统的建立与完善

在家庭康复护理中，建立与完善家庭支持系统同样重要。康复师需要与患者及其家属共同合作，建立一个以患者为中心的家庭支持系统。这个系统可以包括家庭成员、朋友、邻居等，他们可以为患者提供情感支持、生活照顾和康复辅助等。通过家庭支持系统的建立与完善，可以为患者提供更加全面、细致的康复服务，促进其早日康复并回归社会。未来，言语与吞咽功能康复护理的发展将呈现出技术创新、跨学科融合及家庭康复护理等多重趋势。这些趋势将共同推动康复护理向更加个性化、智能化、全面化的方向发展，为患者提供更加优质、高效的康复服务。我们也需要认识到这些趋势所带来的挑战和机遇，并积极探索和实践新的康复护理模式和方法，以更好地满足患者的康复需求和社会的发展要求。

第十三章　药物疗法与护理

第一节　药物作用机制与分类

药物作为治疗疾病、缓解症状的重要手段，在医疗领域中占据着举足轻重的地位。其种类繁多，作用机制各异，构成了药理学研究的丰富内涵。深入探索药物的分类及各类药物的作用机制，对于指导临床合理用药、提高治疗效果、减少不良反应具有重要意义。

一、药物的分类

药物的分类方法多种多样，常见的分类方式包括按化学结构分类、按药理作用分类和按临床用途分类等。

（一）按化学结构分类：药物的化学多样性及其医疗价值

在探讨药物按照化学结构分类时，我们不得不深入剖析每一类药物的化学特性、来源、作用机制及其在医疗领域中的广泛应用。这种分类方式不仅有助于我们理解药物的本质，还为药物研发、临床应用及药物管理提供了坚实的理论基础。

1.无机药物：简单却不可或缺

无机药物，主要由无机化合物构成，其化学结构相对简单，但在医疗实践中却发挥着不可替代的作用。氯化钠，作为最常见的无机药物之一，通过调节细胞外液的渗透压和酸碱平衡，维持着人体正常的生理功能。硫酸镁则因其能够扩张血管、降低血压并增加心脏的传导性，在治疗高血压、心肌梗死等疾病中展现出独特的疗效。此外，无机药物还广泛用于补充人体所需的矿物质，如钙、铁、锌等，这些矿物质对维持骨骼健康、促进血液生成、增强免疫功能等方面至关重要。

无机药物的制备工艺相对简单，成本较低，且稳定性好，这使它们在医疗领域中的应用尤为广泛。然而，也需要注意到无机药物可能带来的副作用，如电解质失衡、矿物质过量等，因此在使用时需严格遵循医嘱，确保安全有效。

2. 有机药物：多样性与创新并存的领域

有机药物，作为药物领域的主体部分，其种类繁多，应用广泛。从来源上看，有机药物可分为天然药物和合成药物两大类。天然药物，如阿司匹林和青霉素，凭借其独特的药理活性和较少的副作用，在医疗史上留下了浓墨重彩的一笔。阿司匹林作为解热镇痛药和抗炎药的代表，其发现和应用极大地改善了人类的生活质量；而青霉素的发现则标志着抗生素时代的到来，为治疗细菌感染性疾病提供了强有力的武器。

合成药物则是通过化学合成方法制得的药物，它们通常具有更为精确的结构和更高的纯度，能够满足特定治疗需求。随着化学合成技术的不断发展，合成药物的种类不断增加，作用机制也日益复杂多样。例如，抗癌药物中的紫杉醇、吉西他滨等，都是通过化学合成得到的具有强效抗癌活性的药物。这些药物的出现为治疗恶性肿瘤提供了新的希望，极大地提高了患者的生存率和生活质量。

有机药物还可以根据其化学结构的不同进一步细分为烃类、醇类、酚类、醚类、醛类、酮类、羧酸类、胺类等。每一类药物都有其独特的化学特性和药理作用机制，如烃类药物多具有镇静、催眠作用；醇类药物则常用于消毒、防腐等。这种细分不仅有助于我们更深入地理解药物的作用机制，还为药物研发提供了新的思路和方法。

3. 生物药物：高度特异性与生物活性的代表

生物药物是近年来药物领域中的一颗璀璨明珠，它们由生物体产生或利用生物技术制得，具有高度的特异性和生物活性。生物药物包括酶、激素、抗体等多种类型，它们在医疗领域的应用日益广泛。酶类药物如胰酶、胃蛋白酶等，可用于替代体内缺乏的酶，帮助消化、代谢等生理过程的正常进行；激素类药物如胰岛素、生长激素等，则可用于调节体内的激素水平，治疗内分泌系统疾病；抗体类药物如单克隆抗体、基因工程抗体等，则可用于治疗自身免疫性疾病、感染性疾病等。

生物药物的出现为医疗领域带来了革命性的变化。它们不仅具有高度的特异性和生物活性，还能够在分子水平上针对疾病进行精准治疗。这种精准治疗的方式极大地提高了治疗效果，减少了副作用的发生。然而，生物药物的制备工艺复杂、成本高昂且稳定性差等问题也限制了其广泛应用。因此，在未来的发展中，我们需要继续优化生物药物的制备工艺、降低成本并提高稳定性，以更好地满足临床需求。

（二）按药理作用分类：药物的多重治疗目标与机制

药物按照药理作用分类，可以更加清晰地展示其治疗目标和作用机制。以下是对几类重要药物的详细阐述，旨在揭示它们在医疗领域中的重要作用和独特价值。

1. 抗感染药物：守护健康的防线

抗感染药物是用于治疗各种感染性疾病的必备药物。其中，抗生素和抗病毒药物是最主要的两类。抗生素通过抑制细菌细胞壁的合成、破坏细胞膜结构、抑制细菌蛋白质合成或干扰细菌核酸代谢等途径发挥抗菌作用。它们能够有效地杀灭或抑制细菌的生长，从而治疗由细菌引起的各种感染。然而，随着抗生素的广泛使用，细菌耐药性问题日益严重，这要求我们在使用抗生素时必须遵循"合理用药"的原则，避免滥用和误用。

抗病毒药物则主要通过干扰病毒蛋白质合成、阻止病毒与宿主细胞的吸附和穿入、抑制病毒核酸复制等途径来抑制病毒的生长和繁殖。抗病毒药物的出现为治疗病毒感染提供了新的手段，尤其在面对一些严重的、难以治疗的病毒感染时（如艾滋病、流感等），抗病毒药物的作用显得尤为重要。然而，由于病毒的变异性和复杂性，抗病毒药物的研发也面临着巨大的挑战。

2. 抗肿瘤药物：与癌症抗争的利剑

抗肿瘤药物是用于治疗各种恶性肿瘤的重要药物。它们的作用机制复杂多样，可以通过多种途径抑制肿瘤细胞的生长和扩散。化疗药物是抗肿瘤药物中的一大类，它们主要通过杀灭快速分裂的细胞来发挥作用。然而，由于化疗药物的选择性差，往往会对正常细胞造成一定的损伤，因此，其副作用相对较大。为了减少化疗药物的副作用并提高治疗效果，科学家们不断研发新的化疗药物并优化给药方案。

靶向治疗药物则是近年来抗肿瘤药物领域中的一大亮点。它们通过针对肿瘤细胞上的特定靶点（如受体、酶、信号通路等）发挥作用，从而实现对肿瘤细胞的精准打击。靶向治疗药物具有更高的选择性和更低的副作用，能够更好地满足肿瘤治疗的需求。然而，由于肿瘤细胞的异质性和复杂性，靶向治疗药物也面临着耐药性和治疗失败的风险。因此，在未来的发展中，我们需要继续深入研究肿瘤细胞的生物学特性并探索新的治疗靶点和方法。

3. 心血管系统药物：守护心脏的使者

心血管系统药物是用于治疗心血管系统疾病的重要药物。它们通过扩张血管、降低心脏负荷、改善心肌供血等途径发挥治疗作用。降压药是心血管系统药物中的一大类，它们能够有效地降低血压并减少心血管疾病的风险。然而，降压药的种类繁多且作用机制各异，因此在选择降压药时需根据患者的具体情况进行个体化治疗。

抗心绞痛药则主要用于缓解心绞痛的症状。它们通过扩张冠状动脉、增加心肌供血等方式来改善心肌缺血状态并缓解心绞痛症状。然而，抗心绞痛药的使用也需严格遵循医嘱并注意药物的副作用和禁忌证。

4. 神经系统药物：调控神经的智者

神经系统药物是用于治疗神经系统疾病的重要药物。它们通过影响神经递质的水平、调节受体功能、影响离子通道等途径来调节神经系统的功能。镇静催眠药是神经系统药物中的一大类，它们能够帮助人们入睡并改善睡眠质量。然而，长期使用镇静催眠药可能会产生依赖性和耐药性等问题，因此需谨慎使用。

抗癫痫药则主要用于治疗癫痫等神经系统疾病。它们通过抑制神经元的异常放电来控制癫痫发作并减少癫痫的发作次数和严重程度。然而，抗癫痫药的选择和使用也需根据患者的具体情况进行个体化治疗并注意药物的副作用和安全性问题。

5. 消化系统药物：呵护肠胃的卫士

消化系统药物是用于治疗消化系统疾病的重要药物。它们通过中和胃酸、保护胃黏膜、促进胃肠蠕动等途径来缓解消化道症状并改善消化功能。抗酸药是消化系统药物中的一大类，它们能够有效地中和胃酸并缓解胃痛、胃酸过多等症状。然而，长期使用抗酸药可能会导致反跳性胃酸分泌过多等问题，因此需合理使用。

胃黏膜保护药则主要用于保护胃黏膜免受胃酸和胃蛋白酶等消化液的损害。它们可以在胃黏膜上形成一层保护层并促进胃黏膜的修复和再生。胃黏膜保护药的使用可以有效地缓解胃炎、胃溃疡等消化系统疾病的症状并促进疾病的康复。

（三）按临床用途分类：药物的多样化应用与个性化治疗

药物按照临床用途分类可以更加直观地展示其在医疗实践中的应用范围和特点。以下是对处方药、非处方药，以及中药三大类药物的详细阐述。

1. 处方药：专业指导下的精准治疗

处方药是指那些必须凭执业医师或执业助理医师的处方才可调配、购买和使用的药品。这类药物通常包括一些治疗严重疾病的药物，如抗生素、抗肿瘤药物等。由于这些药物的药理作用强烈，且使用不当可能会对人体造成严重的副作用或伤害，因此需要在医生的指导下使用。处方药在医疗实践中扮演着重要的角色。它们能够针对一些严重或复杂的疾病提供有效的治疗，帮助患者恢复健康。然而，由于处方药的特殊性和复杂性，医生在开具处方时需充分考虑患者的病情、年龄、性别、肝肾功能等因素以确保药物的安全性和有效性。

2. 非处方药：便捷自我药疗的选择

非处方药则是指那些不需要凭医师处方即可自行判断、购买和使用的药品。这类药物通常包括一些治疗轻微疾病的药物，如感冒药、止痛药等。非处方药的药理作用相对较弱且使用相对安全，因此患者可以在没有医生指导的情况下自行使用。

非处方药在医疗实践中也占据着重要的地位。它们能够满足人们日常生活中对于一些轻微疾病的治疗需求。然而，由于非处方药的种类繁多且使用不当也可能会对人体造成一定的损害因此患者在使用非处方药时也需仔细阅读说明书并遵循用药指导。

3. 中药：传统智慧与现代科技的融合

中药则是以中药材为原料制成的药物，具有独特的药理作用和临床疗效。这类药物包括中药饮片、中成药等，是中医临床实践中的重要组成部分。中药的药理作用复杂多样，它通过多种途径发挥治疗作用，如调节人体的阴阳平衡、气血运行等。中药在临床应用中具有独特的优势，能够针对一些慢性病、疑难杂症等，提供有效的治疗且副作用相对较小，对人体的整体健康也有积极的促进作用。此外，中药还具有丰富的文化底蕴和悠久的历史传承，不仅是医学的宝贵财富，也是中华民族传统文化的重要组成部分。

需要注意的是，中药的使用也需遵循一定的原则和方法。由于中药的成分复杂且作用机制多样，因此在使用时需根据患者的具体情况进行辨证施治，并遵循中医的诊疗规范和用药原则。同时，随着现代科技的发展，中药的研发和应用也需不断创新和完善，以更好地满足临床需求和挑战。

二、药物作用机制

药物作用机制是指药物在机体内产生药理效应的过程和途径。不同类别的药物具有不同的作用机制，下面将分别介绍几类常见药物的作用机制。

（一）抗生素类药物作用机制的深度剖析

在医学领域，抗生素类药物是抗击细菌感染的重要武器，其复杂而精细的作用机制为临床治疗提供了坚实的理论基础。深入探究抗生素的作用机制，不仅有助于我们更好地理解其疗效，还能为应对细菌耐药性挑战提供新的思路。

1.抑制细菌细胞壁合成的精细过程

细菌细胞壁，作为细菌细胞外层的坚硬结构，不仅是细菌形态和稳定性的保障，也是抗生素攻击的主要靶点之一。青霉素类和头孢菌素类等 β–内酰胺类抗生素，通过抑制细菌细胞壁肽聚糖合成的关键酶——青霉素结合蛋白（PBP），来破坏细胞壁的完整性。这一过程涉及复杂的酶促反应和分子间相互作用，需要抗生素分子精确识别并结合到 PBP 的活性位点上，从而阻断肽聚糖链的延伸和交联，导致细胞壁缺损和细菌死亡。不同种类的 β–内酰胺类抗生素对 PBP 的亲和力和特异性存在差异，这决定了它们对不同类型细菌的抗菌谱和疗效。此外，细菌通过突变 PBP 基因或产生 β–内酰胺酶来降解抗生素，是细菌耐药性产生的重要机制之一。

2.破坏细菌细胞膜的深入机制

细菌细胞膜不仅是物质交换的门户，也是抗生素攻击的另一个关键靶点。多黏菌素类抗生素通过其阳离子多肽结构与细菌细胞膜上的阴离子磷脂相互作用，形成孔洞或破坏膜结构，导致细胞内容物外泄和细菌死亡。这一过程涉及膜电位的改变、膜流动性的降低，以及膜蛋白功能的丧失等多个方面。多黏菌素类抗生素的抗菌谱相对较窄，主要对革兰氏阴性菌有效。然而，由于其独特的作用机制和较强的抗菌活性，多黏菌素在治疗多重耐药革兰氏阴性菌感染中仍具有一定的临床应用价值。但同时，其潜在的肾毒性和神经毒性也限制了其广泛应用。

3.抑制细菌蛋白质合成的复杂过程

蛋白质是细菌生命活动的基础，其合成过程涉及转录、翻译等多个环节。氨基糖苷类抗生素通过抑制细菌核糖体的功能和干扰 mRNA 与核糖体的结合，来阻断蛋白质的合成过程。这一机制不仅影响了细菌必需蛋白质的合成，还导致了细菌细胞内一系列生理活动的紊乱和死亡。氨基糖苷类抗生素对革兰氏阴性菌和某些革兰氏阳性菌具有较强的抗菌活性，但其耳毒性和肾毒性等副作用也限制了其长期和大量使用。此外，细菌通过改变核糖体结构或产生修饰酶来降低氨基糖苷类抗生素的敏感性，也是细菌耐药性产生的重要机制之一。

4. 干扰细菌核酸代谢的精细调控

核酸是细菌遗传信息的载体，其复制和转录过程对于细菌的生长和繁殖至关重要。喹诺酮类抗生素通过抑制细菌 DNA 回旋酶的活性，干扰 DNA 的复制和转录过程，从而抑制细菌的生长和繁殖。这一机制不仅阻断了细菌遗传信息的传递，还导致了细菌细胞内一系列生理活动的停滞和死亡。喹诺酮类抗生素具有广谱抗菌活性、良好的组织穿透性和较长的抗生素后效应等优点，在临床上得到了广泛应用。然而，随着其广泛使用，细菌对喹诺酮类抗生素的耐药性也逐渐增强。细菌通过突变 DNA 回旋酶基因或产生修饰酶来降低喹诺酮类抗生素的敏感性，是细菌耐药性产生的重要机制之一。

（二）抗病毒药物作用机制的全面解析

抗病毒药物作为治疗病毒感染的重要手段，其作用机制复杂多样。深入了解抗病毒药物的作用机制，不仅有助于我们更好地理解其疗效和副作用，还能为开发新型抗病毒药物提供理论指导。

1. 干扰病毒蛋白质合成的多层次调控

病毒蛋白质是病毒颗粒的重要组成部分，对于病毒的复制和感染过程至关重要。干扰素作为一类具有广谱抗病毒活性的药物，通过诱导宿主细胞产生抗病毒蛋白（如 MxA、PKR 等），来抑制病毒蛋白质的合成和组装过程。这些抗病毒蛋白能够干扰病毒蛋白质的正常功能，如阻断病毒 mRNA 的翻译、降解病毒蛋白质等，从而阻止病毒的复制和感染。除干扰素外，还有一些其他药物也通过干扰病毒蛋白质的合成来发挥抗病毒作用。例如，蛋白酶抑制剂能够特异性地抑制病毒蛋白酶的活性，阻断病毒蛋白质的加工和成熟过程；而核苷酸类似物则能够模拟病毒 RNA 或 DNA 的结构，干扰病毒 RNA 或 DNA 的复制和转录过程。

2. 阻止病毒与宿主细胞吸附和穿入的精细机制

病毒要感染宿主细胞，首先，需要与细胞表面的受体结合，并穿入细胞内部进行复制。金刚烷胺等药物通过与病毒表面的受体结合位点结合，阻止病毒与宿主细胞受体的结合，从而阻断病毒的吸附和穿入过程。这一机制不仅阻断了病毒的感染途径，还减少了病毒在宿主细胞内的复制和扩散。不同病毒具有不同的受体和吸附机制，因此针对不同病毒的抗病毒药物也需要具有不同的作用机制和靶点。例如，流感病毒主要通过血凝素与宿主细胞表面的唾液酸受体结合并穿入细胞；而 HIV 病毒则通过其表面的 gp120 蛋白与宿主细胞表面的 CD4 受体和辅助受体结合并穿入细胞。因此，开发针对不同病毒受体的抗病毒药物具有重要意义。

3. 抑制病毒核酸复制的精确调控

病毒的核酸是病毒遗传信息的载体，其复制和转录过程对于病毒的复制和感染过程至关重要。核苷类似物作为一类重要的抗病毒药物，通过模拟天然核苷的结构并与病毒聚合酶结合，竞争性抑制其活性，从而终止病毒核酸链的合成。这一机制不仅阻断了病毒遗传信息的传递和复制过程，还可以使病毒颗粒无法形成和释放。不同病毒具有不同的聚合酶和核酸复制机制。因此，针对不同病毒的核苷类似物也需要具有不同的结构和作用机制。例如，针对 HIV 病毒的核苷类似物如齐多夫定、拉米夫定等能够特异性地抑制 HIV 病毒的逆转录酶活性；而针对流感病毒的核苷类似物如奥司他韦则能够特异性地抑制流感病毒的 RNA 聚合酶活性。

（三）抗肿瘤药物作用机制的深入探索

抗肿瘤药物作为治疗肿瘤疾病的重要手段之一，其作用机制复杂多样。深入了解抗肿瘤药物的作用机制不仅有助于我们更好地理解其疗效和副作用，还能为开发新型抗肿瘤药物提供理论指导。

1. 诱导肿瘤细胞凋亡的分子机制

细胞凋亡是细胞的一种程序性死亡方式，在维持机体细胞数量平衡和清除异常细胞中起着重要作用。紫杉醇等化疗药物能够通过诱导肿瘤细胞发生程序性死亡（凋亡）来抑制肿瘤细胞的生长和扩散。这些药物主要通过干扰肿瘤细胞内部的凋亡调控机制来发挥作用。例如，紫杉醇能够稳定微管结构并抑制微管解聚过程，从而阻断细胞有丝分裂过程中纺锤体的形成和染色体的分离；而顺铂等烷化剂类药物则能够通过损伤 DNA 并激活凋亡相关信号通路来诱导肿瘤细胞凋亡。肿瘤细胞内部存在多种凋亡调控机制和信号通路之间的相互作用网络。因此，抗肿瘤药物在诱导肿瘤细胞凋亡的过程中往往需要同时作用于多个靶点和信号通路才能取得较好的疗效。此外，肿瘤细胞还可以通过多种机制来逃避凋亡过程并产生耐药性。因此，开发能够同时作用于多个靶点和信号通路具有较强抗耐药性的抗肿瘤药物具有重要意义。

2. 干扰 DNA 结构和功能的精细调控

DNA 是细胞遗传信息的载体，其结构和功能的完整性对于细胞的生长、繁殖和代谢等过程至关重要。顺铂等烷化剂类药物能够通过与 DNA 分子结合并形成交联或加合物来干扰 DNA 的正常结构和功能。这些交联或加合物能够阻断 DNA 的正常复制和转录过程并导致 DNA 损伤和断裂；进而引发细胞凋亡或坏死过程并抑制肿瘤细胞的生长和繁殖。

值得注意的是，不同烷化剂类药物对 DNA 分子的结合位点和交联方式存在差异，这决定了它们对不同类型肿瘤细胞的敏感性和疗效。此外，肿瘤细胞还可以通过多种机制来修复 DNA 损伤并逃避烷化剂类药物的杀伤作用。因此，开发能够同时作用于多个 DNA 修复途径并具有较强抗耐药性的烷化剂类药物具有重要意义。

3. 抑制蛋白质合成的复杂过程

蛋白质是细胞生命活动的重要物质基础之一，它参与着细胞的各种生理过程并维持着细胞的正常结构和功能。长春新碱等抗肿瘤药物能够通过抑制肿瘤细胞蛋白质的合成过程来抑制肿瘤细胞的生长和繁殖。这些药物主要通过干扰肿瘤细胞内部的蛋白质合成机器如核糖体等来发挥作用。例如，长春新碱能够特异性地结合到核糖体上并抑制其活性从而阻断蛋白质的合成过程；而放线菌素 D 等则能够抑制 DNA 指导下的 RNA 合成过程并阻断转录过程进而抑制蛋白质的合成。肿瘤细胞内部存在多种蛋白质合成途径和调控机制之间的相互作用网络。因此，抗肿瘤药物在抑制肿瘤细胞蛋白质合成的过程中往往需要同时作用于多个靶点和途径才能取得较好的疗效。此外，肿瘤细胞还可以通过多种机制来逃避蛋白质合成抑制过程并产生耐药性。因此，开发能够同时作用于多个蛋白质合成途径并具有较强抗耐药性的抗肿瘤药物具有重要意义。

（四）神经系统药物作用机制

在深入探讨神经系统药物的作用机制时，我们不得不细致剖析这些机制如何精妙地调控着人体的生理与心理活动，从而实现对各类神经系统疾病的有效治疗。这一过程不仅涉及复杂的生物化学反应，还紧密关联着神经元的电生理特性及其网络间的相互作用。

1. 改变神经递质水平的深远影响

神经递质作为神经元间信息传递的"信使"，其浓度的微妙变化能够显著影响神经系统的整体功能。氟西汀等抗抑郁药物通过选择性抑制 5- 羟色胺再摄取泵（SERT）的功能，使得已经释放到突触间隙的 5- 羟色胺得以在较长时间内保持较高的浓度水平。这一机制不仅增强了 5- 羟色胺能神经元的信号传递效率，还促进了下游受体（如 5-HT1A、5-HT2A 等）的激活，进而调节了包括情绪、食欲、睡眠在内的多种生理和心理功能。值得注意的是，这种调节并非简单的兴奋或抑制，而是通过复杂的网络效应，使神经系统的兴奋与抑制达到一个新的、更为稳定的平衡状态，从而有效缓解抑郁症状。

2. 受体阻断与激活的精准调控

受体作为神经元膜上的"分子开关"，其激活状态直接决定了神经信号的传递方向和强度。卡马西平等抗癫痫药物通过特异性地阻断电压门控钠通道或钙通道相关的受体，或是干扰 γ- 氨基丁酸（GABA）等抑制性神经递质的受体功能，从而减少了神经元异常放电的可能性。这种对受体功能的精细调控，不仅降低了癫痫病灶区域的兴奋性，还通过改变神经网络的同步性，减少了癫痫波的扩散，实现了对癫痫发作的有效控制。此外，某些药物还能通过激动特定受体（如多巴胺受体激动剂治疗帕金森病），直接增强受损神经通路的活性，促进功能恢复。

3. 离子通道调控的复杂机制

离子通道作为细胞膜上的"门户"，其开放与关闭状态直接决定了神经元的膜电位和兴奋性。利多卡因等局部麻醉药通过阻断钠离子通道，降低了神经元的去极化速度，使得动作电位的产生和传播受到抑制，从而实现了对神经冲动的局部阻断，达到麻醉效果。这种机制在外科手术、疼痛治疗等领域具有广泛应用。不同类型的离子通道（如钾离子通道、氯离子通道等）在神经系统的不同部位和阶段发挥着各自独特的作用，它们的调控也成为药物设计的重要靶点。例如，钾离子通道开放剂可用于治疗高血压、心律失常等疾病，通过促进钾离子外流，缩短动作电位时程，降低心肌细胞的兴奋性。

三、药物作用机制的复杂性

探讨药物作用机制，即药物在生物体内产生药效的具体方式和途径，是药物学研究的核心内容。这一机制并非简单直接，而是充满了复杂性和多样性。同一种药物可能通过多种途径发挥作用，不同药物之间可能存在复杂的相互作用，而患者的个体差异也会进一步影响药物的作用机制。

（一）同一种药物可能具有多种作用机制

药物在生物体内的作用往往不是单一的，而是通过多种机制共同发挥作用。以抗生素为例，某些抗生素不仅可以通过抑制细菌细胞壁合成来发挥抗菌作用，还可以通过破坏细胞膜或干扰细菌蛋白质合成等途径发挥协同作用。这种多重作用机制使抗生素能够更有效地杀灭或抑制细菌的生长，从而提高治疗效果。除了抗生素，许多其他药物也具有多种作用机制。例如，一些抗癌药物不仅可以通过抑制肿瘤细胞的 DNA 合成来杀灭癌细胞，还可以通过诱导肿瘤细胞凋亡或抑制肿瘤血管生成等途径发挥抗癌作用。这种多重作用机制使得抗癌药物能够更全面地攻击肿瘤细胞，提高治疗效果并减少复发风险。

（二）不同药物之间可能存在相互作用和配伍禁忌

在临床用药过程中，患者往往需要使用多种药物来治疗不同的疾病或症状。不同药物之间可能存在复杂的相互作用，这种相互作用可能导致药效的增强或减弱，副作用的增加或减少等结果。因此，在实际应用中需要特别注意药物的配伍和使用顺序。例如，一些药物可能会相互影响其代谢或排泄过程，从而导致药效的增强或减弱。某些药物之间可能存在竞争性或协同性作用，进一步影响彼此的药效。在临床用药时，医生需要充分了解患者正在使用的所有药物，并仔细考虑它们之间的相互作用，以确保用药的安全性和有效性。

（三）药物作用机制受多种因素影响

药物作用机制并非固定不变，而是受多种因素的影响。患者的生理状态、疾病状态，以及遗传因素等都可能对药物的作用机制产生显著影响。患者的生理状态会影响药物的作用机制。例如，年龄、性别、体重、肝肾功能等生理因素都可能影响药物的吸收、分布、代谢和排泄过程，从而影响药物的药效和副作用。疾病状态也会对药物的作用机制产生影响。不同的疾病状态可能导致患者对药物的敏感性和反应性发生变化。例如，在某些疾病状态下，患者可能对某些药物产生耐药性或过敏反应，从而影响治疗效果。遗传因素也是影响药物作用机制的重要因素。不同个体之间在基因层面存在差异，这些差异可能导致对药物的代谢、反应和敏感性等方面的不同。因此，在临床用药时，医生需要考虑患者的遗传因素，制定个性化的用药方案。

（四）制定个性化的用药方案以提高治疗效果并减少不良反应

鉴于药物作用机制的复杂性，以及多种影响因素的存在，制定个性化的用药方案对于提高治疗效果并减少不良反应具有重要意义。在制定个性化用药方案时，医生需要全面了解患者的具体情况，包括病情、生理状态、遗传因素，以及正在使用的其他药物等。基于这些信息，医生可以选择最合适的药物、剂量和用药方式，以确保用药的安全性和有效性。随着精准医疗的发展，基因检测和生物信息学技术在制定个性化用药方案中的应用也越来越广泛。通过对患者的基因进行检测和分析，医生可以更准确地预测患者对特定药物的反应和敏感性，从而制定更加精准的用药方案。

第二节　给药途径与护理

在医疗实践中，常见的给药途径包括口服、注射（如静脉注射、肌内注射、皮下注射）、吸入、外用（如皮肤涂抹、贴敷）、直肠给药及鼻腔给药等。每种途径都有其独特的优势与局限性，需根据具体情况灵活选择。口服给药因其简便易行、患者依从性好而广泛应用于临床。护理时需关注患者服药时间、剂量准确性及药物间相互作用，留意药物对胃肠道的刺激作用及可能引起的恶心、呕吐等不良反应。对于吞咽困难的患者，可考虑使用液体剂型或采用辅助工具帮助服药。注射给药尤其是静脉注射，能实现药物迅速进入血液循环，适用于急救或需要快速起效的情况。但此途径风险较高，需严格无菌操作，避免感染。护理人员需密切关注患者注射部位反应，防止药液外渗引起的组织损伤。对于长期注射的患者，还需采取轮换注射部位等措施，预防硬结形成。吸入给药适用于呼吸道疾病的治疗，能直接作用于病变部位，提高疗效。护理时需指导患者正确使用吸入装置，确保药物充分到达靶器官。需注意吸入药物的副作用，如咳嗽、喉部刺激等。外用给药通过皮肤或黏膜吸收，适用于局部治疗。护理时需保持用药部位清洁干燥，避免药物污染。对于过敏体质的患者，需特别关注药物引起的皮肤反应。对于特殊患者群体，如儿童、老年人及肝肾功能不全者，其生理特点决定了在给药途径及护理上需更加谨慎。儿童需根据年龄和体重调整剂量，避免过量；老年人因器官功能衰退，药物代谢和排泄能力减弱，需选择副作用小、安全性高的药物；肝肾功能不全者则需根据肝肾功能状况调整药物剂量和给药间隔，确保药物在体内正常代谢和排泄。

一、常见给药途径及其特点

（一）口服给药

深入解析与护理要点：口服给药，作为医疗实践中最为普遍和便捷的给药方式，其重要性不言而喻。它不仅简化了治疗流程，提高了患者的依从性，还降低了医疗成本，是许多疾病治疗的首选方案。尽管口服给药具有诸多优势，其背后的复杂性和护理要点同样不容忽视。

1. 口服给药的优点

口服给药的最大优点在于其简便性和患者的高依从性。相比其他给药途径，口服药物无须特殊设备或技术，患者只需按照医嘱自行服用即可，大大减少了医疗资源的消耗和患者的心理负担。口服药物通常成本较低，易于获取，使得这一给药方式在全球范围内得到了广泛应用。

2. 口服给药的局限性

口服给药也并非完美无缺。其吸收速度相对较慢，且易受多种因素影响，如食物种类、胃肠道环境、药物间的相互作用等。这些因素可能导致药物吸收不完全或速度不均，从而影响治疗效果。对于昏迷、吞咽困难或胃肠道功能障碍的患者，口服给药可能并不适用，甚至存在误吸、窒息等风险。

3. 护理要点详解

（1）核对药物信息

在给予患者口服药物前，护士必须严格核对药物名称、剂量、用法等关键信息，确保无误。这一步骤至关重要，因为任何细微的差错都可能对患者的健康造成严重影响。护士还需了解患者的过敏史和用药史，避免使用可能引起过敏或不良反应的药物。

（2）指导患者正确服药

指导患者正确服药是护理工作中的重要环节。护士应向患者详细解释服药的时间、方法及注意事项。例如，某些药物需要餐前服用以充分发挥药效，而另一些药物则可能刺激胃肠道，应在餐后服用。对于需要嚼碎或溶解后服用的药物，护士应明确告知患者正确的操作方法,并提醒其避免与其他食物或饮料混合服用,以免影响药效。

（3）观察患者反应

患者服药后,护士应密切观察其反应,特别是注意有无恶心、呕吐、腹泻、皮疹等不良反应的出现。一旦发现异常,应立即报告医生并采取相应的处理措施。护士还需关注患者的病情变化,及时调整给药方案,确保治疗效果。

（4）维持药物浓度稳定

对于需要维持一定药物浓度的患者,如治疗慢性疾病或进行化疗的患者,护士应按时按量给药,避免漏服或过量。这要求护士具备高度的责任心和严谨的工作态度,确保每一次给药都准确无误。护士还需根据患者的具体情况调整给药间隔和剂量,以达到最佳的治疗效果。

（5）特殊患者护理

对于特殊患者群体,如儿童、老年人及肝肾功能不全者,口服给药的护理需更加细致和周到。对于儿童患者,护士应根据其年龄和体重调整药物剂量,并使用适合儿童的剂型和给药工具;对于老年人患者,护士需关注其肝肾功能状况及药物代谢能力,避免使用对肝肾有损害的药物;对于肝肾功能不全者,护士则需根据患者的具体情况调整药物剂量和给药间隔,确保药物在体内正常代谢和排泄。

（二）注射给药

深度解析与护理要点:注射给药作为医疗实践中不可或缺的一部分,以其起效迅速、生物利用度高的特点,在紧急救治、慢性病管理及无法口服给药的患者中发挥着关键作用。与口服给药相比,注射给药的操作更为复杂,患者的接受度相对较低,且存在一定的感染风险。因此,在进行注射给药时,护理人员必须严格遵守操作规范,确保患者安全。

1.注射给药的优点

（1）起效迅速:注射给药能够直接将药物送入血液或组织液,避免了口服药物在胃肠道的吸收过程,因此起效更快。

（2）生物利用度高:由于药物直接进入血液循环,减少了在胃肠道的降解和首过效应,使得药物的生物利用度更高,药效更强。

（3）适用于多种情况:对于昏迷、吞咽困难、严重呕吐等无法口服药物的患者,注射给药是唯一可行的给药方式。

（4）注射给药的局限性

操作复杂：注射给药需要专业的护理人员进行操作，对技术要求较高。注射器具的选择、注射部位的定位、药物的配制等步骤均需仔细操作，以避免发生错误。

（5）患者接受度低：注射给药往往伴随着疼痛和不适感，部分患者可能因恐惧或疼痛而拒绝接受此种给药方式。

（6）感染风险：注射给药过程中，若未严格遵守无菌操作原则，或注射器具被污染，均可能导致患者发生感染。

2. 护理要点详解

（1）严格遵守无菌操作原则

在进行注射给药前，护理人员必须彻底清洁双手，穿戴好无菌手套和口罩，确保操作环境清洁无污染。注射器具必须一次性使用或经过严格消毒处理，避免交叉感染的发生。

（2）选择合适的注射部位和注射器具

不同的注射方式需要选择不同的注射部位。例如，静脉注射通常选择手背、前臂等静脉较为丰富的部位；肌内注射则多选择臀部或上臂三角肌等肌肉较为发达的部位。注射器具的选择也需根据药物性质、患者年龄及注射部位等因素综合考虑，以确保注射的安全性和有效性。

（3）根据药物性质选择合适的注射方式

不同的药物具有不同的理化性质和药理作用，因此需要根据其性质选择合适的注射方式。例如，刺激性强的药物应避免浅部肌内注射，以免引起局部疼痛和肌肉坏死；而需要迅速起效的药物则可选择静脉注射。

（4）注射前仔细核对药物信息

在注射前，护理人员必须仔细核对药物名称、剂量、浓度及患者信息，确保无误。这一步骤至关重要，因为任何细微的差错都可能对患者的健康造成严重影响。还需检查药物的有效期和外观、性状，确保药物未过期且未发生变质。

（5）注射过程中注意观察患者反应

在注射过程中，护理人员需密切观察患者的反应情况。一旦发现患者出现过敏反应、疼痛加剧、呼吸困难等异常情况，应立即停止注射并报告医生。还需注意注射速度和注射量的控制，避免过快或过量注射导致不良反应的发生。

（6）注射后保持注射部位清洁干燥

注射完成后，护理人员需协助患者保持注射部位的清洁干燥。对于需要留置针头的患者，还需定期更换敷料并检查针头是否松动或脱落。还需向患者及其家属讲解注射后的注意事项和可能出现的不良反应，以便及时应对和处理。注射给药虽然具有起效迅速、生物利用度高等优点，但其操作复杂、患者接受度低且存在感染风险。因此，在进行注射给药时，护理人员必须严格遵守操作规范，确保患者安全。通过选择合适的注射方式、注射部位和注射器具，仔细核对药物信息，密切观察患者反应，以及保持注射部位的清洁干燥等措施，我们可以最大限度地发挥注射给药的优势，为患者提供安全、有效的治疗。

（三）吸入给药

深入探索与护理要点：吸入给药作为一种针对呼吸系统疾病的高效治疗手段，正逐渐在临床实践中占据重要地位。该给药方式通过特定的吸入装置，将药物直接输送到肺部，使药物能够迅速作用于病变区域，从而达到快速缓解症状、减少全身副作用的目的。对于哮喘、慢性阻塞性肺疾病等呼吸系统疾病患者而言，吸入给药无疑是一种理想的治疗选择。

1. 吸入给药的优点

（1）直接靶向作用

吸入给药使药物能够直接到达肺部，特别是病变部位，从而提高了药物的局部浓度，增强了治疗效果。

（2）起效迅速

由于药物直接作用于靶器官，吸入给药通常能在短时间内产生明显的治疗效果，有助于迅速缓解患者的症状。

（3）副作用小

相比全身给药，吸入给药减少了药物在体循环中的分布，降低了对其他器官系统的潜在损害，因此副作用相对较小。

（4）提高患者生活质量

通过有效控制症状，吸入给药有助于改善患者的生活质量，减少因疾病发作而导致的活动受限和日常生活困扰。

2. 护理要点详解

（1）指导患者正确使用吸入装置

正确使用吸入装置是确保药物能够准确到达肺部的关键。护理人员应详细向患者介绍吸入装置的使用方法和注意事项，包括但不限于：如何正确组装吸入装置；如何掌握合适的吸气速度和深度；如何在吸气的同时按下药物释放按钮（对于需要同步操作的装置）；吸气后如何屏气一段时间以确保药物充分沉积在肺部。

护理人员还需根据患者的年龄、认知能力和手部协调性等因素，选择合适的吸入装置类型，并对其进行必要的培训和指导，以确保患者能够独立完成吸入操作。

（2）观察患者吸入后的反应

吸入给药后，护理人员应密切观察患者的反应情况，特别是注意有无呼吸困难、咳嗽、喘息加重等不良反应的发生。这些反应可能是药物刺激呼吸道黏膜所致，也可能是患者病情变化的信号。一旦发现异常反应，护理人员应立即停止吸入操作，并报告医生以便采取进一步的处理措施。

（3）定期清洁和更换吸入装置

吸入装置的清洁和更换对于避免污染和交叉感染至关重要。护理人员应指导患者或家属定期清洁吸入装置，包括使用清水冲洗、乙醇擦拭或专用清洁剂清洗等方法。还需注意检查吸入装置的完好性和使用寿命，及时更换老化、损坏或已过期的部件和装置。对于需要多人共用的吸入装置（如雾化器），应严格遵守消毒隔离制度，确保每次使用后都能进行彻底的清洁和消毒处理。

（4）加强患者教育与心理支持

除上述具体的护理要点外，加强患者教育和心理支持也是吸入给药护理中不可忽视的一环。护理人员应向患者普及呼吸系统疾病的相关知识，包括疾病的发病机制、临床表现、治疗方法及预防措施等。还需关注患者的心理状态变化，及时给予心理疏导和支持，帮助患者树立战胜疾病的信心和勇气。通过全面的患者教育和心理支持，可以进一步提高患者的治疗依从性和生活质量。

（四）局部给药

精准治疗与细致护理。局部给药作为一种直接针对病变部位进行治疗的方法，广泛应用于皮肤科、眼科、耳鼻喉科等多个医疗领域。其优势在于能够精准地将药物作用于病灶，有效缓解局部症状，减少对全身系统的不良影响。局部给药同样需要护理人员具备高度的专业性和细致的护理技能，以确保治疗的安全性和有效性。

1. 局部给药的多样性

局部给药涵盖了皮肤给药、眼部给药、耳部给药等多种方式，每种方式都有其特定的应用场景和注意事项。例如，皮肤给药常用于治疗皮炎、湿疹、皮肤感染等皮肤疾病，可通过药膏、乳液、喷雾等形式进行；眼部给药则专用于治疗结膜炎、角膜炎等眼部疾病，常使用滴眼液或眼膏；而耳部给药则主要用于治疗中耳炎等耳部疾病，多采用滴耳液的形式。

2. 护理要点详解

（1）根据病变部位选择合适的药物和给药方式

在选择局部给药的药物和方式时，护理人员需充分了解患者的病情和病变部位的特点，结合药物的性质和作用机制，选择最适合的治疗方案。例如，对于皮肤敏感的患者，应选择无刺激性的药物，并避免使用可能引起过敏的辅料；对于眼部疾病，应选择适合眼部使用的药物剂型，并注意药物的保存条件和有效期。

（2）注意药物的浓度和用量

药物的浓度和用量是影响局部给药效果和安全性的重要因素。护理人员需严格按照医嘱执行，确保药物的浓度和用量准确无误。过高的药物浓度可能导致局部组织损伤，而过低的浓度则可能无法达到治疗效果。还需注意给药次数和间隔时间，避免频繁给药导致药物累积和不良反应的发生。

（3）观察局部反应

局部给药后，护理人员需密切观察患者的局部反应情况。一方面，要关注药物对病变部位的治疗效果，如红肿消退、疼痛缓解等；另一方面，也要警惕可能出现的过敏反应或不良反应，如红肿、瘙痒、烧灼感、刺痛等。一旦发现异常反应，应立即停药并报告医生，以便及时采取处理措施。

（4）加强患者教育和指导

除上述护理要点外，加强患者教育和指导也是局部给药护理中不可或缺的一环。护理人员应向患者详细解释局部给药的目的、方法、注意事项，以及可能出现的反应和应对措施。特别是对于需要自行进行局部给药的患者（如滴眼液、滴耳液等），护理人员还需进行手把手的教学和演示，确保患者能够正确掌握给药技巧和方法。还需提醒患者注意个人卫生和药物保存条件，避免交叉感染和药物失效的发生。

二、特殊患者的护理需求

（一）老年患者：精细化护理与个性化给药策略

老年人群作为医疗护理中的特殊群体，其生理机能的逐渐衰退对药物治疗的效果和安全性提出了更高要求。随着年龄的增长，老年人的肝肾功能、胃肠道吸收能力、体液分布及药物代谢酶活性均发生显著变化，这些因素直接影响了药物的吸收、分布、代谢和排泄过程，增加了药物蓄积和不良反应的风险。因此，针对老年患者的给药护理需要更加精细化和个性化。

1. 全面的生理与心理评估

在给药前，护理人员应对老年患者进行全面的生理与心理评估。这包括详细询问患者的病史、过敏史、用药史及当前的生活习惯，如饮食、运动等。通过实验室检查评估患者的肝肾功能、电解质平衡、血液学指标等，以了解患者的整体健康状况和药物代谢能力。还需关注老年患者的心理状态，如认知能力、情绪状态等，因为这些因素也可能影响患者的用药依从性和药物疗效。

2. 个性化药物剂量调整

基于评估结果，护理人员应与医生紧密合作，为患者制定个性化的药物剂量调整方案。考虑到老年患者的药物代谢能力下降，通常需要从较低剂量开始，并根据患者的反应逐渐调整剂量。对于肝肾功能不全的患者，应根据具体情况减少药物剂量或延长给药间隔，以减少药物蓄积的风险。对于使用多种药物的患者，还需特别注意药物间的相互作用，避免不良反应的发生。

3. 密切观察与及时干预

在给药过程中，护理人员应密切观察老年患者的反应情况，特别是注意有无精神错乱、低血压、跌倒等不良反应的发生。一旦发现异常反应，应立即停止给药并报告医生，以便及时采取处理措施。护理人员还需定期监测患者的生命体征、肝肾功能等指标，以评估药物治疗的安全性和有效性。

4. 加强用药指导与教育

老年患者的用药依从性是确保治疗效果的关键。因此，护理人员应加强对老年患者的用药指导和教育，帮助他们理解药物的作用、用法用量、注意事项，以及可能出现的不良反应等信息。通过简单易懂的语言和图示说明，帮助老年患者掌握正确的用药方法，并鼓励他们积极参与治疗过程，提高用药依从性。

5. 家庭与社区支持

老年患者的护理不仅仅局限于医院内，家庭和社会环境同样重要。护理人员应与患者家属建立良好的沟通机制，共同关注患者的用药情况和生活质量。通过定期家访、电话随访等方式，了解患者在家中的用药情况和身体状况，提供必要的指导和支持。还可以利用社区资源，如老年活动中心、志愿者服务等，为老年患者提供更多的关爱和帮助。

（二）儿童患者：精准用药与温馨关怀

儿童患者作为另一个特殊群体，其生理特点和药物反应性与成人存在显著差异。因此，在给药时需根据年龄、体重、体表面积及病情等因素综合考虑，选择合适的药物和剂量。护理人员在儿童患者的给药过程中扮演着至关重要的角色。

1. 严格遵循医嘱

儿童患者的药物剂量和给药方式必须严格遵循医嘱执行。由于儿童对药物的敏感性和耐受性较高，任何细微的剂量变化都可能对治疗效果和安全性产生显著影响。因此，护理人员应认真核对医嘱内容，确保药物名称、剂量、给药途径等信息的准确无误。还需注意药物的保存条件和有效期，避免使用过期或变质的药物。

2. 选择适合的给药方式和药物剂型

针对儿童患者的生理特点，应选择适合的给药方式和药物剂型以提高用药依从性和治疗效果。例如，对于婴幼儿和无法吞咽片剂的儿童，可选择口服液、糖浆剂或混悬剂等液体剂型；对于能够吞咽片剂的较大儿童，可选择分散片、咀嚼片等易于服用的剂型。还需根据儿童的年龄和病情选择合适的给药途径，如口服、外用、吸入等。

3. 加强用药指导和家长教育

儿童患者的用药依从性很大程度上取决于家长的配合程度。因此，护理人员应加强对家长的用药指导和教育，帮助他们理解药物的作用、用法用量、注意事项，以及可能出现的不良反应等信息。通过面对面的交流、发放宣传资料或利用互联网平台等方式，提高家长的用药知识水平和护理技能。还需鼓励家长积极参与治疗过程，与护理人员共同关注儿童患者的病情变化和用药反应情况。

4. 密切观察并及时处理不良反应

儿童患者在用药过程中可能出现的不良反应较为多样且复杂。护理人员应密切观察儿童的反应情况，特别注意有无过敏反应（如皮疹、呼吸困难等）、消化系统反应（如恶心、呕吐、腹泻等），以及神经系统反应（如嗜睡、烦躁等）的发生。一旦发现异常反应，应立即停止给药并报告医生，以便及时采取处理措施。还需注意儿童的心理健康状况，避免药物对其产生负面影响。

5. 营造温馨舒适的治疗环境

儿童患者在接受治疗时往往容易产生恐惧和不安情绪。因此，护理人员应努力营造温馨舒适的治疗环境以缓解儿童的紧张情绪。可以通过布置色彩鲜艳、卡通图案的病房环境、播放儿童喜爱的音乐或动画片等方式来转移儿童的注意力，提高他们的治疗配合度。此外，还需关注儿童的情感需求，给予他们足够的关爱和支持，帮助他们建立战胜疾病的信心。

（三）妊娠及哺乳期妇女：安全用药与全面监测

妊娠及哺乳期妇女在用药时需特别谨慎，以免药物对胎儿或婴儿产生不良影响。这一特殊时期的用药护理要求护理人员具备高度的责任心和专业知识以确保母婴安全。

1. 评估药物风险与收益

在为妊娠及哺乳期妇女选择药物时，护理人员应首先评估药物对母体和胎儿/婴儿的风险与收益比。通过查阅相关文献资料和咨询专家意见，了解药物的致畸性、胚胎毒性以及是否通过胎盘或乳汁传递等信息。在此基础上权衡利弊，选择安全有效的药物进行治疗。还需注意避免使用未经充分验证的新药或实验性药物以减少潜在风险。

2. 严格遵守用药禁忌与说明

妊娠及哺乳期妇女在用药时应严格遵守药物的禁忌证和说明书要求。对于明确标注为孕妇禁用或慎用的药物应坚决避免使用；对于可能影响胎儿发育或导致乳汁分泌异常的药物也需谨慎使用，并在医生指导下进行。此外，还需注意药物间的相互作用，避免联合使用可能产生不良反应的药物组合。

3. 加强监测与随访

妊娠及哺乳期妇女在用药过程中应加强监测和随访，以及时发现和处理不良反应。护理人员应定期监测孕妇的生命体征、胎儿宫内发育情况，以及乳汁分泌情况等指标，以评估药物治疗的安全性和有效性。还需关注孕妇的心理健康状况，提供必要的心理支持和疏导，帮助她们缓解焦虑和恐惧情绪。对于出现不良反应的孕妇，应及时停药并报告医生，以便采取进一步的处理措施。

4. 提供个性化护理方案

由于妊娠及哺乳期妇女的生理特点和病情各异，因此需要提供个性化的护理方案以满足其特殊需求。护理人员应根据孕妇的具体情况和医嘱要求，制定个性化的用药计划并指导她们正确用药。还需关注孕妇的饮食营养、休息睡眠，以及运动锻炼等方面的情况，提供全面的健康指导以促进母婴健康。

5. 加强医患沟通与家庭支持

妊娠及哺乳期妇女在用药过程中需要得到充分的医患沟通和家庭支持。护理人员应与孕妇及其家属建立良好的沟通机制，共同关注孕妇的病情变化和用药反应情况。通过耐心细致的讲解和解答疑问帮助她们理解药物治疗的必要性和注意事项，提高她们的用药依从性和信心。还需鼓励家庭成员积极参与护理过程，为孕妇提供情感支持和帮助，促进母婴关系的和谐发展。

三、给药途径与护理的协同发展

在医疗领域，给药途径作为连接药物与患者之间的桥梁，其选择与实施直接影响着药物治疗的效果与患者的安全。随着科学技术的飞速发展和护理理念的深刻变革，给药途径与护理的协同发展已成为现代医疗护理体系中不可或缺的一部分。

（一）透皮给药系统的崛起：革新药物传输的未来

在医药科技日新月异的今天，透皮给药系统（transdermal drug delivery systems，TDDS）以其独特的优势，正逐步成为现代医疗领域的一颗璀璨明星。这一技术的核心在于通过皮肤这一人体最大的器官，实现药物的直接吸收与全身循环，从而避免了传统给药方式（如口服、注射）的诸多弊端，开启了药物传输的新纪元。

1. 透皮给药系统的基本原理与发展历程

透皮给药系统的基本原理基于皮肤的多层结构及其渗透性。皮肤作为人体与外界环境之间的屏障，虽然具有高度的通透性，但通过科学的方法和技术手段，可以促使某些药物分子穿透角质层，进入真皮层乃至血液循环系统。这一过程的实现依赖于高分子材料科学、皮肤生理学、药物化学及制剂学等多学科的交叉融合。自20世纪70年代尼古丁透皮贴剂的成功上市以来，透皮给药系统便迎来了快速发展的黄金时期。从最初的简单贴剂到如今的智能控释系统，透皮给药技术在材料选择、制剂设计、药物稳定性及透皮效率等方面均取得了显著进步。高分子材料如聚丙烯酸酯、聚硅氧烷等的应用，极大地提高了贴剂的黏附性、透气性和药物控释性能；而皮肤生理学研究的深入，则为优化药物分子结构与透皮途径提供了理论依据。

2. 透皮给药系统的优势与应用领域

（1）持续稳定的给药方式

透皮给药系统能够实现药物的持续、稳定释放，避免了传统给药方式中血药浓度的剧烈波动，从而提高了治疗的安全性和有效性。特别是对于需要长期维持治疗剂量的慢性疾病患者而言，透皮给药无疑是一种更为理想的选择。

（2）减少胃肠道刺激与首过效应

口服药物需经胃肠道吸收，不仅可能受到食物、胃酸等因素的影响，还可能引起胃肠道不适甚至损伤。而透皮给药则绕过了这一途径，直接通过皮肤进入血液循环，有效减轻了胃肠道负担，并避免了肝脏的首过效应，提高了药物的生物利用率。

（3）提高患者用药便利性

透皮贴剂、凝胶剂、乳膏剂等透皮制剂具有使用方便、易于携带和储存等优点。患者只需按照医嘱将制剂贴于或涂抹于指定部位，即可实现药物的持续给药，大大提高了患者的用药依从性和生活质量。

（4）广泛的应用领域

透皮给药系统已广泛应用于疼痛管理、激素替代治疗、心血管疾病、神经系统疾病等多个领域。例如，芬太尼透皮贴剂用于癌症疼痛的治疗；雌二醇透皮贴剂用于女性激素替代疗法；硝酸甘油透皮贴剂则用于心绞痛等心血管疾病的预防和治疗。此外，随着研究的深入，透皮给药系统在抗感染、抗肿瘤等领域也展现出了广阔的应用前景。

3. 透皮给药系统的技术挑战与未来展望

尽管透皮给药系统在药物传输领域取得了显著成就，但仍面临诸多技术挑战。首先，皮肤屏障的复杂性使得某些药物难以有效穿透；其次，透皮制剂的稳定性和药物释放速率的控制仍需进一步优化；此外，个体差异、环境因素等也可能影响透皮给药的效果。

面对这些挑战，未来的透皮给药系统将朝着以下几个方向发展：一是开发新型高分子材料，提高透皮制剂的黏附性、透气性和药物控释性能。二是深入研究皮肤生理学与药物透皮机制，为制剂设计提供更为精准的理论指导。三是探索智能化透皮给药技术，如利用微针阵列、电穿孔等技术手段提高药物透皮效率。四是加强跨学科合作，推动透皮给药系统在更多疾病领域的应用与发展。

（二）靶向给药系统的精准化：精准医疗的重要推手

随着精准医疗时代的到来，靶向给药系统（targeting drug delivery systems，并非原文中的重复 TDDS，此处为纠正）以其高度的特异性和精准性，成为了现代药物研发与治疗的热点之一。通过将药物直接输送到病变部位或特定细胞、组织，靶向给药系统实现了药物的精准释放和高效利用，为癌症、心血管疾病、中枢神经系统疾病等难治性疾病的治疗带来了新的希望。

1. 靶向给药系统的基本原理与分类

靶向给药系统的基本原理在于利用载体（如纳米粒子、脂质体、微球等）将药物包裹或吸附其中，通过特定的识别机制（如受体介导、磁场引导等）将药物定向输送到目标部位。这一过程不仅提高了药物的靶向性，还减少了药物在体内的非特异性分布和毒副作用。

根据靶向机制的不同，靶向给药系统可分为被动靶向和主动靶向两大类。被动靶向主要依赖于载体的大小、形状、电荷等物理特性实现药物的自然分布；而主动靶向则通过特定的配体（如抗体、肽段等）与靶细胞表面的受体结合，实现药物的主动识别和定向输送。

2. 靶向给药系统的优势与应用实例

（1）提高药物特异性与疗效

靶向给药系统能够精准地将药物输送到病变部位或特定细胞、组织，从而显著提高药物的特异性和疗效。在癌症治疗中，靶向给药系统能够识别并攻击癌细胞表面的特异性受体或信号通路，有效抑制癌细胞的生长和扩散。

（2）降低毒副作用

由于药物主要集中于病变部位或特定细胞、组织内，因此靶向给药系统能够显著减少对正常组织的毒副作用。这对于提高患者的耐受性和生活质量具有重要意义。

（3）应用实例

纳米药物：如赫赛汀（曲妥珠单抗）纳米粒，用于乳腺癌的靶向治疗。

脂质体：如多柔比星脂质体，用于减少心脏毒性并提高抗肿瘤效果。

微球：如缓释微球技术，在眼科、骨科等领域得到广泛应用。

基因治疗载体：如腺相关病毒（AAV）载体，用于遗传性疾病的基因治疗。

3. 靶向给药系统的技术挑战与未来展望

尽管靶向给药系统在精准医疗中展现出了巨大的潜力，但仍面临诸多技术挑战。首先，载体的设计与制备需要充分考虑其生物相容性、稳定性及药物负载能力；其次，靶向机制的研究仍需深入探索，以提高药物识别的准确性和效率；此外，载体的体内分布与代谢过程也需进一步阐明，以确保药物的安全性和有效性。

未来，靶向给药系统的发展将更加注重多学科交叉融合和技术创新。一方面，通过材料科学、生物技术、信息技术等领域的不断突破，将推动新型载体的设计与制备；另一方面，随着对疾病发生、发展机制的深入理解和精准医疗技术的不断发展，靶向给药系统将在更多疾病领域得到广泛应用和推广。同时，智能化、个性化给药系统的研发也将成为未来发展的重要方向之一。

（三）新型给药方式的探索：满足多元化医疗需求

在医药科技的不断进步下，除传统的口服、注射给药方式外，一系列新型给药方式如雨后春笋般涌现出来。这些给药方式各具特色、优势互补，为不同疾病类型和患者需求提供了更为丰富和灵活的治疗选择。

1. 吸入给药：呼吸系统疾病的首选

吸入给药是将药物以气溶胶或干粉的形式通过呼吸道直接送入肺部或支气管的一种给药方式。该方式具有起效快、剂量小、副作用少等优点，特别适用于呼吸系统疾病的治疗。例如，在哮喘和慢性阻塞性肺疾病的治疗中，吸入型糖皮质激素和 β2 受体激动剂已成为标准治疗药物之一。此外，随着吸入给药技术的不断发展和完善，越来越多的药物被开发成吸入剂型以满足临床需求。

2. 直肠给药：特殊患者的福音

直肠给药是将药物通过肛门送入直肠内腔的一种给药方式。该方式避免了口服给药可能引起的胃肠道不适和注射给药的疼痛与不便，特别适用于无法口服或注射的患者群体，如儿童和老年人，以及某些消化道疾病患者。直肠给药具有吸收快、生物利用度高等优点，且药物直接进入下腔静脉系统，避免了肝脏的首过效应，从而提高了药物的疗效和安全性。

3. 眼用制剂：守护光明之窗

眼用制剂是直接应用于眼部以治疗眼部疾病或改善眼部症状的药物制剂。由于眼部结构的特殊性和敏感性对眼用制剂的质量和安全性要求极高。随着眼科疾病谱的不断扩大和患者需求的日益增加，眼用制剂的种类和剂型也在不断丰富和完善。例如，滴眼液、眼膏、眼用凝胶等不同类型的眼用制剂可根据患者的具体病情和用药习惯进行选择和使用。此外，一些新型给药技术如纳米粒子技术也被应用于眼用制剂中，以提高药物的角膜通透性和眼内滞留时间，从而增强治疗效果并减少副作用。

4. 其他新型给药方式

除了上述几种常见的新型给药方式外，还有许多其他具有潜力的给药方式正在被研究和开发中。例如经皮给药系统（不同于透皮给药系统但同样利用皮肤作为给药途径）通过微针阵列等技术手段实现药物的快速透皮吸收；透黏膜给药系统则利用鼻黏膜、口腔黏膜等部位的吸收特性实现药物的快速进入血液循环；利用可穿戴设备或智能贴片实现的持续监测与给药一体化系统等。这些新型给药方式的出现不仅丰富了药物传输的手段和途径，也为患者提供了更为便捷和个性化的治疗选择。

（二）护理模式的转变

1. 以患者为中心的整体护理

传统护理模式往往以疾病为中心，侧重于疾病的诊断和治疗过程。而现代护理理念则强调以患者为中心，关注患者的生理、心理、社会等多方面需求。整体护理模式要求护理人员不仅要具备扎实的专业知识和技能，还要具备良好的沟通能力和人文关怀精神，能够为患者提供全面、连续、个性化的护理服务。在给药过程中，护理人员需要充分考虑患者的年龄、性别、病情、心理状态等因素，制定合适的给药计划和护理方案，确保药物的安全有效使用。

2. 循证护理的实践应用

循证护理（evidence-based nursing, EBN）是一种基于证据的护理实践方法，它要求护理人员根据患者的具体情况和最新的研究成果制定护理决策。在给药途径的选择上，循证护理强调依据临床证据和患者需求进行决策，避免盲目跟风和经验主义。护理人员需要不断学习新的给药技术和护理知识，关注最新的研究成果和临床指南，以便为患者提供更加科学、合理的护理服务。

3. 信息化护理的助力

随着信息技术的飞速发展，信息化护理已成为现代护理的重要组成部分。通过电子病历系统、远程监控系统、智能护理设备等信息化手段，护理人员可以更加便捷地获取患者的信息和数据，实现护理工作的精准化和智能化。在给药过程中，信息化护理可以帮助护理人员准确记录给药时间、剂量、途径等信息，避免人为错误和遗漏；还可以实时监测患者的生命体征和药物反应情况，为及时调整给药方案提供依据。

（三）给药途径与护理的协同发展实践

1. 协同制定给药方案

给药方案的制定需要综合考虑患者的病情、药物特性、给药途径等多种因素。护理人员应积极参与给药方案的制定过程，与医生、药师等医疗团队成员密切合作，共同评估患者的需求和风险，选择最合适的给药途径和药物组合。在制定方案时，护理人员应充分了解药物的适应证、禁忌证、不良反应等信息，以便在给药过程中及时发现和处理问题。

2. 协同实施给药过程

给药过程的顺利实施需要护理人员的精心操作和细致观察。在给药前，护理人员应核对医嘱和药物信息，确保无误；在给药过程中，应严格按照操作规程进行操作，确保药物准确、及时地进入患者体内；在给药后，应密切观察患者的反应情况，及时发现并处理不良反应。护理人员还应加强与患者的沟通和交流，解释给药的目的、注意事项和可能出现的反应等信息，提高患者的用药依从性和满意度。

3. 协同评估给药效果

给药效果的评估是调整给药方案和护理措施的重要依据。护理人员应定期评估患者的病情变化、药物疗效和不良反应等情况，并与医生、药师等医疗团队成员共同讨论分析评估结果。根据评估结果及时调整给药方案和护理措施，以提高治疗效果和患者的生活质量。护理人员还应关注患者的心理状态和社会需求，提供必要的心理支持和社会服务，促进患者的全面康复。

4. 协同开展健康教育与随访

健康教育和随访是保障患者长期治疗效果和安全的重要环节。护理人员应根据患者的具体情况和需求，制定个性化的健康教育计划，通过口头讲解、书面材料、视频等多种形式向患者传授疾病防治知识、药物使用方法和注意事项等信息。护理人员还应建立随访机制定期与患者联系，了解患者的病情变化、用药情况和生活质量等信息，及时提供指导和帮助。通过健康教育和随访，可以提高患者的自我管理能力和用药依从性，促进疾病的康复和预防复发。

第三节　药物不良反应监测与处理

药物不良反应监测与处理：保障患者安全的关键环节。药物不良反应（adverse drug reaction，ADR）是药物治疗过程中不可避免的风险之一，它指的是在正常剂量下，药物用于预防、诊断、治疗疾病或调节生理机能时，出现有害的和与用药目的无关的反应。药物不良反应的监测与处理是确保患者用药安全、提高医疗质量的重要环节。

一、药物不良反应的定义与分类

药物不良反应的分类与解析不仅是对药物特性的深入理解，更是对医疗实践中合理用药、保障患者安全的重要指导。通过不断学习和研究药物不良反应的发生机制、预防措施及处理方法，我们可以为患者提供更加安全、有效的治疗方案，推动医疗质量的持续提升。

（一）定义

药物不良反应，作为药物治疗过程中不可避免的一部分，其复杂性远超过表面上的"不良"二字所能涵盖。这一术语的精确界定，不仅关乎患者的安全与健康，也是医疗实践中合理用药、优化治疗方案的重要基石。在正常剂量范围内，药物被设计用于缓解、治愈疾病或调节生理功能，由于个体差异、药物本身的特性，以及多种外部因素的交织作用，有时会产生一些与预期治疗目标相悖的、有害的反应。这些不良反应的多样性，要求我们在理解和应对时采取更加全面和细致的态度。药物副作用，作为最常见的一类不良反应，通常是在治疗剂量下出现，且其发生频率和严重程度相对可预测。它们可能表现为轻微的不适感，如口干、嗜睡等，也可能发展为更为严重的健康问题，如心律失常、肝肾损伤等。因此，对于每一种药物，医生和药师都需要充分了解其潜在的副作用，并在用药前对患者进行充分的告知和风险评估。

（二）分类

副作用是药物不良反应中最基本、最常见的一类。它们的发生往往与药物的主要药理作用相关，但并非治疗所期望的效果。例如，抗高血压药物可能导致低血压或心率减慢，而抗抑郁药则可能引起口干、便秘等。副作用的严重程度因人而异，部分患者可能仅感受到轻微的不适，而另一些人则可能因此中断治疗。因此，在药物研发和使用过程中，如何通过调整药物结构、优化给药方案等方式减少副作用的发生，是医药领域持续探索的重要课题。

1. 毒性反应

毒性反应是药物剂量过大或用药时间过长导致的有害反应，其发生机制涉及药物对细胞、组织或器官的直接损害。毒性反应可轻可重，从轻微的消化道不适到严重的肝肾功能衰竭、血液系统异常乃至生命危险均有可能。避免毒性反应的关键在于严格遵循医嘱用药，避免自行增减剂量或延长用药时间。医护人员也应加强对患者的监测，及时发现并处理潜在的毒性反应。

2. 变态反应（过敏反应）

变态反应是一种特殊的免疫反应，其发生与个体的遗传背景、免疫状态及药物特性等多种因素有关。速发型过敏反应（如青霉素过敏引起的过敏性休克）通常在接触药物后迅速发生，症状严重且可能致命；而迟发型过敏反应则可能在用药数小时至数天后才出现，表现为皮疹、发热、关节痛等。对于易发生过敏反应的药物，应进行严格的过敏史询问和必要的皮试，以确保用药安全。

3. 后遗效应

后遗效应是药物在停药后仍持续存在的药理作用，它可能表现为生理功能的短暂改变或症状的持续存在。例如，长期使用镇静催眠药后突然停药可能导致失眠、焦虑等反跳现象。了解药物的后遗效应有助于制定合理的停药计划，减少患者的不适感。

4. 继发反应

继发反应是指由药物的治疗作用间接引起的不良后果。这种反应并非药物本身的直接毒性作用，而是由于药物改变了机体的生理环境或菌群平衡等间接因素导致的。例如，长期使用广谱抗生素可能导致肠道菌群失调，进而引发腹泻、便秘等消化道症状。预防继发反应的关键在于合理用药，避免不必要的长期用药和滥用抗生素等行为。

5. 特异质反应

特异质反应是一种罕见的、与个体遗传特质密切相关的药物反应。这类反应的发生机制复杂多样，可能与药物代谢酶的基因多态性、药物受体的异常表达等因素有关。由于特异质反应难以预测且个体差异极大，因此在进行药物治疗时，医生应充分考虑患者的遗传背景和个体差异，采取个性化的用药策略以降低风险。

三、药物不良反应的监测方法

在医疗实践中，药物不良反应（adverse drug reaction，ADR）的监测是确保患者用药安全、促进合理用药的关键环节。随着医学科技的进步和药物种类的不断增加，ADR 的监测方法也日趋多样化和精细化。以下是对四种主要 ADR 监测方法的深入分析与扩写。

（一）自愿报告系统

1. 历史背景与基本原理

自愿报告系统（voluntary reporting system, VRS）作为最早确立的 ADR 监测手段，其理念源于公众对药品安全问题的关注与参与。该系统通过建立一个开放的报告渠道，鼓励医护人员、患者、家属乃至公众成员自愿报告他们在使用特定药物后所经历的任何疑似不良反应。这种机制的设立，旨在快速收集大量来自实际用药场景的信息，为药品监管机构提供早期预警信号。

2. 优点分析

（1）简单易行

VRS 的运作不依赖于复杂的技术支持或高昂的运营成本，只需设立一个便捷的报告途径，即可激发社会各界的参与热情。

（2）覆盖面广

由于参与门槛低，VRS 能够覆盖到广泛的地域和人群，尤其是那些偏远地区或难以通过常规途径监测到的病例。

（3）信息丰富

除直接的 ADR 报告外，VRS 还可能收集到患者用药习惯、合并用药情况等宝贵信息，有助于全面分析 ADR 的发生原因。

3. 挑战与不足

（1）漏报与误报

自愿性质决定了 VRS 存在较高的漏报率，部分患者可能因不了解报告流程、担心医疗纠纷等原因而选择不报告。由于缺乏专业审核，误报情况也时有发生，增加了数据处理的复杂性。

（2）信息偏差

由于报告者多为非专业人员，其对 ADR 的描述可能不够准确或存在主观偏见，影响数据的可靠性和准确性。

（3）激励机制缺失

长期而言，缺乏有效的激励机制可能导致报告者的积极性下降，进而影响 VRS 的持续运行效果。

4. 改进措施

（1）建立激励机制

通过设立奖励制度、提供教育培训等方式，提高报告者的积极性和参与度。

（2）加强宣传教育

普及 ADR 监测的重要性，增强公众对药品安全的认识和自我保护意识。

（3）引入专业审核

建立由药师、临床医生等组成的专家团队，对报告进行专业审核和评估，确保数据的真实性和可靠性。

（二）集中监测系统

1. 实施方式与特点

集中监测系统（intensive monitoring system, IMS）是一种更为精细化的 ADR 监测方法。它通常在特定地区、特定时间范围内，针对新上市或需要重新评价的药物进行集中、系统的监测。与 VRS 相比，IMS 具有更强的针对性和数据收集能力。

2. 优点分析

（1）针对性强

IMS 能够针对特定药物或特定人群进行精准监测，有效减少数据收集的盲目性和资源浪费。

（2）数据准确

通过严格的监测设计和执行流程，IMS 能够收集到更为准确、全面的 ADR 数据，为药品监管机构提供有力支持。

（3）快速响应

IMS 能够及时发现并报告潜在的严重 ADR，为药品召回、修改说明书等紧急措施提供时间窗口。

3. 挑战与不足

（1）成本高昂

IMS 需要投入大量的人力、物力和财力资源，包括监测人员的培训、数据采集设备的购置、数据分析软件的开发等，增加了实施难度和成本。

（2）难以普及

由于成本限制和资源分配不均等问题，IMS 往往难以在全国范围内普及实施，导致部分地区的 ADR 监测存在空白。

（3）伦理问题

在集中监测过程中，如何保护患者的隐私权和知情权是一个需要特别关注的问题。

4. 改进措施

（1）优化资源配置

根据药物特性和市场需求合理分配监测资源，提高资源利用效率。

（2）加强国际合作

通过跨国合作和数据共享等方式降低监测成本和提高监测效率。

（3）强化伦理审查

建立健全的伦理审查机制，确保监测过程符合伦理标准和法律法规要求。

（三）医院监测网络

1. 技术支撑与实现方式

医院监测网络（hospital monitoring network, HMN）是借助现代信息技术手段建立的 ADR 监测平台。它利用医院信息系统（HIS）和临床决策支持系统（CDSS）等现有资源，对住院患者的用药情况进行实时监控和数据分析。通过设定预警规则和算法模型，HMN 能够自动识别并报告潜在的 ADR 事件。

2. 优点分析

数据量大：HMN 依托医院庞大的患者群体和丰富的临床数据资源，能够收集到大量的 ADR 数据样本。

实时性强：借助信息技术手段实现实时监测和数据传输，HMN 能够迅速发现并报告 ADR 事件，为及时干预和治疗赢得时间。

智能化程度高：通过算法模型和机器学习等技术手段对数据进行深度挖掘和分析，HMN 能够发现一些传统方法难以捕捉的 ADR 信号和趋势。

3. 挑战与不足

技术门槛高：HMN 的建设和维护需要较高的技术水平和专业人才支持，对部分医院来说可能存在一定的技术障碍。

数据质量参差不齐：由于医院信息系统之间的差异和数据采集标准的不统一等问题，HMN 收集到的数据质量可能存在差异和偏差。

隐私保护问题：在利用患者数据进行 ADR 监测的过程中如何确保患者隐私权不受侵犯是一个需要重点关注的问题。

4. 改进措施

加强技术培训和支持：为医院提供必要的技术培训和支持服务，帮助其提升信息化水平和数据管理能力。

制定统一的数据标准和规范：建立统一的数据采集、处理和存储标准规范，提高数据质量和可比性。

强化隐私保护措施：建立健全隐私保护制度和流程，确保患者个人信息的安全性和隐私性。

（四）上市后研究

1. 研究类型与方法

上市后研究（post-marketing studies, PMS）是指在药物上市后通过临床试验、流行病学调查、药物警戒系统等多种方式进一步评估药物的安全性和有效性。这些研究可以是对已知 ADR 的深入探索也可以是对新发现 ADR 的初步验证和确认。

2. 优点分析

（1）数据广泛真实

PMS 能够收集到来自实际用药场景的真实数据样本，避免了临床试验中可能存在的选择偏倚和干预效应等问题。

（2）长期效应评估

与临床试验相比，PMS 能够更长时间地跟踪观察药物的使用情况和 ADR 发生情况，为评估药物的长期安全性和有效性提供重要依据。

（3）政策制定依据

PMS 的结果可以为药品监管机构的政策制定和决策提供科学依据，促进药品市场的健康发展。

3. 挑战与不足

（1）研究周期长

PMS 通常需要较长时间才能收集到足够的数据样本进行分析和评估，导致研究结果的滞后性。

（2）资源投入大

PMS 需要投入大量的人力、物力和财力资源进行数据收集、处理和分析，对研究者的能力和资源要求较高。

（3）伦理和法律问题

PMS 涉及患者隐私权和知情同意权等伦理问题，以及数据保护和数据共享等法律问题，需要特别关注和处理。

4. 改进措施

（1）加强跨部门合作

建立跨部门合作机制，整合各方资源，提高 PMS 的效率和效果。

（2）引入新技术手段

利用大数据、人工智能等新技术手段提高 PMS 的数据处理和分析能力，降低研究成本和提高研究效率。

（3）加强伦理和法律审查

建立健全的伦理审查和法律监管机制，确保 PMS 的合法性和合规性，保护患者权益和公共利益。

四、药物不良反应的处理原则及策略

（一）药物不良反应的处理原则

这些原则在实际操作中的深入贯彻，不仅要求医务人员具备高度的专业素养和敏锐的洞察力，还需要医疗机构建立起一套完善的管理体系和患者教育体系，以全方位、多角度地保障患者的安全与健康。

1. 及时性原则的深度解析

及时性不仅是对时间敏感性的要求，更是对医疗团队应急响应能力的考验。在药物不良反应发生时，每一秒的延误都可能带来不可预测的后果。因此，医疗机构应构建一套高效的信息反馈机制，确保不良反应信息能够迅速传达至相关科室和人员，同时，设立专门的应急处理小组，负责快速评估、决策并启动应急预案。此外，通过定期培训和模拟演练，提升医护人员的应急处理能力，确保在紧急情况下能够迅速、准确地做出反应，有效控制不良反应的进一步发展。

2. 安全性原则的全面考量

安全性原则是处理药物不良反应的底线，它要求医务人员在每一步操作中都要将患者的安全放在首位。这不仅仅是对药物选择的谨慎，更是对患者整体健康状况的全方位评估。在制定后续治疗方案时，医护人员需综合考虑患者的年龄、性别、肝肾功能、过敏史、基础疾病，以及当前用药情况等因素，进行个性化的风险评估，避免使用可能加重不良反应的药物或疗法。同时，加强患者安全教育，提高其对药物不良反应的认知水平，鼓励患者主动报告不良反应，以便及时采取干预措施，减少潜在风险。

3. 有效性原则的科学实践

有效性原则强调的是治疗措施的针对性和实效性。在处理药物不良反应时，医务人员需运用专业知识，对不良反应进行准确分类和诊断，明确其发生机制，并据此制定科学、合理的治疗方案。这要求医务人员不断学习新知识、新技术，紧跟医学发展的步伐，确保在处理复杂情况时能够作出正确的决策。同时，注重治疗效果的监测和评估，及时调整治疗方案，确保不良反应得到有效控制，患者症状得到缓解。

4. 个体化原则的精准实施

个体化原则是对患者个体差异的深刻理解和尊重。在处理药物不良反应时，医务人员需深入了解患者的个体差异，包括基因型、代谢能力、心理状态等，以此为基础制定个性化的处理方案。这要求医疗机构建立完善的患者信息系统，实现患者数据的共享和整合，为个体化治疗提供数据支持。同时，鼓励医务人员与患者建立良好的沟通关系，倾听患者的主诉和诉求，结合临床经验和科学证据，为患者量身定制最佳的治疗方案。

（二）处理策略

在处理药物不良反应的过程中，采取科学合理的策略是确保患者安全、优化治疗效果的关键。以下是对停药或减量、对症治疗、支持治疗、替代治疗及报告与记录等策略的深度解析与扩写。

1. 停药或减量的精细考量

停药或减量作为处理药物不良反应的初步措施，其决策过程需极其谨慎。首先，需全面评估患者的病史、用药史及当前健康状况，明确不良反应是否由药物直接引起，以及停药或减量对原发病治疗可能产生的影响。对于轻至中度的不良反应，迅速停药往往能迅速缓解症状；而对于严重疾病患者，则需权衡利弊，考虑逐步减少剂量，同时密切监测病情变化，以防不良反应反弹或原发病恶化。此外，停药或减量后，还需关注患者可能出现的停药综合征，如反跳性酸度增加、症状反弹等，并提前制定应对策略。

2. 对症治疗的精准施策

对症治疗是缓解患者痛苦、促进康复的关键环节。它要求医务人员具备扎实的专业知识和敏锐的洞察力，能够准确识别不良反应的症状，并快速选择恰当的药物或方法进行干预。例如，对于皮肤过敏反应，除给予抗组胺药外，还可考虑外用抗过敏药膏，以加速症状消退；对于消化系统不良反应，如恶心、呕吐，可使用止吐药或调整用药时间以减少刺激。对症治疗的关键在于个性化与精准化，即根据患者的具体情况和不良反应的特点，制定针对性的治疗方案，以达到最佳的治疗效果。

3. 支持治疗的全面保障

支持治疗在应对严重药物不良反应时发挥着至关重要的作用。它旨在稳定患者的生命体征，为原发病的治疗创造有利条件。补液、输血、升压等措施是支持治疗的常用手段，它们能够迅速纠正患者的内环境紊乱，保障各器官功能的正常运行。在进行支持治疗时，需密切关注患者的病情变化，及时调整治疗方案，以避免过度治疗或治疗不足。此外，还需加强患者的营养支持和心理疏导，提高患者的整体抵抗力，促进康复进程。

4. 替代治疗的审慎选择

当停药或减量无法有效控制不良反应，或患者因治疗需要无法完全停药时，替代治疗成为一种必要的选择。在选择替代药物时，需充分考虑药物的疗效、安全性、相互作用及患者的过敏史等因素。同时，还需评估替代药物对原发病治疗的影响，确保在控制不良反应的同时不干扰原发病的治疗进程。此外，替代治疗并非一劳永逸的解决方案，需在治疗过程中持续监测患者的反应和疗效，以便及时调整治疗方案。

5. 报告与记录的严谨态度

报告与记录是处理药物不良反应不可或缺的一环。它不仅有助于积累药物不良反应数据、评估药物安全性，还能为临床用药提供宝贵的参考信息。在报告与记录过程中，需确保信息的准确性、完整性和及时性。医务人员应详细记录不良反应的发生时间、症状表现、处理措施及结果等信息，并及时向相关部门或机构报告。通过不断完善药物不良反应报告系统，我们可以更好地掌握药物使用的安全性信息，为药物研发和临床应用提供有力支持。同时，这也有助于提高公众对药物不良反应的认识和防范意识，促进医疗质量的持续改进。

五、药物不良反应监测与处理的挑战与对策

在医疗实践中，药物不良反应的监测与处理是一项复杂而关键的任务，它直接关系到患者的治疗效果、安全性及医疗质量的整体提升。当前，这一领域仍面临着诸多挑战，需要我们从多个层面出发，采取有效对策加以应对。

（一）挑战

1. 信息不对称

信息不对称是药物不良反应监测与处理面临的首要挑战。这主要体现在：一方面，医护人员与患者之间的信息不对称。医护人员作为专业知识的持有者，往往对药物的药理作用、用法用量及可能的不良反应有较为深入的了解，而患者则可能因缺乏医学知识而对此知之甚少。这种信息不对称导致患者在用药过程中难以主动识别并报告不良反应，甚至可能因误解而延误治疗。另一方面，医护人员之间也存在信息不对称问题，尤其是在跨科室、跨医院协作时，不同医疗机构对药物不良反应的监测标准和报告流程可能存在差异，影响了信息的共享与交流。

2. 监测体系不完善

监测体系的不完善是制约药物不良反应监测工作有效开展的另一重要因素。具体表现为：一是监测覆盖面不足，特别是在基层医疗机构和偏远地区，由于缺乏必要的设备和专业人员，药物不良反应的监测工作难以得到有效开展；二是数

据质量不高，部分医疗机构在报告不良反应时存在漏报、迟报、误报等现象，导致监测数据不完整、不准确；三是监测结果的反馈和应用不足，即使收集到了大量数据，也未能及时转化为有效的临床决策支持信息，影响了监测工作的实际效果。

3. 处理水平参差不齐

不同医疗机构和医护人员对药物不良反应的处理能力和水平存在差异，这是导致处理效果不尽如人意的又一重要原因。一方面，部分医护人员对药物不良反应的识别能力不足，难以在第一时间发现并采取有效措施；另一方面，部分医疗机构在处理药物不良反应时缺乏规范的流程和标准，导致处理措施不够科学、合理。部分医护人员对药物不良反应的重视程度不够，存在轻视或忽视现象，进一步加剧了处理水平的参差不齐。

（二）对策

1. 加强宣传教育

针对信息不对称问题，加强宣传教育是提高认知程度和重视程度的有效途径。应针对医护人员开展定期的培训和考核，提升其对药物不良反应的识别、评估和处理能力。培训内容可以包括药物药理学、药物相互作用、不良反应监测与报告流程等方面。鼓励医护人员参与学术交流和多学科合作，拓宽视野，提升专业水平。应加强对患者的宣传教育，通过发放宣传资料、举办讲座等方式，普及药物不良反应的相关知识，提高患者的自我监测和报告意识。还可以利用互联网、社交媒体等新媒体平台，扩大宣传范围和影响力。

2. 完善监测体系

完善监测体系是提升药物不良反应监测工作效果的关键。应建立健全的药物不良反应监测网络，覆盖所有医疗机构和用药环节。通过建立统一的监测标准和报告流程，实现信息的共享与交流。应加强对监测数据的收集、整理和分析工作，确保数据的完整性和准确性。利用现代信息技术手段，如大数据分析、人工智能等，对监测数据进行深入挖掘和分析，发现潜在的安全隐患和规律性问题。应建立监测结果的反馈机制，及时将分析结果反馈给医疗机构和监管部门，为临床实践和监管决策提供有力支持。应加强对监测工作的监督和管理力度，确保监测工作的规范性和有效性。

3. 提高处理能力

提高处理能力是保障患者安全和提升医疗质量的重要措施。应加强对医护人员的专业技能培训和实践经验积累。通过举办培训班、模拟演练等方式，提升医护人员对药物不良反应的识别、评估和处理能力。鼓励医护人员积极参与临床实践和研究工作，积累丰富的经验和案例。应建立规范的处理流程和标准。针对不同类型的药物不良反应制定相应的处理方案和处理流程，确保在处理过程中能够遵循科学、合理、规范的原则。还应加强多学科合作和学术交流，共同研究和探讨药物不良反应的处理方法和策略，推动处理水平的不断提升。

4. 强化政策支持

政策支持是保障药物不良反应监测与处理工作顺利开展的重要保障。应制定和完善相关政策法规，明确药物不良反应监测与处理的职责和义务。通过立法手段规范医疗机构和医护人员的行为，确保监测工作的规范性和有效性。应加大对药物研发和生产企业的监管力度，要求其严格按照相关法律法规进行药物研发、生产和销售活动，确保上市药物的安全性和有效性。应加大对药物不良反应监测与处理工作的投入力度，包括资金、设备、人员等方面。通过提供必要的支持和保障条件，推动监测工作的深入开展和不断提升。应加强对政策执行情况的监督和检查力度，确保各项政策措施得到有效落实和执行。对于违反政策规定的行为和现象要及时进行纠正和处理，维护政策的严肃性和权威性。

第十四章 护理科研与循证实践

第一节 护理研究设计与方法

护理研究设计与方法是护理学科发展的重要基石，它们为护理实践提供了科学依据，推动了护理理论的不断创新和完善。护理研究设计是指根据研究目的和问题，选择适当的研究方法、制定详细的研究计划并付诸实施的过程。而护理研究方法则是指在护理研究过程中，用于收集、整理、分析和解释数据的一系列技术和手段。

一、护理研究设计的基本原则

（一）科学性原则

科学性原则是护理研究设计的基石，它不仅关乎研究的学术价值，更直接影响到研究成果的可信度与普适性。明确研究问题是科学性的起点，它要求研究者对护理领域中的某一现象、问题或假设有清晰、具体的认识，避免模糊或过于宽泛的议题。研究方法的合理性是科学性的核心，包括选择合适的研究设计（如实验性研究、观察性研究、描述性研究等）、样本量的科学计算、测量工具的标准化与有效性验证等，以确保研究过程能够准确反映研究问题，减少偏差和误差。在数据收集阶段，应采用系统的、客观的方法，确保数据的真实性和完整性；而在数据分析时，则应运用恰当的统计方法，对数据进行深入剖析，以揭示变量间的关系和规律。研究结果的可靠性和有效性是科学性的最终体现，要求研究者对研究结果进行严格的检验和论证，确保结论的稳健性和可推广性。

（二）实用性原则

实践导向的深化。实用性原则体现了护理研究的社会责任和实际应用价值。在护理领域，研究不应仅仅停留在理论探讨层面，而应紧密结合临床实际，解决护理工作中遇到的具体问题。这要求研究者在选题时，深入调研护理实践中的痛点、难点和热点，确保研究问题具有针对性和现实意义。在研究过程中，应注重研究成果的转化与应用，通过举办培训班、编写指南、推广新技术等方式，将研究成果转化为护理实践中的具体措施和方法，提升护理质量和患者满意度。随着护理学科的不断发展和护理模式的不断创新，研究者还应保持敏锐的洞察力，关注护理学科的发展趋势和未来方向，确保研究问题具有前瞻性和引领性。

（三）伦理性原则

尊重与保护的坚守。伦理性原则是护理研究中不可或缺的一环，它体现了对受试者权益和尊严的尊重与保护。在护理研究中，受试者往往是患者或健康人群，他们参与研究可能面临一定的风险或不便。因此，研究者必须严格遵守伦理规范，确保研究过程合法、科学、安全。知情同意是伦理性的基石，研究者应向受试者详细解释研究目的、方法、可能的风险与收益等信息，并征得受试者的书面同意后方可开展研究。隐私保护是伦理性的重要内容，研究者应采取措施保护受试者的个人信息和隐私不被泄露。研究者还应关注受试者的心理感受和安全状况，及时给予必要的关怀和支持。在出现不良事件或研究结果可能对受试者造成不利影响时，研究者应及时报告并采取相应的补救措施。伦理性原则要求研究者在追求科学真理时，始终将受试者的权益和安全放在首位。

二、护理研究设计的主要类型

（一）实验性研究设计的深度

探讨实验性研究设计，作为护理研究中的"金标准"，其核心在于通过严格控制变量来探索因果关系。这种设计不仅要求研究者能够精确界定研究问题，还需具备设计并实施有效干预措施的能力。随机对照试验（randomized controlled trial, RCT）作为实验性研究设计的典范，通过随机分配受试者至不同的干预组与对照组，最大限度地减少了选择偏倚和干扰因素的影响，使研究结果更加可靠和具有说服力。在护理领域，RCT常被用于评估新药、新护理技术或护理管理策略的有效性和安全性。RCT的实施成本高、周期长，且对受试者有一定的纳入标准和排除标准，这在一定程度上限制了其应用范围。非随机对照试验则相对灵活，虽然未采用随机分配方法，但通过匹配或分层等策略尽量平衡组间差异，以减少偏倚。这种设计在资源有限或难以实施随机化的情境下尤为适用。交叉设计则是一种特殊的实验性研究设计,通过将受试者在不同时间点曝露于不同的干预措施,并比较其效果,以较少的样本量获得丰富的信息。交叉设计可能存在时间顺序效应和残留效应等问题,需要研究者谨慎考虑。

（二）观察性研究设计的多元视角

观察性研究设计以其自然、灵活的特点,在护理研究中占据重要地位。描述性研究旨在全面、系统地描述某一现象或群体的特征,如患者群体的年龄分布、疾病谱等,为后续的深入研究提供基础数据。相关性研究则进一步探讨两个或多个变量之间的关联程度,如探讨睡眠质量与焦虑情绪之间的关系,为护理干预提供理论依据。病例对照研究是一种回顾性的观察性研究设计,通过比较患病组与未患病组在既往曝露因素上的差异,来推断曝露因素与疾病之间的关联。这种设计在探索病因、评估危险因素等方面具有重要价值,但需注意回顾偏倚和选择偏倚的影响。

（三）调查研究设计的广泛应用

调查研究设计以其简便易行、覆盖面广的特点,在护理研究中得到了广泛应用。横断面调查通过一次性收集数据,描述某一时间点或阶段内某群体的特征或现象,如评估某地区居民的健康素养水平。纵断面调查则追踪同一群体在不同时间点上的变化,以揭示趋势或预测未来,如研究长期护理对慢性病患者生活质量的影响。焦点小组讨论作为一种定性的调查研究方法,通过组织一组具有相同或相似特征的个体进行深入讨论,收集他们对某一问题的看法、经验或感受。这种方法有助于深入了解患者的心理需求、护理体验,以及护理服务中的瓶颈问题,为护理服务的改进和创新提供重要参考。护理研究设计的三大类型——实验性研究设计、观察性研究设计和调查研究设计,各具特色,相互补充,共同构成了护理研究方法的丰富体系。研究者应根据研究目的、研究条件及研究对象的特点,灵活选择合适的研究设计类型,以确保研究结果的科学性、实用性和伦理性。

三、护理研究设计的具体步骤

（一）明确研究问题

深度剖析与策略,明确研究问题是护理研究设计的起点,它不仅是整个研究过程的导向灯,也是决定研究成功与否的关键因素。在护理领域,研究问题往往源自临床实践中的困惑、患者需求的未满足、护理理论的空白或技术发展的前沿。因此，明确研究问题的过程实质上是一个发现问题、分析问题并转化为可研究问题的过程。问题发现：研究者需保持对护理实践的敏锐洞察力，通过日常观察、患者访谈、文献回顾等途径，识别出亟待解决的问题。这些问题可能涉及护理效果评估、护理方法改进、护理管理优化等多个方面。

（1）问题细化

对初步发现的问题进行细化，明确其具体范围、研究对象、研究目的等。例如，一个宽泛的问题"如何提高患者满意度"可以细化为"在心血管内科，通过实施个性化健康教育方案，能否提高患者对疾病知识的了解程度和护理满意度"。

（2）问题验证

通过专家咨询、小组讨论等方式，对细化后的问题进行验证，确保其具有科学性、实用性和创新性。还需考虑研究问题的可行性，即是否有足够的研究资源、技术支持和伦理批准来支持研究的开展。

（3）问题表述

将最终确定的研究问题以清晰、简洁、明确的语言表述出来，确保读者能够准确理解研究的核心内容和研究意图。

（二）制定研究计划

策略规划与细节把控：制定研究计划是护理研究设计的核心环节，它涉及研究方法的选择、样本量的确定、数据收集和分析方案的制定等多个方面。一个完善的研究计划能够为后续的研究操作提供有力的指导和保障。研究方法选择：根据研究问题的性质和研究目的，选择合适的研究方法。在护理研究中，常用的研究方法包括实验性研究设计（如随机对照试验）、观察性研究设计（如描述性研究、相关性研究、病例对照研究）和调查研究设计（如横断面调查、纵断面调查、焦点小组讨论等）。研究者需综合考虑各种方法的优缺点，选择最适合本研究的方法。

（1）样本量确定

根据统计学原理和研究需求，计算并确定合适的样本量。样本量的大小直接影响研究结果的可靠性和有效性。在确定样本量时，需考虑研究设计的类型、变量的性质、预期效应大小，以及统计学上的显著性水平等因素。

（2）数据收集和分析方案制定

制定详细的数据收集和分析方案，包括数据收集的时间、地点、方式（如问卷调查、访谈、观察等）、测量工具的选择与验证、数据录入与清理的规范等。还需明确数据分析的具体步骤和方法，如描述性统计、推断性统计、回归分析等，并准备好相应的统计软件或工具。

（3）时间规划

为整个研究过程制定详细的时间表，包括研究准备阶段、数据收集阶段、数据分析阶段和报告撰写阶段等。在每个阶段内，还需进一步细化具体任务和完成时间，以确保研究进度的有序推进。

（4）风险评估与应对

识别研究过程中可能遇到的风险和挑战，并制定相应的应对措施。这些风险可能包括样本流失、数据质量问题、伦理问题等。通过提前预判和准备，可以有效降低研究过程中的不确定性和风险。

（三）实施研究操作

严谨执行与质量控制。实施研究操作是护理研究设计的实践环节，它要求研究者按照研究计划进行具体的研究操作和数据收集。在这个过程中，严谨的执行和严格的质量控制是确保数据准确性和可靠性的关键。患者招募与样本筛选：根据研究计划中的样本量要求，通过合适的渠道（如医院数据库、社区宣传等）招募患者。在招募过程中，需明确招募标准和排除标准，以确保样本的代表性和一致性。对于符合标准的患者，需进行详细的解释和说明，征得其知情同意后方可纳入研究。

（1）数据收集

按照研究计划中的数据收集方案进行数据收集。在收集过程中，需严格遵守操作规程和测量工具的使用说明，确保数据的准确性和可靠性。对于问卷调查、访谈等主观性较强的数据收集方式，还需注意避免引导性提问和主观臆断的影响。

（2）数据记录与管理

建立完善的数据记录和管理系统，对收集到的数据进行及时、准确的记录和整理。在记录过程中，需确保数据的完整性和可追溯性，以便后续的数据分析和验证。还需对数据进行妥善保管和备份，以防数据丢失或损坏。

（3）质量控制

在数据收集过程中实施严格的质量控制措施，如定期检查数据收集工具的准确性和有效性、对收集到的数据进行初步审核和清理等。对于发现的问题和异常数据，需及时进行处理和纠正，以确保数据的准确性和可靠性。

（四）整理和分析数据

科学统计与深度挖掘。整理和分析数据是将收集到的原始数据进行整理、统计和分析的过程。在护理研究中，这一过程对于揭示变量间的关系、验证研究假设及得出研究结论具有重要意义。数据整理：将收集到的原始数据进行整理和清洗，去除无效数据、异常数据和重复数据等。在整理过程中，还需对数据进行分类、编码和标准化处理，以便后续的数据分析。

（1）描述性统计

运用描述性统计方法对数据进行初步分析，如计算均值、标准差、频数分布等统计量，以了解数据的基本特征和分布情况。描述性统计有助于研究者对数据有一个初步的认识和了解。

（2）推断性统计

运用推断性统计方法对数据进行深入分析，以验证研究假设并得出研究结论。在推断性统计中，常用的方法包括t检验、方差分析、回归分析等。通过这些方法，可以探讨变量间的相关性和因果关系，以及不同组别之间的差异等。

（3）数据可视化

利用图表、图形等可视化工具将数据分析结果呈现出来。数据可视化有助于研究者更直观地理解数据之间的关系和趋势，并便于向他人展示和解释研究结果。

（4）结果解释与讨论

对数据分析结果进行解释和讨论，探讨其背后的原因和意义。在解释结果时，需结合研究背景、研究目的和文献回顾等内容进行综合考虑；在讨论时，则需注意客观性和公正性，避免主观臆断和偏见的影响。

（五）撰写研究报告

总结成果与传递价值。撰写研究报告是对整个研究过程进行总结和归纳的过程。在护理研究中，一份高质量的研究报告不仅能够展示研究者的研究成果和学术水平，还能够为护理实践提供有价值的参考和指导。报告结构：遵循学术论文或研究报告的一般结构来撰写报告，包括标题、摘要、引言、方法、结果、讨论、结论和参考文献等部分。每个部分都应具有明确的主题和内容要求，以确保报告的完整性和条理性。

（1）语言表述

注重语言的准确性和清晰性，避免使用模糊或含糊不清的表述方式。在描述研究问题、方法、结果和结论时，应尽量使用客观、准确的语言来表达自己的观点和发现。还需注意语言的简洁性和可读性，以便读者能够轻松理解和接受报告的内容。

（2）图表运用

合理运用图表来展示研究结果和数据分析过程。图表能够直观地反映数据之间的关系和趋势，有助于读者更好地理解和接受报告的内容。在运用图表时，需注意其准确性和规范性，确保图表中的数据和文字与正文中的描述相一致。

（3）结论提炼

在结论部分对研究结果进行提炼和总结，明确回答研究问题并指出研究的贡献和不足之处。结论部分应简洁明了地概括研究的主要发现和意义，并指出未来研究的方向和可能的发展趋势。

（4）参考文献引用

在报告中正确引用参考文献以支持自己的观点和发现。参考文献的引用不仅有助于增强报告的学术性和可信度，还能够为读者提供进一步阅读和研究的线索和方向。在引用参考文献时，需遵循学术规范和引用格式要求，确保引用的准确性和规范性。

四、护理研究的常用方法

（一）文献研究法：历史镜鉴与理论基石

文献研究法，作为护理研究的基础性方法，不仅承载着回顾历史、总结现状的重任，更是指引未来研究方向的灯塔。在护理学的广阔领域中，文献研究法通过系统、全面地搜集、整理和分析已有文献资料，为研究者提供了丰富的背景信息和理论支撑。

1. 资料搜集的广度与深度

文献研究的第一步是广泛搜集相关资料。这包括学术期刊论文、学位论文、书籍、会议记录、政策文件、网络资源等多种类型。随着信息技术的飞速发展，电子数据库和在线资源平台成为文献搜集的重要渠道，极大地提高了检索效率和覆盖面。研究者需掌握有效的检索策略，如关键词组合、布尔逻辑运算符的使用等，以确保搜集到的文献既全面又具有针对性。

2. 文献质量的评估与筛选

在海量文献中筛选出高质量、有价值的资料是文献研究法的关键。这通常涉及对文献来源的权威性、作者的学术背景、研究的科学性、方法的严谨性等多个方面的综合考量。研究者需建立科学的评估标准，如文献的引用频次、影响因子、发表年份等，以确保所选文献能够准确反映研究领域的最新进展和主流观点。

3. 文献内容的分析与综合

文献内容的分析是文献研究法的核心环节。研究者需对筛选出的文献进行深入阅读，提炼出关键信息，并进行分类、比较和归纳。这一过程中，研究者需具备批判性思维能力，既要看到文献中的亮点和创新点，也要识别出其中的不足和局限性。通过综合分析，研究者可以构建出研究领域的理论框架，为后续研究提供理论支持。

4. 应用实例

以"老年糖尿病患者自我管理能力提升策略"为例，研究者首先通过文献研究法搜集了大量关于老年糖尿病自我管理、健康教育、护理干预等方面的文献。通过对这些文献的深入分析和综合，研究者发现当前研究中存在的空白点和不足之处，如缺乏针对老年人特殊生理和心理特点的自我管理策略。基于此，研究者提出了基于老年人生理和心理特点的自我管理能力提升策略，并通过后续研究验证了其有效性。

（二）观察法：直观洞察与客观记录

观察法作为一种直接、客观的研究方法，在护理研究中具有不可替代的地位。通过观察，研究者能够直接了解患者的病情变化、护理效果，以及护理人员的操作规范等关键信息。

1. 观察设计的科学性与规范性

在进行观察研究之前，研究者需设计详细的观察方案，明确观察目的、观察对象、观察内容、观察时间、观察地点及观察记录的方式等。观察设计需遵循科学性和规范性的原则，确保观察结果的可靠性和有效性。例如，在观察患者病情变化时，需设定明确的观察指标和记录标准，以确保数据的可比较性和可重复性。

2. 观察者角色的中立性与客观性

观察者的主观偏见是影响观察结果准确性的重要因素之一。因此，在进行观察研究时，研究者需保持中立和客观的态度，尽量避免个人情感、偏见和先入为主的观念对观察结果的影响。研究者还需接受专业培训，掌握观察技巧和记录方法，以提高观察的准确性和客观性。

3. 观察数据的整理与分析

观察数据的整理与分析是观察研究的重要环节。研究者需对收集到的观察数据进行分类、编码和整理，以便后续分析。在分析过程中，研究者需运用合适的统计方法和分析工具，对数据进行描述性统计和推断性统计，以揭示数据背后的规律和趋势。研究者还需注意数据的完整性和一致性，确保分析结果的可靠性和有效性。

4. 应用实例

以"疼痛管理中患者疼痛表情的识别与评估"为例，研究者采用观察法对患者在接受疼痛管理过程中的疼痛表情进行实时观察和记录。通过观察不同疼痛程度下患者的面部表情、身体姿势和声音变化等特征，研究者建立了疼痛表情识别与评估的标准体系。这一研究成果不仅提高了疼痛评估的准确性和客观性，还为疼痛管理的个性化护理提供了有力支持。

（三）实验法：因果探索与效果验证

实验法作为科学研究的重要方法之一，在护理研究中同样具有重要地位。通过实验设计、实验操作和实验结果分析等步骤，研究者可以探究某一因素或条件对研究对象的影响及其机制。

1. 实验设计的严谨性与创新性

实验设计的严谨性是实验法成功的关键。研究者需根据研究目的和假设设计出合理的实验方案，明确实验对象、实验分组、实验干预、实验观察和实验控制等要素。研究者还需考虑实验设计的创新性，即实验方案需具有一定的新颖性和探索性，以揭示前人未发现的规律和现象。

2. 实验操作的规范性与可重复性

实验操作的规范性是确保实验结果可靠性的重要保障。研究者需严格按照实验方案进行操作，确保实验条件的稳定性和一致性。研究者还需注意实验过程中的细节处理和数据记录工作，确保实验数据的完整性和可追溯性。为了验证实验结果的可靠性，研究者还需进行重复实验或交叉验证实验以排除偶然因素的影响。

3. 实验结果的分析与解释

实验结果的分析与解释是实验法的最终目的。研究者需运用统计学方法对实验数据进行处理和分析，以揭示实验干预对研究对象的影响及其机制。在分析过程中，研究者需注意控制变量的影响并排除干扰因素以确保实验结果的准确性和有效性。研究者还需结合专业知识和文献回顾对实验结果进行合理解释和讨论以揭示其背后的科学原理和临床意义。

4. 应用实例

以"音乐疗法对 ICU 患者焦虑情绪的影响研究"为例，研究者采用实验法将 ICU 患者随机分为实验组和对照组，实验组患者在常规护理基础上接受音乐疗法干预而对照组患者仅接受常规护理。通过比较两组患者的焦虑情绪得分和睡眠质量等指标，研究者发现音乐疗法能够显著降低 ICU 患者的焦虑情绪并改善其睡眠质量。这一研究结果为 ICU 患者的心理护理干预提供了新的思路和方法。

（四）调查研究法：民意收集与数据分析

调查研究法作为社会科学研究的重要方法之一，在护理研究中同样发挥着重要作用。通过问卷、访谈等方式收集研究对象关于特定主题的意见、态度和行为数据，研究者可以了解病人和护理人员的观点、态度和行为，进而为护理实践提供有针对性的改进建议。

1. 问卷设计与访谈提纲的制定

问卷设计和访谈提纲的制定是调查研究法的首要任务。研究者需根据研究目的和假设设计出合理的问题和选项以确保问卷和访谈能够全面、准确地反映研究对象的观点、态度和行为。在设计过程中，研究者还需注意问题的清晰性、简洁性和无偏见性，以避免对研究对象产生误导或干扰。

2. 样本选择与抽样方法

样本选择和抽样方法是影响调查研究结果准确性的重要因素之一。研究者需根据研究目的和样本特征选择合适的样本群体并确定合适的抽样方法，以确保样本的代表性和有效性。在抽样过程中，研究者还需注意样本的大小和分布，以避免抽样误差对研究结果的影响。

3. 数据收集与整理

数据收集与整理是调查研究法的重要环节。研究者需采用合适的方式（如现场发放问卷、网络调查等）收集问卷和访谈数据并对数据进行分类、编码和整理以便后续分析。在整理过程中，研究者还需注意数据的完整性和一致性以确保分析结果的可靠性。

4. 数据分析与解释

数据分析与解释是调查研究法的最终目的。研究者需运用合适的统计方法和分析工具对问卷和访谈数据进行处理和分析，以揭示数据背后的规律和趋势。在分析过程中，研究者需注意控制变量的影响并排除干扰因素，以确保分析结果的准确性和有效性。研究者还需结合专业知识和文献回顾，对分析结果进行合理解释和讨论，以揭示其背后的社会文化背景和临床意义。

5. 应用实例

以"护理人员对职业倦怠的认知与应对策略研究"为例，研究者采用问卷调查法收集了来自不同地区、不同医院和不同科室的护理人员关于职业倦怠的认知和应对策略的数据。通过对问卷数据的统计分析和讨论，研究者发现护理人员普遍面临职业倦怠的问题且不同群体之间存在显著差异。基于此，研究者提出了针对性的应对策略和建议，为护理管理部门提供了有价值的参考。

（五）内容分析法：文本解析与意义挖掘

内容分析法作为一种文本分析方法在护理研究中同样具有广泛应用前景。通过对护理文献、护理政策、护理教育等内容的深入分析和编码，研究者可以揭示这些文本资料中的内在含义和规律，进而为护理实践提供理论支持。

1. 文本选择与编码体系

文本选择和编码体系是内容分析法的核心环节。研究者需根据研究目的和假设选择合适的文本资料并设计出合理的编码体系，以确保分析的全面性和准确性。在编码过程中，研究者需对文本中的关键信息进行提炼和分类，并根据编码体系进行编码，以便后续分析。

2. 文本内容的深入分析

文本内容的深入分析是内容分析法的关键环节。研究者需对编码后的文本内容进行深入分析以揭示其内在含义和规律。这一过程中，研究者需运用专业知识和文献回顾对文本内容进行解读和阐释，以发现其中的亮点和创新点及不足之处。

3. 结果呈现与讨论

结果呈现与讨论是内容分析法的最终环节。研究者需将分析结果以图表、表格或文字等形式呈现出来以便读者理解和接受。在呈现过程中研究者需注意结果的清晰性和条理性以便读者能够快速把握分析要点。研究者还需结合专业知识和文献回顾对分析结果进行讨论和解释以揭示其背后的科学原理和临床意义。

4. 应用实例

以"护理教育中临床实习模式的变化趋势研究"为例，研究者采用内容分析法对近年来国内外护理教育领域的期刊论文、政策文件和教学大纲等文本资料进行了深入分析。通过对这些文本资料的编码和分类，研究者发现临床实习模式在近年来发生了显著变化，如实习时间的延长、实习内容的丰富和实习方式的多样化等。基于此，研究者提出了对未来护理教育中临床实习模式发展的预测和建议，为护理教育改革提供了有价值的参考。

第二节　护理科研与循证实践之文献检索与利用

文献检索与利用是护理科研与循证实践不可或缺的一部分。它不仅是获取新知识、了解学科前沿动态的重要手段，更是指导护理实践、提升护理质量的关键环节。随着医学技术和护理学科的不断发展，文献检索与利用的重要性日益凸显。

一、文献检索的意义

文献研究法在护理领域中的深远影响：促进知识更新与传播、提升护理质量与患者满意度，以及推动护理科研发展的多维度探讨。

（一）促进知识更新与传播：构建护理知识体系的基石

在快速发展的医疗护理领域，新知识、新技术层出不穷。文献检索作为获取这些信息的有效途径，对护理人员来说，不仅是专业成长的必修课，更是推动整个护理知识体系更新的关键力量。通过定期检索国内外权威期刊、会议论文及专业网站上的最新文献，护理人员能够紧跟学科前沿，了解最新的护理理念、技术革新，以及临床实践中的成功案例与失败教训。这种知识的更新与传播，不仅拓宽了护理人员的视野，还促使他们将最新的科研成果转化为临床实践，提升护理服务的科学性和有效性。文献检索还促进了护理知识的跨领域交流。随着医疗模式的转变，护理学科与其他医学、社会科学及人文科学的交叉融合日益加深。护理人员通过检索跨学科文献，能够汲取其他学科的理论与方法，为护理实践提供新的视角和思路，进一步丰富和完善护理知识体系。

（二）提高护理质量和患者满意度：循证护理的基石

循证护理强调以科学证据为基础进行护理决策，而文献检索正是获取这些科学证据的重要手段。护理人员通过系统地检索、评价和应用最新科研成果，能够确保护理实践的科学性和有效性，从而提高护理质量。例如，在制定护理计划时，护理人员可以依据文献中的最佳实践指南，结合患者的具体情况和需求，制定个性化的护理方案，实现精准护理。这种基于证据的护理实践不仅能够提升护理效果，还能增强患者的信任感和满意度，促进医患关系的和谐。文献检索还有助于护理人员及时发现和解决护理实践中的问题。通过检索相关文献，护理人员可以了解其他医疗机构在处理类似问题时的经验和教训，从而避免重蹈覆辙，减少护理差错和不良事件的发生。

（三）推动护理科研的发展：创新与实践的桥梁

文献检索在护理科研中扮演着不可或缺的角色。它不仅为研究人员提供了丰富的背景信息和理论基础，还为他们指明了研究方向和重点。通过检索已有文献，研究人员可以了解某一领域的研究现状、热点问题和空白领域，从而确定自己的研究课题和假设。这种基于文献的科研选题方式，有助于避免重复研究和资源浪费，提高科研的针对性和创新性。文献检索还为研究人员提供了研究思路和方法上的借鉴和启示。通过分析和比较不同文献中的研究方法、设计思路和数据分析技术，研究人员可以汲取前人的智慧和经验，为自己的研究提供有益的参考和借鉴。这种学习和借鉴的过程，不仅有助于提升研究人员的研究能力和水平，还能推动护理科研的深入发展，为护理实践提供更加坚实的理论支撑。文献研究法在护理领域中的应用具有深远的意义和广泛的影响。它不仅促进了护理知识的更新与传播，提升了护理质量和患者满意度，还推动了护理科研的发展和创新。因此，护理人员应高度重视文献检索工作，不断提升自己的文献检索能力和水平，为护理事业的进步和发展贡献自己的力量。

二、文献检索的方法

在深入探讨文献检索的常用法（工具法）、追溯法及分段法（交替法）时，我们不仅能够理解这些方法的基本原理和操作流程，还能进一步认识到它们在学术研究与实践应用中的独特价值与优势。

（一）常用法（工具法）的深入解析

常用法，作为文献检索的基石，其核心在于高效利用各类检索工具。这些工具，如同科研探索的灯塔，为研究人员照亮了前行的道路。图书馆目录、期刊索引、数据库等，每一类都承载着海量的学术资源，等待着被发掘和利用。特别是数据库，其强大的检索功能和丰富的资源储备，使得科研人员能够轻松跨越地域和时间的限制，快速定位到所需文献。无论是中国知网、万方、维普等中文数据库，还是 PubMed、Embase、Nature、Wiley 等英文数据库，它们都以各自独特的优势，为全球的科研人员提供了强有力的支持。通过输入关键词、作者名、文献标题等精准信息，科研人员可以像在海量的学术海洋中捕鱼一样，精准捕获到目标文献，为研究工作奠定坚实的基础。

（二）追溯法的独特魅力

追溯法，则是一种更为灵活和深入的文献检索策略。它巧妙地利用了文献之间的引用关系，将一篇文献作为起点，通过其后面所附的参考文献为线索，逐步向外扩展，形成一个庞大的文献网络。这种方法的优点在于，它不仅能够帮助科研人员快速找到与主题高度相关的文献，还能够通过追溯过程，发现那些可能未被常规检索工具所覆盖的"隐藏"文献。这对于那些希望对某一领域或某一课题进行深入研究的研究人员来说，无疑是一种极为宝贵的资源获取方式。通过追溯法，研究人员可以更加全面、深入地了解该领域的研究现状和发展趋势，为自己的研究工作提供更加坚实的理论支撑。

（三）分段法（交替法）的综合优势

分段法（交替法），则是将常用法与追溯法巧妙结合的一种文献检索策略。它充分利用了两种方法的优势，通过分期分段交替使用，实现了文献检索的效率和质量的双重提升。在实际应用中，研究人员可以先利用常用法（工具法）进行广泛搜索，快速获取一批与目标主题相关的文献；然后，再利用追溯法对这些文献进行深入分析，通过其参考文献进一步扩展搜索范围；再将两种方法的检索结果进行整合和比对，筛选出最为重要和相关的文献资源。这种交替使用的策略，不仅能够有效避免检索过程中的遗漏和重复劳动，还能够大大提高检索的效率和准确性，为科研人员节省宝贵的时间和精力。常用法（工具法）、追溯法及分段法（交替法）各有千秋，它们共同构成了文献检索的完整体系。在实际应用中，科研人员应根据自己的研究需求和实际情况，灵活选择和运用这些方法，以获取最为全面、准确和高效的文献资源支持。

三、文献检索的技巧

在科研活动中，文献检索是不可或缺的一环，它不仅是获取前沿知识、构建理论框架的基础，也是创新研究与验证假设的关键。为了确保文献检索的有效性和高效性，以下将详细阐述从明确研究问题到筛选与评价文献的全过程，并深入探讨各环节中的策略与技巧。

（一）明确研究问题：奠定检索的基石

研究问题的界定：文献检索的起点在于清晰、明确地界定研究问题。这一过程需要研究者对研究领域有深入的理解，并能准确地提炼出研究的核心议题。研究问题应当具有针对性、可操作性和创新性，能够引导研究者聚焦于特定的知识空白或实践难题。主题与关键词的确定：基于研究问题，研究者需要确定检索的主题和关键词范围。关键词的选择应遵循代表性、准确性和全面性的原则，既要能够准确反映研究主题的核心内容，又要考虑到相关领域的常用术语和同义词。关键词的排列组合也是影响检索效果的重要因素，合理的组合可以扩大或缩小检索范围，提高检索的精准度。案例分析：假设研究者想要探讨"糖尿病患者的自我管理策略对血糖控制的影响"，那么研究问题可以细化为"探讨不同自我管理策略对糖尿病患者血糖控制效果的差异"。在此基础上，研究者可以确定关键词，如"糖尿病""自我管理策略""血糖控制""影响"等，并通过不同的组合方式进行检索，以全面覆盖相关文献。

（二）选择合适的检索工具：打开知识宝库的大门

检索工具的多样性：随着信息技术的快速发展，文献检索工具日益丰富多样。根据研究问题和研究领域的特点，选择合适的检索工具至关重要。中文文献方面，中国知网、万方、维普等数据库以其丰富的资源和便捷的检索功能深受研究者青睐；而英文文献方面，PubMed、Embase、Google Scholar 等则以其全球性的视野和跨学科的特性成为国际科研交流的重要平台。综合数据库的利用：除专业数据库外，综合数据库如 Google Scholar 也因其强大的搜索能力和广泛的资源覆盖而受到研究者的欢迎。Google Scholar 不仅能检索到学术出版物的全文或摘要，还能链接到出版商或图书馆的网站，方便研究者获取原文。Google Scholar 的"引用"功能还能帮助研究者追踪某一文献的引用情况，了解其在学术界的影响力和认可度。策略建议：在选择检索工具时，研究者应根据自己的研究需求、语言能力和资源获取条件进行综合考虑。对于跨学科研究或需要广泛搜索的情况，可以综合利用多种检索工具进行互补和验证。

（三）合理使用检索词：精准捕捉目标文献

检索词的精准性：检索词的选择直接决定了检索结果的质量和数量。为了提高检索的精准度，研究者应尽量选择具有代表性和准确性的主题词和关键词。考虑到不同领域和语境中词汇的多样性，研究者还可以使用同义词、近义词等进行扩展检索，以弥补单一词汇可能带来的信息遗漏。布尔逻辑运算符的应用：在检索过程中，合理使用布尔逻辑运算符（如 AND、OR、NOT）可以进一步提高检索的精准度和灵活性。例如，使用 AND 运算符可以缩小检索范围，找到包含多个关键词的文献；使用 OR 运算符则可以扩大检索范围，找到包含任一关键词的文献；而 NOT 运算符则用于排除特定词汇的文献，以避免无关信息的干扰。案例演示：以"糖尿病患者的自我管理策略对血糖控制的影响"为例，研究者可以使用"糖尿病（Diabetes）AND 自我管理策略（self-management strategies）AND 血糖控制（blood glucose control）AND 影响（effect/impact）"作为检索表达式进行搜索。为了扩展检索范围，还可以将"自我管理策略"替换为"自我护理（self-care）"、"自我监测（self-monitoring）"等同义词进行多次检索。

（四）设置合理的检索条件：优化检索结果

文献类型的筛选：根据研究需求，研究者可以设定特定的文献类型进行检索。例如，对于实证研究来说，期刊论文、会议论文和学位论文等可能是主要的信息来源；而对于理论探讨或综述类研究来说，则可能需要关注书籍、专著和综述文章等。发表时间的限定：为了获取最新的研究成果和动态趋势，研究者可以设定发表时间的范围进行检索。一般来说，近五年的文献能够较好地反映当前的研究热点和前沿动态。当然，对于某些具有历史渊源或长期发展趋势的研究议题来说，也可以适当放宽时间范围以获取更全面的信息。研究设计的考虑：对于需要进行实证分析的研究来说，研究设计是一个重要的筛选条件。研究者可以根据自己的研究目的和方法论需求选择适当的研究设计类型进行检索，如随机对照试验（RCT）、系统评价/Meta分析、队列研究、横断面研究等。策略建议：在设置检索条件时，研究者应充分考虑研究问题的特点和自己的研究需求进行灵活设置。也要注意不要过于严格或宽松地设定条件以免漏检或误检重要文献。

（五）筛选与评价文献：确保证据的真实性和可靠性

初步筛选：在获取到大量文献后，研究者首先需要根据题目和摘要进行初步筛选。这一步骤旨在快速排除与主题明显不相关或质量低劣的文献以减少后续的工作量。在初步筛选过程中，研究者应重点关注文献的研究目的、方法、结果和结论等关键信息以判断其是否与研究问题相关且具有潜在的学术价值。全文阅读与深入分析：经过初步筛选后留下的文献需要进行全文阅读与深入分析。这一步骤要求研究者仔细阅读文献的每一个部分包括引言、方法、结果、讨论和结论等以全面了解文献的研究背景、理论基础、实验设计、数据分析方法，以及研究结果的可靠性和有效性。在阅读过程中研究者还应注意将文献中的关键信息记录下来以便后续的分析和比较。质量评价：为了确保所引用的文献具有真实性和可靠性，研究者需要使用专业的评价工具对文献进行质量评价。目前常用的评价工具有 AMSTAR（A MeaSurement Tool to Assess Systematic Reviews）、CEBM（Centre for Evidence-Based Medicine）等。这些工具通常包含一系列标准化的评价指标和评分标准用于评估文献的方法学质量、结果的可信度及结论的可靠性等方面。通过质量评价，研究者可以筛选出高质量的文献作为自己研究的基础和支撑。策略建议：在筛选与评价文献的过程中，研究者应保持客观公正的态度，避免主观臆断和偏见的影响。也要注意及时更新自己的专业知识和方法技能，以提高筛选与评价的准确性和有效性。此外，研究者还可以与同行或导师进行交流讨论，以获取更多的反馈和建议，从而不断完善自己的筛选与评价策略。

四、文献检索在护理科研与循证实践中的应用

护理科研与循证实践中文献检索的深度应用与影响。

（一）护理科研中的文献检索：照亮研究之路的明灯

在护理科研的广阔天地里，文献检索不仅是开启新知之门的钥匙，更是引领研究方向、深化研究深度的灯塔。护理作为一门实践性与科学性并重的学科，其研究的发展离不开对既有知识的全面审视与创新性拓展。通过系统性的文献检索，护理研究人员能够站在巨人的肩膀上，窥见护理领域的前沿动态，把握研究脉搏。

1. 研究背景与方向的明确

在科研项目的初始阶段，文献检索为研究人员提供了丰富的背景资料。通过对相关文献的梳理，研究人员能够了解该领域的历史沿革、研究热点、未解难题及发展趋势。这一过程不仅帮助研究人员明确了研究问题的现实意义和学术价值，还为他们指明了潜在的研究方向。例如，在探索某种新型护理干预措施的效果时，通过检索国内外相关文献，研究人员可以发现该领域的研究空白或争议点，从而确定自己的研究切入点。

2. 研究方案的制定与优化

文献检索在制定研究方案时发挥着至关重要的作用。通过查阅已有文献，研究人员可以了解类似研究的设计思路、方法选择、数据收集与分析技术等，为自己的研究提供宝贵的参考。在此基础上，研究人员可以借鉴前人的成功经验，避免重复劳动和走弯路；也能发现前人研究的不足之处，从而在自己的研究中加以改进和创新。例如，在设计一项随机对照试验时，研究人员可以通过检索类似研究的文献，了解不同样本量计算方法的优缺点、随访时间的选择依据，以及数据分析中的潜在偏倚等，从而制定出更加科学合理的研究方案。

3. 科研论文的撰写与发表

在科研论文的撰写过程中，文献检索同样不可或缺。通过引用和参考相关文献，研究人员能够为自己的观点和结论提供有力的支持。这不仅增强了论文的学术性和可信度，还使研究成果能够更好地融入到学科发展的主流之中。通过检索和引用最新的研究成果和理论进展，研究人员还能够展示自己对该领域动态的关注度和敏感度，从而提升论文的学术价值和社会影响力。在发表论文时，准确的文献引用也是遵循学术规范、尊重他人劳动成果的重要体现。

（二）循证实践中的文献检索：护航护理决策的智囊

循证实践作为护理领域的一种重要理念和方法论，强调以最佳证据为基础制定护理决策。在这一过程中，文献检索无疑扮演着至关重要的角色。

1. 获取最新护理理念与技术

随着医学科技的飞速发展，护理理念和技术也在不断更新换代。通过文献检索，护理人员可以及时了解最新的护理理念、技术和方法，如精准护理、远程护理、人工智能辅助护理等。这些新理念和新技术的引入，不仅丰富了护理实践的内涵和外延，还为提高护理效果和质量提供了新的思路和手段。例如，在慢性病管理中引入远程监测技术，可以实现对患者病情的实时监测和及时干预，从而提高患者的自我管理能力和生活质量。

2. 制定个性化护理方案

循证实践强调护理决策的个性化与精准化。通过查阅相关文献和研究成果，护理人员可以了解不同患者群体的特点和需求，以及不同护理措施的效果和适用性。在此基础上，护理人员可以结合临床实际情况和患者个体特征，制定个性化的护理方案。这种方案不仅更加符合患者的实际需求和心理预期，还能有效提高护理效果和患者满意度。例如，在为老年患者制定跌倒预防策略时，护理人员可以通过检索相关文献，了解老年患者的生理、心理特点，跌倒风险因素，以及不同预防措施的效果等，从而制定出更加科学合理的预防方案。

3. 批判性评估证据的真实性与可靠性

在循证护理实践中，对证据的批判性评估是确保护理决策科学性的重要环节。通过文献检索获取的证据往往来自不同的研究者和机构，具有不同的质量水平和可信度。因此护理人员需要对这些证据进行严格的筛选和评估以确保其真实性和可靠性。在评估过程中，护理人员可以运用专业的评价工具和方法如 AMSTAR、CEBM 等，对不同证据的质量进行打分和排序，从而筛选出最佳证据作为护理决策的依据。护理人员还需要关注证据的时效性和适用性，以确保其能够真正指导临床实践，并促进护理质量的持续改进。

第三节　循证护理在临床中的应用

循证护理（evidence-based nursing, EBN）作为一种新兴的护理模式，近年来在临床护理中得到了广泛应用。它强调将最佳的科学研究证据、临床经验和患者的实际需求相结合，为护理决策提供科学依据。循证护理不仅提高了护理工作的科学性和有效性，还促进了护理学科的发展，提升了患者的护理质量和满意度。

一、循证护理的概念与发展历程

（一）循证护理的深刻内涵

循证护理，这一护理理念的核心，在于将科学研究证据视为护理实践的基石。它不仅仅是一种方法论的革新，更是对护理专业性的深刻重塑。在循证护理的框架下，护理人员不再仅仅依赖个人经验或传统习俗来制定护理计划，而是主动寻求并整合最新的、经过严格科学验证的证据。这种转变不仅提升了护理决策的科学性和有效性，还确保了护理服务的个性化与精准化，从而更好地满足患者的实际需求，促进患者健康结局的改善。循证护理还强调护理人员的持续学习与专业发展。在这个知识爆炸的时代，新的护理技术和研究成果不断体现。循证护理要求护理人员具备批判性思维能力和信息检索技能，能够迅速识别并评估最新的研究成果，将其转化为临床实践中的有效策略。这种持续的学习过程不仅增强了护理人员的专业素养，也推动了整个护理行业的进步与发展。

（二）循证护理的壮阔历程

循证护理的诞生，标志着护理实践进入了一个全新的时代。自20世纪90年代在美国萌芽以来，这一理念迅速在全球范围内生根发芽，其影响力逐渐渗透到护理教育的各个环节和临床实践的各个领域。随着全球医疗体系的不断完善和医疗资源的日益丰富，循证护理的实施条件也日益成熟。在信息技术的有力推动下，循证护理的实践变得更加便捷和高效。护理人员可以通过互联网轻松访问全球范围内的医学数据库和护理研究资源，获取最新的科研成果和临床指南。电子病历系统、远程医疗技术等现代医疗信息技术的应用，也为循证护理的实施提供了有力的技术支持。这些技术的融合应用，不仅提高了护理工作的效率和质量，还促进了护理服务的连续性和协调性，为患者提供了更加全面、优质的护理服务。

二、循证护理的实施步骤

循证护理，作为一种以科学证据为基础，结合临床经验和患者需求制定护理决策的现代护理模式，其实施过程是一个严谨而系统的过程。以下是对循证护理五个核心步骤的深入扩写，旨在详细阐述每一步骤的具体操作、关键要素及其在临床实践中的意义。

（一）明确问题：护理实践的起点

1.问题识别的艺术

循证护理的第一步，即明确问题，是整个过程的基石。这一过程要求护理人员具备敏锐的观察力和深入的思考能力，能够从纷繁复杂的临床情境中提炼出核心问题。问题可以是对某种护理现象的不解、对某类患者护理需求的未满足，或是对现有护理实践效果的质疑。明确问题的关键在于将模糊的临床现象转化为具体、可研究的问题表述，以便于后续的文献检索和证据收集。

2.患者为中心的视角

在明确问题的过程中，护理人员应始终保持以患者为中心的理念。这意味着不仅要关注疾病的生物学特征，还要充分考虑患者的心理、社会和文化背景，以及他们对护理服务的期望和需求。通过倾听患者的声音，了解他们的痛苦和困扰，护理人员能够更准确地把握问题的核心，从而制定出更加贴近患者实际需求的护理计划。

3.团队合作的力量

明确问题往往不是护理人员单枪匹马能够完成的任务。在复杂多变的临床环境中，多学科团队的协作显得尤为重要。通过组织跨学科讨论会、病例研讨会等形式，护理人员可以与其他医疗专业人员（如医生、药剂师、康复治疗师等）共同分析问题，汇聚多方智慧，形成更加全面、准确的问题描述。

（二）检索证据：信息海洋中的淘金之旅

1.选择合适的检索工具

在明确了具体问题后，护理人员需要利用各种数据库、图书馆等资源进行文献检索。选择合适的检索工具是这一步骤的关键。常见的医学数据库如PubMed、Cochrane Library、CINAHL等，涵盖了丰富的医学文献资源，是循证护理证据检索的重要来源。护理人员还可以利用专业的医学搜索引擎、护理期刊网站等渠道，以获取更多相关信息。

2.制定科学的检索策略

有效的检索策略能够大大提高证据检索的效率和准确性。在制定检索策略时，护理人员应充分考虑问题的关键词、同义词、相关概念等，并结合布尔逻辑运算符（如 AND、OR、NOT）进行组合查询。为了获取更全面、多样化的证据，护理人员还可以尝试使用不同的检索词组合和限定条件进行多次检索。

3. 筛选与整理证据

面对海量的文献资源，护理人员需要具备一定的筛选和整理能力。通过浏览文献的标题、摘要等基本信息，初步筛选出与问题直接相关的文献；进一步阅读全文，评估文献的质量、可靠性和适用性；将筛选出的高质量文献进行分类整理，为后续的证据评价和应用做好准备。

（三）评价证据：科学评估过程的严谨

1. 证据质量的评估

在获取到一定数量的高质量文献后，护理人员需要对这些证据进行质量评估。这一过程主要关注证据的可靠性、有效性和相关性等方面。可靠性主要考察证据的来源是否权威、研究设计是否合理、数据收集和分析方法是否科学；有效性则关注证据能否有效解答问题、改善护理实践；相关性则强调证据与当前临床情境和患者需求的契合度。

2. 批判性思维的运用

证据评价不仅是对文献内容的简单阅读和理解，更是对证据真实性、合理性和适用性的深入思考和判断。护理人员需要运用批判性思维技能，对证据进行多角度、多层面的审视和分析。在评价过程中，护理人员应保持客观公正的态度，避免主观偏见和先入为主的观念对评价结果的影响。

3. 综合分析形成结论

经过严格的证据评价后，护理人员需要对收集到的证据进行综合分析。这一过程要求护理人员将不同来源、不同类型的证据进行整合和比较，形成对问题的全面认识和深刻理解。在此基础上，护理人员可以结合临床实际情况和患者需求，提出基于证据的护理建议或决策方案。

（四）应用证据：将理论转化为实践的桥梁

1. 制定个性化的护理计划

在将证据应用于护理实践时，护理人员需要根据患者的具体情况和护理需求制定个性化的护理计划。这一计划应充分考虑患者的生理、心理、社会和文化背景等因素，确保护理措施的针对性和有效性。护理计划还应明确护理目标、护理措施、预期效果及评估方法等关键要素，以便于后续的实施和效果评价。

2. 实施护理措施与监测效果

在制定好护理计划后，护理人员需要按照计划要求实施护理措施。在实施过程中，护理人员应密切关注患者的病情变化和护理效果反馈，及时调整和优化护理措施。护理人员还应利用专业的监测工具和方法对护理效果进行定期评估和分析，以确保护理措施的有效性和安全性。

3. 促进患者参与和自我护理

循证护理强调患者的主体地位和主动参与。在护理实践中，护理人员应尊重患者的知情权和选择权，鼓励患者积极参与护理决策和自我护理。通过健康教育、心理支持等方式提高患者的健康素养和自我管理能力，促进患者早日康复和回归社会。

（五）效果评价：持续改进的循环动力

1. 评估护理实践的效果

循证护理实践的效果评价是整个过程的最后一步也是持续改进的起点。通过收集患者的反馈意见、观察护理效果等方式评估循证护理实践的有效性和可行性。这一过程不仅关注患者的生理指标改善情况，还关注患者的心理感受和社会功能恢复情况等方面。

2. 分析问题与不足

在评估效果的同时，护理人员还需要对循证护理实践过程中出现的问题和不足进行深入分析。这些问题可能包括证据应用的局限性、护理措施的有效性不足、患者参与度的不足等方面。通过分析问题原因，找出改进措施，为后续的护理实践提供参考依据。

3. 持续改进与知识更新

循证护理是一个不断循环、持续改进的过程。在评价完效果后，护理人员需要根据评价结果调整和改进护理措施，完善护理计划。护理人员还需要保持对新知识、新技术的关注和学习，不断更新自己的知识和技能，以适应护理领域的发展和变化。通过持续改进和知识更新，护理人员能够不断提升自己的专业素养和护理水平，为患者提供更加优质、高效的护理服务。

三、循证护理在临床中的应用实例

（一）癌症患者的循证护理：精准关怀与全面支持

在癌症这一复杂且极具挑战性的医疗领域中，循证护理的应用显得尤为重要。它不仅要求护理人员具备深厚的专业知识，还需结合最新的科研成果与临床实践，为癌症患者提供个性化、科学化的护理服务。以下是对癌症患者循证护理的深入扩写，旨在展现其在提升护理质量、促进患者康复方面的独特价值。

1. 多学科协作：构建全方位护理体系

癌症患者的护理是一个系统工程，需要肿瘤科、外科、放射科、心理科、营养科等多学科团队的紧密合作。循证护理强调通过跨学科讨论会、病例研讨会等形式，汇聚各领域的专家智慧，共同制定个性化的护理计划。这种协作模式确保了护理方案的全面性和针对性，能够最大限度地满足癌症患者的多元化需求。例如，在化疗过程中，除了关注药物的选择与给药方式（如长春瑞滨静脉化疗时选择粗大静脉穿刺以减少静脉炎），循证护理还注重化疗副作用的预防与管理。护理人员会根据患者的具体情况，提前采取预防性护理措施，如使用冷敷、热敷或药物涂抹等方法，减少化疗药物外渗的风险。他们还会密切监测患者的生命体征和不良反应，及时调整护理方案，确保化疗的顺利进行。

2. 心理护理：情感支持与心理干预

癌症不仅是对患者身体的摧残，更是对其心理的巨大考验。循证护理强调心理护理的重要性，认为积极的心理状态是患者康复的关键因素之一。护理人员会运用专业的心理学知识和技巧，为患者提供情感支持、心理疏导和心理干预服务。在癌症患者的心理护理中，循证护理强调个性化原则。护理人员会通过与患者的深入交流，了解其心理状态和需求，制定个性化的心理护理方案。例如，对于焦虑、抑郁情绪严重的患者，护理人员会采用认知行为疗法、放松训练等方法，帮助患者调整心态、缓解情绪压力。他们还会鼓励患者参与支持性团体活动，与同病相怜的病友交流经验、分享感受，增强战胜疾病的信心。

3. 疼痛管理：科学镇痛与舒适护理

疼痛是癌症患者最常见的症状之一，严重影响患者的生活质量。循证护理在疼痛管理方面强调科学镇痛与舒适护理相结合的原则。护理人员会根据患者的疼痛程度和类型，选择合适的镇痛药物和镇痛方法。例如，对于轻度疼痛的患者，可以采用非甾体抗炎药等非阿片类药物进行镇痛；对于中重度疼痛的患者，则需要使用阿片类药物或联合其他镇痛方法进行治疗。除药物治疗外，循证护理还注重非药物性镇痛方法的应用。如通过热敷、冷敷、按摩等物理疗法缓解局部疼痛；通过音乐疗法、冥想等心理干预方法减轻患者的心理疼痛；通过调整病房环境、提供舒适的睡眠条件等护理措施提高患者的整体舒适度。

4. 营养支持与康复训练

营养不良是癌症患者常见的并发症之一，严重影响患者的治疗效果和康复速度。循证护理强调营养支持的重要性，认为合理的营养摄入是患者康复的基础。护理人员会根据患者的营养状况和需求，制定个性化的饮食计划，确保患者获得足够的热量、蛋白质、维生素和矿物质等营养素。他们还会关注患者的饮食习惯和口味偏好，尽量提供符合患者口味的食物，以提高患者的食欲和饮食质量。在康复训练方面，循证护理注重患者的身体功能恢复和社会功能重建。护理人员会根据患者的具体情况和康复目标，制定个性化的康复训练计划。这些计划通常包括有氧运动、力量训练、柔韧性训练等多种形式的运动训练，旨在提高患者的身体素质和心肺功能。护理人员还会关注患者的心理康复和社会适应能力训练，帮助患者重新融入社会、恢复正常生活。

5. 随访与延续护理

癌症患者的治疗是一个长期的过程，需要持续的随访和延续护理。循证护理强调建立完善的随访体系和延续护理机制，确保患者在出院后仍能得到专业的护理指导和服务。护理人员会定期对患者进行电话随访或门诊随访，了解患者的康复情况、用药情况和不良反应等信息，并根据患者的具体情况调整护理方案。他们还会为患者提供健康教育、饮食指导、用药指导等延续护理服务，帮助患者掌握自我护理技能、提高生活质量。癌症患者的循证护理是一个复杂而细致的过程，需要多学科团队的紧密合作和护理人员的精心呵护。通过整合最佳的科学研究证据和临床经验，循证护理为癌症患者提供了全面、科学、个性化的护理服务，有效提高了患者的护理质量和满意度，促进了患者的康复和回归社会。

（二）糖尿病患者的循证护理：从个体化评估到综合管理的深度探索

糖尿病，这一全球性的慢性疾病，以其高发病率、广泛的并发症及长期的管理需求，对全球医疗卫生系统构成了严峻挑战。随着医学模式从传统的生物医学模式向生物－心理－社会医学模式的转变，糖尿病的护理也从单一的药物治疗扩展到包括饮食、运动、心理支持、并发症预防及患者自我管理在内的全面管理。循证护理作为现代护理的重要组成部分，以其科学、严谨、个体化的特点，在糖尿病患者的护理中发挥着越来越重要的作用。

1. 个体化评估：循证护理的起点

循证护理的首要步骤是对患者进行全面的个体化评估。这包括患者的年龄、性别、体重、身高、病程、家族史、并发症情况、心理状态、生活方式及社会经济状况等多个方面。通过详细的评估，护理人员能够全面了解患者的健康状况和护理需求，为后续制定个性化的护理计划提供科学依据。例如，对于老年糖尿病患者，应特别关注其肝肾功能、认知功能及跌倒风险；而对于年轻患者，则需更多关注其心理状况、职业需求及生活方式调整。

2. 饮食指导：科学饮食，控制血糖

饮食治疗是糖尿病管理的基础。循证护理强调根据患者的具体情况制定个性化的饮食计划。这包括计算每日所需的总热量、合理分配三大营养素（糖类、蛋白质、脂肪）的比例、选择低升糖指数的食物、合理安排餐次等。护理人员还需教会患者如何阅读食品标签，识别高糖、高脂肪食物，以及在外就餐时的饮食选择技巧。通过科学的饮食指导，帮助患者有效控制血糖水平，预防或延缓并发症的发生。

3. 运动计划：适量运动，增强体质

运动是糖尿病管理的重要组成部分。循证护理鼓励患者根据自身条件选择合适的运动方式，如散步、慢跑、游泳、骑自行车等有氧运动，以及适当的抗阻运动。运动计划应根据患者的年龄、病情、体力状况及运动偏好制定，并遵循循序渐进、持之以恒的原则。通过适量运动，不仅可以降低血糖水平，还能改善血脂代谢、增强心肺功能、提高生活质量。护理人员需指导患者掌握正确的运动方法和技巧，避免运动损伤，并在运动过程中密切监测血糖变化。

4. 药物治疗：合理用药，控制病情

药物治疗是糖尿病管理的重要手段。循证护理要求护理人员熟悉各类降糖药物的适应证、禁忌证、用法用量及不良反应，能够根据患者的具体情况选择合适的药物和给药方案。护理人员还需教会患者如何正确服用药物、识别药物不良反应并及时就医。对于使用胰岛素的患者，护理人员还需指导其掌握正确的注射技巧和储存方法，确保用药安全有效。

5.血糖监测：动态监测，及时调整

血糖监测是糖尿病管理中的重要环节，通过动态监测血糖水平，患者可以及时了解自身血糖状况，为治疗方案的调整提供精准依据。利用现代血糖监测设备，实现频繁而便捷的血糖检测，有助于发现血糖波动趋势，无论是高血糖还是低血糖，都能迅速响应。根据监测结果，患者及医生可及时调整饮食、运动及药物剂量，确保血糖控制在理想范围内，减少并发症风险，提升生活质量。动态监测，及时调整，是糖尿病管理的关键策略。

（三）急性心肌梗死患者的循证护理：从紧急干预到全面康复

急性心肌梗死（acute myocardial Infarction, AMI）作为心血管疾病中的急危重症，其高发病率、高致残率及高病死率对全球公共卫生构成了巨大挑战。面对这一紧急情况，循证护理以其科学、严谨、高效的特点，为 AMI 患者的救治与康复提供了强有力的支持。

1.疼痛管理：循证护理的首要任务

AMI 患者常伴有剧烈的胸痛，这是心肌缺血缺氧的直接表现，也是导致患者焦虑、恐惧甚至诱发心律失常的重要原因。循证护理在疼痛管理方面的应用主要体现在以下几个方面：

（1）镇痛药物的选择与应用

基于大量临床研究和系统评价，循证护理推荐在 AMI 患者疼痛管理中优先使用阿片类药物（如吗啡、哌替啶）联合非甾体抗炎药或硝酸酯类药物。这些药物能够迅速缓解疼痛，减轻心肌耗氧，改善心肌缺血状态。护理人员需密切监测患者疼痛程度及药物不良反应，及时调整用药方案。

（2）非药物镇痛方法

除了药物治疗外，循证护理还倡导采用非药物镇痛方法作为辅助治疗手段，如深呼吸、放松训练、音乐疗法等。这些方法有助于缓解患者紧张情绪，减轻疼痛感知，提高舒适度。

（3）疼痛评估与记录

循证护理强调对疼痛进行持续、客观地评估与记录，以便及时调整护理计划。常用的疼痛评估工具包括数字分级评分法（NRS）、面部表情疼痛量表（FPS-R）等，这些工具简单易行，有助于护理人员准确了解患者疼痛状况。

2. 心理支持：促进患者心理康复

AMI 不仅是一场身体上的危机，更是一次心理上的考验。患者往往因突发的病情、剧烈的疼痛、对预后的担忧等而产生焦虑、抑郁等负面情绪。循证护理在心理支持方面的实践包括：个性化心理干预：根据患者的心理状态和个性特征，制定个性化的心理干预计划。包括认知行为疗法（CBT）、支持性心理治疗等，帮助患者正确认识疾病，树立战胜疾病的信心。

（1）家属参与

鼓励家属积极参与患者的心理护理过程，为患者提供情感支持和社会支持。对家属进行必要的心理教育和指导，以减轻其焦虑情绪，增强家庭应对能力。

（2）心理教育

通过发放宣传资料、举办讲座等方式，向患者及其家属普及 AMI 相关知识，包括疾病的发生机制、治疗方法、预后转归等，以提高其对疾病的认知水平和自我管理能力。

3. 康复训练：加速患者身体功能恢复

AMI 后的康复训练是降低心脏事件再发风险、提高患者生活质量的关键环节。循证护理在康复训练中的应用主要体现在以下几个方面：早期康复活动：在患者病情稳定后，尽早开始康复活动。初期以床上活动为主，如翻身、坐起等，逐渐增加活动量至下床行走、日常生活自理等。早期康复活动有助于促进血液循环，预防深静脉血栓形成等并发症。

（1）心脏康复训练

根据患者的心功能状况和康复目标，制定个性化的心脏康复训练计划。包括有氧运动（如步行、慢跑、骑自行车等）、力量训练、柔韧性训练等。心脏康复训练能够改善心肌供血供氧，增强心脏功能，提高患者运动耐力和生活质量。

（2）生活方式干预

对患者进行生活方式干预，包括戒烟限酒、合理饮食、规律作息等。这些措施有助于控制高血压、高血脂等危险因素，降低心脏病复发风险。

四、循证护理的优势与挑战

循证护理在提高护理质量、减少医疗差错、提升护士专业性，以及改善患者满意度等方面具有显著优势。在实践中也面临着实践与理论脱节、资源不足、护士观念和技能不足，以及患者参与度有限等挑战。为了克服这些挑战并推动循证护理的持续发展，我们需要从加强培训与教育、优化工作流程、争取管理层支持、合理配置资源、加强科研培训、建立学习共同体、引入外部专家，以及加强健康教育和建立沟通机制等方面入手，共同推动循证护理的普及和应用。

（一）优势：循证护理的显著成效

1. 提高护理质量，确保护理效果

循证护理的核心在于将最新的科研成果与临床实践紧密结合，为护理决策提供科学依据。这种基于证据的护理方法，确保了护理措施的针对性和有效性，极大地提高了护理质量。通过不断评估和调整护理方案，循证护理能够确保患者得到最适合其病情和个体需求的护理服务，从而促进患者康复，减少并发症的发生。

2. 减少医疗差错，增强安全性

传统护理中，由于护士个人经验或偏见的影响，可能导致护理决策的不准确或不合理，进而增加医疗差错的风险。而循证护理通过遵循科学证据，避免了这种主观性和不确定性，减少了因人为因素导致的医疗差错。循证护理强调护理过程的规范化和标准化，进一步提高了护理操作的安全性和可靠性。

3. 提升护士的专业素养与职业发展

循证护理要求护士不断学习和更新知识，掌握最新的科研成果和护理技术。这种持续学习的过程不仅提升了护士的专业素养，还促进了其职业发展。护士在参与循证护理实践的过程中，能够不断积累经验、提升技能，逐渐成长为具有高级护理能力和科研能力的专业人才。

4. 改善患者满意度，促进医患和谐

循证护理注重患者的需求和意愿，强调以患者为中心的服务理念。通过为患者提供个性化、科学化的护理服务，循证护理能够满足患者的期望和需求，提高其对护理服务的满意度。这种以患者为中心的服务模式还能够增强患者对护理人员的信任感和依赖感，促进医患之间的和谐关系。

（二）挑战：循证护理的困境与应对策略

1. 实践与理论的脱节：如何跨越鸿沟

尽管循证护理具有诸多优势，但在实际临床工作中，理论与实践的脱节却是一个不容忽视的问题。临床护士往往面临时间紧迫、资源不足等现实困境，难以

充分实施循证护理。为了解决这个问题，我们可以采取以下策略：

（1）加强培训与教育

通过定期举办循证护理培训班、研讨会等活动，提高护士对循证护理理念的认识和理解。鼓励护士参加继续教育课程，不断更新自己的知识和技能。

（2）优化工作流程

对现有的工作流程进行梳理和优化，减少不必要的环节和冗余操作，为护士留出更多的时间和精力去实施循证护理。

（3）建立支持体系

建立由医生、护士、药师等多学科人员组成的循证护理支持团队，为临床护士提供及时的指导和帮助。建立循证护理资源库和信息平台，方便护士查阅最新的科研成果和护理指南。

2. 缺乏足够的时间和资源：如何寻求平衡

部分医院和科室由于资源有限，难以为循证护理提供充足的支持和保障。为了解决这个问题，我们可以从以下几个方面入手：

（1）争取管理层支持

积极向医院管理层汇报循证护理的重要性和实施情况，争取更多的政策和资金支持。加强与相关部门的沟通和协作，共同推动循证护理的发展。

（2）合理配置资源

根据医院的实际情况和患者的需求，合理配置人力资源和物资资源。通过优化排班制度、引入自动化设备等方式，减轻护士的工作负担，提高工作效率。

（3）引导患者参与

加强对患者的健康教育和宣传引导，提高其对循证护理的认知度和参与度。通过患者的积极配合和支持，共同推动循证护理的实施和发展。

3. 护士的观念和技能不足：如何提升能力

部分护士对循证护理的理解不够深入，缺乏批判性思维和科研能力。为了提升护士的能力水平，我们可以采取以下措施。

（1）加强科研培训

鼓励护士参与科研项目和课题研究，提高其科研能力和水平。通过科研实践，培养护士的批判性思维和解决问题的能力。

（2）建立学习共同体

建立由资深护士和年轻护士组成的学习共同体，通过经验分享、案例讨论等方式，促进彼此之间的学习和交流。鼓励护士之间建立师徒关系，进行一对一的指导和帮助。

（3）引入外部专家

邀请外部专家来院进行讲座和授课，为护士提供最新的科研成果和护理理念。通过与专家的交流和互动，拓宽护士的视野和思路。

4. 患者的认知度和参与度有限：如何增强互动

患者对循证护理的认知度和参与度有限，是影响其实施效果的重要因素之一。为了增强患者的互动和参与度，我们可以采取以下策略。

（1）加强健康教育

通过发放宣传资料、举办健康讲座等方式，向患者普及循证护理的知识和理念。针对患者的具体病情和需求，提供个性化的健康教育服务。

（2）建立沟通机制

建立与患者之间的有效沟通机制，及时了解患者的需求和反馈意见。通过耐心细致的沟通和解释工作，增强患者对循证护理的信任感和依赖感。

（3）鼓励患者参与决策

在制定护理方案时，充分尊重患者的意愿和选择权。通过向患者介绍不同的护理方案及其优缺点等信息，鼓励患者积极参与决策过程并表达自己的意见和建议。

第十五章　护理教育与专业发展

第一节　护理教育体系与课程设置

护理教育体系与课程设置是护理教育的重要组成部分，直接关系到护理人才的培养质量和护理学科的发展。随着医学模式的转变和医疗技术的进步，护理教育也面临着新的挑战和机遇。

一、护理教育体系的深度剖析

护理教育体系，作为培养未来护理专业人才的关键系统，其复杂性与重要性不言而喻。它不仅关乎个体学习者的成长路径，更直接影响到整个医疗体系的服务质量与患者福祉。以下，我们将从多个维度对这一体系进行更为详尽的探讨。

（一）教育目标的全面解读

教育目标是护理教育体系的灵魂，它不仅是教育活动的出发点，也是衡量教育成效的标尺。在护理领域，教育目标不仅仅是传授知识与技能，更在于塑造一种集专业知识、操作技能、职业素养与人文关怀于一体的综合型人才。

1. 专业知识与技能

护理学科涉及广泛的知识领域，从基础医学到临床护理，再到护理研究，每一环节都要求学生具备扎实的理论基础和熟练的操作技能。这不仅能够确保学生在未来工作中能够准确判断病情、有效执行医嘱，还能在紧急情况下迅速作出反应，保障患者安全。

2. 职业素养

护理职业要求从业者具备高度的责任心、同情心和耐心。教育目标中强调职业素养的培养，旨在使学生形成正确的职业观念，树立为患者服务的崇高理想，并在实际工作中展现出良好的职业道德风范。

3. 人文关怀

护理不仅仅是技术的展现，更是情感的交流。教育目标中的人文关怀精神，鼓励学生关注患者的心理需求，提供个性化的护理服务，以增进患者的舒适度和满意度。这种精神的培养，有助于构建和谐的医患关系，提升整体医疗服务质量。

4. 科研与创新能力

随着医疗技术的不断进步和护理学科的深入发展，科研与创新能力成为护理人才不可或缺的素质。教育目标中强调培养学生的科研兴趣和创新能力，鼓励他们参与护理研究，推动护理学科的发展与进步。

（二）教育层次的细致划分

护理教育层次多样，每一层次都有其特定的培养目标和教育要求。这种层次划分不仅满足了不同学习者的需求，也为护理人才的成长提供了多样化的路径。

1. 中等职业教育

作为护理教育的起点，中等职业教育主要面向初中毕业生或具有同等学力的学生。这一层次的教育注重培养学生的初步护理技能和实践能力，为他们的职业生涯奠定坚实的基础。通过系统的理论学习和实践训练，学生将掌握基本的护理知识和技能，具备在医疗机构从事基础护理工作的能力。

2. 高等职业教育

相对于中等职业教育而言，高等职业教育在培养目标上更加注重学生的专业技能和综合素质。这一层次的教育通常面向高中毕业生或具有同等学力的学生，学制较长且课程设置更为丰富。通过深入学习护理学的各个领域和层面，学生将形成较为完整的知识体系和技能框架，并具备在复杂医疗环境中独立工作的能力。高等职业教育还注重培养学生的沟通能力和团队协作能力等综合素质，以适应未来职业发展的需要。

3. 本科教育

本科教育是护理教育的高层次阶段之一。它要求学生在掌握扎实的专业知识和技能的基础上，进一步培养科研能力和创新能力。本科教育通常包括基础医学、护理学、人文社会科学等多个学科领域的学习内容，旨在培养具有全面素质和综合能力的护理人才。通过参与科研项目、发表学术论文等方式，学生将锻炼自己的科研思维和创新能力，为未来的学术研究和临床实践打下坚实的基础。

4. 研究生教育

研究生教育是护理教育的最高层次之一。它主要面向已经具备本科学历或同等学力的学生，旨在培养护理学科的高级专门人才和领军人物。研究生教育注重培养学生的科研能力和创新能力以及解决复杂问题的能力。通过深入研究护理学科的各个领域和层面及参与临床实践等方式，学生将形成独特的学术见解和研究成果，并推动护理学科的发展与进步。

（三）教育形式的灵活多样

护理教育的形式灵活多样，以满足不同学习者的需求和背景。这种多样性不仅体现在学习时间和地点的灵活性上，还体现在教学方法和手段的多样性上。

1. 全日制教育

全日制教育是最常见的护理教育形式之一。它要求学生按照学校规定的时间表在校接受系统的理论学习和实践训练。全日制教育具有时间集中、内容系统、管理规范等特点，能够为学生提供良好的学习环境和资源支持。全日制教育还注重培养学生的自主学习能力和团队协作能力等综合素质，以适应未来职业发展的需要。

2. 业余教育：业余教育主要针对在职护理人员或具有其他职业背景的学习者。它利用业余时间进行学习和提升，以满足学习者对护理知识和技能的需求。业余教育通常采用灵活的教学方式和手段，如网络课程、自学教材、面授辅导等，以适应学习者的时间安排和学习习惯。通过业余教育的学习，学习者可以在不影响工作和其他生活事务的前提下获得护理知识和技能的提升，并为未来的职业发展打下坚实的基础。

3. 远程教育

随着信息技术的快速发展和普及应用，远程教育已成为护理教育的重要形式之一。它利用现代信息技术手段为广大学生提供便捷的学习方式和丰富的教育资源。远程教育具有跨越时空限制、教学资源丰富、学习方式灵活等特点，能够满足不同学习者的需求和背景。通过远程教育平台的学习，学生可以随时随地获取护理知识和技能的学习资源，并与教师和同学进行交流和互动。这种学习方式不仅提高了学习效率和质量，还促进了教育资源的共享和优化配置。

（四）教育内容的广泛覆盖

护理教育的内容涵盖了基础医学、护理学、人文社会科学等多个领域的知识和技能。这些内容的广泛覆盖不仅为学生提供了全面的学习体验和发展空间，也为他们未来的职业发展奠定了坚实的基础。

1. 基础医学知识

基础医学知识是护理学的基石之一。它包括解剖学、生理学、病理学等多个学科领域的知识内容。这些基础知识为学生提供了人体结构和功能的基本知识框架，以及疾病发生和发展的基本规律。通过学习基础医学知识，学生将能够更好地理解护理学的相关概念和技术原理，并为后续的专业课程学习打下坚实的基础。

2. 护理学知识

护理学知识是护理教育的核心组成部分之一。它包括护理学导论、基础护理学、内科护理学、外科护理学等多个学科领域的知识内容。这些专业课程涵盖了护理学的各个领域和层面，以及不同疾病类型的护理方法和技能。通过学习护理学知识，学生将掌握全面的专业知识和实践技能，以及不同疾病类型的护理特点和要求。这将为他们未来的临床实践提供有力的支持和保障。

3. 人文社会科学知识

人文社会科学知识是护理教育的重要组成部分之一。它包括护理伦理学、护理心理学、护理管理学等多个学科领域的知识内容。这些课程旨在培养学生的职业素养和人文关怀精神，以及提高他们的综合素质和综合能力。通过学习人文社会科学知识，学生将形成正确的职业观念和价值观，以及良好的职业道德风范；他们还将掌握有效的沟通技巧和团队协作能力等综合素质以应对未来职业发展的需要和挑战。

（五）教育评价

实施教育评价是护理教育的重要环节之一。它通过对学生的学习成果进行评估和反馈以促进教学质量的提升和学生的发展。教育评价不仅关注学生的学习成果还关注他们的学习过程和学习态度等方面的情况。

1. 形成性评价

形成性评价贯穿于教学过程的始终。它关注学生的学习过程和学习进展，以及他们在学习过程中遇到的问题和困难等方面的情况。通过形成性评价，教师可以及时发现和解决教学中存在的问题和不足之处；他们还可以根据学生的学习情况和需求调整教学策略和方法以提高教学效果和质量。此外形成性评价还有助于激发学生的学习兴趣和积极性，以及培养他们的自主学习能力和创新能力等方面的素质和能力。

2. 终结性评价

终结性评价是在教学结束后进行的一种评价方式。它主要关注学生的学习成果和教学质量等方面的情况。通过终结性评价教师可以评估学生的学习成果和教学效果，以及他们是否达到了预期的学习目标和要求等方面的情况。这将为教师和学生提供重要的反馈信息并为后续的教学改进提供依据和支持。终结性评价还有助于学校和教育机构对教学质量进行监控和评估以确保教育目标的实现和教育质量的提升。

二、课程设置的深度探讨

课程设置是护理教育体系中的重要组成部分之一。它直接关系到学生的学习体验和学习效果，以及他们未来的职业发展。以下我们将从课程设置的原则、主要内容及改革方向等方面进行深入探讨。

（一）课程设置的原则

1. 科学性原则

课程设置应遵循科学性原则。以确保课程内容的合理性和教学顺序的规范性。这要求我们在制定课程计划时要充分考虑护理学科的发展规律和学生的认知特点，以及知识体系的完整性和连贯性等方面的因素。通过科学合理的课程设置我们可以确保学生掌握全面的专业知识和实践技能，以及形成完整的知识体系和技能框架等方面的素质和能力。

2. 实用性原则

课程设置还应遵循实用性原则以确保课程内容与临床实际和护理工作需求紧密结合。这要求我们在制定课程计划时要充分考虑临床实际和护理工作需求，以及学生未来的职业发展等方面的因素。通过加强实践环节的设置和实施，我们可以提高学生的操作技能和实践能力；我们还可以加强职业素养和人文关怀精神的培养以使学生具备良好的职业道德和服务意识等方面的素质和能力。这些素质和能力将为学生未来的职业发展提供有力的支持和保障。

3. 创新性原则

课程设置还应遵循创新性原则以鼓励创新精神和创新能力的培养。这要求我们在制定课程计划时要积极引入新的教学理念和方法，以及跨学科交叉和融合等方面的内容。通过创新性的课程设置和教学方法，我们可以激发学生的学习兴趣和积极性，以及培养他们的自主学习能力和创新能力等方面的素质和能力。这将为护理学科的发展注入新的活力和动力并推动其不断向前发展。

（二）课程设置的主要内容

1. 基础医学课程

基础医学课程是护理教育的基石之一。它为学生提供了人体结构和功能的基本知识框架，以及疾病发生和发展的基本规律等方面的内容。这些课程包括解剖学、生理学、病理学等多个学科领域的知识内容。通过学习这些课程，学生可以掌握人体的基本结构和功能特点，以及疾病的发生机制和病理变化等方面的知识内容；他们还可以为后续的专业课程学习打下坚实的基础并提供必要的理论支持。

2. 护理学核心课程

护理学核心课程是护理教育的核心组成部分之一。它涵盖了护理学的各个领域和层面以及不同疾病类型的护理方法和技能等方面的内容。这些课程包括护理学导论、基础护理学、内科护理学、外科护理学等多个学科领域的知识内容。通过学习这些课程，学生可以掌握全面的专业知识和实践技能，以及不同疾病类型的护理特点和要求等方面的内容；他们还可以形成完整的知识体系和技能框架等方面的素质和能力。这将为他们未来的临床实践提供有力的支持和保障。

3. 人文社会科学课程

人文社会科学课程是护理教育的重要组成部分之一，旨在培养学生的职业素养和人文关怀精神，以及提高他们的综合素质和综合能力等方面的素质和能力。这些课程包括护理伦理学、护理心理学、护理管理学等多个学科领域的知识内容。通过学习这些课程，学生可以形成正确的职业观念和价值观，以及良好的职业道德风范；他们还可以掌握有效的沟通技巧和团队协作能力等综合素质以应对未来职业发展的需要和挑战。

4. 临床实践课程

临床实践课程是护理教育的重要环节之一。它旨在培养学生的实践能力和职业素养，以及提高他们的操作技能。

第二节 护士继续教育与职业发展

在医疗领域，护士作为患者护理的核心力量，其专业素养与技能水平直接关系到患者的治疗效果与康复质量。随着医疗技术的不断进步和医疗模式的转变，护士的角色也从传统的执行医嘱者逐渐向患者的全面照顾者、健康教育者、协调者及研究者等多重角色转变。因此，护士的继续教育与职业发展显得尤为重要。

一、护士继续教育的多维度必要性

在探讨护士继续教育的必要性时，我们不得不从多个维度进行深入剖析，以全面理解其对于护士个人成长、患者福祉及整个医疗体系的重要性。

（一）医学进步与技术创新的不竭动力

1. 医学知识的爆炸性增长

随着医学研究的不断深入，特别是分子生物学、遗传学、信息技术等领域的快速发展，医学知识呈现出爆炸性增长的趋势。新的疾病诊断标志物、基因疗法、精准医疗技术等不断涌现，这些新技术和新方法不仅改变了我们对疾病的认识，也极大地提高了疾病的诊断率和治疗效果。作为医疗团队的重要一员，护士必须紧跟这一趋势，不断学习新知识、新技术，以确保护理工作的科学性和有效性。

2. 技术革新的迫切需求

医疗技术的革新同样对护士提出了更高要求。从传统的护理操作到现代化的智能医疗设备应用，每一项新技术的引入都需要护士进行相应的培训和学习。例如，电子病历系统的普及要求护士掌握计算机操作技能；远程医疗和移动健康的发展则要求护士具备远程监控和患者教育的能力。因此，继续教育成为护士适应技术革新、提升工作效率的必然选择。

（二）患者需求变化与护理理念的演进

1. 患者需求的多元化与个性化

随着社会经济的发展和人们健康意识的提高，患者对医疗服务的需求日益多元化和个性化。他们不仅关注疾病的治愈效果，还更加注重就医过程中的体验感和满意度。因此，护士在提供护理服务时，必须充分考虑患者的心理、社会及精神需求，通过有效的沟通和人文关怀来增强患者的信任感和安全感。这就要求护士不断学习心理学、社会学等相关知识，提升自己的沟通能力和人文关怀能力。

2. 护理理念的更新与升级

护理理念的更新也是推动护士继续教育的重要因素之一。传统的护理观念往往以疾病为中心，注重疾病的诊断和治疗；而现代护理理念则更加强调以患者为中心，注重患者的整体健康和生命质量。这一转变要求护士在护理过程中不仅要关注患者的生理状况，还要关注其心理、社会和精神层面的需求。因此，护士需要通过继续教育来更新自己的护理理念和方法，以更好地满足患者的需求。

（三）护士个人成长与职业发展的内在要求

1. 提升职业素养与竞争力

在竞争激烈的医疗市场中，护士的职业素养和竞争力成为其职业发展的关键因素。通过继续教育，护士可以不断提升自己的专业知识、技能和综合素质，从而在职业发展中占据有利地位。继续教育还能帮助护士拓展职业领域和发展空间，提高其在医疗团队中的影响力和地位。

2. 实现个人价值与职业梦想

对于许多护士而言，从事护理工作不仅是为了谋生，更是一种职业追求和梦想。通过继续教育，护士可以不断挑战自我、超越自我，实现个人价值的最大化。例如，一些护士通过攻读硕士、博士学位等高等学历教育来提升自己的学术水平和科研能力；一些护士则通过参加专业培训、学术交流等活动来拓展自己的视野和知识面。这些经历不仅丰富了护士的职业生涯，还为其实现职业梦想提供了有力支持。

二、护士继续教育内容的全面覆盖

为了确保护士继续教育的有效性和针对性，我们需要对其内容进行全面覆盖和深入剖析。

（一）专业知识与技能更新

1. 医学前沿知识的学习

护士需要关注医学领域的前沿动态和最新研究成果。这包括新的疾病诊断方法、治疗技术及护理理念等方面的知识。通过参加专业培训、学术研讨会等活动，护士可以及时了解并掌握这些新知识并将其应用于临床实践中。例如，随着精准医疗的发展，护士需要了解基因测序技术在疾病诊断和治疗中的应用及其对患者护理的影响。

2. 护理技术操作的规范化

护理技术操作的规范化是确保护理质量的重要基础。护士需要不断学习并掌握最新的护理技术操作规范以确保其操作的准确性和安全性。例如，在重症监护领域，护士需要掌握呼吸机使用、血流动力学监测等复杂技术操作；在老年护理领域，护士则需要掌握跌倒风险评估、压疮预防等基本技能。

（二）人文关怀与沟通技巧

1. 人文关怀精神的培养

人文关怀是护理工作的灵魂所在。护士需要具备高度的责任心和同情心。关注患者的身心需求并提供个性化的护理服务。通过继续教育，护士可以学习心理学、社会学等相关知识来提升自己的人文关怀能力。例如，通过学习心理学知识护士可以更好地理解患者的心理状态和需求；通过学习社会学知识护士则可以更好地了解患者的社会背景和文化差异以便提供更加贴心的服务。

2. 沟通技巧的提升

有效的沟通是建立良好护患关系的关键。护士需要掌握倾听、表达、共情等沟通技巧来与患者建立良好的沟通和信任关系。通过继续教育，护士可以学习并实践这些沟通技巧以提升自己的沟通能力。例如，在沟通过程中，护士需要保持耐心和关注力，认真倾听患者的诉求和感受；还需要运用恰当的语言和肢体语言来表达自己的关心和支持；此外还需要学会共情，理解患者的处境和感受以便提供更加贴心的服务。

（三）科研能力与创新能力

1. 科研能力的培养

科研能力是护士职业发展的重要支撑之一。通过参与科研工作，护士可以提升自己的科研素养和创新能力，从而推动护理学科的发展。在继续教育中，护士需要学习科研方法、统计学知识等相关内容以掌握科研的基本流程和技能；还需要积极参与科研项目并发表高质量的科研成果以提升自己的学术影响力和社会认可度。

2. 创新精神的激发

创新精神是推动护理学科发展的重要动力之一。护士需要具备创新思维和创新能力来探索新的护理模式、护理技术和护理方法以满足患者不断变化的需求。在继续教育中,护士需要接受创新思维训练并学习如何运用创新思维来解决问题;还需要关注护理领域的前沿动态和最新研究成果以便从中汲取灵感并创造出新的护理方法和技术。

(四)法律法规与伦理道德

1. 法律法规的学习

医疗行业是一个高度规范化和法治化的领域。护士在执业过程中必须遵守相关的法律法规以确保医疗质量和患者安全。在继续教育中,护士需要学习并掌握相关的法律法规知识以明确自己的职责和权利边界;还需要了解医疗纠纷的处理程序和方法以便在遇到问题时能够妥善处理并维护自己的合法权益。

2. 伦理道德的修养

伦理道德是护士职业行为的重要准则之一。护士需要具备高尚的职业道德和伦理素养以维护医疗行业的良好形象和声誉。在继续教育中,护士需要学习并实践伦理道德规范以提升自己的职业道德素养;还需要关注医疗行业的伦理问题并积极参与相关讨论以促进医疗行业的健康发展。

三、护士继续教育方式的多样化与灵活性

为了确保护士继续教育的有效性和普及性,我们需要采用多样化的教育方式和灵活性的教学手段来满足不同护士的学习需求。

(一)学历教育

1. 高等学历教育的优势

高等学历教育是护士继续教育中最为系统和全面的方式之一。通过攻读硕士、博士学位等高等学历教育,护士可以系统地学习专业知识、提升科研能力和创新能力;还可以结交同行专家并拓展自己的学术视野和人脉资源。这些优势使得高等学历教育成为许多护士职业发展的重要选择之一。

2. 学历教育与职业发展的关联

高等学历教育与护士的职业发展密切相关。一方面，高等学历教育可以提升护士的专业素养和综合能力，从而为其在职业发展中占据有利地位提供支持；另一方面，高等学历教育还可以为护士提供更广阔的职业发展空间和晋升机会，例如进入高校从事教学科研工作或成为医院的高级管理人才等。

（二）短期培训

1. 短期培训的特点

短期培训是护士继续教育中最为常见和灵活的方式之一。它具有时间短、见效快、针对性强等特点，可以满足护士在特定领域或技能方面的学习需求。例如医院可以定期举办各类专业技能培训班，邀请专家进行授课和实践操作指导，以帮助护士快速掌握新技术和新方法；护士也可以根据自己的实际需求选择参加相应的短期培训项目以提升自己的专业素养和技能水平。

2. 短期培训的实效性

短期培训具有显著的实效性。通过参加短期培训，护士可以迅速了解并掌握最新的专业知识和技能，并将其应用于临床实践中；还可以通过与同行专家的交流和互动，拓展自己的视野和知识面。这些经历不仅有助于提升护士的专业素养和技能水平，还有助于增强其自信心和职业发展动力。

（三）学术研讨会与交流活动

1. 学术研讨会的价值

学术研讨会与交流活动是护士了解最新研究成果、交流经验心得的重要平台之一。通过参加这些活动，护士可以拓展自己的学术视野并结交同行专家；还可以获取前沿信息并了解行业动态和发展趋势以便及时调整自己的学习方向和目标。此外，学术研讨会还可以激发护士的学术兴趣和科研热情，推动其职业生涯的发展。

2. 交流活动的促进作用

交流活动在护士继续教育中发挥着重要的促进作用。通过参与交流活动，护士可以分享自己的工作经验和成功案例，并听取其他同行的意见和建议；还可以通过互动和讨论来深化对某一问题或领域的理解和认识。这种互动和讨论不仅有助于提升护士的专业素养和综合能力，还有助于增强其团队合作精神和创新能力。

（四）在线学习

1. 在线学习的优势

随着互联网技术的普及和发展，在线学习成为护士继续教育的一种新兴方式之一。它具有时间灵活、资源丰富、互动性强等优势，可以满足护士随时随地学习的需求。通过在线课程、网络研讨会、电子期刊等途径，护士可以轻松地获取最新的专业知识和技能，并与其他学员进行交流和互动；还可以根据自己的学习进度和需求进行自主学习和调整学习计划。

2. 在线学习的挑战与应对

然而，在线学习也面临着一些挑战，例如，网络不稳定、学习资源质量参差不齐等问题。为了应对这些挑战，我们需要加强在线学习平台的建设和管理，确保学习资源的丰富性和质量；还需要加强网络基础设施的建设和维护，确保学习过程的顺畅和稳定。此外，我们还需要加强在线学习的监督和评估，以确保学习效果和质量。

第三节　国际化护理视野与趋势

随着医疗技术的不断进步、人口老龄化的加剧，以及全球健康挑战的日益复杂，护理行业不仅需要关注国内的发展动态，更需具备国际化的视野，以应对全球性的健康问题和挑战。

一、国际化护理视野的重要性

在全球化的浪潮中，疾病、疫情等健康挑战以前所未有的速度跨越国界，成为全人类共同面对的难题。这不仅考验着各国的公共卫生体系，也对护理行业提出了更高的要求。护理，作为医疗体系中不可或缺的一环，其角色从传统的疾病照护逐渐扩展到健康促进、疾病预防、康复支持等多个领域。因此，拥有国际化护理视野，对于有效应对全球健康挑战、提升全球公共卫生水平具有重要意义。

二、护理标准的国际接轨与服务质量提升

随着国际交流的加深，护理行业的国际标准逐渐形成并得到广泛认可。这些标准涵盖了护理教育、临床实践、护理质量评估等多个方面，为各国护理服务的

规范化和标准化提供了重要参考。

（一）护理教育的国际化：塑造未来护理精英的基石

在全球化背景下，护理教育的国际化已成为推动护理专业发展的核心驱动力。它不仅仅是知识和技能的跨国界传播，更是教育理念、文化价值观及职业伦理的深度融合。通过引入国际先进的护理教育理念，如以患者为中心、循证护理、全生命周期护理等，护理教育开始更加注重培养学生的批判性思维、创新能力及解决复杂临床问题的能力。这种转变促使护理学生不仅掌握扎实的理论基础，还具备适应多元文化环境、参与全球卫生合作的能力。课程体系方面，国际化的护理教育强调跨学科整合，将医学、社会学、心理学、信息学等多学科知识融入护理教学中，以培养学生的综合素养。教学方法上，广泛采用案例教学、模拟训练、在线学习等多元化教学手段，提高学生的学习兴趣和参与度，同时利用虚拟现实（VR）、增强现实（AR）等现代技术模拟真实临床场景，增强学生的实践能力和应急处理能力。

国际合作与交流是护理教育国际化的重要途径。通过与国际知名护理院校、医疗机构建立合作关系，开展学生交换、教师互访、联合培养等项目，不仅能够拓宽学生的国际视野，还能促进双方在教育资源、教学方法、科研合作等方面的共享与互补。此外，参与国际护理教育标准制定、加入国际护理组织等活动，也能帮助国内护理教育机构提升国际影响力，推动护理教育标准的国际接轨。

（二）临床实践的标准化：保障护理质量的生命线

临床实践的标准化是提升护理服务质量、确保患者安全的重要手段。在全球化背景下，各国护理实践经验的交流与互认成为可能，为制定和推广国际统一的护理实践标准提供了有力支持。这些标准涵盖了护理评估、诊断、干预、评价等各个环节，旨在指导护理人员以科学、规范、安全的方式提供护理服务。为了实现临床实践的标准化，各国护理组织积极与国际护理组织合作，共同制定和修订护理实践指南和操作规范。这些指南和规范基于最新的科学研究成果和临床实践证据，为护理人员提供了可操作的指导框架。同时，通过举办培训班、研讨会等形式，加强护理人员对标准化实践的理解和掌握，确保其在临床工作中能够遵循标准、规范操作。此外，临床护理实践的标准化还依赖于信息技术的支持。通过建立电子病历系统、护理信息系统等信息化平台，实现护理信息的实时采集、共享和分析，为临床决策提供科学依据。同时，利用大数据、人工智能等先进技术优化护理流程、预测护理风险、提升护理效率，进一步推动临床实践的标准化和智能化。

（三）护理质量评估的国际化：驱动护理品质持续提升的引擎

护理质量评估的国际化是检验护理服务水平、促进护理品质持续提升的重要机制。通过采用国际公认的护理质量评估标准和工具，对护理服务进行全面、客观、系统的评价和监测，可以发现护理服务中的薄弱环节和潜在问题，为制定改进措施提供科学依据。

国际化的护理质量评估不仅关注护理技术的准确性和安全性，还重视护理过程的人文关怀、患者满意度及护理效果的长远影响。评估结果不仅用于内部管理和持续改进，还作为向患者、社会及国际同行展示护理服务质量的重要依据。这有助于提升护理服务的公信力和竞争力，吸引更多优质资源投入护理领域。为了实现护理质量评估的国际化，各国护理组织需积极参与国际护理质量评估标准的制定和修订工作，确保评估标准的科学性、适用性和前瞻性。同时，加强与国际护理质量评估机构的合作与交流，学习借鉴先进的评估方法和经验，不断提升本国护理质量评估的水平和能力。此外，还应建立健全护理质量评估的反馈机制和改进机制，确保评估结果能够得到有效应用并转化为提升护理质量的实际行动。

三、跨国医疗服务的兴起与护理人员的跨文化交流能力

随着跨境医疗与护理服务贸易的兴起，跨国医疗服务成为越来越多患者的选择。这一趋势对护理人员的跨文化能力提出了更高要求。

（一）跨文化交流的重要性：构建和谐医患关系的桥梁

在全球化的医疗环境中，跨文化交流已成为护理人员不可或缺的核心能力之一。它不仅关乎医疗服务的有效传递，更深刻影响着患者满意度、治疗效果乃至整个医疗体系的国际形象。面对来自五湖四海的患者及其家属，每位护理人员都是文化交流的使者，他们的言行举止都承载着传递尊重、理解和关爱的重任。跨文化交流有助于消除误解和冲突。文化差异可能导致患者在医疗决策、治疗配合、康复期望等方面产生不同的理解和反应。护理人员通过深入了解患者的文化背景，运用恰当的沟通技巧和策略，可以有效避免由于误解而产生的紧张或对立情绪，

为建立信任和谐的医患关系奠定坚实基础。跨文化交流促进了个性化护理服务的实施。每个患者都是独一无二的，他们的文化背景、生活习惯、情感需求等都会影响其对护理服务的期望和接受度。护理人员通过跨文化交流，能够更全面地了解患者的个性特征和文化背景，从而提供更加贴合患者需求的个性化护理服务。这种以患者为中心的护理理念，不仅提升了患者的满意度和康复效果，也彰显了护理工作的专业性和人文关怀。跨文化交流有助于推动全球护理文化的交流与融合。在全球化的浪潮下，各国护理文化和经验相互借鉴、相互融合已成为不可逆转的趋势。护理人员通过跨文化交流，可以学习到不同国家和地区的先进护理理念和技术方法，拓宽自己的国际视野和专业知识。同时，他们也可以将本国的优秀护理文化和经验传播到世界各地，促进全球护理文化的共同繁荣和发展。

（二）语言能力的提升：跨文化交流的基石

语言是跨文化交流的重要工具，也是护理人员与患者及其家属沟通的关键环节。为了克服语言障碍，提升跨文化交流的效果，护理人员需要不断加强语言学习和实践。

护理人员应主动学习并掌握多种语言的基本词汇和表达方式。这包括学习常用医学术语、了解不同语言中的礼貌用语和表达方式等。通过系统的语言学习和实践训练，护理人员可以逐渐提高自己的语言水平和交流能力，为跨国医疗服务提供更加准确、流畅的沟通支持。护理人员还需要了解不同语言背景下的文化习俗和社交礼仪。语言不仅是交流的工具，更是文化的载体。不同的语言背后蕴含着丰富的文化内涵和社交规则。护理人员通过学习不同语言的文化背景知识，可以更好地理解患者的文化背景和社交习惯，避免在交流过程中出现不必要的误解和冲突。

（三）跨文化护理模式的探索：应对跨国医疗挑战的创新实践

面对跨国医疗服务的复杂性和多样性，护理人员需要不断探索和创新跨文化护理模式，以更好地适应不同国家和地区的医疗环境和服务需求。护理人员需要深入了解不同国家和地区的医疗体系和服务模式。这包括了解当地的医疗政策、医疗资源分布、医疗服务流程等。通过全面了解当地的医疗环境和服务特点，护理人员可以更加准确地把握患者的需求和期望，为制定符合患者文化背景的护理计划提供有力支持。护理人员需要掌握不同文化背景下的护理技术和方法。不同国家和地区的患者可能对护理技术和方法有不同的接受度和偏好。护理人员通过学习和掌握不同文化背景下的护理技术和方法，可以更加灵活地应对患者的需求和变化，提供更加符合患者期望的护理服务。护理人员需要制定符合患者文化背景的护理计划。在制定护理计划时，护理人员应充分考虑患者的文化背景、生活习惯、宗教信仰等因素，确保护理计划既符合医学原则又尊重患者的个性需求。通过制定个性化的护理计划，护理人员可以更加有效地促进患者的康复和健康恢复。

四、国际化护理的当前趋势与未来展望

（一）跨文化交流的重要性：构建和谐医患关系的桥梁 —— 深化理解与融合的艺术

在全球化的今天，医疗领域已不再是单一文化背景下的孤岛，而是成为了多元文化交流与融合的前沿阵地。护理人员，作为这一领域的直接参与者，其跨文化交流能力的重要性不言而喻。它不仅是医疗服务有效传递的桥梁，更是构建和谐医患关系、提升患者满意度与治疗效果的关键。

1. 打破壁垒，消除误解与冲突

在跨国医疗服务中，文化差异如同一道无形的墙，可能阻碍患者与护理人员之间的有效沟通。患者可能因文化背景的不同而对医疗决策产生疑虑，对治疗过程持有不同期待，甚至在治疗配合上产生抵触情绪。这时，护理人员的跨文化交流能力就显得尤为重要。通过深入了解患者的文化背景，包括其价值观、信仰、习俗等，护理人员能够采用更为敏感和恰当的沟通方式，减少误解和冲突的发生。例如，在某些文化中，直视他人可能被视为不敬，而在其他文化中则可能被视为坦诚和诚实的表现。护理人员若能了解并尊重这些差异，就能在沟通中避免不必要的误会，从而建立起信任和谐的医患关系。

2. 精准定位，实现个性化护理

每个患者都是独特的个体，他们的文化背景、生活习惯、情感需求等构成了其独特的医疗体验和护理需求。跨文化交流使护理人员能够跨越文化的界限，更深入地了解患者的内心世界和期望。这种深入的理解不仅有助于护理人员提供更加符合患者需求的个性化护理服务，还能增强患者对护理过程的认同感和满意度。例如，对于来自注重家庭观念文化的患者，护理人员可以更多地关注其家庭成员

在护理过程中的角色，鼓励家庭参与和支持，从而提升患者的康复效果和生活质量。

3. 促进全球护理文化的交流与融合

跨文化交流不仅是解决当前问题的手段，更是推动全球护理文化共同繁荣和发展的动力。在全球化浪潮的推动下，各国护理文化和经验相互借鉴、相互融合已成为不可逆转的趋势。护理人员通过跨文化交流，可以接触到不同国家和地区的先进护理理念和技术方法，拓宽自己的国际视野和专业知识。同时，他们也可以将本国的优秀护理文化和经验分享给世界，促进全球护理文化的交流与融合。这种文化的交流与融合不仅有助于提升全球护理服务的整体水平，还能增进各国人民之间的理解和友谊。

（二）语言能力的提升：跨文化交流的基石 —— 跨越障碍的钥匙

语言是跨文化交流的重要工具，也是护理人员与患者及其家属沟通的关键环节。在跨国医疗服务中，语言障碍往往成为制约有效沟通的主要因素。因此，护理人员需要不断提升自己的语言能力，以克服这一障碍，实现更加顺畅和有效的跨文化交流。

1. 系统学习，掌握多语言能力

护理人员应主动学习并掌握多种语言的基本词汇和表达方式。这包括学习常用医学术语、了解不同语言中的礼貌用语和表达方式等。通过系统的语言学习和实践训练，护理人员可以逐渐提高自己的语言水平和交流能力。例如，他们可以通过参加语言课程、阅读相关书籍、观看教学视频等方式进行语言学习；同时，也可以通过与来自不同文化背景的患者及其家属进行实际交流来提升自己的语言运用能力。这种多语言能力的掌握将使护理人员在跨国医疗服务中更加游刃有余地应对各种语言挑战。

2. 深入了解，把握文化语境

语言不仅仅是交流的工具，更是文化的载体。不同的语言背后蕴含着丰富的文化内涵和社交规则。因此，护理人员在学习语言的同时，还需要深入了解不同语言背景下的文化习俗和社交礼仪。这包括了解不同文化中的非言语沟通方式（如肢体语言、面部表情等）、社交规范（如称呼方式、交流距离等）以及价值观念（如尊重长辈、重视隐私等）。通过了解这些文化语境知识，护理人员可以更好地理解患者的文化背景和社交习惯，避免在交流过程中出现不必要的误解和冲突。

例如，在某些文化中，点头可能表示同意或感谢，而在其他文化中则可能表示理解或正在思考。护理人员若能了解并尊重这些差异，就能在沟通中更加准确地传达自己的意思并理解患者的回应。

3. 实践应用，提升交流效果

语言能力的提升离不开实践应用。护理人员应在日常工作中积极运用所学的语言知识和文化背景知识来与患者及其家属进行交流。通过不断的实践应用，他们可以逐渐提高自己的语言运用能力和跨文化交流能力。同时，护理人员还可以通过反思和总结自己的交流经验来不断改进自己的沟通方式和策略。例如，他们可以记录下自己在交流过程中遇到的困难和挑战，以及成功和失败的经验教训；然后结合所学的语言知识和文化背景知识来分析和解决这些问题；最后总结出适合自己的沟通方式和策略并在未来的工作中加以应用。这种实践应用与反思总结的循环过程将使护理人员的语言能力和跨文化交流能力不断得到提升。

（三）跨文化护理模式的探索：应对跨国医疗挑战的创新实践——融合与创新的艺术

面对跨国医疗服务的复杂性和多样性，护理人员需要不断探索和创新跨文化护理模式，以更好地适应不同国家和地区的医疗环境和服务需求。这种跨文化护理模式的探索不仅是对传统护理模式的挑战和超越，更是对全球护理事业发展的贡献和推动。

1. 深入了解当地医疗体系和服务模式

在跨国医疗服务中，护理人员首先需要深入了解当地的医疗体系和服务模式。这包括了解当地的医疗政策、医疗资源分布、医疗服务流程等。通过全面了解当地的医疗环境和服务特点，护理人员可以更加准确地把握患者的需求和期望，为制定符合患者文化背景的护理计划提供有力支持。例如，在某些国家和地区，医疗资源相对匮乏且分配不均护理人员可能需要更加注重资源的合理利用和患者的自我护理能力培养；而在另一些国家和地区则可能更加注重医疗技术的创新和先进护理理念的应用。因此，护理人员需要根据当地的实际情况来制定相应的护理策略和计划以满足患者的不同需求。

2. 掌握不同文化背景下的护理技术和方法

不同国家和地区的患者可能对护理技术和方法有不同的接受度和偏好。因此护理人员需要学习和掌握不同文化背景下的护理技术和方法，以更加灵活地应对患者的需求和变化。这包括了解不同文化背景下的护理传统和习俗以及它们对患者的影响；同时还需要关注国际护理领域的新技术和新方法，以及它们在不同文化背景下的应用效果。通过掌握这些技术和方法，护理人员可以更加全面地了解患者的需求和期望，并为其提供更加符合其文化背景和期望的护理服务。例如，在某些国家和地区，患者可能更加倾向于使用传统草药和针灸等非药物治疗方法；而在另一些国家和地区则可能更加注重药物治疗和手术治疗等现代医学手段的应用。因此，护理人员需要根据患者的文化背景和期望来选择合适的护理技术和方法，以达到最佳的治疗效果。

3. 制定个性化的护理计划

在制定护理计划时，护理人员应充分考虑患者的文化背景、生活习惯、宗教信仰等因素，确保护理计划既符合医学原则又尊重患者的个性需求。这种个性化的护理计划将有助于提升患者的满意度和康复效果并增强患者对护理工作的认同感和信任感。为了实现这一目标，护理人员需要与患者及其家属进行深入的沟通和交流，以了解他们的需求和期望；同时还需要结合患者的身体状况和病情特点来制定具有针对性的护理计划和措施。例如，对于来自注重隐私文化的患者，护理人员需要在交流过程中注意保护患者的隐私和尊严；而对于来自重视家庭观念文化的患者则可以在护理计划中更多地关注家庭成员的作用和支持等。通过制定个性化的护理计划，护理人员可以更加有效地促进患者的康复和健康恢复，并为构建和谐医患关系奠定坚实基础。

（四）面临的挑战

尽管国际化护理在推动全球健康事业发展方面发挥了重要作用并取得了显著成效，但仍面临着诸多挑战和问题。

1. 护理人员短缺与流失问题

在全球范围内，护理人员短缺和流失问题普遍存在且日益严峻。这主要是由于护理工作强度大、职业前景不稳定、薪资待遇不高等原因导致的。随着人口老龄化的加剧和医疗需求的增加，护理人员短缺问题将进一步加剧。这不仅影响了护理服务的质量和水平，也制约了护理行业的可持续发展。因此，各国需要采取有效措施加强护理人员的培养和引进工作，提高护理人员的待遇和地位，吸引更多优秀人才投身护理事业。

2. 文化差异与语言障碍问题

在跨国医疗服务中，文化差异和语言障碍是影响护理服务质量的重要因素之一。不同国家和地区的文化背景、医疗体系和服务模式存在差异，可能导致在沟通过程中出现误解和冲突。语言障碍也可能导致沟通不畅和误解等问题。因此，护理人员需要具备跨文化交流的能力并不断提升自己的语言能力以更好地适应不同的工作环境和服务对象。各国也需要加强国际交流与合作以推动护理服务的国际化和标准化发展。

3. 法规政策与标准不一问题

不同国家和地区的法规政策与标准存在差异，可能导致跨国医疗服务和护理合作面临诸多挑战和障碍。例如不同国家对于护理人员的资质认证、职业范围、工作条件等方面的要求不同可能导致护理人员在跨国服务中面临诸多困难和问题。因此，各国需要加强国际交流与合作，以推动相关法规政策和标准的统一和协调，为跨国医疗服务和护理合作提供更加便利和有力的支持。

（三）未来展望

面对全球化背景下的健康挑战和护理行业的未来发展需求，国际化护理将呈现出更加广阔的发展前景和无限可能。

1. 智能化护理的发展

随着人工智能、大数据等技术的不断发展，智能化护理将成为未来护理行业的重要发展方向之一。通过可穿戴设备、传感器等智能设备实时监测患者的生命体征和健康状况，利用大数据和机器学习技术辅助医生进行诊断和预测疾病发展趋势，提高医疗效率和准确性。智能机器人等新型护理设备也将为护理人员提供更加便捷和高效的护理手段，减轻护理人员的工作负担，提高护理服务的整体质量和水平。

2. 个性化与精准化护理的推广

随着医疗技术的不断进步和患者需求的多样化发展，个性化和精准化护理将成为未来护理行业的重要趋势之一。护理人员需要根据患者的个体差异和疾病特点，制定个性化的护理方案，提供精准化的护理服务。这种护理模式将更加注重患者的心理、社会和环境等方面的需求，提高患者的满意度和生活质量。个性化和精准化护理也将促进医疗资源的优化配置和高效利用，为医疗体系的可持续发展提供有力支持。

3. 跨学科合作与团队建设的深化

在未来护理行业的发展中，跨学科合作与团队建设将进一步深化。护理人员需要与医生、治疗师、康复师等多学科团队紧密合作，共同为患者提供全面、连续的照护服务。这种合作模式将促进学科之间的交流与融合，提高护理服务的整体质量和水平。跨学科合作也将推动护理学科的创新和发展，为护理行业的未来发展注入新的动力和活力。

4. 国际化护理人才的培养与引进

随着全球健康挑战的日益复杂和跨国医疗服务的兴起，对国际化护理人才的需求将更加迫切。各国将加强护理人才的培养和引进工作，通过提高护理教育的质量、加强临床实践训练、建立职业认证制度等方式，培养具有国际视野和专业技能的护理人才。各国之间也将加强合作与交流，共同推动护理行业的国际化发展。这将有助于提升全球护理服务的整体水平，促进全球健康事业的繁荣发展。

第四节　对护理学未来的展望

护理学，作为一门与人类健康紧密相关的学科，随着时代的进步和科技的发展，正经历着前所未有的变革与革新。从最初的简单照护到如今集预防、治疗、康复、健康促进为一体的综合性学科，护理学不仅在临床医疗中发挥着不可或缺的作用，更在公共卫生、社区健康、老年护理等多个领域展现出其独特的价值。展望未来，护理学将在技术创新、教育模式、服务模式、国际交流等多个方面迎来更加广阔的发展前景。

一、技术创新引领护理变革

在 21 世纪的科技浪潮中，护理学作为一门与人类健康紧密相关的学科，正经历着前所未有的变革。技术创新，尤其是人工智能、大数据、物联网等前沿技术的迅猛发展，为护理行业注入了新的活力，引领着护理实践向更加智能化、个性化、高效化的方向迈进。

（一）智能护理技术的兴起：重塑护理服务的边界

随着人工智能技术的日益成熟，智能护理技术正逐步从概念走向现实，成为推动护理行业变革的重要力量。智能穿戴设备，作为智能护理技术的先锋，能够24h不间断地监测患者的生命体征，包括心率、血压、血糖等关键指标，通过实时数据分析，提前预警潜在的健康风险，为疾病的早期干预和治疗争取宝贵时间。这些设备不仅提高了护理的精准度，还极大地增强了患者的自我管理能力，促进了从"治疗为中心"向"预防为中心"的健康管理模式的转变。智能护理机器人的出现，更是对传统护理模式的颠覆性创新。它们能够执行日常护理任务，如给药、翻身、清洁等，减轻护理人员的工作负担，同时减少人为错误，提高护理质量和安全性。更高级的护理机器人还具备情感交互能力，能够陪伴患者，提供心理慰藉，增强患者的康复信心。这些技术的应用，不仅解决了护理人员短缺的问题，还推动了护理服务的专业化和精细化发展。基于大数据的精准护理，则是智能护理技术的又一亮点。通过收集和分析患者的医疗记录、生活习惯、遗传信息等数据，利用机器学习算法，为患者量身定制个性化的护理方案。这种护理方式充分考虑了患者的个体差异，实现了护理服务的精准化和个性化，提高了护理效果，降低了医疗成本。

（二）远程医疗与虚拟护理的普及：跨越时空的医疗服务

远程医疗和虚拟护理技术的成熟，打破了传统医疗服务的地理限制，让医疗服务触手可及。通过视频通话、在线问诊、远程监护等方式，患者无须长途跋涉，就能享受到专业的医疗服务。这对于偏远地区或医疗资源匮乏的地区来说，无疑是一个巨大的福音。远程医疗不仅解决了患者看病难的问题，还促进了医疗资源的优化配置，提高了医疗服务的可及性和公平性。

虚拟护理作为远程医疗的重要组成部分，通过虚拟现实（VR）、增强现实（AR）等技术，为患者提供沉浸式的护理体验。患者可以在家中接受康复训练、疼痛管理、心理疏导等护理服务，无须前往医院，既节省了时间，又减少了交叉感染的风险。虚拟护理的应用，不仅丰富了护理服务的手段，还提高了患者的满意度和康复效果。

（三）精准医疗与护理的结合：开启个性化护理的新篇章

精准医疗的兴起，为护理领域带来了全新的视角和理念。它强调以患者为中心，根据患者的基因、环境和生活方式等个体差异，制定个性化的治疗方案和护理计划。精准护理作为精准医疗在护理领域的延伸，更加注重患者的个体差异和护理需求的多样性。通过基因测序、生物标志物检测等手段，护理人员可以深入了解患者的生理特点和病理变化，为患者提供更加精准、有效的护理服务。精准护理的实践，不仅要求护理人员具备扎实的专业知识和丰富的临床经验，还需要掌握先进的科技手段和信息管理能力。他们需要与医生、药师、营养师等多学科团队紧密合作，共同制定个性化的护理方案，并在实施过程中不断监测和调整，以确保护理效果的最大化。

二、教育模式的革新与人才培养

（一）跨学科教育与综合素质提升：构建未来护理人才的基石

在 21 世纪这个知识爆炸的时代，护理领域面临的挑战日益复杂多变，要求护理人员不仅是专业技能的掌握者，更是跨学科知识的集成者和应用者。跨学科教育因此成为护理教育不可或缺的一部分，旨在打破传统学科界限，促进医学、心理学、社会学、信息技术、公共卫生等多学科的深度融合。跨学科教育通过课程设计上的创新，使学生在掌握护理核心课程的基础上，能够选修或必修一系列跨学科课程，如医学伦理学、公共卫生政策、心理健康与咨询、社会学视角下的健康不平等、数据分析与信息技术应用等。这些课程不仅拓宽了学生的知识面，更重要的是培养了他们综合运用多学科知识解决实际问题的能力，形成了独特的创新思维模式。综合素质的提升是跨学科教育的另一重要目标。除专业知识外，护理人才还需具备良好的沟通能力、团队协作能力、批判性思维、领导力及自我管理能力等。为此，护理教育应融入情景模拟、角色扮演、小组讨论、案例分析等多种教学方法，让学生在实践中锻炼这些能力。同时，鼓励学生参与科研项目、社区服务、国际交流等活动，通过亲身体验和实际操作，全面提升综合素质。

（二）实践导向与终身学习：护理教育的活力源泉

护理作为一门实践性极强的学科，其教育必须紧密贴合临床实际，以实践为导向，确保学生能够将所学知识转化为解决实际问题的能力。为此，护理教育应构建"理论学习—临床实践—反思总结"的循环教学模式，让学生在理论学习中掌握基础知识，在临床实践中深化理解并提升技能，在反思总结中提炼经验并发现新问题。临床实习是实践导向教育的关键环节。学校应与医疗机构建立紧密的合作关系，为学生提供丰富的实习机会和高质量的带教老师。通过实习，学生可以亲身体验护理工作的复杂性和多样性,学习如何与患者有效沟通、如何评估患者需求、如何制定并执行护理计划等。此外,模拟演练和案例分析也是提升实践能力的重要手段,它们能够让学生在安全的环境中模拟真实场景,进行实战演练,从而提高临床思维能力和应急处理能力。终身学习是护理人员在快速变化的医疗环境中保持竞争力的关键。护理教育应引导学生树立终身学习的理念,鼓励他们不断关注医学前沿动态、更新知识结构、提升专业技能。为此,学校可以建立校友网络、在线学习平台等资源,为毕业生提供持续学习的机会和支持。同时,护理人员也应主动参加各种培训、研讨会、学术会议等活动,与同行交流经验、分享成果,共同推动护理事业的发展。

(三)国际化视野与跨文化交流能力:护理教育的全球视角

在全球化的背景下,护理事业日益呈现出跨国界、跨文化的特点。护理人员需要具备国际化的视野和跨文化交流的能力,以更好地适应全球卫生工作的需求。未来的护理教育将更加注重培养学生的国际意识和跨文化沟通能力,为他们成为具有国际竞争力的护理人才打下坚实的基础。护理教育应引入国际先进的课程体系和教学方法,让学生了解国际护理领域的最新动态和发展趋势。同时,鼓励学生参加国际交流项目、海外实习或留学等活动,亲身体验不同国家和地区的医疗文化和护理实践,拓宽国际视野。跨文化交流能力的培养是护理教育的重要任务之一。学校可以通过开设跨文化沟通课程、组织多元文化交流活动等方式,帮助学生了解不同文化背景下人们的思维方式、行为习惯和价值观念等差异。同时,鼓励学生积极参与国际志愿服务、国际合作项目等活动,与来自不同国家和地区的人们交流互动,锻炼跨文化交流能力。护理教育还应注重培养学生的国际责任感和全球卫生观念。引导学生关注全球卫生问题、参与国际卫生援助项目等活动,培养他们的国际责任感和使命感。同时,鼓励学生将所学知识应用于解决全球卫生问题中,为推动全球卫生事业的发展贡献自己的力量。

三、服务模式的创新与优化

(一)家庭护理与社区护理的深化发展:构建全面照护的基石

随着全球人口老龄化的浪潮持续推进,以及人们健康观念的转变和对生活质量要求的提升,家庭护理与社区护理作为医疗服务体系的重要延伸,正逐步从边缘走向核心。这一转变不仅是对传统医疗服务模式的补充，更是对现代健康管理理念的深刻实践。

1. 家庭护理的精细化与智能化

在未来，家庭护理将更加注重服务的精细化和智能化。通过引入先进的远程医疗技术、可穿戴设备和智能监测系统，护理人员能够实时监测患者的生理指标，如心率、血压、血糖等，及时发现异常情况并作出响应。这种即时反馈机制不仅提高了护理服务的效率，还大大减轻了患者及其家属的负担。同时，基于大数据和人工智能的算法分析，可以为每位患者量身定制健康管理方案，实现护理服务的个性化与精准化。家庭护理还将更加注重患者及其家属的心理支持与社会融入。护理人员将扮演多重角色，既是专业的健康顾问，也是情感的支持者，帮助患者及其家庭应对疾病带来的心理挑战，促进家庭成员间的相互理解和支持。同时，通过组织社区活动、建立互助小组等方式，增强患者的社会联系，提升他们的生活质量和幸福感。

2. 社区护理中心的多元化与综合化

社区护理中心作为连接家庭与医疗机构的桥梁，未来将呈现出多元化和综合化的发展趋势。这些中心不仅提供基础的医疗护理服务，如疾病管理、药物指导、伤口护理等，还将涵盖健康教育、康复训练、心理咨询等全方位的健康管理服务。通过整合社区资源，构建"医养结合"的服务模式，为老年人、慢性病患者等特殊群体提供一站式、连续性的照护服务。社区护理中心还将加强与政府、社会组织、企业等多方合作，共同推动社区健康服务的创新与发展。通过引入社会资本，引入先进的医疗设备和技术，提升社区护理服务的专业性和水平；通过政策扶持和激励，鼓励更多的医疗人才投身社区护理事业，为社区居民提供更加优质、便捷的医疗服务。

（二）以患者为中心的护理理念：重塑护理服务的灵魂

未来护理学将更加坚定地秉持以患者为中心的护理理念，这一理念不仅是护理服务的出发点和落脚点，更是推动护理事业不断前进的原动力。

1. 关注患者心理与社会需求

在以患者为中心的护理实践中，护理人员将更加注重患者的心理和社会需求。他们将通过建立有效的沟通机制，倾听患者的声音，了解他们的担忧和期望，为他们提供情感上的支持和安慰。同时，护理人员还将关注患者的家庭背景、社会关系等因素，帮助他们解决因疾病而产生的社会适应问题，促进患者的全面康复。

2. 提供个性化与人性化的护理服务

为了满足患者的多样化需求，未来护理服务将更加注重个性化和人性化。护理人员将根据患者的年龄、性别、病情、文化背景等因素，制定个性化的护理计划和干预措施。在护理过程中，他们将尊重患者的意愿和选择，关注患者的感受和需求，为他们提供温馨、舒适、安全的护理环境。这种以患者为中心的护理模式将极大地提升患者的满意度和信任度，增强护理服务的吸引力和竞争力。

（三）团队协作与多学科整合：共创护理服务的辉煌未来

未来的护理服务将更加注重团队协作和多学科整合。这种合作模式不仅能够提高护理服务的整体质量和效率，还能够促进学科之间的交流与融合，推动护理学科的创新与发展。

1. 强化团队协作与沟通

在团队协作中，护理人员将与医生、治疗师、康复师等多学科团队成员紧密合作，共同为患者提供全方位的照护服务。他们将通过定期的病例讨论、联合会诊等方式，分享治疗经验和护理心得，共同制定个性化的治疗方案和护理计划。同时，团队成员之间将建立有效的沟通机制，确保信息的及时传递和共享，避免重复劳动和资源浪费。

2. 推动多学科整合与创新

为了进一步提升护理服务的专业性和水平，未来护理学将积极推动多学科整合与创新。通过加强与其他学科的交流与合作，如医学、心理学、社会学、信息科学等，引入新的理论、技术和方法，为护理服务注入新的活力和动力。同时，护理人员还将积极参与科研活动，探索护理领域的未知领域和热点问题，推动护理学科的理论创新和实践创新。这种多学科整合与创新的发展模式将为护理服务带来更加广阔的发展前景和更加美好的未来。

四、国际交流与合作的加强

在全球化的时代背景下，国际交流与合作在护理领域的重要性日益凸显。随着医疗技术的进步、人口结构的变化，以及全球化进程的加速，护理行业正经历着前所未有的变革与发展。加强国际交流与合作，不仅有助于提升全球护理服务的整体质量，还能促进护理学科的创新与繁荣。

（一）国际护理标准的统一与互认

1. 构建全球护理质量的基石

国际护理标准的统一与互认是全球化进程中不可或缺的一环。这一进程旨在通过跨国界的合作，制定出一套普遍适用的护理标准，以确保全球范围内的护理服务都能达到一定的质量和安全水平。这要求各国在护理教育、临床实践、护理质量评估等方面加强交流与合作，共同推动国际护理标准的制定与实施。

2. 教育标准的统一

各国护理教育机构将加强合作，共享优质教育资源，推动课程设置、教学方法和评估体系的标准化。这将有助于培养具有国际视野和跨文化交流能力的护理人才，为跨国医疗服务提供有力的人才支撑。

3. 临床实践的规范化

通过国际护理标准的制定，各国医疗机构将遵循统一的护理操作流程和质量标准，确保患者无论在哪个国家接受护理服务，都能享受到相同水平的专业照护。这有助于提升全球护理服务的整体质量和患者满意度。

4. 质量评估体系的建立

国际护理标准的互认还依赖于完善的质量评估体系。各国将共同参与建立国际护理质量评估标准，通过定期的自评和互评，不断改进和提升护理服务的质量。这种透明的评估机制将促进各国之间的学习与借鉴，推动全球护理服务的持续改进。

（二）跨国医疗服务的兴起与发展：开启全球医疗的新篇章

跨国医疗服务作为全球化背景下的新兴趋势，正逐渐改变着传统医疗服务的格局。随着国际交流的加深和医疗技术的不断进步，越来越多的患者选择到其他国家寻求更先进的医疗技术和更优质的医疗服务。这一趋势对护理人员提出了新的挑战和要求。

1. 跨文化交流能力的提升

护理人员需要具备良好的跨文化交流能力，能够尊重并理解不同文化背景下的患者需求和行为习惯。他们需要掌握多语种沟通技巧，以便更好地与患者及其家属进行有效沟通。此外，护理人员还需了解不同国家的医疗体系、法律法规和伦理规范，以确保在跨国医疗服务中能够合规操作。

2. 专业技能的国际化

跨国医疗服务要求护理人员具备国际化的专业技能和知识储备。他们需要掌握先进的医疗技术和护理方法，能够应对各种复杂病例和紧急情况。同时，护理人员还需关注国际医疗动态和研究成果，不断更新自己的知识体系，以跟上全球医疗技术的发展步伐。

3. 国际合作网络的构建

为了更好地应对跨国医疗服务的挑战和需求，各国护理机构将加强合作与交流，构建国际合作网络。这将有助于实现医疗资源的优化配置和共享利用，提高跨国医疗服务的效率和质量。同时，国际合作网络还将为护理人员提供更多的学习和交流机会，促进他们的专业成长和职业发展。

（三）国际护理人才的培养与引进：打造全球护理人才的高地

国际护理人才的培养与引进是提升全球护理服务水平的关键。未来护理学将更加注重国际护理人才的培养与引进工作，通过加强国际合作与交流，共同培养具有国际视野和专业技能的护理人才。

1. 教育合作项目的深化

各国将加强在护理教育领域的合作与交流，共同开发国际合作教育项目。这些项目将融合不同国家的教育资源和优势特色，为学生提供多元化的学习体验和国际化的教育环境。通过参与这些项目，学生可以接触到不同国家的护理理念和实践经验，拓宽自己的国际视野和知识面。

2. 科研合作的加强

科研合作是提升护理学科水平的重要途径。各国将加强在护理科研领域的合作与交流，共同开展跨学科、跨领域的科研项目。这些项目将聚焦于护理领域的热点问题和前沿技术，推动护理学科的创新与发展。通过科研合作，各国可以共享研究成果和资源，促进护理学科知识的传播与普及。

3. 人才引进政策的优化

为了吸引更多的国际护理人才到本国工作或学习交流，各国将制定更加优惠的人才引进政策。这些政策将包括提供优厚的薪酬待遇、良好的工作环境和职业发展机会等方面。同时，各国还将加强与国际护理组织的合作与交流，建立更加完善的人才引进机制和服务体系。通过这些措施的实施，可以吸引更多的优秀护理人才到本国贡献自己的智慧和力量。

附　录

第一节　常用护理操作标准流程

常用护理操作标准流程包括手卫生及消毒、口腔护理、床上洗头、皮肤清洁、指／趾甲修剪、更衣及整理床单等。

一、手卫生及消毒

（一）目的：清除手部污垢和大部分暂居菌，防止交叉感染。操作流程：准备：确保手部无饰物，如戒指、手镯等，准备合适的洗手液或快速消毒剂。

（二）湿润双手：打开水龙头，调节合适的水温和水流，湿润双手。

（三）涂抹洗手液：取适量洗手液于掌心，双手掌心相对揉搓。

（四）揉搓双手：按照"内外夹弓大立腕"的顺序揉搓双手，确保每个部位都洗到。

（五）冲洗双手：用流动水彻底冲洗双手，直至无泡沫。

（六）擦干双手：使用一次性纸巾或干净毛巾擦干双手，避免共用毛巾。

（七）消毒（如需要）：使用快速消毒剂，按照产品说明充分涂抹双手，直至干燥。

（八）注意事项

1. 洗手方法应正确，手的每个部位都需洗到、冲净。

2. 注意调节合适的水温、水流，避免污染周围环境。

3. 洗手过程中保持水龙头清洁。

4. 手部不佩戴戒指、手镯等饰物，擦手毛巾应一次一用。

二、口腔护理

（一）目的：保持患者口腔清洁、湿润，预防口腔感染等并发症。操作流程：准备：评估患者病情，准备口腔护理用物，如漱口液、棉签、压舌板等。

（二）解释告知：向患者解释口腔护理的目的、方法及注意事项，取得患者配合。

（三）协助漱口：指导患者正确漱口，避免呛咳或误吸。对于不能漱口的患者，可使用棉签或压舌板进行口腔清洁。

（四）清洁口腔：按照一定顺序（如唇、颊、舌、腭、齿龈、牙面等）清洁口腔，注意清除牙垢和食物残渣。

（五）检查评估：检查口腔清洁效果，评估患者口腔黏膜情况。

（六）注意事项

1. 操作动作应轻柔，避免损伤黏膜及牙龈。

2. 昏迷或意识模糊的患者禁止漱口。

3. 化疗、放疗、使用免疫抑制剂的患者可用漱口液清洁口腔。

三、床上洗头

（一）目的：去除头皮屑及污物，清洁头发，减少感染机会，促进头部血液循环。操作流程：准备：评估患者病情，准备洗头用物，如洗发水、毛巾、脸盆等。

（二）解释告知：向患者及家属解释床上洗头的目的、方法及注意事项。

（三）调节水温：根据季节和患者需求调节水温，冬季注意保暖。

（四）洗头：将患者头部置于洗头盆边缘，用指腹部揉搓头皮，避免抓伤头皮。注意保护患者眼睛和耳朵，避免污水流入。

（五）冲洗头发：用流动水彻底冲洗头发，直至无泡沫。

（六）擦干头发：用干毛巾擦干头发，必要时可用吹风机吹干。

（七）注意事项

1. 此操作适用于病情稳定的卧床患者，过于虚弱的患者不宜洗发。

2. 操作过程中注意观察患者病情变化，如有异常应及时停止操作并给予适当处理。

3. 注意保护患者隐私和保暖措施。

四、皮肤清洁

（一）目的：去除皮肤污垢，保持皮肤清洁，促进皮肤血液循环，预防感染和压疮等并发症。操作流程：准备：评估患者病情和皮肤状况，准备清洁用物，如温水、毛巾、沐浴露等。

（二）解释告知：向患者解释皮肤清洁的目的、方法及注意事项。

（三）调节水温：根据季节和患者需求调节水温，避免烫伤或冷刺激。

（四）清洁皮肤：按照一定顺序（如面部、颈部、上肢、躯干、下肢等）清洁皮肤。注意保护患者隐私，并注意保暖。对于皮肤褶皱处和易出汗部位应重点清洁。

（五）擦干皮肤：用干毛巾擦干皮肤，保持皮肤干燥。

（六）注意事项

1. 操作过程中注意与患者沟通，随时观察病情变化。

2. 酌情更换热水、面盆及毛巾，脸盆和足盆不可混用。

3. 保护患者隐私和保暖措施，尽量减少曝露时间。

五、指 / 趾甲修剪

（一）目的：保持患者指 / 趾甲的清洁和适宜长度，提高患者身体清洁舒适度。操作流程：准备：评估患者病情和指 / 趾甲状况，准备修剪用物，如指甲剪、指甲锉等。

（二）解释告知：向患者解释指 / 趾甲修剪的目的、方法及注意事项。

（三）修剪指 / 趾甲：根据指 / 趾甲形状和长度进行修剪，避免损伤甲床及周围皮肤。对于特殊患者（如糖尿病患者或有循环障碍的患者）应特别小心。

（四）打磨指 / 趾甲：用指甲锉打磨指 / 趾甲边缘，使其光滑无锐角。

（五）注意事项

1. 修剪过程中及时与患者沟通，避免损伤甲床及周围皮肤。

2. 勿用尖锐器具掏甲缝，以免引起损伤感染。

3. 修剪完毕后检查指 / 趾甲是否整齐无锐角。

六、更衣

（一）目的：使患者保持干净形象，提高身体清洁舒适。操作流程：准备：评估患者病情和自理能力，准备更衣用物，如干净衣物、被褥等。

（二）解释告知：向患者解释更衣的目的、方法及注意事项。

（三）协助更衣：根据患者病情采取不同的更衣方法。病情稳定者可采取半坐卧位或坐位更换；手术或卧床者可采取轴式翻身法更换。注意保暖和隐私保护。

（四）注意事项

1. 注意保暖措施，避免受凉。

2. 尽可能在被褥下操作，保护患者隐私。

3. 注意保护伤口，避免受压和保持各种管路通畅，避免扭曲。

七、整理床单位

（一）目的：使病床整洁干净，平整床上用品，使患者睡卧舒服。操作流程：准备：评估床单位状况，准备整理用物，如床单、被套等。

（二）解释告知：向患者解释整理床单位的目的和方法。

（三）整理床单位：遵循标准预防、节力、安全的原则进行整理。采用湿扫法清洁并整理床单位。注意避免引流管或导管牵拉，并根据其位置妥善安置。

（四）注意事项

1. 操作过程中注意观察患者病情变化，发现异常及时处理。

2. 遵循无菌操作原则，避免交叉感染发生。

以上概述了常用护理操作的标准流程及其主要步骤和注意事项。在实际操作中，应根据患者具体情况和护理需求进行灵活调整，并严格遵守无菌操作原则，以确保患者安全和舒适。

八、常用护理操作的标准流程

因具体护理项目而异，但通常包括以下几个基本步骤：

（一）评估与准备

1. 评估患者

了解患者的身体状况、病情、过敏史等。评估患者的心理状态，做好解释工作，取得患者配合。

2. 环境准备

确保操作环境清洁、安静、光线充足。根据需要调整室温、湿度等。

3. 护士准备

护士应着装整齐，洗手，戴口罩，必要时戴手套。准备好所需用物，如治疗盘、消毒液、棉签、注射器、药品等。

（二）操作过程

1. 核对信息

在操作前再次核对患者信息，确保无误。

2. 消毒与铺巾

对操作部位进行消毒，通常使用碘伏或酒精。根据需要铺设无菌巾或洞巾。

3. 执行操作

根据具体护理项目执行相应操作，如静脉输液、肌内注射、导尿、口腔护理等。操作过程中应严格遵守无菌原则，注意手法轻柔，避免损伤患者。

4. 观察与记录

操作过程中密切观察患者反应，如有异常及时处理。记录操作时间、用药情况、患者反应等。

（三）操作后处理

1. 整理用物

操作结束后整理好用物，将废弃物分类处理。

2. 清洁与消毒

清洁操作区域，对使用过的物品进行消毒处理。

3. 健康教育

对患者进行健康教育，告知其注意事项、饮食要求等。具体护理操作示例：

静脉输液

4. 评估与准备

评估患者血管情况，选择合适的静脉。准备输液用物，如输液器、针头、消毒液、棉签等。

5. 操作过程

核对患者信息，消毒穿刺部位。扎止血带，以 15° ~ 30° 角进针，见回血后平行进针少许。固定针头，松开止血带，调节滴速。

6. 观察与记录

观察患者反应，记录输液时间、滴速、用药情况等。

7. 评估与准备

评估患者口腔状况，准备口腔护理用物，如棉球、漱口液等。

8. 操作过程

协助患者取舒适体位，用棉球蘸取漱口液擦拭口腔各部位。

注意操作轻柔，避免损伤口腔黏膜。

9. 健康教育

告知患者保持口腔清洁的重要性，指导其正确漱口方法。

以上仅为常用护理操作的部分示例，具体流程还需根据具体护理项目和患者情况进行调整。在实际操作中，护士应严格遵守护理规范和操作流程，确保患者安全。

第二节　护理评估工具与量表

护理评估工具与量表是临床护理中不可或缺的一部分，它们帮助医护人员系统地评估患者的生理、心理、社会及环境等多方面状况，从而制定个性化的护理计划。

一、护理评估工具

护理评估工具主要分为有形和无形两类：

（一）有形工具

1. 血压表：用于测量患者的血压，是评估循环系统功能的重要指标。

2. 体温计：用于测量患者的体温，反映机体的产热与散热平衡状态。

3. 监护仪：连续监测患者的心电、血压、呼吸、血氧饱和度等生理参数，及时发现异常情况。

4. 叩诊锤：用于检查患者的胸腹部叩诊音，评估肺部、心脏及腹腔脏器状况。

5. 血糖仪：用于测量患者的血糖水平，是评估糖尿病控制情况及胰岛功能的重要指标。

6. 尿量计：精确记录患者尿液的排出量，有助于评估肾功能、体液平衡及药物治疗效果。

7. 疼痛评估尺：如视觉模拟评分法（VAS）使用的标尺，帮助患者量化表达疼痛程度，便于医护人员制定疼痛管理计划。

8. 皮褶厚度计：用于测量身体特定部位的皮肤及皮下脂肪厚度，评估患者的营养状况及体脂分布。

9. 神经肌肉电刺激器：虽主要用于康复治疗，但在评估神经肌肉功能受损程度时，也可作为辅助工具，通过观察肌肉反应来评估。

（二）无形工具

1. 评估量表：通过一系列问题或评分标准，对患者的主观感受、功能状态、病情严重程度等进行量化评估。

2. 焦虑抑郁量表（如 HADS、PHQ-9）：评估患者的心理状态，包括焦虑、抑郁等情绪问题，有助于制定心理干预计划。

3. 生活质量问卷（如 SF-36）：全面评估患者的身体健康、心理健康、社会功能及总体生活质量，为护理计划提供依据。

4. 功能独立性评估量表（FIM）：针对日常生活活动能力进行量化评估，如进食、穿衣、洗澡等，帮助制定康复目标。

5. 跌倒风险评估量表（如 Morse 跌倒评估量表）：评估患者跌倒的风险因素，如年龄、病史、药物使用等，以预防跌倒事件的发生。

6. 压力性损伤风险评估量表（如 Braden 量表）：针对卧床患者，评估其发生压力性损伤（如压疮）的风险，以便采取预防措施。

7. 营养筛查工具（如 NRS-2002）：快速识别存在营养不良风险的患者，指导营养支持治疗。

8. 护理结局分类系统（如 NOC）：用于记录和评估护理措施的效果，促进护理实践的持续改进和患者护理质量的提升。

二、常用护理评估量表

（一）Braden 压疮评分量表

来源：由美国的 Braden 和 Bergstrom 博士于 1984 年共同制定。

内容：包括感觉、潮湿、活动、移动、营养，以及摩擦和剪切力6项评定标准。

结果判断：总分为 6 项分数之和，范围在 623 分之间。积分越低，压力性溃疡的风险越大。具体分级为：18 分及 18 分以上无危险；1518 分为轻度危险；1314 分为中度危险；1012 分为高度危险；9 分及 9 分以下为极度危险。

（二）Morse 跌倒量表

来源：由美国宾夕法尼亚大学 Morse 等于 1989 年研制。

内容：包括 3 个月跌倒史、疾病诊断数目、步态是否需要帮助、是否接受药物治疗、步态 / 移动及精神状态 6 个项目。

结果判断：总分为 125 分，≥ 45 分为高度危险，提示病人处于易受伤危险中，应采取相应的防护措施。

（三）格拉斯哥昏迷评分（GCS）

适用对象：年龄 ≥ 4 岁的患者。

内容：包括睁眼反应、语言反应、运动反应 3 个方面。

结果判断：正常人昏迷指数是 15 分，昏迷程度越重者的昏迷指数越低。具体分级为：12 ～ 14 分为轻度昏迷；9 ～ 11 分为中度昏迷；3 ～ 8 分为重度昏迷。GCS ≤ 8 分常被认为是诊断昏迷的可行指标，GCS ≥ 9 分的患者恢复机会大。

（四）深静脉血栓（DVT）Well 评分

内容：用于预测 DVT 的评分系统，总分 ≤ 0 分为低危；1 ～ 2 分为中危；≥ 3 分为高危。

联合诊断：Well 评分联合 D- 二聚体对 DVT 进行诊断，总分 < 2 分且 D- 二聚体阴性，可排除 DVT 诊断；总分 ≥ 2 分且 D- 二聚体阳性，考虑 DVT 诊断。

（五）Barthel 日常生活活动能力量表

内容：用于评估患者日常生活活动能力，总分为 100 分。

结果判断：得分越高，独立性越好，依赖性越小。具体分级为：≤ 40 分为重度依赖；4160 分为中度依赖；6199 分为轻度依赖；100 分为无须依赖。

（六）疼痛评估量表［如 NRS–11（11 点数字评分法）］

来源：广泛应用于临床疼痛评估。

内容：患者根据自己的疼痛感受，在 0（无痛）到 10（最剧烈的疼痛）的数字中选择一个数字来表示其疼痛程度。

结果判断：数字越高，表示疼痛越剧烈。

（七）功能独立性评定量表（FIM）

内容：用于评估患者的日常生活自理能力、运动能力和认知能力。

结果判断：总分范围从 18 ～ 126 分，分数越高表示独立性越强。

（八）抑郁自评量表（SDS）

来源：由 Zung 于 1965 年编制，用于衡量抑郁状态的轻重程度及其在治疗中的变化。

内容：包含 20 个项目，分为 4 级评分的自评量表。

结果判断：标准分的分界值为 53 分，其中 53 ～ 62 分为轻度抑郁，63 ～ 72 分为中度抑郁，72 分以上为重度抑郁。

（九）焦虑自评量表（SAS）

来源：同样由 Zung 编制，用于测量焦虑状态轻重程度及其在治疗中的变化情况。

内容：也包含 20 个项目，采用 4 级评分法。

结果判断：标准分的分界值为 50 分，其中 50 ～ 59 分为轻度焦虑，60 ～ 69 分为中度焦虑，70 分以上为重度焦虑。

（十）营养风险筛查量表（NRS 2002）

内容：包括四个部分：营养状况评分、疾病严重程度评分、年龄评分（若患者 ≥ 70 岁，加 1 分）和 BMI 评分（若 BMI < 18.5kg/m²，加 3 分）。

结果判断：总分 ≥ 3 分表示存在营养风险，需要制定营养支持计划。

护理评估工具与量表是临床护理工作中不可或缺的一部分，它们为医护人员提供了科学、系统的评估手段，有助于制定个性化的护理计划，提高护理质量。

第三节　国内外护理学会与资源链接

国内外护理学会及其资源链接在护理教育和实践中发挥着重要作用。以下是一些知名的国内外护理学会及其相关资源链接的概述：

一、国内护理学会

（一）中华护理学会官网

1. 描述：中华护理学会是中国护理科技工作者的学术性群众团体，提供学会简介、学会动态、护理刊物、组织机构及友情链接等栏目。

2. 链接：中华护理学会官网

（二）中国生物医学文献数据库（CBM disc）

1. 描述：由中国医学科学院医学信息研究所研制开发的综合性中文医学文献数据库，收录了大量生物医学领域的期刊文献，包括护理学相关文献。

2. 特点：学科涉及基础医学、临床医学、预防医学、药学、中医学以及中药学等生物医学领域的各个方面。

3. 用途：是国内医学文献的重要检索工具。

（三）PubMed

1. 描述：一个免费的生物医学文献搜索引擎，由美国国家医学图书馆（NLM）下属的国家生物技术信息中心（NCBI）开发。

2. 特点：提供生物医学方面的论文搜索及摘要的数据库，虽然其核心主题为医学，但也包括护理学等其他健康学科。

3. 用途：是获取全球生物医学领域最新研究成果的重要途径。

（四）Wiley Online Library

1. 描述：Wiley 是全球最大、最全面的经同行评审的科学、技术、医学和学术研究的在线多学科资源平台之一。

2. 特点：出版物涵盖学科范围广泛，包括护理学在内的多个学科领域。

3. 用途：为科研人员、教育工作者及学生提供高质量的学术资源。

（五）Web of Science

1. 描述：是获取全球学术信息的重要数据库，由科睿唯安公司（Clarivate Analytics）开发。

2. 特点：收录各学科领域中权威、有影响力的期刊，提供引文索引、期刊引证报告和 ESI 基本科学指标等服务。

3. 用途：是评估科研成果影响力、追踪学术前沿动态的重要工具，也包含护理学领域的权威期刊和研究成果。

（六）万方医学网

1. 描述：万方医学网是万方数据旗下的专业医学信息门户，致力于整合国内外医学期刊、学位论文、会议论文等学术资源，为医学界提供全面、准确的学术信息。

2. 特点：拥有大量中文独家医学期刊全文和多种国外医学期刊文摘，是国内医学领域重要的文献服务平台。

3. 用途：为医生、科研人员、医学生等提供便捷的文献检索和下载服务。

4. 链接：请在浏览器中输入"万方医学网"进行访问。

（七）中国知网（CNKI）

1. 描述：中国知网是全球最大的中文数据库，涵盖了中国学术文献、外文文献、学位论文、报纸、会议、年鉴、工具书等各类资源。

2. 特点：在医学领域，特别是护理学方面，拥有丰富的文献资源，支持在线阅读和下载。

3. 用途：是科研人员、教育工作者、学生等获取学术信息的重要平台。

4. 链接：请在在浏览器中输入"中国知网"进行访问。

（八）维普期刊资源整合服务平台

1. 描述：维普期刊资源整合服务平台是一个集期刊、学位论文、会议论文等多种文献类型于一体的综合性学术资源平台。

2. 特点：学科分类广泛，包括自然科学、工程技术、农业、医药卫生等多个领域，护理学相关文献资源丰富。

3. 用途：为科研人员提供全面的文献检索和下载服务。

4. 链接：请在浏览器中输入"维普期刊资源整合服务平台"进行访问。

（九）文献党下载器（wxdown. org）

1. 描述：文献党下载器是一个强大的文献资源整合平台，几乎整合了所有中外文献数据库资源，覆盖全科。

2. 特点：包括众多查找护理文献的数据库，如 ClinicalKey for Nursing、CINAHL Complete 等，为科研人员提供便捷的文献下载服务。

3. 用途：是科研人员获取护理学相关文献的重要工具。

4. 链接：请在浏览器中输入"文献党下载器"进行访问。

（十）丁香园护理论坛

1. 描述：丁香园护理论坛是国内知名的护理专业交流平台，汇聚了大量护理工作者和学者。

2. 特点：提供丰富的护理知识分享、病例讨论、经验交流等内容，是护理学专业人士交流互动的重要平台。

3. 用途：护理人员可以通过该平台获取最新的护理资讯、交流工作经验、解决工作中遇到的问题。

4. 链接：请在浏览器中输入"丁香园护理论坛"进行访问。

二、国外护理学会

（一）PubMed

1. 描述：美国国立医学图书馆提供的免费学术搜索引擎，提供生物医学方面的论文搜索及摘要，涉及医学、护理学等多个领域。

2.链接：https://www.ncbi.nlm.nih.gov/pubmed/

（二）CINAHL Complete

1.描述：全球全文收录护理与综合保健期刊的最全面资源，提供护理及相关医疗研究的关键内容。

2.链接：链接需通过图书馆订阅获取

（三）Nursing Times

1.描述：英国护理学月刊，旗下的网站是世界最大的护理学网站之一，提供护理学新闻报道、原创研究及临床文章。

2.链接：https://www.nursingtimes.net/

3.备注：英国护理学权威期刊及网站

（四）Medscape Nurses

1.描述：美国著名的专业医学搜索引擎网站，护理专版涉及各类护士的新闻及相关学术资源。

2.链接：https://www.medscape.com/nurses

3.备注：面向医务工作者的综合医学资源平台

（五）Nurse Education Today

1.描述：当代护理教育类 SCI 期刊，影响因子较高，是护理教育领域的重要学术期刊。

2.链接：https://www.editorialmanager.com/net/default.aspx

3.备注：高影响力护理教育期刊

（六）ClinicalKey for Nursing

1.描述：由 Elsevier 公司出品，集教学、科研与临床为一体的综合型数据库，包含循证护理医学内容、护理学期刊等。

2.链接：https://www.clinicalkey.com/nursing

3.备注：综合性护理数据库，内容丰富

（七）American Nurses Association （ANA）

1.描述：美国护士协会官网，提供护士职业发展、继续教育、行业标准等资源。

2.链接：https://www.nursingworld.org/

3. 备注：美国护士行业的权威组织

（八）American Association of Colleges of Nursing （AACN）

1. 描述：美国护理学院协会官网，致力于推动护理学位教育标准化及政策落地，提供护理教育内容及相关新闻。

2. 链接：https://www. aacnnursing. org/

3. 备注：护理教育及政策推动的重要组织

（九）International Council of Nurses （ICN）

1. 描述：国际护士理事会官网，是全球护士和护理行业的领导组织，提供国际护理标准、政策指导等。

2. 链接：https://www. icn. ch/

3. 备注：国际护理行业的权威组织

（十）Royal College of Nursing （RCN）

1. 描述：英国皇家护理学院官网，是英国护理行业的专业机构，提供护理教育、研究、政策制定等资源。

2. 链接：https://www. rcn. org. uk/

3. 备注：英国护理行业的领导组织

对于国内外护理学会的资源链接，建议直接访问其官方网站。官方网站通常包含最新的学会动态、学术资源、教育资源、政策声明及会员服务等信息。也可以通过搜索引擎或专业医学数据库查找相关的护理资源链接。请注意，由于网络环境的不断变化，以上链接可能随时间而发生变化。因此，在访问时请确保链接的有效性，并关注官方网站的最新动态。

参考文献

[1] 张伊倩，郭艳荣 . OSCE 考核评价模式对实习护生职业素养的影响 [J]. 科学咨询（科技·管理）,2023（10）.

[2] 陈艳，徐咏梅，李晓梅，等 . 以核心胜任力为导向的护理综合实训教学实践探索 [J]. 卫生职业教育 ,2022（09）.

[3] 沈翠玲，石蕾，陈新梅，等 . 基于岗位胜任力为核心的社区护理学课程改革效果评价 [J]. 护理实践与研究 ,2022（08）.

[4] 李雪静，卢彩合，罗琳雪等 . 基于核心胜任力的《妇产科护理学》课程教学改革与实践 [J]. 右江医学 ,2019（08）.

[5] 李欢，谢青青，王晶晶，等 . 基于核心胜任力的本科护生课程设置与教学模式调查 [J]. 现代职业教育 ,2019（07）.

[6] 张佩，王若维，刘亮 . 基于岗位胜任力的"双融合"护理人才培养现状研究 [J]. 卫生职业教育 ,2019（02）.

[7] 胡波，杨莘，刚婷婷，等 . 护士核心胜任力评价指标的研究 [J]. 中国护理管理 ,2011（10）.

[8] 赵戎蓉，吴瑛 . 护理核心胜任力本位教育的研究与实践 [J]. 中华护理杂志 ,2008（03）.

[9]Lusk B,Russell R L,Rodgers J,er al. TPreregistration nursing education in Austra-lia, New Zealand, the United Kingdom, and the United States of America. [J]. Journal of nursing education,2001.

[10] 贾金忠，尚少梅 . 护教协同背景下护理教育改革与发展 [J]. 中国护理管理 ,2020（07）.

[11] 王素芳，朱智玲，李贺琴，等 . 临床护士希望水平在心理一致感与自我概念间的中介效应 [J]. 中华现代护理杂志 ,2021（05）.

[12] 高宁宁，张亚楠，马琳 . 基于岗位胜任力的高职护理专业实践教学创新探索 [J]. 河南农业 ,2020（12）.

[13] 王涛，周建存 . 地方本科院校网络工程专业实践教学体系构建 [J]. 科技创

新导报,2020（05）.

[14] 陈引东. 家庭医生签约服务中社区护士参与健康管理的作用与实践 [J]. 当代护士（中旬刊）,2020（01）.

[15] 蒋玉兰,谌绍林,谢立琴,等. 以岗位胜任力为导向的呼吸治疗护理带教模式在护理实习生中的应用 [J]. 齐鲁护理杂志,2019（23）.

[16] 汪艳,杨巧兰,李子系,等. 泌尿外科护理实训教学中 OSCE 模式情景模拟教学法的应用 [J]. 临床医药文献电子杂志,2019（67）.

[17] 张佩,王若维,刘亮. 基于岗位胜任力的"双融合"护理人才培养现状研究 [J]. 卫生职业教育,2019（02）.

[18] 李青,付凌敏,方雷雨等. 社区护士岗位胜任力评价指标体系的构建 [J]. 护理研究,2018（24）.

[19] 李青,王凡,付凌敏,等. 南昌市社区护士岗位胜任力现状调查及影响因素分析 [J]. 齐鲁护理杂志,2018（22）.

[20] 代清霞. 厦门地区社区护理队伍的现状、分析与对策 [J]. 中国医药导报,2018（31）.

[21] 尹婧,胡超扬,苏果云. 我国护理思政教育研究热点及趋势分析 [J]. 护理研究,2023（07）.

[22] 赵博伦,霍苗. 护理专业课程思政教学实践的现状 [J]. 中华护理教育,2023（03）.

[23] 张红彩,林琳,王玲. 基于多元化教学的成人继续教育社区护理课程思政实践 [J]. 护理研究,2023（05）.

[24] 朱陶锦,周望梅,甘秋萍,等.《急救护理学（第 2 版）》出版：急救护理路径对急性心肌梗死患者急救效果的影响 [J]. 介入放射学杂志,2022（05）.

[25] 王雨琴,李育玲. 团体心理辅导联合巴林特小组活动对新入职护士职业认同感的影响 [J]. 护理研究,2022（09）.

[26] 杨士来,黄春颖,纪小凤,等. 高职护生死亡焦虑与中国大学生心理健康筛查量表的关联分析研究 [J]. 中国医药导报,2022（08）.

[27] 彭蕾,陈雪妹,刘建,等. 严重创伤急救护理质量评价指标体系的构建 [J]. 护理学报,2021（23）.

[28] 吴晓华,张敏婷,赵久波,等. 医学院校大学生心理症状两年随访研究 [J].

中国心理卫生杂志,2020（05）.

[29] 骆宏,赫中华.心理资本问卷在护士群体中应用的信效度分析[J].中华行为医学与脑科学杂志,2010（09）.

[30] 贾品,王巍,刘静宜,等.团体心理辅导对情感障碍病人病耻感、服药依从性及社会适应能力的影响[J].护理研究,2020（14）.

[31] 杨艺,李璐寰,丛小玲,等.基于能力培养为本位的急救护理实验教学的实践与研究[J].护理管理杂志,2015（01）.

[32] 王梅红.岗位胜任力管理模式对护理人员工作满意度的影响[J].医院管理论坛,2014（11）.

[33] 韩桂枝,王庆华,徐殿红,等.二甲医院儿科护士岗位胜任力现状研究[J].齐鲁护理杂志,2014（21）.

[34] 翟艳萍,许佳佳.全科护士工作职能及培养现状研究[J].山西医药杂志,2014（20）.

[35] 吴芳琴,王艳玲,吴瑛,等.核心胜任力本位教育在本科护理人才培养中的应用研究[J].中华护理教育,2014（08）.

[36] 刘华青,王春华,江城梅,等.角色扮演教学法在营养专业人才培养中的应用[J].卫生职业教育,2014（09）.

[37] 刘勇,袁爱华,李艳琼,等.核心胜任力培养在《妇产科护理学》教学中的应用[J].护士进修杂志,2014（03）.

[38] 朱丽丽,薛松梅.强化护理本科生核心胜任力培养的儿科护理学教学实践[J].中华护理教育,2013（06）.

[39] 杨依,蒋晓莲.胜任力本位教育在护理本科生中的应用进展[J].中华护理教育,2012（02）.

[40] 胡波,杨莘,刚婷婷,等.护士核心胜任力评价指标的研究[J].中国护理管理,2011（10）.

[41] 洪芳芳,张萍萍,陈才,等.核心胜任力本位项目驱动教学模式在护理学基础教学中的应用[J].护士进修杂志,2011（18）.

[42] 洪芳芳,张萍萍,陈才,等.护理核心胜任力本位教育在护理学基础教学中的应用[J].护理研究,2011（22）.

[43] 管惠娟,尹娜,梁万年.我国社区护理队伍的现状分析[J].中国全科医

学 ,2010（10）.

[44] 吴瑛 . 护理胜任力本位教育——概念及实践 [J]. 中华护理教育 ,2009（10）.

[45] 勾忠杰 , 李金林 , 韩爱华等 . 两种教学方法在临床护理带教中的应用研究 [J]. 护士进修杂志 ,2008（17）.

[46] 赵戎蓉 , 吴瑛 , 金宁宁等 . 护士核心胜任力界定工具的编制和评价研究 [J]. 中华护理杂志 ,2008（06）.

[47] 赵戎蓉 , 吴瑛 . 护理核心胜任力本位教育的研究与实践 [J]. 中华护理杂志 ,2008（03）.

[48] 曲海英 , 井西学 , 张臻等 . 胜任力研究与护理人员岗位胜任力模型的理论构思 [J]. 中国医院管理 ,2007（05）.